普通高等教育"十一五"国家级规划教材

"十四五"普通高等教育本科规划教材

供基础、临床、护理、预防、口腔、中医、药学、医学技术类等专业用

医 学 史

A History of Medicine

第 4 版

主 编　张大庆　陈　琦

副主编　高　晞　甄　橙　张艳荣　夏媛媛

编　者（按姓氏汉语拼音排序）

陈　光（台州学院医学院）　　　李光明（天津医科大学）
陈　琦（北京大学医学部）　　　史如松（陆军军医大学）
丁宝刚（滨州医学院）　　　　　苏静静（北京大学医学部）
董园园（中国医科大学）　　　　孙轶飞（河北医科大学）
杜　华（南方医科大学）　　　　吴海江（河北医科大学）
高　晞（复旦大学）　　　　　　夏媛媛（南京医科大学）
谷晓阳（首都医科大学）　　　　张大庆（北京大学医学部）
纪　焱（哈尔滨医科大学）　　　张艳荣（哈尔滨医科大学）
姜　姗（北京协和医学院）　　　甄　橙（北京大学医学部）
李德杏（天津中医药大学）

北京大学医学出版社

YIXUESHI

图书在版编目（CIP）数据

医学史 / 张大庆，陈琦主编. -- 4版. -- 北京：北京大学医学出版社，2024.7（2025.9重印）. -- ISBN 978-7-5659-3248-9

Ⅰ. R-091

中国国家版本馆CIP数据核字第20247DR159号

医学史（第4版）

主　　编：张大庆　陈　琦
出版发行：北京大学医学出版社
地　　址：（100191）北京市海淀区学院路38号　北京大学医学部院内
电　　话：发行部 010-82802230；图书邮购 010-82802495
网　　址：http://www.pumpress.com.cn
E-mail：booksale@bjmu.edu.cn
印　　刷：北京瑞达方舟印务有限公司
经　　销：新华书店
责任编辑：刘　燕　　责任校对：靳新强　　责任印制：李　啸
开　　本：850 mm×1168 mm　1/16　　印张：18.75　字数：548千字
版　　次：2003年8月第1版　2024年7月第4版　2025年9月第3次印刷
书　　号：ISBN 978-7-5659-3248-9
定　　价：45.00元

版权所有，违者必究

（凡属质量问题请与本社发行部联系退换）

第 5 轮修订说明

国务院办公厅印发的《关于加快医学教育创新发展的指导意见》提出以新理念谋划医学发展、以新定位推进医学教育发展、以新内涵强化医学生培养、以新医科统领医学教育创新，要求全力提升院校医学人才培养质量，培养仁心仁术的医学人才，发挥课程思政作用，着力培养医学生救死扶伤精神。《教育部关于深化本科教育教学改革全面提高人才培养质量的意见》要求严格教学管理，把思想政治教育贯穿人才培养全过程，全面提高课程建设质量，推动高水平教材编写使用，推动教材体系向教学体系转化。《普通高等学校教材管理办法》要求全面加强党的领导，落实国家事权，加强普通高等学校教材管理，打造精品教材。以上这些重要文件都对医学人才培养及教材建设提出了更高的要求，因此新时代本科临床医学教材建设面临更大的挑战。

北京大学医学出版社出版的本科临床医学专业教材，从 2001 年第 1 轮建设起始，历经多轮修订，高比例入选了教育部"十五""十一五""十二五"普通高等教育国家级规划教材。本套教材因骨干建设院校覆盖广，编委队伍水平高，教材体系种类完备，教材内容实用、衔接合理，编写体例符合人才培养需求，实现了由纸质教材向"纸质＋数字"的新形态教材转变，得到了广大院校师生的好评，为我国高等医学教育人才培养做出了积极贡献。

为深入贯彻党的二十大精神，落实立德树人根本任务，更好地支持新时代高等医学教育事业发展，服务于我国本科临床医学专业人才培养，北京大学医学出版社有选择性地组织各地院校申报，通过广泛调研、综合论证，启动了第 5 轮教材建设，共计 53 种教材。

第 5 轮教材建设延续研究型与教学型院校相结合的特点，注重不同地区的院校代表性，调整优化编写队伍，遴选教学经验丰富的学院教师与临床教师参编，为教材的实用性、权威性、院校普适性奠定了基础。第 5 轮教材主要做了如下修订：

1. 更新知识体系

继续以"符合人才培养需求、体现教育改革成果、教材形式新颖创新"为指导思想，坚持"三基、五性、三特定"原则，对照教育部本科临床医学类专业教学质量国家标准，密切结合国家执业医师资格考试、全国硕士研究生入学考试大纲，结合各地院校教学实际更新教材知识体系，更新已有定论的理论及临床实践知识，力求使教材既符合多数院校教学现状，又适度引领教学改革。

2. 创新编写特色

以深化岗位胜任力培养为导向，坚持引入案例，使教材贴近情境式学习、基于案例的学习、问题导向学习，促进学生的临床评判性思维能力培养；部分医学基础课教材设置"临床联系"模块，临床专业课教材设置"基础回顾"模块，探索知识整合，体现学科交叉；启发创新思维，促进"新医科"人才培养；适当加入"知识拓展"模块，引导学生自学，探索学习目标设计。

3. 融入课程思政

将思政元素、党的二十大精神潜移默化地融入教材中，着力培养学生"敬佑生命、救死扶伤、甘于奉献、大爱无疆"的医者精神，引导学生始终把人民群众生命安全和身体健康放在首位。

4. 优化数字内容

在第4轮教材与二维码技术结合，实现融媒体新形态教材建设的基础上，改进二维码技术，优化激活及使用形式，按章（或节）设置一个数字资源二维码，融拓展知识、案例解析、微课、视频等于一体。

为便于教师教学、学生自学，编写了与教材配套的PPT课件。PPT课件统一制作成压缩包，用微信"扫一扫"扫描教材封底激活码，即可激活教材正文二维码，导出PPT课件。

第5轮教材主要供本科临床医学类专业使用，也可供基础医学、护理、预防医学、口腔医学、中医、药学、医学技术类等开设相同课程的专业使用，临床专业课教材同时可作为住院医师规范化培训辅导教材使用。希望广大师生多提宝贵意见，反馈使用信息，以便我们逐步完善教材内容，提高教材质量。

序

医学关乎人类生命的存在与繁衍，医学卫生事业的发展涉及国家安全、经济发展、社会文明和人民福祉。医者德为先，能为重，技为精。医学教育应既科学、严谨、规范，又充满温情与关怀。"健康中国"的美好愿景与目标，激励着医务工作者为之奋斗。医学教育要坚守为国育才、立德树人的根本任务，落实《关于深化新时代学校思想政治理论课改革创新的若干意见》《高等学校课程思政建设指导纲要》《教育部关于深化本科教育教学改革全面提高人才培养质量的意见》《国务院办公厅关于深化医教协同进一步推进医学教育改革与发展的意见》《国务院办公厅关于加快医学教育创新发展的指导意见》等文件精神，以适应我国"大医学、大卫生、大健康"的发展需求，为"健康中国"筑牢人才基础。

近年来，高等院校探索新医科建设，推进现代医学教育教学新模式，坚持以人和健康为中心，建立健全覆盖生命全周期和健康全过程、"促防诊控治康"一体化的人才培养体系，高度重视身心、社会、环境等要素，融通医工理文学科，提升新时代医学生的整体素养；运用现代数字信息技术，增强情境化教学，加强临床实践教学，有效地提高了学生专业胜任力。同时，高等院校深化落实党和国家关于加强大学生思想政治教育的指示精神，将思想政治教育贯穿于人才培养体系和课程教学，使习近平新时代中国特色社会主义思想进课堂、入头脑，培养人民群众满意的、医术精湛的社会主义卫生健康事业接班人。

北京大学是经历过百年洗礼的老校，为我国建设和发展做出了杰出贡献，与全国医学教育界的同道们共同努力，在医学教育教学研究、教师培养、教材建设、实践教学规范等多方面不断改革创新。北京大学医学出版社秉承医学教育宗旨，落实党和国家对教材建设的要求和任务，立足北大医学，服务全国高等医学教育，与各院校教师一起不懈努力，打造精品教材，以高质量完成课程教学活动的"最后一公里"。本套本科临床医学专业教材是在教育及卫生健康部门领导的关心指导下，由医学教育专家顶层设计，北京大学医学部携手全国各兄弟院校群策群力、共同建设的成果。本套教材多年来与高等医学教育改革相伴而行，与时俱进，历经多轮修订，体系日趋完善，符合专业要求，编写队伍与院校构成合理，编写体例不断优化创新，实现了纸质教材与数字教学资源结合的精品新形态教材建设。实践证明，这套教材满足本科医学教育的专业标准要求，在适应多数院校的教学能力与资源的情况下，能很好地引导、深化专业教学，已成为本科医学人才培养的精品教材，为我国高等医学教育事业发展做出了突出贡献。

第5轮教材建设坚持以习近平新时代中国特色社会主义思想为指引，积极探索思政元素融入教材，落实立德树人根本任务，坚持现代医学教育理念，体现生命全周期、健康全过程的整体要求，与相关学科恰当融合，全面更新了医学知识和能力体系，体现了"中国本科医学教育标准——临床医学专业（2022版）"的要求，配合教学模式与方法的改革，吸收"金课程"建设经验，优化教材体例，融入医学文化，重视中华医学文明，强调适用、实用，行稳致远，开创新局，锤炼精品。

在第 5 轮教材出版之际，欣为之序。相信第 5 轮教材的高质量建设一定会为我国新时代高等医学教育人才培养和健康中国事业发展做出更大贡献。

前　言

　　五年的时光转瞬即逝。自《医学史》（第3版）出版以来，医学领域发生了许多重大变革和进步。为了适应新时代的发展，并满足新一代医疗卫生人才的培养需求，我们在第3版教材的基础上进行了精心修订，在保持原有编排框架的基础上更新了内容，尤其是在医学技术的最新进展、应对重大传染病的经验积累以及医疗卫生改革的新成果方面进行了扩充和调整，以期为读者呈现一个更为全面、深入的医学史概貌。

　　自2018年以来，全球医学技术领域涌现出了诸多突破性成果，深刻影响了现代医学的理论与实践。基因编辑技术，特别是CRISPR-Cas9技术的广泛应用，使得人类能够以前所未有的精准度编辑基因序列，为遗传病、癌症等重大疾病的治疗开辟了新途径。此外，人工智能（AI）在医学领域的应用也日益广泛，从影像诊断到病理分析，再到个体化治疗方案的制订，AI正在逐步成为医生的重要助手，提升了诊断的准确性和效率。精准医学的理念也在这五年间得到了更为广泛的认可与实践。通过结合基因组学、蛋白质组学和代谢组学等多领域的数据，精准医学能够为病人提供量身定制的治疗方案，以期实现疾病治疗的个体化和精准化，标志着医学从传统的"大众化"治疗向个体化治疗的重大转变。与此同时，全球在应对重大传染病方面也积累了丰富的经验，深化了对公共卫生防控重要性的认识，推动了全球在传染病防控方面的协同合作和信息共享。

　　中国的医疗卫生事业在过去五年里取得了长足进步。在《"健康中国2030"规划纲要》的指导下，进一步优化了全国的健康服务体系。基层医疗机构的服务能力得到了显著提升，医疗资源配置更加均衡，覆盖城乡的基本医疗保障体系逐步完善。在此期间，数字医疗技术的飞速发展，特别是远程医疗、移动医疗和健康大数据的广泛应用，大幅提升了医疗服务的可及性，让更多偏远和资源有限地区的民众享受到了更为便捷高效的医疗服务。党的二十届三中全会进一步提出了"深化医药卫生体制改革"，强调实施健康优先发展战略，促进优质医疗资源扩容下沉和区域均衡布局，强化基层医疗卫生服务，完善中医药传承创新发展机制。随着中国人口老龄化趋势的加剧，党的二十届三中全会还提出完善发展养老事业和养老产业政策机制，优化基本养老服务供给，推进互助性养老服务。通过这些措施，中国将有望实现更全面、更均衡、更可持续的全民健康水平提升，为"健康中国"目标的实现奠定坚实基础。

　　在第3版出版后，我们在医学史教学方面进行了进一步改革，并获得了学生和业界的好评。2018年，《医学史》（第2版）荣获"北京大学优秀教材"。2022年，北京大学的医学史课程被评为第二批国家级一流本科课程。在此次修订中，我们对各章内容进行了多处修改与调整，增添了近年来医学领域的新研究成果和前沿挑战，以帮助读者更全面地理解科学研究的复杂性及其与社会文化的交互影响。此外，为了扩展读者的视野，第4版还特别新增了延伸阅读内容，并以二维码的形式呈现，方便读者获取更多的相关资料。

　　健康是人类社会可持续发展的基石，医学的使命始终是为人类福祉而服务。随着医学技术的不断发展，医学的核心价值依然未变，反而更加凸显出其在人类健康和社会进步中的重要作用。我们期望通过这次修订，能够提供一个更为详实丰富的医学史视角，帮助读者更好地理解当代医学的发展与未来挑战。

目 录

绪 论 …………………………………… 1

第1章 古代的医药卫生 ………… 6
第一节 人类的诞生与医药卫生的起源 …………………………… 6
第二节 四大文明古国早期的医学 … 10
第三节 东西方医学的交相辉映 …… 19

第2章 医学的演变、传播与交融 ………………………… 35
第一节 欧洲古典医学文化的衰落 … 35
第二节 中国医学的兴盛 …………… 38
第三节 阿拉伯医学 ………………… 51
第四节 前近代西方医学建制化的开端 …………………………… 56
第五节 瘟疫与卫生检疫 …………… 59
第六节 中国医学的发展与争鸣 …… 62

第3章 医学革命与实验医学的兴起 ………………………… 77
第一节 文艺复兴与自然科学的进步 … 77
第二节 人体解剖学的创建 ………… 81
第三节 生理学的建立 ……………… 84
第四节 医学的革新 ………………… 87
第五节 临床医学的进步 …………… 92
第六节 预防医学的兴起 …………… 98

第4章 生物医学体系的确立与发展 ………………………… 104
第一节 科学技术对医学的推动 …… 104
第二节 医院医学的诞生 …………… 107
第三节 实验医学的奠基 …………… 113
第四节 疾病原因：病原生物学的诞生 …………………………… 118
第五节 预防医学的发展 …………… 125
第六节 现代医学体系的形成 ……… 130

第5章 西方医学的传播及其对传统医学的影响 ………… 135
第一节 西医的传播 ………………… 135
第二节 中国传统医学的成熟与创新 … 141
第三节 世界传统医学的演变 ……… 157
第四节 传统医学的困境 …………… 162

第6章 现代医学的发展 ………… 169
第一节 科学技术革命对医学的影响 … 169
第二节 现代医学体系的建立与完善 … 180
第三节 对生命和疾病认识的深化 … 194
第四节 中国现代医学的发展 ……… 202

第7章 当代医学技术的重大成就 …………………………… 213
第一节 疾病诊疗方面的主要技术进步 …………………………… 213
第二节 疾病预防和干预的进展 …… 229
第三节 卫生服务体系的创新 ……… 236

第8章 当代医学的发展趋势 … 243
第一节 当代医学发展的特点和趋势 …………………………… 243

第二节　当代医学的目的与挑战 …… 251
第三节　医学模式的转变与医学目的
　　　　的审视 ………………… 257
第四节　医学的未来 ……………… 262

附　录 ……………………………… 269
　　附录一　中外医学比较年表 ………… 269
　　附录二　诺贝尔生理学或医学奖
　　　　　　年表 …………………… 273

参考文献 …………………………… 280

索　引 ……………………………… 282

绪 论

医学史的魅力，在于从时空维度展示医学丰富而生动的演化模式，在于镌刻着永久不衰的传统以及昙花一现的时尚，在于凸现出医学不仅是探索生命原本之真、拯救病人痛楚之善、追求健康之美的人类活动，同时也充满了哲学、社会、伦理和法律的争论；医学史的魅力，在于能促使人们以睿智去洞察医学的本质与价值，以真情去感悟医学的尊严与崇高，以理想去追寻医学的梦想与辉煌。

一、什么是医学史

医学史是一门研究医学演化过程的学科。医学史将医学置于社会的政治、经济、宗教和文化的语境中来考察，强调了医学的发展不能脱离它所处的时代，医学思想和实践来自于与之相适应的知识环境，同时又为拓展和丰富人类的知识贡献力量。因此，医学史是人类文化史的一个重要组成部分。

医学史的领域十分广阔，不仅囊括了医学的各门学科，还涉及丰富多彩的人类卫生保健活动。医学史是思想的历史，是人类历史上生命观、死亡观、健康观和疾病观的更替，东西方医学理论的变迁，勾勒出人类思想演化的轨迹；医学史是发明与发现的历史，从古老的钻颅术到现代的腔镜外科，从器官病变的定位到病原微生物的发现，从显微镜、血压计到CT和基因诊断，医学技术的发展为防治疾病、促进健康提供了有效的保证；医学史也是医生、疾病与病人的历史，伟大的先驱者以他们的智慧、经验甚至生命奉献给了人类的健康和完美。他们的事迹将永远激励年轻一代在探索生命和疾病奥秘的山路上攀登。年轻一代可以从先辈的知识源泉中汲取精华，从遥远年代智者的教诲中唤起思想的共鸣。医学史并非仅在于列举发现和成就的清单，也不只是为古今中外的医学英雄列传。医学史应当超越简单地讲述医学成功故事的局限，应当分析医学与科学发展所遭遇的挑战，展示疾病谱变迁及老龄化带来的社会难题，探讨人类对医学的期望能否无限增长，以及如何保证医疗保健的公平与公正等一系列问题，使医学生对医学有更加全面、深入的理解。

医学史有多种分类方法，一般可将医学史分为综合史和专门史两大类。综合史是对医学的演化历程及其与社会、政治、经济、文化之间的相互关系的综合研究，包括医学通史和国别医学史、地区医学史、民族医学史和断代医学史等。专门史则是对医学的某一分支、某一部分的历史研究。专门史研究的范围十分广泛，如医学的各分支学科史、疾病史、医疗技术史和医学交流史等。此外，还有介于两者之间的交叉性研究，如疾病社会史、医学思想史和医学文化史等。

医学史作为一门横跨自然科学与人文社会科学领域的交叉学科，与其他学科有着广泛而

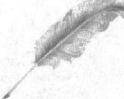

深入的联系。人类对健康与疾病的认知来源于古老的信仰体系，因此在全球范围内对于什么是健康以及何为疾病存在一定的差异。人们如何看待健康与疾病取决于当地文化是如何理解生命与健康，如何解释疾病与死亡的。医学科学（medical science）阐释了人体健康的科学基础，探究疾病为何发生，人体免疫系统对外来病原体以及其他伤害如何反应，药物的治病机制等；生物学（biology）有助于人们理解微生物与寄生虫的生活史、致病微生物的传播机制等；生态学（ecology）让人们了解生物体与环境的相互作用；考古学（archaeology）通过发掘和调查古代遗迹，重构过去人类的生活模式，帮助人们了解史前人类的健康与疾病；人类学（anthropology）既探究人类的解剖结构和生理功能演化之源流，也为人们提供如何认识不同文化、民族对健康与疾病的不同理解。当然，认识与理解医学的历史与发展，还应了解当时的政治、经济、社会和宗教等诸多方面的影响。因此，医学史是理解人类演化进程的一个重要内容。

二、学习医学史的意义

成功与失败交替，经验与教训并存，这就是历史的原本。历史不只是涉及过去，而且总是与现实相关。医学史教育并非仅让学生记诵一些历史事件和人物，更重要的是促使他们去思考围绕这些事件和人物的医学思想，了解它们对医学发展的意义，评价其对人类社会的影响，培养对当代医学生活和现象的独立思考和批判的精神。学习医学史不是为了直接地去解决具体的医学研究和临床问题，而是为了使学生能更好地理解医学中的问题。医学是不断发展的，医学知识也在不断地深化和更新。伟大的科学成果随着医学的发展，其理论已融入新的知识体系中，而成就本身被渐渐地遗忘，但科学家追求真理的精神代代相传。学习医学史有助于培养这种不断进取、探索真理的科学精神。学习医学史是通过更好地理解过去（understanding the past），来应对现时的挑战（challenging the present）以及塑造未来（shaping the future）的医学。

医学活动的最根本目的是增进人类的健康，因此我们要树立以人为本的理念。医学是科学精神与人文关怀的最佳结合领域。医学科学研究是探寻生命和疾病的本质的真，医疗保健活动是追求根除人类病痛的善和塑造健康体魄的美。学习医学史有助于培养医学生的人文情怀，使他们以诚挚、善良去关爱病人的身心健康。

三、医学史学科的创立与发展

医学史在我国具有悠久的历史。汉代司马迁所著的《史记》中有《扁鹊仓公列传》，这是我国最早的医学史记载。在历代王朝编纂的正史中，有医事制度、疾病流行、医药交流、官府收藏的医书目录以及医学家传记等丰富的医学史资料。唐代甘伯宗的《名医传》是我国最早的医学史的专著，其后，有宋代周守忠的《历代名医蒙求》，明代李濂的《医史》，清代王宏翰的《古今医史》及徐灵胎的《医学源流论》，近代有陈邦贤的《中国医学史》，王吉民、伍连德的《中国医史》以及李涛的《医学史纲》等医学史著作。20世纪80年代以后，我国医学史工作者编纂出版了多部中国医学史著作，在收集的资料和论题的广度上都有了新的进展。进入21世纪以来，我国的医学史学科发展迅速。除医学院校之外，诸多综合性大学也开设了医学史课程，我国的医学史研究领域不断拓展，与相关学科的交叉融合日益深入，学术水平与国际影响力显著提升。

西方医学史研究的历史也是源远流长。古希腊《希波克拉底文集》中的《论古代医学》是西方医学史中较早的文献。19世纪末，西方医学史研究的建制化，使医学史成为一门独立的学科。在西方医学史研究方面贡献较大的学者，首推德国的医史学家苏德霍夫（K. Südhof, 1853—1938年），继之有奥地利的纽伯格（M. Neuburger, 1868—1955年）、美国的嘉里逊（F. Garrison, 1870—1935年）、意大利的卡斯蒂格略尼（A. Castiglioni, 1874—1953年）、瑞士的西格里斯（Sigerist, 1892—1957年）、英国的辛格（C. Singer, 1876—1959年）、日本的富士川游（1865—1940年）以及苏联的彼德罗夫（B.D. Petrov, 1904—1991年）等。他们在医学史学术研究与学科发展方面都做出了重要贡献，为医学史成为独立的学科奠定了基础。

（一）医学史教育

最早的医学史教育开始于18世纪末巴黎医学院设立的医学史教席。19世纪中期，德国许多大学建立了医学史学科。19世纪后半叶，英国和美国一些著名医学院开设了医学史课程。1898年，奥地利医史学家纽伯格在维也纳大学执教医学史。目前，世界上著名大学的医学院大多设有医学史教学研究机构，其中哈佛大学、耶鲁大学、约翰·霍普金斯大学、剑桥大学、牛津大学、慕尼黑大学和东京大学等学校的医学史系设立有博士培养计划。

在我国，医学史教育一直是中医教育中的重要内容之一。20世纪初，随着中医教育改革，医学史被列为必修课程。西医院校的医学史教育以1934年李涛（1901—1959年）在北平协和医学院（今北京协和医学院）开设的医学史课程为先导。1939年，陈邦贤（1889—1976年）在江苏省立医政学院（今南京医科大学）讲授中国医学史与疾病史。医学史在高等医学院校正式设立教研室，则以1946年在北京大学医学院（今北京大学医学部）建立的"医史学科"为最早。目前，全国的中医药大学（或学院）多已设有医史（文献）教研室（组）。综合性大学医学院（部）和医科大学也日益重视医学史教学，将医学史列为医学人文素质教育的核心课程。教育部设置了全国医学史课程虚拟教研室，一些高校设立了科学技术史博士和硕士学位点，培养医学史学科人才，有力推动了医学史教育的发展。

（二）医学史研究机构

医学史研究机构的建立最早为1905年苏德霍夫在德国莱比锡大学创办的医学史研究所。波兰于1924年在克拉科夫成立了医学史研究所。1929年，在洛克菲勒基金会的资助下，美国约翰·霍普金斯大学医学院创办了医学史研究所。该所开展了广泛的研究工作，并编辑杂志和出版专著，培养了一批医学史人才，成为国际著名的医学史研究所之一。1935年，德国慕尼黑大学成立医学史研究所，是当时欧洲研究中国医学史的主要学术机构。1962年，英国的维尔康医学史研究所建立，是国际上著名的医学史研究机构之一。进入21世纪之后，随着学科的发展与融合，许多医学史研究机构整合入科学技术史和医学人文研究机构中，尝试以更宽广的视野、更多维的视角来认识与理解人类医学与卫生保健的演化历程。

1951年，中央卫生研究院中国医药研究所建立的医史研究室是我国最早的医学史研究专门机构。1955年中国中医研究院成立后，医史研究室划归该院领导，由医史学家李涛、陈邦贤等共同主持。1956年，在国家制订科学技术发展远景规划时，召开中国自然科学史第一次科学讨论会，讨论科学技术史发展纲要。同年，中国中医研究院医史研究室及北京医学院医史教研组受卫生部委托，开办了全国第一届医史师资训练班，为中国医学史的教学和科研培养了一批骨干人才。1982年，中国中医研究院医史研究室更名为中国中医研究院（现名为中国中医科学院）中国医史文献研究所。1989年，北京医科大学（今北京大学医学部）建立了医史学研究中心。这是国内高等学校最早建立的医学史研究机构，2000年更名为"北京大学医学史研究中心"。

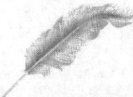

进入21世纪以来，多所高校新设立了医学史研究机构，例如，2018年北京大学成立科学技术与医学史系，南京医科大学及河北医科大学成立了医学史研究中心，还有一些大学在新成立的医学人文研究机构中分设了医学史研究组，为推进医学史学科建设和人才培养奠定了基础。

（三）医学史博物馆

许多国家都建立了国家医史博物馆。1901年法国在鲁昂建立了法国医史博物馆，1907年丹麦也建立了医史博物馆。英国最著名的是维尔康医史博物馆，该馆于1913年由维尔康（H. Wellcome，1853—1936年）创办，以收藏医史文物资料著称，现已成为世界医学史研究中心之一。除综合性的医史博物馆之外，还有不少具有特色的专题博物馆，如希腊的希波克拉底博物馆、法国巴黎的医史博物馆、德国莱比锡的精神病学博物馆、俄罗斯的军事医学博物馆、美国芝加哥的外科博物馆及美国巴尔的摩的牙科医学博物馆等。我国最早的医史博物馆于1938年由中华医史学会创办，设在上海中华医学会图书馆内，1959年改属上海中医学院，2003年更名为上海中医药博物馆。1978年陕西中医学院医史博物馆建立，收藏了许多新发掘出土的医史文物。此外，还有华西口腔医学博物馆等专科博物馆，以及中国中医科学院中国医史文献研究所的中国医史博物馆、广州中医药大学的中医药博物馆、河南省南阳市的张仲景医史文献馆、陕西省铜川市耀州区的孙思邈纪念馆以及湖北省蕲春县的李时珍纪念馆等。

（四）医学史学术团体

1890年由奥斯勒（W. Osler，1849—1919年）和韦尔奇（W. Welch，1850—1934年）等人在美国发起成立了约翰·霍普金斯医学史学会。1902年在巴黎成立法国医学史学会，1907年意大利成立医学史学会，继之，瑞士（1921年）、波兰（1924年）、日本（1926年）和丹麦（1927年）等国也相继成立医学史学会。1920年，比利时医史学家特里科·罗耶（J.J. Tricot-Royer，1875—1951年）发起成立了国际医学史学会（International Society for the History of Medicine，ISHM），地址设在法国巴黎。国际医学史学会每两年举行一次大会，进行学术交流。医学史研究已成为国际间学术交流的一项重要内容。我国医学史学术团体的设立始于1936年的中华医学会医史委员会，1937年更名为中华医史学会，1940年12月被国际医学史学会接受为会员，后因为第二次世界大战联系中断。新中国成立后，于1950年定名为中华医学会医史学分会，1987年改名为中华医史学会，1998年又更名为中华医学会医史学分会。1980年，中国科学技术史学会成立，下设医学史专业委员会。2015年，中国科学技术史学会医学史专业委员会与国际医学史学会重新取得联系，成为会员。此外，还有中华中医药学会下设的医史文献分会、中国社会史学会下设的医疗社会史专业委员会等。医学史学术团体在推进我国的医学史研究、教学和医学史知识的普及方面发挥了重要的作用。

（五）医学史期刊

最早的医学史期刊是德国医史学家黑克尔（J. Hecker，1795—1850年）于1825年在柏林创办的《医学文献编年史》（Literarische Annalen der Gesammten Heilkunde）。迄今，许多国家都有医学史期刊，其中较著名的有美国约翰·霍普金斯大学医学史研究所主办的《医学史通报》（Bulletin of the History of Medicine）、耶鲁大学医学史和科学史系主编的《医学和相关科学史杂志》（Journal of History of Medicine and Allied Sciences）、英国维尔康医学史研究所出版的医学史文献《当前医学史论著》（Current Work in the History of Medicine）、剑桥大学出版社出版的《医学史》（Medical History）杂志以及日本医学史学会创办的《日本医学史杂志》等。我国医学史学术刊物的创办首先是《中华医学杂志》的《医史专号》。该专号从1936年始，共刊出9期。1947年《医史杂志》正式创刊，1953年更名为《中华医史杂志》，曾一度中断，1980年复刊，是目前我国最重要的医学史学术刊物。近年来，又陆续出版了《医疗社会史研究》《中医典籍与文化》《中医药历史与文化》等医学史学术集刊，促进了医学史的学术交流。

总之，自20世纪之后，医学史作为一门学科建制在世界上许多著名大学已确立，医学史的研究和教学逐渐受到人们的重视，已成为医学事业一个不可缺少的组成部分。医学史是人类智慧宝库中的精神财富。

（张大庆）

第1章

古代的医药卫生

第一节 人类的诞生与医药卫生的起源

医药活动伴随着人类的出现而产生，因此，要探讨医药的起源，就必须从人类的起源说起。

一、人类的起源

大约在38亿年前，地球上萌生了最简单的生物，在7000万年前演化出高等的哺乳动物，在3000万年前出现了古猿，在300万年前诞生了人类的祖先——猿人。

从发掘出来的化石资料分析，人类的演化不是直线上升的，而是呈现枝杈繁多的灌木丛样结构，存在原始人与进步的人类同时出现的现象。古人类学家认为生活在距今500万年的南方古猿才是人类的直系祖先。古猿从树居生活下降到地面，随后出现四肢分工并发展到直立行走。在很长一段时间内，古猿是使用天然工具进行觅食和防卫的，经历了几百万年时间，才逐渐进步到人工制造工具的时代。长期以来，人们认为劳动是促进古猿变成人类的决定因素。当代学者认为，古猿变成人类，有自然环境因素，也有自然选择及遗传变异等生物学因素，还有社会群体劳动等社会因素，是众多内外因素综合作用的结果。人类的演化过程经历了南方古猿、能人、直立人、早期智人（古人）和晚期智人（新人）几个阶段。

南方古猿是处于从猿到人类的过渡阶段的猿人，属于一群社会化动物。他们能用手从事各种活动，使用天然工具进行劳动，其脑容量在450毫升左右，已具有初步意识，萌发了初步的"自觉的能动性"。能人生活在约200万年前，脑容量已达到700~800毫升，可能已有简单的语言能力和思维能力。他们已经开始使用和制造工具，在人类进化的分类过程中处于人属地位。人与动物的区别是人能制造工具。人类开始制作的石器工具是一些稍经敲打而成的简陋石器。旧石器时代的石器大体上可分为尖状器、砍砸器和刮削器三类。北京猿人已能根据不同用途制成不同类型的石制工具。我国发现的古人化石有广东的马坝人、湖北的长阳人以及山西的丁村人，当时已进入旧石器时代中期。丁村人制造的石器已有明显的专业分工，形成了一种大型的以厚尖状器和砍砸器为主体的石器文化。我国发现的新人化石有广西的柳江人、四川的资阳人、内蒙古的河套人和北京周口店的山顶洞人，当时已进入旧石器时代晚期。这一时期石器的主要特征是用窄而长的石针制成各式各样的工具和武器。制作的工具有矛、标枪、鱼叉、鱼钩以及有针孔的针。当时骨器有了相当大的发展。在山顶洞人遗址中发现了一端带孔的骨针，这表明他们已能用兽皮缝制衣服。到了中石器时代，人类普遍使用细石器，出现了复合工具和弓箭。新石器时代以磨制石器及陶器的发明与应用为标志。磨制石器的形状多种多样，石器更加规整、光滑和锋利。当人类进入定居的农业和畜牧时代时，就出现了社会分工。距今五六千年前，中国已经进入父系氏族社会。到了原始社会末期，生产力发展到了一个新阶段，人类的劳动所获有了剩余，私有制便应运而生，氏族成员之间的财富分配出现不平等的现象，引起社会矛盾的激化，最终导致原始公社的解体，人类进入阶级社会。这些文明因素使得人类进入原始社会晚期，并逐渐萌生了具有不同特征的文化和文明。人类的生存与发展需要维护自身的健康，祛除病痛的困扰，医疗保健活动因此而展开。

二、原始的医药卫生保健

（一）工具制造与早期的医疗活动

石器不但是生产劳动的工具，也是最早的医疗器械和外科手术工具。我国古代文献即有"以石刺病"的记载。先民们用早期的砭石来热熨、按摩、切割痈肿、放血以及叩击体表。在石器时代先民们也曾用骨针和竹针放血排脓。考古发现，在欧洲、非洲、南美洲、北美洲和南太平洋区域的许多岛屿均发现了从旧石器时代到新石器时代的钻孔颅骨，有的甚至出现多到5个单独的颅骨切开孔，从而推测有的病人在钻孔后继续生存下来。1995年，我国的考古工作者在山东省傅家村大汶口文化遗址发掘了一个颅骨，经碳元素年代分析，证实该颅骨已存在5000年之久。在颅骨顶端偏右处有一个较为规则的圆洞，大小为31毫米×25毫米，周边有十分明显的骨组织生长愈合的痕迹。考古学家推测，在5000年前中国人已成功地实施开颅手术。手术所用的工具是燧石片或金属刀片。此外，在青海省海东市柳湾遗址墓地中发现了4000年前的颅骨穿孔标本（图1-1）。在河南和黑龙江等地也发现了三四千年前带有规则圆洞的颅骨。经过研究分析，证明这些病人在实施开颅手术后仍存活了一段时间。现代实验表明，用一件适当加工的石器，可以在5~6分钟内在颅骨上钻出一个洞来。古人进行颅骨钻孔，目的可能是试图从颅内释放出邪恶和恶魔。

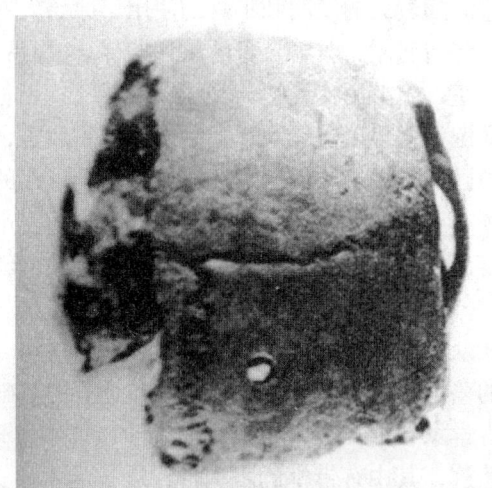

图1-1　青海省海东市柳湾遗址墓地1054号墓出土的有钻孔的颅骨

（二）火的发明与医疗

人类在200万年前的早期猿人阶段就已经知道用火。我国的考古工作者在西侯度文化地层中，以及在元谋人、蓝田人及北京人遗址中，均发现了使用火的遗迹。考古学家在非洲肯尼亚的切索旺扎发现了最早的炉灶遗迹（距今140万年）。在旧石器时代中期的早期智人阶段，人类发明了人工取火的方法。击石取火可能是最早的人工取火方法，钻木取火可能与击石取火的历史一样悠久。

当人类发明了人工取火以后，这对于人类自身的进化、健康的维护和最终脱离动物界有着至关重要的深远影响。火的发明和使用使人类可以征服黑夜、严寒和野兽侵袭。用火取暖，使人类可以迁移到寒冷地区，扩大了生存空间。火可以驱赶猛兽、围歼野兽，减少了动物对人类的侵袭。火可以用来协助开垦荒地，扩充了人类的食物来源。火的发明与使用推动了人类由生食走向熟食，使难以下咽的鱼鳖螺蛤都能够成为人类的食物。火还可以对食物进行消毒灭菌，减少了人类患病的可能。熟食的摄入缩短了消化食物的过程，增进了健康，延长了寿命。熟食促进了人类的体质发育与大脑的进化，如脑量增加、体型增大、牙齿变小、脸型变窄变小、肠胃缩小及体毛减退等。

在人类卫生保健史上，火的发明与应用有着极为重要的意义。火是先民们最早使用的一种治疗方法。当先民们受寒或出现腹痛和关节酸痛时，可以用温热的石块和草灰等进行局部热敷，这就是灸熨法的起源。在近代中国的鄂伦春族和藏族等，至今保留着在身体的特定部位进行热敷以治疗风湿病和关节炎的习惯。先民们创用的热能与药物、酒相结合的方法，可作为药熨治法的起源。至于中医用的把艾叶放在经穴上施以热灸，这是较后年代的医疗方法了。

（三）居住条件的改善与保健

早在远古时期，人类刚从动物中分离出来，仍然过着"穴居野处"的生活。在漫长的岁月中，人类为了保护自身免遭风雨和野兽的侵袭，构木为巢，栖身于树上，此即传说中的有巢氏时代。《庄子·盗跖》称："古者禽兽多而人民少，于是民皆巢居以避之。昼拾橡栗，暮栖木上，故命之曰有巢氏之民。"但是随着大自然的变迁，气温下降，巢居难以避寒，于是人类逐渐过渡到穴居。《礼记·礼运》关于"昔者先王未有宫室，冬则居营窟，夏则居橧巢"的记述，反映了人类为适应气候的变化，采取了"巢居"与"穴居"交替的居住方式。

在一定程度上，巢居与穴居是为了免遭野兽的侵袭，但风雨和潮湿仍严重威胁着人类的健康。随着火的发明和工具的使用，原始人在自然面前取得了很大的主动权，开始在平坦的原野上建造房屋，改善自身的居住条件。《周易·系辞》记载："上古穴居而野处，后世圣人易之以宫室，上栋下宇，以待风雨。"《墨子·辞过》更进一步说明："为宫室之法，曰：室高足以辟润湿，边足以圉风寒，上足以待雪霜风露，……"从考古发掘的遗址来看，在新石器时代，人类已能根据不同的地理环境筑起不同形式的房屋。从最初的土窑和地窖逐渐发展为有墙壁和屋顶的土屋、木屋和石屋。如在陕西省西安市半坡村遗址，房屋多为圆形和长方形的建筑，室内有出入门户的通道，还有透光和透风的天窗。在住宅旁边还发现了 20 多个储藏食物的窖穴。此外，还有两个用细木柱围成的围栏。据考古学家研究，认为可能是用以豢养家畜的围栏。在众多房屋周围还有防止野兽袭击的深沟。在围沟之内、房舍之侧，有埋葬幼儿的陶罐和成人的墓地。我国南方的原始人则在巢居的基础上，发明了把房屋架设在木桩上的干栏式建筑。考古学家在浙江省余姚市的河姆渡遗址中发现了 7000 多年前的世界上最早的干栏式木结构建筑遗迹，其中有带榫的木构件，最长的木屋达 23 米。这种建筑形式适合于南方多雨潮湿的自然环境，对防潮湿和避虫兽十分有效，一直延续至今。此外，还发现了一口人工开凿的水井，推测距今 5500~5800 年，是我国目前已知最早的水井。水井的出现，对改善饮水条件、减少多种疾病的发生以及促进人类卫生保健的发展具有不可估量的积极作用。

（四）衣着的发明与卫生保健

在由猿到人类的进化过程中，人体大部分毛发退化，失去了对身体的保护作用。皮肤直接暴露在空气中，由此可能导致很多疾病的产生。原始人在经历了相当长时期的赤身裸体生活以后，出于保护自身的需要，逐渐学会了缝制衣服。他们将树皮、兽皮、羽毛、树叶或茅草等简单地加以编织，披在身上，这就是人类最早的"衣服"。《礼记·礼运》中有"昔者先王……未有麻丝，衣其羽皮"的记载，说明远古时期的人类在衣着上产生了原始的文明，由裸体进步为半裸体。

到了氏族社会，随着制作骨器技术的进步，人类开始利用磨制的骨针来缝制衣服。考古工作者在距今 1 万年前的山顶洞人遗址中发现了纺轮和一端带孔的骨针，它们显然是缝制衣服的工具。

随着生产的改进和提高，人类又发明了原始的纺织技术。在我国许多新石器时代的遗址中都曾发现有纺轮。在半坡村遗址出土的部分陶器上留有布纹痕迹，乃是制作陶坯时以麻布垫底而印上的。在河姆渡文化遗址还发现了管状骨针、木刀和木棒等。有学者认为这可能是原始的纺织用机刀、卷布轴、梭子和分经木等。这些出土文物说明早在7000年前，我们的祖先就已发明织机并用来织布了。当时的纺织原料多是野生麻类和其他野生植物的纤维。在江苏草鞋山遗址下层发现有麻布的残片。在河姆渡文化遗址还出土过一件以象牙制成的木杖端饰，外表刻有编织纹和一圈"蚕"纹图像。"蚕"体呈曲身蠕动状，身上的环节皱纹和脚均清晰可辨。在孢粉分析中，还发现了桑树花粉，说明很可能在6000年前河姆渡的先民就已经学会了种桑养蚕。

原始人从赤身裸体到穿上纺织而成的衣物，改善了穿着条件，减少了劳动过程中对皮肤的擦伤及其引起的感染。衣服可以遮挡身体而免受蚊虫叮咬，增强了对自然界寒暑风雨变化的适应能力，减少了由于严寒湿冷而产生的疾病，这是人类卫生保健史上的又一进步。

（五）药物的起源

早期猿人的食性与猿类相同，以素食类食物为主，偶尔吃一些动物类食物。由于早期人类对于自然界的无知和饥不择食，常会误食一些有毒的植物而出现呕吐、腹泻和昏迷等中毒症状，甚至引起死亡。经过无数次的尝试和经验积累，人类逐渐获得了一些辨别食物和毒物的知识。有学者对这种"中毒识药说"提出疑问，认为"饥不择食"仅仅是形容人或动物在饥饿时不再挑剔而已，并没有包括进食各种有毒之物。也有人认为自然界普遍存在的客观现象是因食物资源匮乏导致群体灭绝或自相残杀，似乎看不到在这种情况下乱食有毒物品的例证。

对于早期人类来说，从中毒得到的经验首先应该是"此物不可食"的概念。他们逐水草而居，当某地食物匮乏时，一般会迁移到食物丰富的地方去，不会群体灭绝。食物与毒物的界限不是绝对的。有些食物多食也能致病，如果服食毒物适量或加工得法，也能转害为利。早期人类误食毒物的中毒事件是经常发生的。"食药同源"无疑是早期人类获取药物知识的重要途径。尼安德特人（Neanderthals）在演化过程中曾发生过种群灭绝，但人类群体继续存在，在觅食过程获得的药物知识仍可得到积累与继承。当动物发生疾病时会本能地服食某些草木，但这种本能不可能成为有意识的经验而被加以发展和提高。只有猿进化到人类以后，经验才可以相互传授，知识才能获得积累。人类社会进入农耕时代以后，对植物有了进一步的认识，也就开始有意识地利用植物治病。继植物药之后，人类通过渔猎活动获得了动物药的知识。进入畜牧时代以后，人类对动物的习性以及动物药的功能有了进一步的认识。至于矿物药的发现，这是原始社会末期的事。人们通过采矿和冶炼获得了矿物药知识。药物和食物不仅可以治病，同时也是人们护理身体及保持健康的好方法。伏羲氏及神农氏尝百草的传说是人类在择食过程中发现药物的生动反映。

新石器时代是以磨制石器及陶器的发明与应用为标志的。陶器使原始人的生活发生了巨大变化，人们有了较为固定的饮水盛食器具，为定居生活创造了条件。使用这些器具不仅可以制作熟食，还促进了人体健康。人们通过烹饪调制出各种可口的主食和菜肴，还发现了许多食物的药用功能。人们根据不同的病情选择多种药物配成复方，通过煎煮的方法使生药转为熟药，由单味用药转向复方用药。

（六）酒与医药

在自然界中，很多富含糖类的物质在受到酵母菌的作用后会自然地产生酒。在畜牧时代，人类将未饮完的畜奶贮于容器中，放置久了也能发酵成为奶酒。在新石器时代以前，人们无意中发现了自然酿成的酒。

人类开始人工酿酒，可以上溯至六七千年前的新石器时代早期或中期。只有当人类有意识地采用谷物酿酒，才能制造大量的酒。粮食生产的发展为酿酒提供了原料，制陶技术的进步为

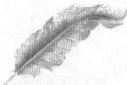

酿酒的发展做好了技术上的准备。在五六千年前的新石器时代中期的人类遗址中，发现了大量与酒酿造、贮存、加热和饮用等有关的器具。原始社会的酒是浓度极低的连酒糟一起吃的醪糟。1974年，在河北省石家庄市藁城区台西村商代遗址中发现了制酒作坊，显示商代中期酿酒工艺已发展到了相当的规模与水平。商代除了酿制粮食酒外，还可能酿制果酒和药酒。甲骨文中有"鬯其酒"的记载。"鬯酒"即是一种用黑黍和草药酿制的酒。

我国的文字"醫"（医）从"酉"，可见酒与古代的医药有密切关系。《黄帝内经》记载了用汤液和醪醴治病。王莽的诏书中称"酒为百药之长"，可见其对酒的推崇。长沙马王堆三号墓出土的帛书《五十二病方》，共存病方283项，其中用酒的方子有40项，约占病方总数的14%。

（七）外治法的起源

在远古时代，环境险恶，先民们生活艰苦，随时可能遭受猛兽和虫蛇的伤害。由于生活条件极差，造成的意外伤害较多。另外，氏族部落间的械斗使骨折创伤经常发生，因此当时人类的伤亡率极高。

考古学家在古人类的化石上经常见到各种伤痕，如在北京猿人和山顶洞人的头骨上见到因器械打击留下的伤痕；在山东省曲阜市西夏侯遗址新石器时代的人骨上见到肱骨骨折愈合后的征象；在江苏省邳州市大墩子遗址新石器时代的人骨上见到骨镞造成的箭伤。在新石器时代的人骨化石中还见到骨质增生、骨性关节炎和口腔疾病等。

据人类学调查，处于原始阶段的先民们已掌握了医治骨折、脱位和创伤的简单方法。他们可以做简单的外科手术，会把坏牙拔掉，会治疗蛇咬伤、脓肿和伤风等疾病。有的民族已能采用按摩术、冷热水疗法、蒸汽浴、放血和洗肠等多种方法治疗疾病。随着生产工具的改进以及与疾病斗争经验的积累，先民们甚至用石刀施行剖宫产术、断肢术、穿耳鼻术、续骨固定术、阉割术及穿颅术等。

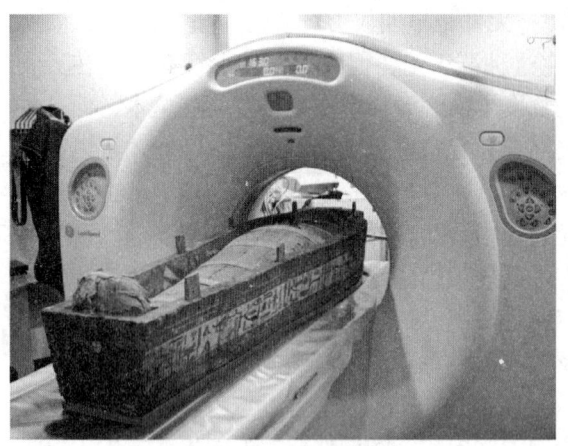

图1-2 磁共振成像检查

目前科学家使用新方法从古老的标本里获取新的信息。古病理学家使用计算机断层扫描（computer tomography，CT）、磁共振成像（magnetic resonance imaging，MRI）（图1-2）、电子显微镜、免疫学、遗传学及分子生物学等方法来检测早期的人类遗骸。考古学家采用碳-14检测几千年前的有机材料来获得更准确的时间推测。通过这种方法，可以评估人类遗骸或文物的年代。随着分子生物学和基因组学的发展，科学家也开始应用DNA检测来开展古病理学的研究，通过检测标本中的DNA来研究古代人类疾病的特征及其演化。不过，科学家也意识到，在使用这些方法研究古人类疾病时，应考虑到时间或其他因素的影响。这些因素可能使样本发生变化。

第二节　四大文明古国早期的医学

一、古埃及医学

古埃及地处非洲东北部尼罗河中下游地区。公元前4000年前后，埃及南北部出现了两个奴隶制王国，公元前3100年前后，上、下埃及统一。公元前332年，亚历山大征服埃及，古埃及至此终结。古埃及由于其特殊的地理位置，在文化交流上有着特殊意义，其医药文化对东西方产生过深远的影响。人们可以从考古学家在埃及发现的一些纸草文中一窥古埃及医药文化的概貌。

（一）医学纸草文与医学

《史密斯外科纸草文》（*Edwin Smith Surgical Papyrus*）简称《史密斯纸草文》，为现存最古老的医学纸草文，由纽约医学研究院收藏（图1-3）。推测该纸草文著于公元前21世纪至公元前16世纪。纸草文中主要记载了48个外科病例，每例按检查、诊断、治疗和预后加以记录，并按预后分为治愈、可疑与无望三类，还记载了火棍疗法、冷敷疗法、外科手术和药物治疗等治疗方法。《史密斯外科纸草文》所记载的资料表明，古埃及医生对人体的解剖、生理和病理等已有了一定的认识，认为通过切脉可知道病人的心脏情况。《埃伯斯纸草文》（*Ebers Papyrus*）是以莱比锡大学埃及学教授埃伯斯（G. Ebers，1837—1898年）的名字命名的。该纸草文成书于公元前1552年，是一部"治疗所有疾病"的书，包括内、外、妇、儿、眼、皮肤各科及卫生防疫等内容，记录有250种疾病，并对疾病作了初步分类。该纸草文载药700余种，方剂877个。剂型有片剂、丸剂、粉剂、煎剂、膏剂、栓剂及糊剂等。《赫尔斯特纸草文》（*Hearst Papyrus*）约著于公元前16世纪，其中载方260首，记述了多种疾病的诊治方法。在《柏林纸草文》（*Berlin Papyrus*）中，其中有一篇与《埃伯斯纸草文》类似，另一篇主要为儿科病的诊治技术与药物，约著于公元前1450年。《康氏医学纸草文》（*Kahun Medical Papyrus*）约著于公元前1950年，其中记载有关妇科、儿科及兽医学的内容。《伦敦医学纸草文》（*London Medical Papyrus*）约著于公元前11世纪，其中记载药方63首。这些医学纸草文是直接反映古埃及医学的珍贵史料，展示了昔日古埃及医药卫生文明的状况。

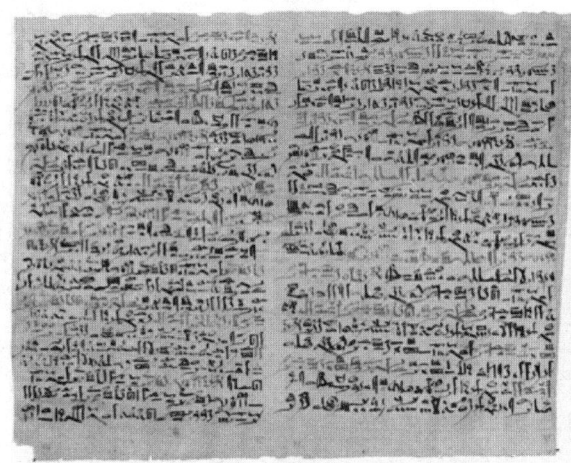

图1-3 《史密斯外科纸草文》

为了防止尸体腐烂，古埃及人用独特的方法将其制作成干尸，即木乃伊。通过制作木乃伊，使人类对人体的解剖部位与外科切割及缝合包扎技术有了一定的提高。从现存的木乃伊身上还可以了解古埃及人的体质和疾病状况，迄今为止已发现有天花、冠状动脉粥样硬化性心脏病（简称冠心病）和埃及血吸虫病，发现了典型风湿性关节炎、脊柱结核、软骨病、骨折、胸膜炎、膀胱结石、肾结石以及动脉硬化等疾病，是疾病史研究的重要实物史料。

（二）主要的医学成就

古埃及人的生产和生活与尼罗河息息相关。他们很关心河水的季节泛滥。基于类比联想，他们自然地把对气象与河水的观察结果与人体现象联系起来，注意到人体的脉管与呼吸，认为人体是由固体（土）与液体（水）组成的。脉管相当于"沟渠"，体温是火，呼吸是气，体液与气流注于脉管中。脉搏相当于河水涨落，血液则是人赖以生存的源泉。来自空气中的灵气（pneuma）赋予人以活力，灵气与血液流注的管道被称为"气动脉"（arteria，拉丁文"art"为"气"的意思）。灵气与血液失去平衡则发生疾病。这种灵气与原始体液病理说对以后的古希腊医学影响很大。另外，古埃及人认为呼吸对人来说具有极重要的作用。只要呼吸一停止，血液就会停止流动,生命就要终结。他们认为血液对人也很重要,认为鲜红的颜色是生命的象征和生的希望。图1-4所示为他们十分崇拜的"健康之神"——伊姆霍泰普(Imhotep)。

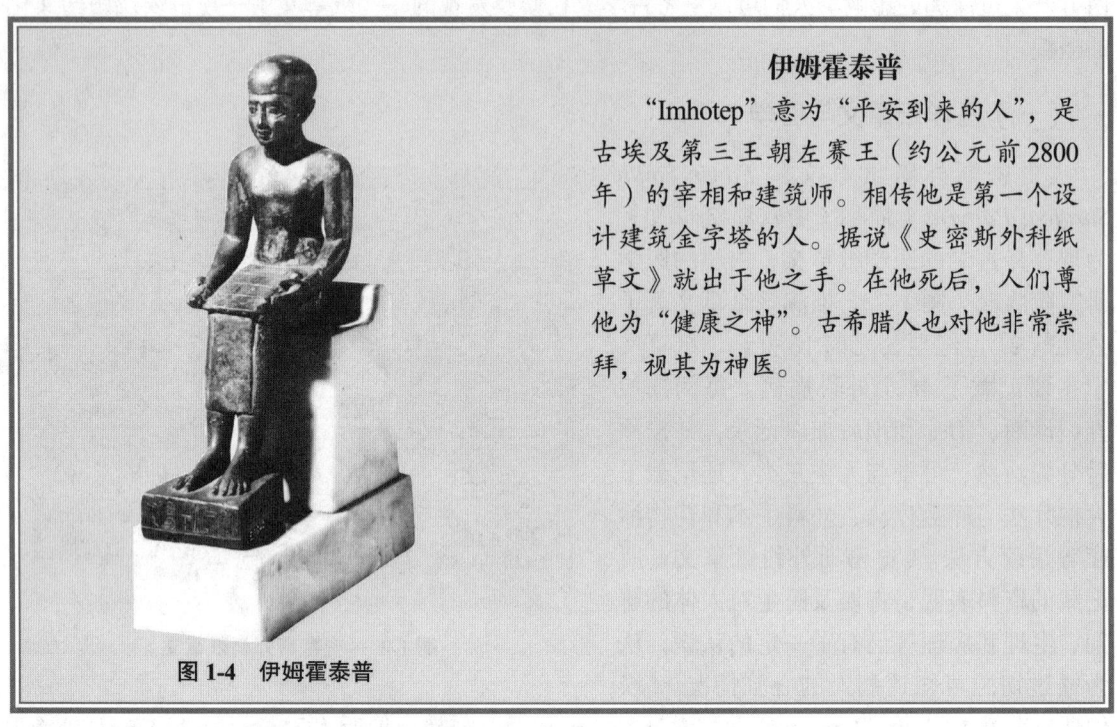

伊姆霍泰普

"Imhotep"意为"平安到来的人",是古埃及第三王朝左赛王(约公元前2800年)的宰相和建筑师。相传他是第一个设计建筑金字塔的人。据说《史密斯外科纸草文》就出于他之手。在他死后,人们尊他为"健康之神"。古希腊人也对他非常崇拜,视其为神医。

图1-4 伊姆霍泰普

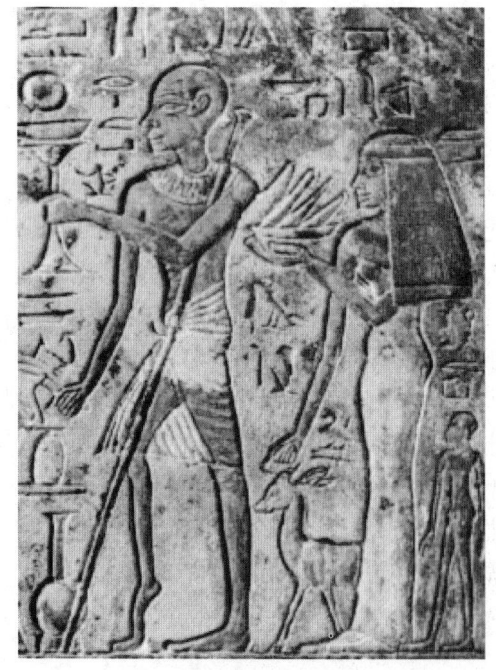

图1-5 古埃及壁画上的脊髓灰质炎病人

古埃及的卫生法规规定:要清洁室内外的环境,注意饮食,对屠宰的动物要由祭司检查可否用于祭祀。如不符合卫生要求,则不许为祭祀所用。古埃及医疗法规要求每个医生只能专治一种疾病。各地都有大批专病专治的"专科"医生,包括治疗眼睛、牙齿、头部疾病的医生,甚至也有专司灌肠的"肛门守护者"(nero pehut)等。古埃及医生行医受特殊法规的约束。医生如按经典条文医治,病人死亡,则医生无罪;若违背条文,则医生要被处死。古埃及医生习业是在神庙中接受学校式的训练,同时也须会祭祀,以及通祷文与巫书。图1-5所示为古埃及壁画上的脊髓灰质炎病人。

古埃及的医学教育较为发达,对地中海地区的医学影响也很大。公元前6世纪后,古埃及的希利俄波利斯的学校中有许多希腊人、犹太人、腓尼基人和波斯人来此受业。古希腊著名的哲学家泰勒斯和毕达哥拉斯、历史学家希罗多德及医圣希波克拉底都曾到古埃及游学。

二、古巴比伦及亚述医学

西南亚的幼发拉底河和底格里斯河的中下游地区地势平坦、农业发达,古称"美索不达米亚",意指河间之地。公元前5000—前4000年,在这里产生了最早的苏美尔文明。公元前2000年,来自叙利亚草原的一支闪族人——阿摩利人占据了巴比伦城,建立了巴比伦王国,创造了灿烂的古巴比伦文明。公元前1595年,古巴比伦被北方入侵的赫梯人所灭。在此后1000多年,西部沙漠的一支闪族人——迦勒底人在巴比伦建立了新王朝,称"新巴比伦",其势力从美索不达米亚扩展到叙利亚和巴勒斯坦等地。在新巴比伦王尼布甲尼撒二世在位的40多年间(公元前604年即位),国势强盛,曾攻克了腓尼基商港,战败古埃及,洗劫耶路撒冷,一直将势力范围扩展到了地中海之滨,并与邻近的伊朗、印度和埃及早就发生了文化交流,还影响了以后的古希腊、古罗马及阿拉伯诸国。公元前539年,波斯帝国推翻了新巴比伦,其后该地又受到了古希腊、古罗马和伊斯兰文化的冲击与融合,美索不达米亚的辉煌逐渐消亡。

(一)古巴比伦医学

1. 泥板文书中的医学记载 在两河流域早期人们使用楔形文字在黏土制成的板砖上书写。根据出土的泥板文书记载,古巴比伦人已按照身体部位对各种疾病进行分类,并以各种疾病症候群来观察病人。此外,还有对风湿病、心脏病、肿瘤、脓肿、皮肤病及各种性病的记载。对肺结核等病的描述尤为详细:"病人常咳嗽,有浓痰。痰有时带血,呼吸有笛音,皮肤发凉,两脚发热,出汗,心烦乱。病重时常有腹泻……"

古巴比伦人重视肝,认为肝是人体最重要的器官,是"灵魂"的居所,因此用肝来占卜吉凶祸福(图1-6)。古巴比伦人把人体比为"小宇宙",认为一切自然现象都会影响人体。古巴比伦人还认为心主精神,耳主意志。他们注意饮食,认为血液清新是长寿秘诀。古巴比伦人注重清洁卫生。考古学家在一些古城下发掘出供水管和黏土制成的排水管。古巴比伦的法律规定凡麻风等传染病病人要远离城市,反映出对传染病的一种早期隔离思想。

2. 医学法典 公元前4000年,南美索不达米亚人就已经开始形成系统的医学思想,从中产生了亚述和古巴比伦的医学。古巴比伦人崇拜古老的医神,早期的医学充满神话色彩。大约在公元前2000年,两河流域的医疗几乎都掌握在僧侣手中。古巴比伦人特别重视星相及占星之术,很早就注意观测天体星辰变化与人类疾病的关系,逐渐产生了天人一致的观念。古巴比伦人认为天、地、水三者对人的生命健康至关重要,疾病是由外来的病魔侵入人体引起的。古巴比伦第六代王汉谟拉比(公元前1792—前1750年在位)在位时国势渐强。汉谟拉比在统一巴比伦尼亚后制定了人类历史上现存的第一部比较完整的法典——《汉谟拉比法典》(*The Code of Hammurabi*)(图1-7)。

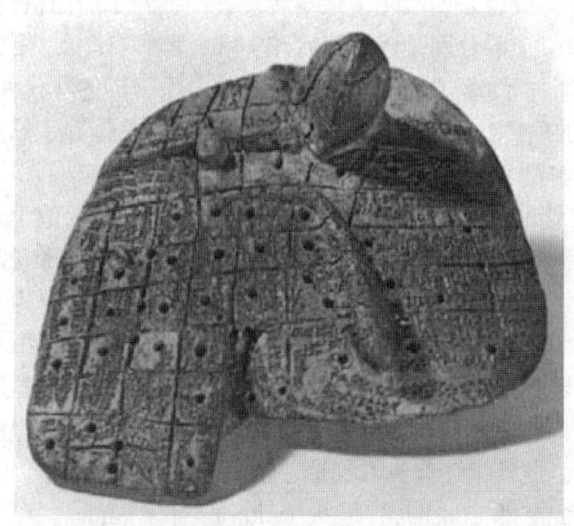

图1-6 祭祀时用于占卜的肝模型

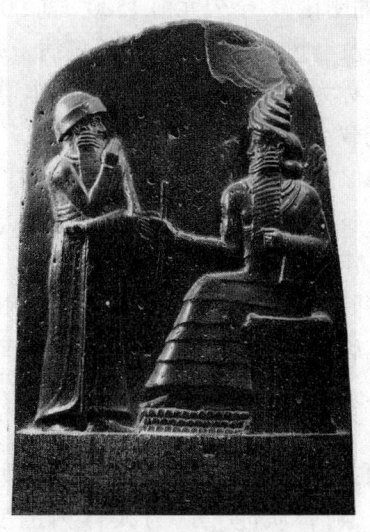

图1-7 《汉谟拉比法典》

《汉谟拉比法典》载有与医药有关的条文 40 余款，约占整个条文的 1/7，因此该法典是研究古巴比伦医学的重要史料。据法典记载，古巴比伦医生用青铜刀施行难度较大的手术，涉及法律方面的主要是外科手术、整骨和眼科手术等成败的规定。在医疗事故处理上，对发生在统治者身上的医疗事故处理严厉，而对发生在奴隶身上的医疗事故处理则很轻。

（二）亚述医学

在美索不达米亚北部（即今伊拉克的摩苏尔）生活着另外一支闪族人——亚述人，他们建立了一个强悍的军国。他们在美索不达米亚统治了千余年，历经了早期亚述、中期亚述和亚述帝国三个历史时期，于公元前 605 年亚述帝国灭亡。

在对亚述巴尼拔皇宫的考古发掘中，人们发现了与医学有关的泥板文书。泥板文书记载了一些常见疾病、服用的药物及禁忌等，以及医生的出诊包中应备有的绷带、药物和器械等。亚述人对占星术很重视，也用其预判诊疗、手术和分娩的吉凶。泥板文书还记载有瘟疫和热病，认为应将麻风、天花和梅毒等传染病病人隔离在外，以防引起广泛的传染。在尼尼微出土了一套用于钻颅术的各种手术器械以及导管，还发现了古代与卫生有关的排水管道和自来水管等。

三、古印度医学

古印度泛指以印度河流域为代表的整个南亚次大陆地区，包括今印度、巴基斯坦和孟加拉国等。古印度的第一个文明繁盛时期是哈拉帕时期。当时已有了文字符号，一般被认为是由公元前 3000 年前达罗毗荼人所创，可惜这种文化突然中断了。公元前 21 世纪中叶以后，操印欧语的雅利安人大批从西北部入主印度。公元前 11 世纪中叶后，波斯人、希腊人及大月氏人又相继侵入印度，从而使这里的居民逐渐复杂起来。在漫长的历史年代中，印度各族人民创造并传承了传统的医药文化，印度医学对东方各国特别是南亚各国的医学产生过巨大影响。

（一）吠陀经中的医学理论

公元前 10 世纪，雅利安人中产生了婆罗门教，其经典是《吠陀》。"吠陀"（veda）的意思是求知或知识，也有解释为"圣经"。最初有三种或曰"三明"，后来增加了一种，即所谓四吠陀。雅利安文化及其医学的来源是四部《吠陀经》。第一部是《梨俱吠陀》（*Rigveda*），或译作《赞诵明论》，于公元前 1500—前 900 年陆续写成，是四吠陀中最早者。其中提到了药用植物，并提及麻风、结核和外伤等疾病。第二部和第三部分别是《挲摩吠陀》和《耶柔吠陀》。第四部被称为《阿闼婆吠陀》，或译作《禳灾明论》，约著于公元前 7 世纪。其中除了讲述礼仪外，还记载了 77 种病名以及创伤和蛇、毒虫伤的病例，以及治疗这些疾病的草药，并提到了妇人病和保健术。此外，它还记载了兽医学以及解剖学内容。

婆罗门各派还编辑了一些文献，称为"梵书"。这些典籍中有散载的医药卫生及保健学知识，作为一种法规和习俗在社会上流传。后来续吠陀的书有《优婆吠陀》（*Upaveda*）和《阿育吠陀》（*Ayurveda*，又称《寿命吠陀》）。其中讲述了健康医疗或生命学等，并将医学分为八科。唐代医学将之译为"八医"，成为阿育吠陀系医学的圭臬。以后印度医学家所编的医书也大致根据此八科分类，即：拔除医方，为拔除异物敷裹绷带等外科；利器医方，为使用利器治疗头部五官等病；身病医方，即似今日普通内科；鬼病医方，印度人深信各种精神病是受鬼的影响；小儿方，为胎儿、幼童及产妇之治方。此外，还有解毒剂论、长寿药科及强精药科。

《阿育吠陀》认为人体内的三大生命能量（doshas）是火（pitta）、水（kapha）和气（vata），据此提出了关于健康与疾病的三元素学说。这三者必须均衡才能保持人体的健康。如

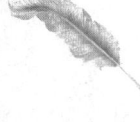

其中某种太过或不足，平衡即被破坏，疾病由此产生。此外，尚有七种成分（dhatus），即乳糜（消化之食物）、血、肉、脂、骨、骨髓和精，一切食物均要化为此七种成分。以后三体液学说又增加了血液，成为四体液说，但它的基本理论并未改变。

（二）著名医学家及著作

妙闻（音译名为"苏斯拉他"，Susruta）大约生于公元前 5 世纪，是古印度伟大的外科学家。他的著述被辑录为《妙闻集》（Susruta-samhita）。本书为阿育吠陀系医学的外科学代表性典籍。书中记载的外科手术包括切割、截除、划痕、截石、摘除、缝合、整骨、穿耳孔美容术、白内障切除、疝修补及鼻成形等手术，还能进行剖宫取胎及治疗肠梗阻和胎儿倒转等。这些手术方法对西方传统外科学的影响很大。例如，鼻成形手术是 18 世纪英国人从印度传统医学中学得的。

《妙闻集》中载植物药达 760 种。内用药主要有吐剂、下剂和喷嚏剂。除了丰富的植物药外，动物的骨、角、脂肪、肉、血液、乳汁和蜂蜜常用于治疗。矿物药有硫黄、砒霜、硼砂和明矾等，并广泛使用汞来治疗皮肤病、神经病及梅毒。《妙闻集》中强调医学道德，认为"医生要有必要的知识，还要洁身自持，要使病人信赖。尽量为病人服务。""正确的知识、广博的经验、敏锐的知觉，以及对病人的同情，是医生的四德。"

阇罗迦（Charaka）是公元 1 世纪古印度最负盛名的内科医学家，是古印度内科医学的奠基人。《阇罗迦集》（Charaka-samhita）是阿育吠陀医学典籍内科学的代表作。全书共 8 篇，计 119 章。本书记载了 1000 余种药物，并对其形态、功效和主治等有详细的论述。除了临床治疗外，《阇罗迦集》中尤其注重卫生与保健，认为营养、睡眠和节食是保健的三大要素，并且还应注意精神调摄。他还指出，医生治病既不为己，也不为任何利欲，纯为谋人类幸福，所以医业高于一切。这些思想曾长期影响着古印度医学。

（三）医学成就与医事制度

古印度很早就有医学和健康方面的知识。位于印度南部的摩亨佐·达罗（Mohenjo-Daro），是已知最早的有城市建设的城市，在哈拉帕文化（公元前 2500—前 1750 年）时期已有浴室和排水系统等卫生设施。这表明人们较注意保持身体的洁净，以防止污染。在遗址中发现了多种药品，如五灵脂。这是一种棕色溶液，可治疗消化不良、肝病和风湿病等。还发现了羚羊角、鹿角、珊瑚和尼姆树叶等，这些也是用来制作药品的原料。当时人们已知道采用钻颅术治疗头痛等疾病，在治疗眼疾时知道用药水洗，并采用一种熏烟剂敷眼皮，以治疗眼疮。公元 1 世纪的文献提到，外科治疗器械包括 20 种刀和针、30 种探针、20 种管状器械和 26 种敷料。

在孔雀帝国时期医药事业更为发展，医药行业大体上归国家管理。阿育王（Ashoka the Great，公元前 304 年—前 232 年）要求医生教人们种植草药。阿育王铭文（第 2 号）说："在天爱喜见王版图内的每一块地方，在属于朱达人、潘地亚人，萨帝耶补陀罗和盖罗拉补陀罗的边境地区，在向南远达弹罗波罗腻那样的地方，在雅槃那王安底瑜伽以及与这位安底瑜伽相毗邻的几位国王的领土上——在所有这些地方，天爱喜见王都安排了两种医疗设施。"这里所谓的医疗设施可能带有医院的性质，说明医药事业在孔雀帝国相当发达，而且受到政府的重视。

中国东晋和尚法显在《佛国记》中记载了自己于公元 399—413 年在印度诸国的行迹，其中提及："其国长者居士各于城内立福德医药舍，凡国中贫穷孤独残跛一切病人，皆诣此舍种种供给。医师看病随宜饮食及汤药，皆令得安。"

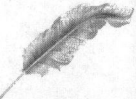

四、中国上古时期的医学

（一）甲骨文中有关疾病的记载

甲骨文是迄今为止中国发现的最早的古代文字，虽然主要是商朝统治阶层的占卜记录，但其中包含了殷商时期对人体结构和疾病认识的宝贵资料。殷墟（今河南省安阳市小屯村）出土的甲骨文共有10余万片，文字总数约4500个，已识者有2000多个。其中记载疾病的有323片，415辞。所载疾病的名称有20余种，如疾首、疾目、疾自、疾齿、疾腹、疾止、疾子及疾育等，主要按人体的不同部位记述，但有些疾病已能根据它的主要特征给以专门的病名，如疟、蛊及龋等。甲骨文的"蛊"（蛊）字，像虫在皿中。《说文解字》称："蛊，腹中虫也。"用以表示腹中之寄生虫。"龋"（龋）字表示牙齿上的窟窿是因虫蛀引起的（图1-8）。甲骨文"龋"字的出现是我国医学史上较有意义的发现，它把《史记·扁鹊仓公列传》中所述及的龋齿提前了1000多年，比古埃及、古希腊和古印度等文明古国的类似记载也要早700~1000年。

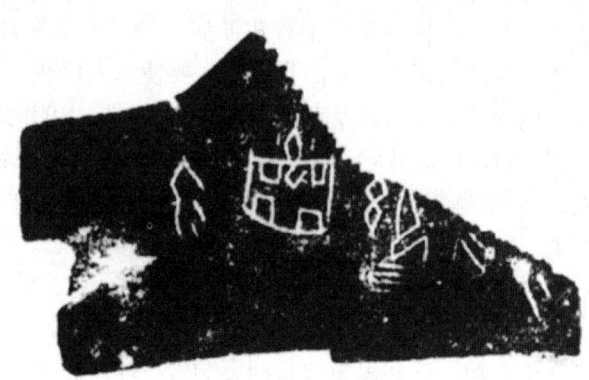

图1-8　甲骨文中的"蛊"与"龋"字

甲骨文中的有些疾病是根据生理功能失常命名的。如"口疾言"，是说由于咽喉有病而引起的语言障碍或发音困难。还有一些关于疾病症状的描述，如耳鸣、下痢和失眠等。值得注意的是有关"疾年""雨疾"及"降疾"等的记载。"疾年"指多疾之年。"雨疾"和"降疾"表示像降雨一样，一次就有许多人染病。这可能是对流行病的最早记录。而甲骨文中有形状像心脏的字，很可能是中医学对脏腑的最早认识。

甲骨文的上述记载有助于人们对殷商时期疾病史的研究。但占卜问病的只限于奴隶主及其家属近臣，难以说明广大奴隶和平民的疾病情况。因此，以上资料还远不能反映商代疾病知识的全部。

（二）早期的医学理论

周族是一个以农为主的农耕民族，在植物占筮的基础上形成了以占筮为手段的《周易》巫文化体系。其中的阴阳和八卦理论对医药及卫生的影响最为深远，还涉及疾病治疗、整体观念及防微杜渐等观点和卫生保健知识。

阴阳学说是古人用来说明事物之间对立统一关系的理论，是认识事物和掌握事物发展规律的一种思想方法和说理工具。它主要包括两个方面的内容，一是反映阴阳是事物运动变化的动力，二是提出阴阳是事物运动变化的规律。古人从日月星辰的运行和寒往暑来的变迁，以及日常的生活实践中逐渐认识到，任何事物都离不开互相对立的两个方面，人体也是如此。阴阳双方既相互联系、相互制约，又相互转化、运动发展；阴阳既矛盾，又统一；而且阳中有阴，阴中有阳，任何一方都不能脱离另一方而单独存在。五行的记载最早见于《尚书·洪范》。书中记载:"五行:一曰水,二曰火,三曰木,四曰金,五曰土。水曰润下,火曰炎上,木曰曲直,金曰从革,土爱稼穑。润下作咸,炎上作苦,曲直作酸,从革作辛,稼穑作甘。"五行学说认为,这五种物质不是孤立存在的,它们之间既相互依存又相互制约,表现为相生相克的规律,并以此来说明事物的内在联系以及事物之间的关系。从图1-9可见,相生与相克是事物发展过程中不可分割的两个方面。没有"生",就没有事物的产生和成长;没有"克",就不能维持协调下的变化和发展。不仅如此,事物是复杂多变的,生中有克,克中有生,相反相成。只有这样,才能使事物内部或事物之间保持相对的平衡,从而不断地进步和发展。阴阳五行学说与医学的结合反映了中国医学古朴的辩证唯物思想。

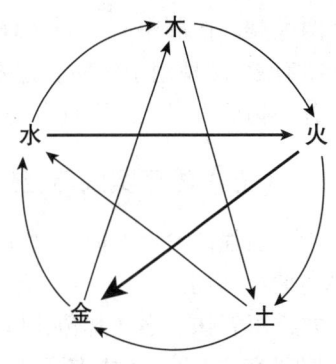

图1-9　五行相生相克图

(三)朴素的病因学说

据《左传·昭公元年》记载,春秋时秦国名医医和为晋侯诊病时提出了阴、阳、风、雨、晦、明"六气"病因论,开创了中医外感病因学说的先河,是后世"六淫"病因论之滥觞。公元前541年,晋侯有疾,"求医于秦,秦伯使医和视之。曰:疾不可为也,是谓'近女室,疾如蛊。非鬼非食,惑以丧志……'公曰:'女不可近乎'?对曰:'节之……天有六气,降生五味,发为五色,徵为五声,淫生六疾。六气曰阴、阳、风、雨、晦、明也。分为四时,序为五节,过则为灾。阴淫寒疾,阳淫热疾,风淫末疾,雨淫腹疾,晦淫惑疾,明淫心疾。女,阳物而晦时,淫则生内热惑蛊之疾。今君不节、不时,能无及此乎?'"从医和的这段议论中可以看出:第一,以四时、五节及六气等季节气候的剧烈变化作为病因概念已经形成。第二,从阳淫热疾、阴淫寒疾的记载来分析,说明"阳盛则热,阴盛则寒"的病理学说也已基本明确。而"风淫末疾,雨淫腹疾"的说法,则与后世风病四肢痛、湿病有腹泻的理论有着密切的渊源关系。第三,关于五味、五色及五声的概念也给后世诊断学及药理学以一定的启示。第四,表明鬼神致病说已开始动摇。

(四)药物知识的积累

周代药物品种不断增多,用药经验日益丰富,在现存的先秦文献《周礼》《诗经》及《山海经》等书中都可见到不少与药物有关的资料。《周礼·天官》载有"以五味、五谷、五药养其病"。据东汉郑玄注:"五药,草木虫石谷也。"这可能是对药物进行的初步分类归纳。在我国现存文献中,最早旁涉药物的书籍是《诗经》。该书收录了许多动植物,其中不少后世用为药物,仅植物就达50余种。另外,对一些植物的采集、产地和食用效果,在原文及注中也有简明叙述。例如,"七月蟋蟀""八月断壶"(葫芦)指明了采集季节;"中谷有蓷(益母草)"是说明植物的产地;而"食其(苤苢,即车前草)实,宜子孙",则是关于服用效果的记载。对于所载的大部分动植物,该书虽未明确指出可用于治病,但其中百余种为后世本草著作所收录。还有少量植物在当时可能已供药用,如《毛诗故训传》于"采艾"下云"艾所以疗疾",于"苤苢"下云"宜怀任"(妊)等,反映了当时人们对药物的认识和经验。

《山海经》是记载有大量药物的早期文献。关于该书所收药物的种类,各家说法不一。一般认为共126种,包括动物药67种,植物药52种,矿物药3种,水类药1种,另有不详类属者3种。从其功用来看,可分为补药、种子药、避孕药、预防药、美容药、毒药、解毒药、杀虫药、醒神药和治牲畜病药等。《山海经》里所收药物可用于治疗内、外、妇、五官及皮肤等数十种疾病。大多是一药治一病,但亦有14种药物为一药二治,如虎蛟治肿也治痔,肥遗治疠也能杀虫等。这在药物的研究与使用上无疑是一个进步。其使用方法大致可分为内服和外用两大类。内服中有"服"有"食",外用包括佩带、沐浴、坐卧和涂抹等法。特别是所收药物中有60多种用于预防,这对探讨当时预防医学思想的兴起是值得重视的佐证。但书中的大部分药物后世多无法考证,更不见临床应用。

(五)医疗实践与卫生保健

在临证治疗方面,食养、药疗、酒剂及针刺火灸等在商周时期已广泛使用。《周礼·天官》尝谓:"以五味、五谷、五药养其病",又说:"凡疗疡,以五毒攻之,以五气养之,以五药疗之,以五味节之。凡药,以酸养骨,以辛养筋,以咸养脉,以苦养气,以甘养肉,以滑养窍。"据郑玄注:"五药之有毒者……合黄堥,置石胆、丹砂、雄黄、礜石、慈石于其中,烧之三日三夜,其烟上著,以鸡羽扫取之,以注创,恶肉破骨则尽出。"可见当时使用的药物除了包括各种味觉的食物和专以疗病的众多药物外,还有专以疗疡的外用腐蚀药。这可能是我国使用化学药物的最早记录。至于针刺火灸,甲骨文中有用砭法除病,用按摩疗腹疾,以及用艾灸治病和止痛等文字。人们从有关砭石的记载、《黄帝内经》时代针灸术的进步及其在医疗中所发挥的突出作用推断,我国的奴隶社会应用针、砭治病已具有一定的基础。以上全部内容中包含了中医的内治与外治两种基本治法。

夏商时期随着生产的发展和生活实践的丰富,人们已经提倡讲究卫生,并在认识和实践两方面都有所建树。

在个人卫生方面,人们已有洗脸、洗手、洗脚、沐浴和洗涤食具等卫生习惯,甲骨文中就有不少这方面的记载。1935年在殷墟(河南安阳)的考古发掘中,还出土了壶、盂、勺、盘、陶瓶和头梳等全套盥洗用具。周代,人们更知定期沐浴,认识到"头有创则沐,身有疡则浴"的医疗意义,把沐浴用作一种卫生方法。《礼记》更是要求人们养成饭前洗手、用餐时不对面说话、不剩饭及不随地吐痰等日常卫生习惯,提出了"疾病,内外皆扫……彻亵衣,加新衣"的主张。

在环境卫生方面,相传黄帝时代已有水井,夏代更有"伯益作井"的说法。在距今5500~5800年的浙江河姆渡遗址发掘了我国最早的水井。近年来考古工作者在河北省易县及北京陶然亭等地发现了2000多年前燕国的井壁遗物——瓿。全国各地发掘的秦汉水井不可胜数。水井的使用对搞好饮食卫生大有裨益,但必须经常保持清洁。《管子》曾明确提出春季要挖除井中的积垢淤泥,换以新水(即"杼井易水"),并疏通沟渠,排除积水。

(六)医事制度

夏末商初,随着社会分工的进一步发展,各行各业日益趋向专业化。当时秦国已有医和和医缓等著名专职医生。随着医疗工作的专业化和巫术迷信的日趋衰落,使医学得以摆脱巫术的羁绊,从而走上独立发展的道路。

周代医术较殷商时期已有显著的进步,文化学术皆集于王官,医政制度俨然确立。从《周礼·天官》所涉及内容看,宫廷医生不仅已有食医、疾医、疡医及兽医之分,而且还建立了一整套医政组织和医疗考核制度,如根据医生全年医疗成绩的优劣确定他们的级别和俸禄。

值得一提的是,这一时期对病历记录及死因报告已予以重视。《周礼》载有:"凡民之有疾病者,分而治之。死终,则各书其所以,而入于医师。"这表明当时已建立了记录治疗经过的病历。对于死者,还要求做出死亡原因的报告。这些都是医学史上很有进步意义的措施。

专职医生的出现与医事制度的建立反映了当时医学发展的水平,同时也有利于医药经验的积累、整理、总结与交流,并进一步促进了对疾病的认识和医疗技术的提高。

第三节 东西方医学的交相辉映

一、中医学的奠基

战国（公元前475—前221年）时，齐、魏、赵、韩、秦、楚、燕七国争雄，秦始皇相继统一六国，建立了一个中央集权的封建国家——秦王朝。汉承秦制，其后新莽王朝（公元9—23年）以复古改制为名挽救其统治危机，结果招致失败。公元25年，刘秀称帝，定都洛阳，史称东汉（公元25—220年）。战国秦汉时期是中国医学体系奠基的重要时期。中医学走上了系统化和理论化的道路。

（一）中医学基础理论的确立

《黄帝内经》简称《内经》，是托名黄帝及其臣子岐伯、雷公、鬼臾区及伯高等论医之书。今本《黄帝内经》包括《灵枢》和《素问》两部分，各9卷81篇。《黄帝内经》的著成标志着中国医学理论达到系统化的新阶段。该书总结了战国以前的医学成就，在整体观、恒动观、经络学、藏象学、病因病机学、养生和预防医学以及诊断和治疗原则等各方面为中医学奠定了理论基础。

《黄帝八十一难经》简称《难经》，相传为扁鹊撰，约成书于西汉末期至东汉之间。该书以"问难"形式解释了古医药的理论。《难经》的基本内容不仅包括脉诊、脏腑、阴阳、五行、疾病、营卫、腧穴、针灸以及三焦、命门和奇经八脉等理论疑难问题，还涉及人体正常生理、解剖与治疗等种种疑难问题。《难经》在理论方面对后世伤寒学说与温病学说的发展产生了一定的影响，其关于诊断学和针灸学的论述也一直被医家所遵循。

（二）药物学及方剂学的总结

《神农本草经》是一部重要的药物学典籍。《神农本草经》分为"序录"和"各论"两大部分。"序录"是关于药物学的总论，论述了上品、中品、下品分类，其中以植物药为多，其次为动物药，再次为矿物药。《神农本草经》还论述了药物的君臣佐使、七情合和、性味产地、真伪鉴别、各种剂型、临床用药宜忌、用药剂量、服药时间及诸药制使等。"各论"部分药物被分为三品：上品药原载120种，实则125种；中品药原载120种，实则118种；下品药原载125种，实则122种，并逐一对药物的名称、性味、主治病症、产地和别名等进行分类记述。《神农本草经》集东汉以前药物学术经验之大成，被后世誉为"本草学经典"，对历代本草学和方剂学的发展有着深远的影响。

（三）实践医学体系的形成

辨证论治的思想出现于先秦。后经过无数医家的努力，特别是东汉张仲景《伤寒杂病论》中以六经论伤寒、以脏腑辨杂病，形成了一套理法方药齐备、理论与临床相结合的体系，建立了辨证论治的基本规范，确立了四诊、八纲、脏腑、经络、三因、八法等辨证论治的基本理论并日趋成熟。这些辨证原则不仅适用于各种外感热病，而且对临床各科具有普遍的指导意义，被后世医家所尊崇并进一步发展和完善。张仲景的《伤寒杂病论》在外感热病和内科杂病等辨证论治方面的理论与实践被历代医家奉为圭臬。

张仲景（150—219年），名机，东汉末年南阳郡人。建安年间疠气流行，张仲景宗族人死

亡者有三分之二，而死于伤寒者竟占十分之七。张仲景有感于人口死亡之惨烈，世俗及医道之衰敝，遂悉心研究医学，勤求古训，博采众方，结合个人临证经验，编成了《伤寒杂病论》。原书有16卷。"伤寒"是外感急性热病的总称。张仲景以六经为纲，剖析了伤寒病各个阶段的病机、病位和病性，创立了伤寒病的六经辨证体系。对于各科杂病，张仲景以脏腑经络为枢机，缕析条辨，开后世脏腑辨证之先河。张仲景对疾病三因（内因、外因及房室金刃虫兽等）的总结，成为后世三因学说的肇始。宋代之后的医家多尊称其为"医圣"。他对传染性热病和杂病辨证施治，以及理法方药的法度，成为后代中医的规范，并形成了一个独立的学术派别，后世称为"经方派"。方剂学以《伤寒杂病论》的方剂及方剂学理论为代表，他也因此被尊为"方书之祖"（图1-10）。

两汉时期，中医外科也有了较大的进展。华佗创用麻沸散施行外科手术尤为突出。华佗（145—208年），字元化，沛国谯（今安徽省亳州市）人。他年轻时就专志于医药学和养生保健术，行医四方，足迹与声誉遍及安徽、江苏、山东及河南等地。华佗在医药学术上兼通各科，尤以外科最负盛名。他成功地应用麻沸散麻醉病人而进行腹部手术，治愈肠痈，使病人转危为安。后世誉称他是"外科学鼻祖"（图1-11）。

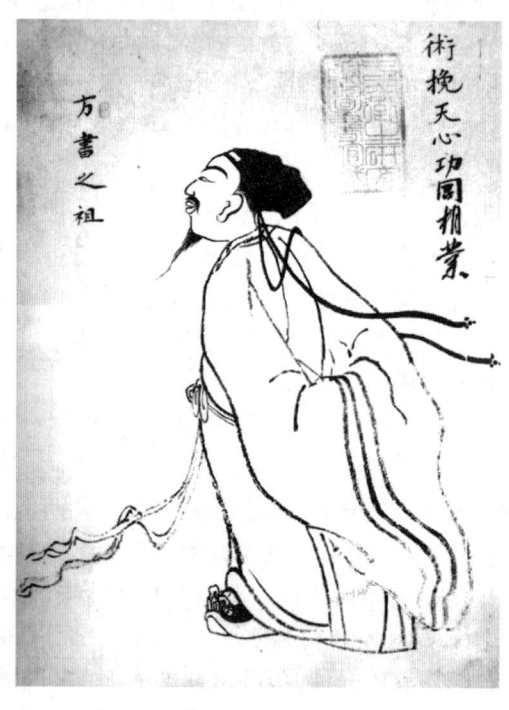

图1-10 张仲景

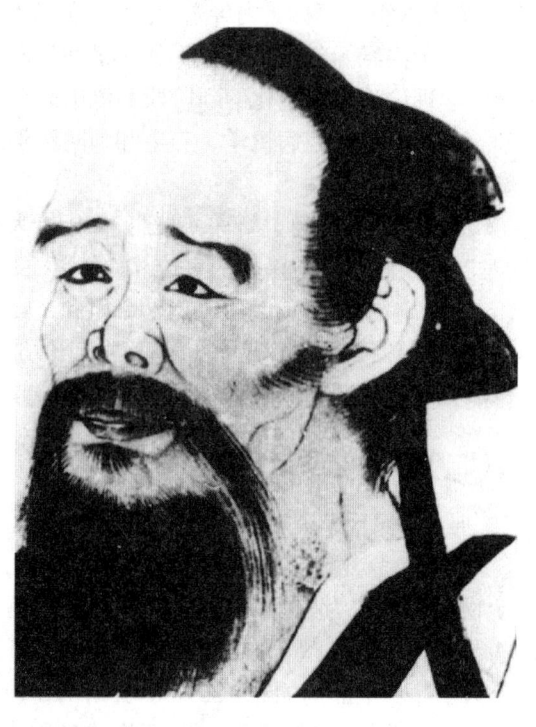

图1-11 华佗

华佗对养生和预防保健尤为注重，并身体力行，在理论和实践方面有其独到之处。他总结并创造了"五禽之戏"，仿鹿、熊、虎、猿、鸟的动作，操练强身。他创制了抗衰老方药，久服可利五脏、轻身、乌发。曹操闻华佗医术精湛，征召他到许县（今河南省许昌市）当自己的侍医。曹操常犯头风眩晕病，经华佗针刺治疗而痊愈。但华佗为人耿直，不愿侍奉在曹操身边，竟被曹操杀害。

战国秦汉时期，针灸学已成为一个重要的学科，被临床医家所常用。这一时期出现了涪翁、程高和郭玉等一派互为师承的针灸家，并撰著《针经》及《诊脉法》等，互相传授。西汉末至东汉延平年间（公元8—106年），在针灸史上出现了一部名著——《黄帝明堂经》，即《明堂孔穴针灸治要》。隋唐时政府曾先后两次下令对其加以修订，规定为针灸医生的必修课本。

（四）卫生保健与医事制度

养生保健是中医的一个重要组成部分。湖南长沙马王堆汉墓遗址出土的《导引图》《养生方》《却谷食气》《合阴阳》《杂禁方》《胎产书》《杂疗方》《十问》及《天下至道谈》等皆为养生方书。湖北江陵张家山汉墓遗址出土的"医简"也含有大量养生内容，如论述四季养生之道、导引术及其作用等。

战国时秦国率先设立了"太医令"，秦朝时设"太医令丞"。太医不但负责中央官员的疾病诊治，还掌管地方郡县的医疗事宜。当时各地都设有医长，对太医丞负责。药府中的药长主持药物之事，设有药藏府储存药物。公元前213年，秦始皇下令焚书，但明文规定医药、卜筮及种树之书不在焚烧之列，使得医药书籍得以保存和流行。

汉代的医官中职位最高者为太医令丞，负责与管理方药者各司其职。管理方药者又有典领方药和本草待诏之分。典领方药侧重于方剂的研制，以供宫廷方药之需；本草待诏则主要为皇家采集各种药材。诸侯王府的医政仿照中央，设有太医、侍医及医工等。

宫廷中从事医务的人员还有：太医、侍医，主要从事医疗工作；尚药监、中宫药长和尝药太官，主要从事药物的修和调试。从东汉章帝及和帝以后，宫中官制设置扩大，增设的尝药太官之职主要负责尝药。宫廷中所需药物，一般从全国各地入贡。东汉的医官制度较西汉完善，增设了一些医药官职，地方医事不再由中央直接管理，而是由地方负责。

汉代的医生可分为官医与民间医生。官医的服务对象重点是官僚统治阶层，从中央到地方形成了一支有组织的医疗系统。民间以师带徒传授医学的教育形式有一定的发展，但官办的医学尚未形成。官医主要从民间医药人士中选用，有的可能为临时延聘，有时则裁减官医。官医来源不一，成分复杂，有的医术并不比民间医生高明。

战国时期的著名医家有秦越人，即扁鹊（公元前407—前310年）。扁鹊早年在一家客舍做领班，随长桑君学医，承其《禁方书》，行医于各诸侯国，随俗为变，根据群众的需要而全科性地开展医疗。扁鹊培养了子阳、子豹、子仪、子容、子明、子越及子游等学生。

淳于意（约公元前205—前150年），西汉临淄（今山东淄博）人，因曾任齐国的太仓长，故名仓公。他年轻时喜钻研医术，曾拜公孙光为师，学习古典医籍和治病经验。公孙光又将淳于意推荐给临淄的公乘阳庆，故淳于意又得公乘阳庆所传。《史记》载有淳于意的大量"诊籍"（即诊病的簿记）。在"诊籍"中，他记载了病人的姓名、年龄、性别、职业、籍贯、病状、病名、诊断、病因、治疗、疗效和预后等，反映了淳于意的医疗学术思想与医案记录上的创造性贡献。淳于意也像扁鹊一样，广泛传授医术，培养了宋邑、高期、王禹、冯信、杜信及唐安等人，是带徒众多的一位医家。这种师徒授受、一师多徒的方式一直为后世所效法。

二、西南亚地区的医学

（一）犹太古医学

古代犹太人被称为"希伯来"，意为"越河者"，是闪族的一支——哈比路人（Habiru），早先游牧在阿拉伯半岛温和湿润的南部地区。公元前2000年中期，哈比路人进入迦南（即后来的巴勒斯坦）。该地位于埃及、叙利亚和美索不达米亚之间的交叉地带，是欧、亚、非三大洲经济文化交流的枢纽。公元前1800年由于遭遇饥荒，犹太人迁到埃及尼罗河三角洲地区，一度沦为法老的奴隶。大约在公元前1500年，部族首领摩西率领他们从埃及返回巴勒斯坦。

公元前721年，军事帝国亚述起兵攻克了以色列首都撒玛利亚，犹太国沦为亚述的属国。此后，犹太国逐渐衰落，直至公元135年以后，犹太人被驱赶或逃出了巴勒斯坦，流散于世界各地。

早期的犹太医学带有浓厚的神秘色彩，其病因、病机、诊疗及康复似乎都与宗教信仰有着密切的关系。《旧约全书》即犹太教的经典，亦即基督教《圣经》的前一部分，其中所涉及的医药卫生及保健学内容比较多样，至少有200多个条目，多次讲到灾病和瘟疫流行，以及战争给人们带来的伤亡。《旧约全书》中所记的病种颇多，计有瘰病、热病、疟疾、痔疮、牛皮癣、疥、癫狂、麻风、肠道病、哮喘、鼻衄、相思病、难产、不孕症、梦遗、崩漏及外伤致残等。

犹太人很注重个人卫生，保证用水的洁净与无毒，保持身体与精神的清洁。另外，体操、按摩、日光浴和体育活动是个人卫生与社会卫生重要的内容与传统。犹太人很早就注意饮食卫生，在营养调配方面亦很注重，认为饮酒过度是一种不良行为，故烈性酒一般被用于医疗。犹太男孩出生后第八天要行割礼。这是犹太教的一种圣行。尽管开始时未必出于卫生学的意义，其实在行割礼的人群中，男子的阴茎癌发病率很低，妇女的子宫颈癌和子宫内膜癌的发病率也很低。有关医学的律令与法规在《旧约全书》中也有记载。犹太人借助药物来医治灾病，以酒来安慰心灵，用洗浴、贴敷、圣膏熏香、食疗、斋戒和心理治疗来医治灾病所造成的创伤。外科中已采用类似绷带的包扎和修脚等手术。

公元前2世纪至公元6世纪这一时期史称犹太人的塔木德时期。塔木德因《塔木德》而得名。《塔木德》恰似一部家庭医药手册，书中对于食管、喉头、气管、肺、脑和生殖器官有精确的描述，同时对肺癌、肝硬化和干酪性变质等病理变化也阐述得很清楚。所以说，塔木德时期的医学更接近古罗马的医学解剖学，是用实证的方式来研究病理变化规律与病理现象。在塔木德时期的犹太学校中，医术是学术课程之一。古犹太人对医生很尊重，医生的社会地位仅次于贵族。在城市社区中必须要有外科医生与内科医生。尽管那时还没有专门的医院，但一些圣所的庭堂、养育院和犹太会堂等都可当作诊疗室和住院处。手术室要求用大理石材料建成，并保持干净、清洁。医生可以在家中坐等病人，亦可应邀出诊。医生对本社区的情况比较熟悉，故政府与民众对社区医生尤为信任。

（二）伊朗传统医学

伊朗的史前文化发祥很早，文化遗存与文物丰富。在公元前27世纪至公元前20世纪年间，在伊朗高原的西南部就出现了埃兰奴隶制国家。公元前550年，阿契美尼德王朝建立，开始了古波斯帝国的历史。在帝国200多年的历史上，古波斯帝国创造了灿烂的文明并成为西亚的霸主。

波斯人有自己传统的医药卫生文化，又从欧、亚、非地区汲取了有益的文化来充实本国的文化。据希罗多德《历史》记述，在公元前6世纪至公元前5世纪的古希腊-波斯战争中，波斯的大流士王在打猎时扭伤了足踝，以至于其踝骨的球窝都脱臼了。大流士于是招来了埃及最有名的医生留在身旁。古希腊医学也传入波斯帝国，阿契美尼德人也聘了著名医生迪西亚斯（Tessias，公元前405—前359年）。他也是古希腊史学家，成了那个王朝的御医。

古文献《阿维斯塔》中记有古波斯帝国时期的医药文化。人们奉阿利曼为医神，崇尚洁净卫生，认为麻风病人是不洁的，故对其实行严格的隔离，使麻风病人远离健康居民。《阿维斯塔》规定，身体与心灵的洁净是同等重要的。治疗身体上的疾病时需要非常注重精神疗法和心理调理。古波斯人的医药卫生习俗在许多方面与犹太人及犹太教的卫生习俗相似。

公元前330年，亚历山大大帝东征攻入波斯，波斯帝国被推翻。公元224年建立的伊朗萨珊王朝至5世纪时发展成为亚洲西部的一个大帝国，史称新波斯帝国，并于公元642年被阿拉

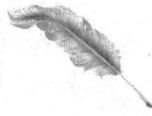

伯人所灭。萨珊国王萨卜尔（Shapur Ⅰ，公元242—272年在位）喜欢通晓医学的古希腊人。当萨卜尔生病时，就请古希腊医生诊治。新波斯帝国时的医药较为发达，许多药物传到国外，其品名有胡瓜、胡蒜、胡豆、胡椒、胡萝卜、番红花、茉莉、砂糖、菠菜、无花果和橄榄等。"底也迦"一词源于波斯语 tiryak，指一种可以解毒疗虫兽伤的丸剂药物，曾在波斯被广泛应用。《列王记》（Shah Nameh）中追述了有关波斯医学的资料，如剖宫产术前需以酒使产妇"昏迷"，而后再施以手术。此外，该书还记载了药疗、心理治疗、妇女及孕妇卫生等内容。波斯医学是欧洲、亚洲和非洲诸民族国家的医术和药物学相互交流、借鉴与融合的产物。这种交流进行了上千年之久。

三、古希腊医学

古希腊是巴尔干半岛南部、爱琴海群岛及小亚细亚西岸古代奴隶制城邦的总括称谓，比现今希腊共和国的版图要大得多。早在公元前4000年，希腊半岛上已有了史前文化。公元前20—前12世纪为古希腊青铜时代，史称爱琴海文明或迈锡尼文明。公元前11世纪至前9世纪为铁器时代，史称荷马时代或"英雄时代"。公元前8世纪至前6世纪史称殖民时期。雅典与斯巴达成为古希腊的两大霸主。公元前5世纪至前4世纪前期，古希腊城邦由盛而衰，史称"古典时代"。公元前4世纪晚期至前2世纪中期为马其顿统治时期。其间古希腊化的时间一直延续至1世纪。黑格尔曾经说过，东方世界是古希腊世界的基础。正是古希腊人从美索不达米亚、古埃及和古印度等文化圈中汲取了文化知识，才创造并充实了自己的文化。古希腊医药文化是西方医药学之滥觞。在医学史上，它穿越时空，传到了世界各地。

（一）医药卫生文化

古希腊文明最早产生于克里特岛。公元前11世纪至前9世纪，古希腊各部落大迁徙。《荷马史诗》则成为这一特定文明时期的主要文化遗产。在《荷马史诗》中记述了瘟疫、战伤、眼病、妊娠病、精神催眠法及止疼止血等医疗防病的经验，反映出古希腊人已具有了较丰富的医药知识。疫病曾多次伴随战争，给古希腊人造成惨重的天灾人祸。雅典人修昔底德（Thucydides，公元前460—前400年）所著的《伯罗奔尼撒战争史》记载了在战争初期雅典瘟疫流行的情况。为了保证民族体质的强健，斯巴达人采用过奇特的育儿方法：父母不能按照自己的意愿抚育后代，男性新生儿必须由其父亲抱到一个叫作勒斯克的地方去，让部族的长老在那里代表国家检查。初生婴儿不用水而是用酒洗浴，以此作为一种对婴儿体质的筛选，不符合要求的将被遗弃。斯巴达城邦还规定了青年人结婚的年龄，选择有利于生育的时间与情况，以期可以生育出美丽健壮的孩子。古希腊人有爱好卫生的传统，浴室设备较好。斯巴达人爱好蒸汽浴。在公共浴室里，常备有水桶和水池。这些沐浴设施常与健身房在一起。

古希腊的医学神庙数以百计，并且这些神庙多建在风景秀美的地方。民间医疗的习俗多与医神阿斯克雷庇亚有关，并以神庙为主要的活动场所。其治疗的方法有斋戒、矿泉浴、按摩、涂膏、放血或使用泻、吐剂等。古希腊人早就有催眠术。这些方法被古罗马人、波斯人和犹太人所采用。民间的医生组织被称为"阿斯克雷庇亚"，医学的传授多为父传子、子传孙，也有师带徒形式。

（二）自然哲学与医学

古希腊的自然哲学很发达，这些哲学思想逐渐被引用到医学领域。古希腊的毕达哥拉斯称宇宙为"科斯摩斯"（cosmos），意为"秩序"（order）。古希腊传统一直都很强调宇宙秩序。

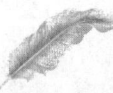

恩培多克勒用了四个神来譬喻"四素"。在古希腊神话中，亦有与四种元素相关的四个神——天神宙斯（火）、天后赫拉（气）、海神波塞冬（水）和冥王哈里斯（土），并且他们主宰着世界的不同层次。古希腊哲学最初探讨的主要是宇宙论，"四素"的提出与哲学家对宇宙的探讨密切相关。亚里士多德将宇宙分为月上区和月下区。月上区的主要物质是"以太"。月下区则分为四层，从地球中心开始向外分别是地、水、风、火。这种对宇宙的认识可以说是当时各种思想的大背景。

亚里士多德是柏拉图的学生，是一名御医的儿子。他将哲学和医学融合在一起。他认为灵魂和身体是无法分离的实体，是构成生命互为补充的两个方面。他认为精神健康是自然和文化因素的总和，包括躯体、心理和道德。所谓的健康是各构成要素的良好平衡。在他看来，血液、肤色，乃至心脏和大脑大小的变化都与感知、思维的敏锐性和情绪稳定性有关。

希波克拉底（Hippocrates，公元前460年—前370年）出生于科斯岛的医生世家，生活在伯力克利王朝时代（图1-12）。这正值古希腊文化的繁盛时期。他敏于观察、善于思考、严谨治学，同时汲取了东方民族的医学成就和民间的医疗经验，形成了具有特色的医学学术流派。公元前3世纪初期，亚历山大里亚的学者在托勒密王的委托下编辑成希氏及其学派的医学论述汇集——《希波克拉底文集》，并收藏于亚历山大里亚图书馆。《希波克拉底文集》最初为爱奥尼亚文写成，后被译成拉丁、希腊、法、俄、意大利和英等文字。《希波克拉底文集》内容相当丰富，包括总论、解剖生理、摄生法、病理、治疗法、内科、外科、眼科、妇产科、儿科、诊断及预后、药剂学、箴言及誓词等。

《希波克拉底文集》将四元素理论发展成为"四体液病理学说"，并在体液生理病理学说的基础上提出了气质与体质理论。体液论认为，人体有四种基本体液：血液、黏液、黄胆汁和黑胆汁。这四种体液通过一定比例的混合遍布全身，并发挥各种功能。当它们保持平衡时，人体就保持健康。当某种或几种体液突然增多或者减少时，将打破这种平衡，引起功能紊乱，导致各种疾病。但是通过药物或者放血疗法等手段，可以调整体液的比例，使它们达到新的平衡点，从而恢复健康（图1-13）。

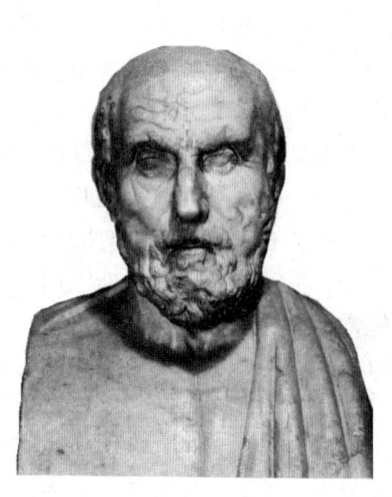

图1-12　希波克拉底

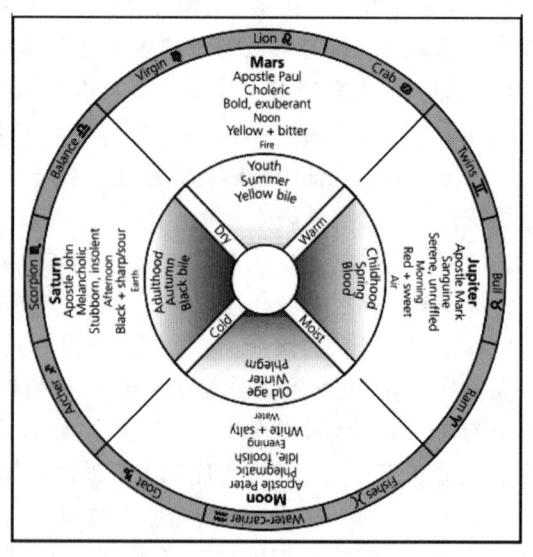

图1-13　古希腊四体液说

《希波克拉底文集》用机体完整与统一的观点认识机体及其生理过程。文集认为，人体与自然相统一，并注重研究气候、空气、土壤、水质、居住条件以及其他环境因素对健康的影响。文集强调预防，讲求卫生，把疾病看作是全身性的反应，重视疾病发展过程。文集把疾病发展过程概括为三个阶段：未成熟期，即体液因某种原因而变得不平衡；消化期，即"自然"帮助体液恢复正常或促进身体排出有害物质的过程；转变期，即机体动员"自然疗能"抵抗疾病，使疾病好转或恶化的过程，并注重临床观察和判断预后，这对进行正确的诊断与治疗有深刻的影响。文集认为，当体内外某种因素引起体液失常时，体内产生"病态物质"。文集注重通过人的自然疗能排出这种病态物质。凡是能调动自然疗能的医疗方法，如强壮疗法、饮食疗法、体育疗法、精神疗法、淋浴及按摩等都被采用。药物疗法的主要目的是促进病态物质的排出，调整体液的平衡，故常用催吐剂、催泻剂、利尿药以及放血疗法等。

《希波克拉底文集》对临床医学的贡献是多方面的，更宝贵的是对医学道德修养的提倡。文集在《誓词》《操行论》《规律》及《箴言》等篇中广泛论述了医师的职业道德。其道德规范的基本要求是：客观、体谅、谦逊、端庄、仁慈、果断、聪敏、有判断力、知识渊博、厌恶一切邪恶行为、决不迷信、不骄傲。其中具有代表性的是沿用了两千多年的《希波克拉底誓词》（图1-14）。希波克拉底被视为一位具有科学精神的古希腊医学的代表人物。欧洲从中世纪起称其为"医学之父"。

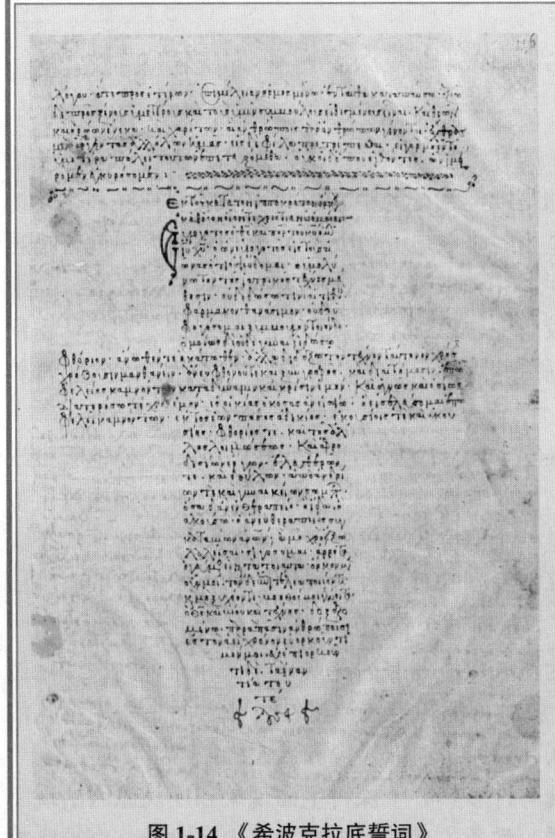

图1-14 《希波克拉底誓词》

医神阿波罗、阿斯克雷庇亚及天地诸神为证，鄙人敬谨宣誓，愿以自身能力及判断力所及，遵守此约。凡授我艺者，敬之如父母，作为终身同业伴侣。彼有急需，我接济之。视彼儿女，犹我兄弟。如欲受业，当免费并无条件传授之。凡我所知，无论口授书传，俱传之吾与吾师之子及发誓遵守此约之生徒，此外不传与他人。

我愿尽余之能力与判断力所及，遵守为病家谋利益之信条，并检束一切堕落和害人行为。我不得将危害药品给予他人，并不作该项之指导，虽有人请求亦必不与之。尤不为妇人施堕胎手术。我愿以此纯洁与神圣之精神，终身执行我职务。凡患结石者，我不施手术，此则有待于专家为之。

无论何处，遇男或女，贵人及奴婢，我之唯一目的，为病家谋幸福，并检点吾身，不做各种害人及恶劣行为，尤不做诱奸之事。凡我所见所闻，无论有无业务关系，我认为应守秘密者，我愿保守秘密。尚使我严守上述誓言时，请求神祇让我的生命与医术能得无上光荣，我苟违誓，天地鬼神实共殛之。

四、亚历山大里亚医学

马其顿位于希腊北部，其文明开化比古希腊人晚。公元前338年喀罗尼亚战争之后，古希腊沦为马其顿的附庸。亚历山大（Alexander Ⅲ Macedon，公元前356—前323年）是腓力二世之子，为马其顿国王。亚历山大年幼时受过古希腊教育，他曾以亚里士多德为师，20岁时即位，公元前336年率马其顿和古希腊联军大举进攻东方亚细亚、波斯和埃及。经十多年的征战，建立起了一个东起印度恒河、西至尼罗河与巴尔干半岛在内的亚历山大帝国。这一时期史称古希腊化时期，或古希腊文化的扩张时期。这一阶段，东西方文化得到了融合。由于帝国的经济基础不统一，因而军事与行政也不巩固。在亚历山大死后，帝国迅速瓦解。

（一）医学家

在亚历山大里亚的托勒密王宫的医学家中，有两位医学家在解剖学上最负盛名。一位是希洛菲利（Herophilus of Chalcedon，公元前335—前280年）。他曾大胆地进行人体解剖，观察和研究人体内脏。

他发现小肠起始端的长度约有十二指，遂定名为十二指肠。他发现了男性尿道起始处的腺体，并命名为前列腺。他还研究了眼睛的构造，记述了睫状体、玻璃体、视网膜和脉络膜，从而使他有可能改进了白内障手术。他研究了肝、胰和唾液腺，发现了舌骨、乳糜管和淋巴。他是最早研究脑、脊髓及神经解剖的人，论述了脑是神经系统的中心，鉴别了感觉神经和运动神经，记述了脑脊髓膜、第四脑室和窦汇。他还是当时唯一研究过女性生殖器官的人。他曾描述了卵巢与输卵管，并探讨了妇女病问题。他发明过一种水钟，试图测量病人的脉搏次数，仔细观察脉搏搏动的情况，并把脉与各种音阶相比较。他注意到了动脉和静脉之间的差别，认识到在动静脉中都是血液，人在生病时和健康时的脉搏是不同的。他认为临床医生应该熟悉营养学、药学、外科和助产术。

另一位是爱拉吉斯拉特（Erasistratus of Lulis on Ceos，公元前310—前250年），他很推崇亚里士多德的教导。他认为医生应该掌握身体结构及其正常功能的一般知识，并试图通过定量和实验的方法来解决生物学上的问题。他曾做过一个研究代谢的实验。他把一只鸟放在一个罐子里，记载喂饲重量和消化后的重量，用以计算能看到和看不到的排泄物质。他把人的心脏比作"风箱"，认为心脏的收缩和舒张是由其内在力量所致。他给三尖瓣命名，记述了半月瓣的功能和室壁间的腱索。他否认体液病理说，认为造成疾病的原因主要是组织和血管的改变。例如，他认为体内血液过多时则形成"多血症"，放血可削弱身体的抵抗力，因而主张用结扎治疗动脉出血。治疗方法则是采用压迫局部等方法，以减少血液供应和放血。

亚历山大里亚时期的医学派别比较复杂。既有许多热心于探讨生命现象和疾病原因的现实主义学者，也存在教条主义学派和经验主义学派。教条主义学派把精力集中在对希波克拉底的著作的注释上，崇尚理论。他们聚集在亚历山大里亚的图书馆内，常因对医学文献的解释各异而进行激烈的争论。经验主义学派则强调实践，认为只有操作才能培养医术，没有理论也能行医，代表人物有菲洛尼亚斯（Philonius）、塞拉皮昂（Seraplon）和革劳希阿斯（Glaucius）等。

（二）药物学

亚历山大里亚时期的药学很著名，出现了原始药房，希腊文"Pantopoli"就是指专门加工制备药物的地方。制药专业人员也随之出现，"Pharmakotribae"指研磨草药的人，药剂师即从他们演变而来。西方的植物学之父——西奥夫拉斯塔斯（Theophrastus，公元前370—前285

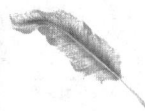

年)对许多药用植物进行了研究,著有很多著作。毒药和解毒药的研究也盛行一时。亚历山大里亚的炼丹术作为药物化学的前身,比较有名。据说公元前200年,亚历山大里亚人就已经知道炼丹术了,但炼丹术是自东向西传播的。公元前200年为炼丹术的初级阶段,被称为"Chemeia"。据说是中国的炼丹术经阿拉伯人而传入亚历山大里亚的。"Chemeia"的本义带有返老还童或长生不老之药的含义。公元100年前后,印度人又带着他们的长生不老药到亚历山大里亚。此时称丹药为"Chumeisa",这是亚历山大里亚炼丹术发展的第二历史阶段。大约在公元200年,中国炼丹术直接或间接地传入亚历山大里亚,此时的丹药名叫"Chrusozomion",已经由原来对丹药的方言而定为希腊语学名。

(三)亚历山大里亚医学的兴衰

亚历山大里亚是一个地中海沿岸的重要城市。早在公元前4世纪末,埃及的亚历山大里亚就成了古希腊文化的中心。托勒密在埃及的亚历山大建立了自己的首都,这也是当时世界文化的大都市。在这里建立的亚里士多德学园有动植物园和解剖室,集中了一批著名学者,并且也培养出了一些医学人才。在这里还建立了一座宏伟的图书馆,收藏了大量书籍。托勒密王鼓励学术,在亚历山大里亚建立起从事研究的博物馆,并聘请各地学者进行自然科学与医学研究。公元前300年设立了一所医学校,其中建有实验室、图书馆和临床室等。

亚历山大里亚的医学家已经认识到唯有那些熟知人体内部构造和调节人类机体生命规律的人才能从事医疗技艺,从而把亚里士多德的比较解剖和埃及制造木乃伊所积累起来的解剖学知识结合起来。系统的解剖学研究受到了热爱科学的托勒密王的鼓励,允许医学家得到刚处死的罪犯的尸体作为研究之用。政府鼓励人们进行人体解剖,因而解剖学在亚历山大里亚得以发展,从而促进了解剖学由动物解剖向人体解剖学的发展,亚历山大里亚被称作解剖学和生理学的摇篮,并带动了临床外科、产科和手术治疗的进步。同时,实验医学和药物学也有了长足的发展。

由于亚历山大里亚汇集了各地的医药文化,因而鱼龙混杂。当凯撒征服了埃及后,亚历山大里亚沦落为帝国的一个外省城镇。公元前168年,马其顿帝国被罗马帝国所灭。公元1世纪,随着亚历山大里亚文化的衰落,其医学发展也逐渐失去了往昔的辉煌,医学中心转移到了罗马帝国。

五、古罗马医学

古罗马是古代意大利的一个城邦,位于意大利半岛,早在石器时代这里就有人类居住。公元前6世纪末,古罗马从王政时期进入共和国阶段。罗马帝国时期的医学最为辉煌。

(一)医药卫生

罗马帝国为了防止流行病,修建了城市的水道、下水道和浴场。饮水由九条输水管道从市外输入。在《十二铜表法》中禁止在市内埋葬尸体,要保护饮水卫生。早期的罗马医学并不发达,医生的地位同奴隶不相上下,奴隶医生的行医所得归奴隶主。医药文化带有浓郁的神秘色彩,伊达拉里亚人用动物内脏作祭物,占卜健康和吉凶。民间医药也积累了一些经验,如奴隶主卡图(M. P. Cato,公元前234—前149年)采用民间疗法治疗农奴疾病。当时人们以羊毛蘸芸香和油的膏剂治疗外伤;用羊毛蘸蜂蜜擦齿龈以通畅呼吸;用羊毛蘸玫瑰油塞鼻以止鼻衄;用油、硫黄、醋、树脂与碱的合剂治腰疼等。卡图还把卷心菜当作一种万能药。治疗消化不良和寄生虫病时,先让病人内服汤剂(含石榴花、陈酒、茴香根和蜂蜜等),然后让病人攀援木

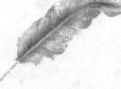

梯，上下十次。这种疗法反映出古罗马早期医学的朴素性。

随着古希腊医学的引进，古罗马医学有了长足的进步。在凯撒大帝时代，城市中开业的医生得到了市民权，其社会地位有所提高。古罗马的富人一般在家中接受住家和上门医生的诊治。不过，大部分医生是为公众服务的，负责为任何人看病，并由当地市政支付报酬。很多古罗马医生在自己的家中开设了诊所和医护室。

古罗马人的实践性还表现在他们首创了公共医疗设施——"医院"。这些医院常常为两种社会成员提供服务：一种是家奴，另一种是新征服领地上永久要塞的士兵。罗马帝国境内最早的平民医院是公元350年左右由基督教显要人物创办的。像切斯特（Chester，英格兰）或因奇塔瑟尔（Inchtuthil，苏格兰）那样的大要塞医院都是为军队设立的。罗马帝国扩张时期在许多较大的要塞内设立了军医院。在莱茵河畔的主要据点诺伊斯，考古学家发现，仅在一个房间内便有100多件医疗和配药器械。医院的病房设在要塞最僻静的地方，其内有良好的排水设施，并且光线充足。在这家军医院内有伤员接收中心以及供行政人员、医务人员和后勤人员使用的区域。在很多情况下，庭院都被用来种植药用植物。士兵在养伤期间都在周围的柱廊里休息。医院被设计成一排排方形的与走廊相通的房间。由于这些医院常常位于离前线几十英里的后方，因而它们收留的往往是生病的病人，而不是战场上受重伤的士兵。一些较小的要塞医院则只收留要塞士兵而不收留居民，如在苏格兰的弗伦多奇（Prendoch）。后来，这些要塞医院的规模不断缩小。公元220年左右，军队政策转向依靠野战部队，因而结束了要塞医院的使命。

古罗马医生对所用解剖刀的质量非常在意。他们希望所用的刀具不要轻易弯曲变形、刀刃变钝、出现缺口。因此，在可能的情况下他们一定会使用奥地利生产的高质量钢材。当解剖刀刀刃出现磨损后，他们会去找铁匠、专业器械制作者或刀具商修理。除了解剖刀外，古罗马医生也拥有较大的截肢用刀锯。这些刀锯和其他的外科医具与现今所用的同类器械品质相当。

在医治泌尿生殖系统疾病时，古罗马人使用爱拉吉斯拉特首先发明的导管。古罗马的导管制作精良，与现代的同类器械大体相同。其中主要有两点差异：一是以青铜为制作材料；二是用于若干种功能失调的治疗，譬如因尿道堵塞导致排尿极端困难和痛性尿淋漓等。塞尔苏斯（A. Celsus，公元前10年—？）曾建议医生保留几套内径不同的系列刀具，男用三套，女用两套。它们还可用来摘除有时在膀胱内形成、导致膀胱口堵塞并使尿液无法排出的结石。古罗马妇科学家索拉努斯（Soranus，公元98—138年）就曾描述过用解剖刀将这些结石推离原位，使之重回膀胱腔体内的过程。索拉努斯和其他古罗马妇科学家的著作中常常提到为检查和治疗而用来扩张阴道的扩张器的使用情况。

古罗马医生所使用的某些器械质量极佳，在庞贝城发现的手术钳具有精细平直的带齿钳口。已知最早的双刃弯曲解剖刀（其内带两个弯曲部分与尿道结构相一致的管子）出土于庞贝城的"外科医生公馆"。该城在公元79年火山爆发时被掩埋于火山灰之下，故保存完好。直到公元1700年，这类器械才被再次制造出来。在"外科医生公馆"中保留着3件精度极高的复杂器械——扩张器，插入病人体内的部分有着完美无缺的平滑表面。即使是文艺复兴时代的类似医疗器械，也无法同这一古老器械相媲美。

古罗马以其公共卫生设施而闻名于世。这些公共卫生设施使古罗马的城镇清洁而益于健康。公元前1世纪在法国南部的尼姆斯附近修建的蓬迪加尔（Pont du Gard）高架引水桥就是一个精美的典范。受意大利北部伊特拉斯坎人的影响，罗马帝国宫殿中有洗澡堂的设施。每一所古罗马人的房子都有输水系统供给新鲜水，还有盥洗室。甚至在古罗马最早的年代也已经有了最大的下水道，将水排到环绕着小丘的沼泽里，以保持城市的清洁（图1-15）。

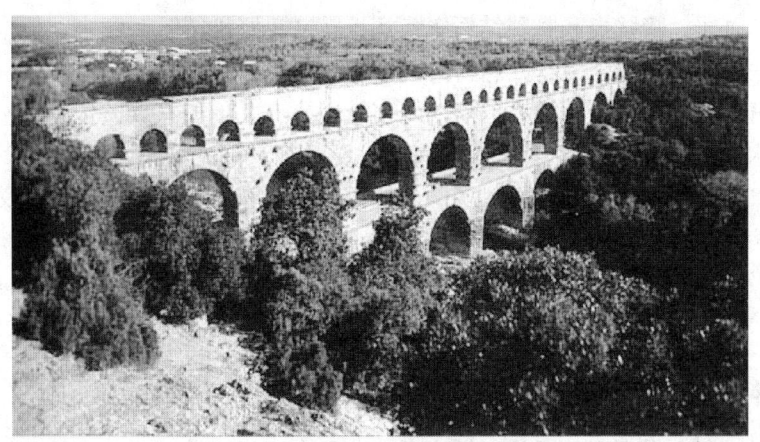

图 1-15 古罗马水渠

（二）医药学家

由于古罗马对外征战，因而较多地接触到古希腊文化。公元前 46 年，凯撒大帝给予古希腊医生以罗马公民权。古希腊医生来罗马行医者日益增多，且以高明的技术赢得了信誉。公元 3 世纪初，古罗马曾颁行过医师资格证书。由于对医生的重视与优待，医疗队伍不但人数有所增加，而且名医辈出，以至于奥古斯都（Augustus）皇帝把他的私人医生提拔为贵族。

阿斯克莱庇亚德（Asclepiades of Bithynia，公元前 128—前 56 年）生于比提尼亚（Bithynia）的普卢萨，青年时代曾学习过修辞学、哲学和医学，以其出色的口才和精湛的医术成为当时罗马享有很高威信的古希腊医生。他受爱拉吉斯拉特医学思想的影响，持唯物主义的生命观。他把德谟克利特和伊壁鸠鲁的原子说介绍到罗马，主张人体是由原子组成的，并用原子说解释人体的生理和病理现象。他强调应经常洗浴以保持身体清洁，提倡跑步、散步、骑马、划船和体操等运动以增进健康。但他反对希波克拉底的"自然疗能"说，认为医生的责任是采取安全、迅速和愉快的疗法治疗病人。他主张常用饮食疗法、按摩、水疗和轻快的药物，而不用泻下、催吐或放血等疗法。对于精神病病人他也反对当时施行的粗暴方法，而主张用阳光与和蔼的态度、音乐与歌曲去治疗。他注重临床观察，把疾病区分为急、慢性两种；描述了暴怒、嗜睡和强直性昏厥；记述了疟疾等疾病的病程；把水肿加以分型；对不同类型的精神异常作了鉴别等。他不仅是一位有成就的医生，而且是一位有成就的教师。他编撰了大约 20 部书，书中阐述了他对严格的饮食营养学的偏爱，也有论述各种物理治疗的书。阿斯克莱庇亚德是一位具有多方面才能的人，他也忙于进行各种酒的治疗特性的研究，酒的应用提高了他的声望。他的学说后来演变和发展为方法学派。

迪奥斯科里德斯（P. Dioscorides，公元 40—90 年）是当时著名的药物学家。他把当时的全部药物知识汇集整理，于公元 77 年写成了《药物学》一书，共 5 册。迪奥斯科里德斯在书中对 600 多种药物都有正确的记述，特别是矿物药，如醋酸铅、氢氧化钙、氧化铜以及其他铜盐类等。此外，他还最早记述了乌头、姜和藜芦的治疗作用；推荐用鸦片治疗慢性咳嗽，用曼陀罗药酒治失眠和剧痛，并用于手术时麻醉。由于他综合了当时的药物知识，被誉为西方古代药物学的先驱。

鲁弗斯（Rufus of Ephesus，约公元 1 世纪）是著名的解剖学家和医生。他的主要著作有《论身体各部名称》《论肾和膀胱疾病》等。在《论身体各部名称》一书中，鲁弗斯最早记述了视束交叉，正确记述了球结膜与晶状体的形状和位置，记述了喉、食管、胸腺、小肠和结肠等。但鲁弗斯的记述中也有明显的错误。他是第一个记述人的肝有五叶的人，这本是猪肝的情况，但直到 16 世纪才为维萨里所纠正。在《论肾和膀胱疾病》一书中，他记述了肾的炎症和化脓、肾结石、血尿、膀胱炎和膀胱结石等疾病。在"论肾硬结"一章中,他指出患此病的人出现无痛、少尿和水肿,无疑是对慢性肾炎的一种记述。在《论询问病人》一书中,鲁弗斯特别强调询问病史的重要性,因为人的疾病与多种因素有关,如家族遗传史、生活习惯、居住条件、气候和水质等,因此,医生在诊治病人时要详细询问这些情况。此外,鲁弗斯对脉搏有较深入的研究。他在《论脉》中记述了脉的快慢、强弱和紧张度等。更有意义的是,他认为脉是因心脏收缩而产生的,并描述了间歇脉、重搏脉和震动脉等。鲁弗斯的贡献是多方面的,他的研究还涉及恶性肿瘤和鼠疫,可惜其著作均已失传,仅能从后来医学家的著作中窥知其大略。

(三)医学流派

古罗马帝国时期也出现了不同的医学流派。这是古罗马医学繁荣兴盛的象征,也促进了古罗马医学的发展,重要的医学流派如下。

1. 百科全书学派(encyclopedists) 古罗马帝国重要的医学文献多出自百科全书派的作家之手,其中最有成就的代表人物是塞尔萨斯(A. Celsus,约公元1世纪)。他的全集中第六册是《论医学》,后佚失,1478年由教皇尼古拉五世(Pope Nicholas V,1397—1455年)发现后在佛罗伦萨出版。该书成为欧洲第一部印刷出版的医学著作。塞尔萨斯对饮食和卫生特别重视,强调轻微运动、旅行和乡居,禁止剧烈运动,避免饮食和生活方式的突然改变。他将药物按照效用分成不同组。在麻醉药中有鸦片丸,需要更大的药力时,则用莨菪子和欧伤牛草根(mandragora)。他对颜面及口腔的整形术、摘除鼻中的息肉、摘除甲状腺及取结石等手术都有记载。特别是书中记述的摘除扁桃体手术,与现代医学中的扁桃体摘除术很相似。此外,他对骨折和腹部损伤的外科处置都有记载,其中许多手术方式流传久远,如会阴膀胱取石术、唇上皮癌"V"形切除术和环状截肢术等。塞尔萨斯还详细记述了当时使用的外科器械,有各式各样的解剖刀、杯、探子、钩和钳等100多种。塞尔萨斯还在他的著述中详细而精确地记述了一些疾病的症状,如他对疟疾的记载有日发、间日发和三日发之不同。他指出炎症的四种主要征象为红、肿、热、痛,至今仍在引用。在他所记述的40多种皮肤病中,有些就以塞尔萨斯的名字命名的,如脓性发癣、急性丘疹状湿疣和头部白斑等。塞尔萨斯注重解剖学,但他是希波克拉底的忠实信徒。在塞尔萨斯以前,医学界沿用的都是希波克拉底的著作,因而医书都是用希腊文写成的。从塞尔萨斯开始,古罗马人才开始用本国文字——拉丁文写医书。因此他的著作是欧洲古代医学家中最易阅读的。他的作品虽然缺少个人见解,但是他把古希腊医学中的精华部分加工编撰成拉丁文。他的书籍涉及医学史、食物、治疗学、病理学、内科疾病和外科疾病。他认为外科非常重要,他本人就是一位大胆的外科医生。塞尔萨斯被誉为"万能博士"。《论医学》勾画出了一幅当时医学所处地位的清晰图景,显示了古罗马医学达到的较高水准。百科全书学派作家中比较著名的还有老普利尼(G. Plinius,公元23—79年)。他的著作《博物志》(*Natural History*,又译作《自然史》)也是很受欢迎的医学著作。该书是一部通俗的百科全书,为人们了解当时古罗马的医学状况留下了丰富的资料。

2. 方法论学派(methodist) 该学派是罗马帝国极盛时期最重要的学派,创始人是塞米松(Themison of Laodicea)。他大约生活在古罗马奥古斯丁(公元前31—公元14年)时期。他接受了阿斯克莱庇亚德的原子病理学说,把疾病分为两种形式:紧张状态和松弛状态。这两种状态都是由于毛孔的不正常收缩所致的,太紧了便形成紧张,扩张得太大了,便形成松弛。因此,在治疗上采用抗紧张和抗松弛两类药物。方法论学派中最著名的人物是索兰纳斯(Soranus,约公元98—138年),他也是妇科和产科的创始人,主要著作有《论妇女病》《论急、慢性病》和《论骨折》。《论妇女病》最为著名,此书在其后的100年中一直作为妇产科的范本。方法论学派的代表人物还有普罗克鲁(Proclus)、戴俄尼喜阿斯(Dionysius)和安提巴

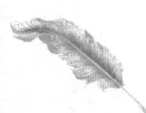

特尔（Antipater）等。

3. 灵气学派（pneumatist） 公元1世纪前半叶灵气学派盛行于古罗马，其创始人是阿西纽斯（Athenaeus）。阿西纽斯于公元41—68年在罗马行医。该学派认为人体最主要的元素是灵气（pneuma），人体的行动、感觉和欲望皆由灵气而来。灵气随空气经毛孔进入身体，借血管而分布于各器官。灵气可使脉保持一定的紧张度，通过切脉可探知人体是否健康，故此学派很重视切脉。灵气学派的这种思想来自希波克拉底的体液学说，认为疾病是由于体液紊乱破坏了灵气的平衡所致。因此，他们主张应用饮食和物理等疗法，以调整体液。

4. 折中学派（eclecticism） 该学派在理论上是灵气论者，但在实践中不受任何学派的束缚，博采众家之长，表现为折中。其创始人是阿加提奴斯（C. Agathinus，约公元50—100年）。阿加提奴斯著有关于脉学和应用藜芦治病的论文。他特别提倡冷水浴。折中学派的其他代表人物有阿基吉尼斯（Archigenes of Apamea，公元1世纪—？）和穆萨（A. Musa）等。

（四）盖仑

盖仑（Galen，约129—216年），生于帕加蒙。盖仑的早期教育是在帕加蒙的哲学学校进行的。17岁以后他去听医生萨提拉斯（Satyros）的课。这位医生在解剖学方面特别擅长，因著有一本解剖学手册而闻名于世。他的老师还有希氏学派的斯特拉托尼克斯（Stratonlcus）等人。盖仑20岁时丧父，以后他游学到过士麦那、希腊的科林斯和亚历山大里亚等地，并有机会目睹人体解剖。盖仑于28岁时回到帕加蒙任角斗士医生，观察到各种外伤，从事过护理工作，增加了解剖学知识。"哲学家皇帝"奥勒留（M. Aurelius）在170年年底将他召回首都。这一次他留在罗马达30年之久。他做御医、搞研究、讲课、演说、辩论，还不倦地写作。他自称有著作125部，共约250万字。其原著为希腊文，后被译为拉丁文、阿拉伯文、德文及英文等多种文字。盖仑解剖过许多动物，写成了有史以来第一部系统研究人体解剖的著作《论解剖规程》。这是其最有影响力的著作，关于人体结构和功能方面的论述在许多方面都胜过了前人。

盖仑的朴素唯物主义观点中混有"目的论"观点。这后来被中世纪经院哲学所利用，并把它作为教条。在治疗方面，盖仑除了继承希波克拉底的思想外，更重视药物治疗。他有自己专用的药房，大量利用植物药配制丸剂、散剂、硬膏剂、浸剂、煎剂、酊剂和洗剂等各种剂型的制剂，以储备待用。后来药房制剂被称为"盖仑制剂"。盖仑还介绍了各个名医的行医经验，还特别强调心理疗法，已经注意到心身疾病的发生。盖仑曾医好许多帝王的疾病，受到皇宫贵族的赞赏。盖仑对西方医学的影响是深远的。

盖仑反对阿斯克莱庇亚德的原子说，尖锐地抨击方法论学派，但又提不出具有创见性的医学理论，仍沿用四体液说。他特别强调疾病转变期理论，并使之系统化。由于盖仑是西方医学史上继希波克拉底之后最有影响力的医学家，因而他的著述曾长期被医学界视为经典。他也被誉为"医圣"。

（五）古罗马医药文化的发展和传承

古希腊和东方医学对古罗马的影响是明显的。随着罗马帝国的发展和军事征战的需要，在军事医学、公共卫生和医学教育等方面也有了显著的进步，并出现了名医辈出、学派蜂起的蓬勃发展时期。医药著述繁多，解剖学、生理学、药物学以及临床各科均有许多成就，尤其在妇科、眼科和颅脑手术等方面，古罗马医生表现出精湛的医术。医疗器械的制作技术十分高超，工艺非常精良。

古罗马人猜想拉丁姆地区（即现在的坎帕拉地区）流行的疟疾是由沼泽地的小昆虫引起的。古罗马科学家瓦罗（Marous Terentius Varro，公元前116—前27年）在自己的著作中说：

"在靠近沼泽的地区必须采取多种预防措施……因为在那里繁殖着某些肉眼看不到的微小生物。它们飘浮在空气中，通过口鼻进入人体，引起严重的疾病。"公元3世纪，一次破坏力极大的疟疾流行开来，其影响遍及整个罗马帝国，整个社会几乎都受到了疟疾的扫荡。

罗马帝国四处征战，极大地消耗了国力，再加之懒散和奢侈的生活方式、伤风败俗、专制主义、极高的赋税、农业的衰败及传染病的暴发，使得罗马帝国开始走向衰落。公元395年，古罗马分裂为东、西两部分，即以君士坦丁堡为中心的东罗马和以罗马城为中心的西罗马。公元5世纪末，西罗马帝国灭亡。那些传统的医药优秀文化在东罗马得以保存和发展。

六、东西方医药文化的交流与比较

（一）东西方医药文化的交流

古埃及与腓尼基、叙利亚及红海沿岸地区早就有文化交往。《旧约全书》记载当时西亚与东北非交易的药材有没药、阿月浑子果、杏仁、蜂蜜、香油、酒和香料等。除了横贯欧洲的"运锡之路"和"运盐之路"外，琥珀贸易也历久不衰。亚历山大在进入伊朗后，将所有的经书焚烧殆尽，但没有烧掉医学书籍。这些书籍后来被译成希腊文并传到西方。

古罗马时代，从北非至罗马有一条商道。另外，当时还有一条从东南亚至北非沿海的"肉桂之路"，以肉桂、丁香、豆蔻和胡椒贸易为主。白内障摘除手术在罗马帝国境内也广为人知，但这与古巴比伦人或古印度人的眼科的进步和医药卫生文化传播有学术渊源。

大抵商周之际，中国的医药文化就传到了朝鲜半岛。秦代方士徐福最早把中国的医药文化传到了日本。在中国与日本有许多徐福的遗迹。徐福通医术，尤精于采药和炼丹，被日本人尊为"司药神"。

古代印度的医药比较发达。随着佛教在亚洲各国的传播，印度医学如拔除白内障的"金篦术"、瑜伽术和药物方剂等也开始传入其他国家，并与这些国家的传统医学结合起来。早在2000多年以前，印度文化就已传入印度尼西亚，吠陀医学也传播到这一岛国，在那里保存有250多种写在棕榈叶上的医书。1890年，在中国新疆库车的佛塔中发现了写于公元前350年前后的梵文医书三部：第一部论述了大蒜的医疗作用，认为大蒜可防治消化系统疾病、咳嗽和眼疾。若长期食用，还可保健长寿。第二部名为《精髓书》，荟萃了古代印度诸名医的方论。第三部是处方学专集，收录了油剂、丸药、酊剂及擦剂等及其配制法。

西汉时开通的"丝绸之路"逐渐成为一条横贯亚洲、非洲和欧洲的国际大通道。它曾是中国联结印度、埃及、巴比伦、希腊和罗马文明的纽带，也是贯通马其顿和伊朗等国的必经之路。张骞两次出使西域，从国外及中国的西陲带入胡桃和安石榴等。由南方传入中原的有犀角、象牙和玳瑁等。中国的丝织品、药材（包括肉桂和大黄）等大量出口。中国也得到了各种物产，如来自中亚的玉，来自波罗的海的琥珀，来自罗马诸行省的玻璃、珊瑚、珍珠、亚麻布和黄金等。随着丝绸之路的进一步开拓，西域的安石榴、胡桃、苜蓿、苏合香、茉莉、胡豆和胡麻等药用植物和一些可入药的动物、矿物也相继传入中国。汉武帝时，大月氏国曾派使臣渡过弱水，向汉朝贡返魂香。《洞冥记》载，元鼎五年（公元前112年）郅支国贡马肝石百斤。马肝石舂碎后可和九转之丹，服之不饥渴。

据越南史书记载，公元前257年，中国崔伟曾在越南行医，并著有《公余集记》一书。汉武帝时，中国文化传入越南，医药学也随之传入。汉代，越南的象牙、珍珠、玳瑁、犀角、桂圆、龙眼、槟榔、菖蒲及薏米等传入中国。东汉伏波将军马援征交趾（今越南北部红河流域），因当地有山岚瘴气，士卒多有感染者。于是他常服薏苡仁，用以胜瘴气。《开元释教录》记载：

"东汉之末，安世高医术有名，译经传入印度之医药。"另外，黄支国（即南印度罗毗荼国）国王曾派遣使臣来汉朝献犀角等。

公元 166 年，大秦王安敦派使臣从海道经越南到达中国，赠象牙、犀角和玳瑁等。康居国的属国粟弋是出产马、牛、羊和葡萄等水果的地方。该地的葡萄酒很有名气，是以葡萄与苏合诸香煎汁而成。该国民众知晓煎一种带有偏性的白草以为药。当时西域的于阗王曾请粟弋的医生来治伤。

公元 5 世纪，伊朗成了景教僧（聂斯托里派）的避难地。这些景教僧世居古希腊和罗马帝国的亚洲领土——小亚细亚、叙利亚和巴比伦一带，世代行医，兼通古希腊的科学文化。西医东渐，使东方有了古叙利亚文的希波克拉底和盖仑等人的各种医学专著。

世界各国的传统医药学在其形成过程中并不是封闭的，它一方面注重吸收外来医药文化，另一方面，也把本国的医药文化传播于其他国家。

（二）古代东西方医学的比较

古代医药文化都经历过漫长的原始积累、医巫混存和经验医学三个阶段，又呈多元化发展态势，各具特色、各有千秋，相互争芳斗艳。唯独以古希腊、古罗马医学为代表的西方医学实现了向现代实验医学的飞跃。然而，西方在发展现代医学的同时，曾冲淡了固有的传统医学和民族医学。东方的埃及医学和美索不达米亚医学却在其传承发展过程中出现了文化上明显的断层。古印度医学也几经传变，只有中国传统医学一脉相承。作为人类医药卫生文化，无论是东方还是西方，传统还是现代，这些文化之间有差异，也有其相似、相同或相通之处，往往在共性中寓有个性，在个性中又体现着共性，在医药卫生文化的发展上都是趋向未来的。

就医学技术水平的比较，在世界医学史上，古代各国、各地区和各民族的医学亦各有千秋，百花竞放，都曾为人类的医疗保健事业做出过贡献。而在古代医林中，中国的医药卫生学一脉相承。中国不但是人类医药卫生文明发祥的重要国度，而且中华民族所创造和传承发展的医药科技在相当长的历史时期里居世界领先地位，并造福于人类。

小 结

自人类诞生以来，就一直在与各种疾病作斗争，在斗争中逐渐形成了相关的医疗保健的实践经验。这些实践经验经过总结与整理，慢慢形成了医学知识与医学体系。中西方虽然有不同的文化背景，但在早期，有关医疗的很多经验与知识是相似的。东西方先哲都认为人是一个平衡体。各种物质的不平衡造成了疾病。通过药物或器械，如恢复平衡，则疾病治愈。只是在寻找构成人体平衡的物质时，东西方先哲由于不同的哲学理念，提出了人体不同的物质基础。在此基础上，诞生了璀璨的不同文明古国的医药卫生。

SUMMARY

Valuable experience has been accumulated in fighting against various diseases and illnesses in human civilization, and hereby medical knowledge has been collected and medical system has been constructed. Situated within different cultural background, west and east societies shared some common wisdom of medical knowledge in the early stage of development. Human body was considered as a mini-cosmos, diseases were caused by imbalance of different matters and treated

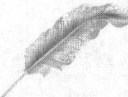

with herbs, drugs or instruments. During the process of seeking matters that were constituted of human body, different substance foundations were postulated based on different philosophical beliefs, and various knowledge bodies of medicine were given birth to in different ancient civilization.

思 考 题

1. 为什么说医学起源于人类的劳动生活实践?
2. 四大文明古国的医学各有何特点?
3. 什么是"体液学说"?
4. 希波克拉底对医学的主要贡献有哪些?
5. 秦汉时期著名医家有哪些?他们的主要贡献是什么?

（夏媛媛　苏静静）

第2章

医学的演变、传播与交融

第一节　欧洲古典医学文化的衰落

历史上，一般将公元476年罗马帝国的崩溃作为欧洲古典时代结束与中世纪开始的分界线。罗马帝国的灭亡经历了一个长期而缓慢的过程。自公元2世纪起，罗马便处于长时期内外交困的混乱状态。一方面，北方的游牧民族日耳曼人、斯拉夫人和匈奴人对罗马进行持续不断的骚扰，乃至大规模的入侵，削弱了罗马帝国的势力；另一方面，帝国内部的王权之争不断引发国家的政治、经济和军事危机，也加速了帝国的衰退。

在古典文明向中世纪过渡的进程中，有一种力量的变化是不容忽视的，这就是基督教在欧洲的兴起、传播和普及。基督教影响了欧洲的信仰和文化。罗马帝国对基督教从最初的迫害，到最后接受，并立其为国教，欧洲多民族原先的多元化信仰逐步被基督上帝所取代。罗马帝国灭亡后，教会成为古希腊、古罗马文明的继承人，并掌控了欧洲的信仰、文化和社会。

一、疫病与古典欧洲文化的衰退

随着罗马帝国逐步走向衰落，希腊、罗马医学的核心价值和精神——以科学态度和自然哲学的方法对自然、人、生命和疾病的探索，也开始出现转变。这种转变缘自政治、经济及宗教信仰等诸多因素的影响，也缘自罗马帝国时期对医学知识的保守态度和教条主义。在罗马帝国晚期，人们宁要信仰而放弃辩论，愿意接受教条而不愿接受批评，愿意接受伟大先贤的口谕而不接受其原则。盖仑的著作、思想和方法被他的后继者以僵化的方式接受并继承。这意味着古典医学文化的核心精神在继承过程中逐渐丧失，衰落也就开始了。

疾病与瘟疫对人类文明演进的影响往往被史学家所忽视。导致罗马帝国最后失败的根本原因是其国力的整体衰落，其中一个致命因素就是多次暴发的传染病。疾病往往伴随着地震及火山爆发等自然灾害。天灾人祸一同袭来，也毁灭自然和城市。

尽管历史学家对历次流行病都有较为详细的记载，但对于疾病特征的描述并不准确。盖仑曾提到，"loimos"在希腊文中指死亡率高、可同时感染许多人的严重疾病。据史料记载，从公元初到公元6世纪，有多次较大的瘟疫流行：公元79年维苏威火山爆发之后出现了瘟疫，每天因病而死的人数达万人；公元125年蝗虫灾害后出现了一场大规模疫病流行；公元164—180年暴发了安东尼瘟疫（Antoninus），罗马每天有数千人死亡；公元251年出现了天花流行等。在罗马帝国时期，因疾病带来的死亡威胁几乎没有中断过，瘟疫对罗马和罗马人所产生的破坏力足以摧毁这个强盛一时的帝国。瘟疫成为罗马帝国衰落的主要因素之一。公元6世纪的

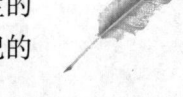

鼠疫大流行造成了将近1亿人死亡（图2-1）。

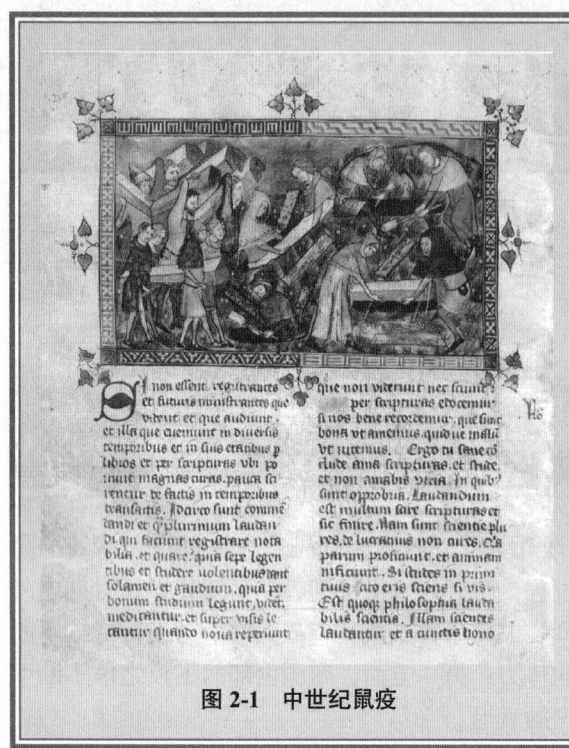

"查士丁尼瘟疫"（Justinic plague）
历史上首次被证实的鼠疫是发生于公元6世纪的鼠疫大流行。这次鼠疫起源于中东，流行中心在近东地中海沿岸。公元542年经埃及南部塞得港沿陆海商路传至北非和欧洲。这次流行持续了50~60年，流行严重时每天死亡万人，死亡人数近1亿。这场瘟疫发生时正值东罗马拜占庭帝国的查士丁尼王朝，故称为"查士丁尼鼠疫"。这场瘟疫的死亡率极高，不仅使拜占庭帝国的人口明显下降，劳动力和兵力锐减，正常的生活秩序受到严重扰乱，而且彻底毁灭了查士丁尼试图复兴日渐衰亡的罗马帝国的希望，导致了东罗马帝国的衰落，对拜占庭帝国、地中海和欧洲的历史发展产生了深远的影响。

图2-1　中世纪鼠疫

二、基督教医学与拜占庭医学

在医学领域，一方面，随着罗马帝国的崩溃，掌握古代医学学术传统的行医者人数有所下降，使医学的发展受到影响。另一方面，持续不断的战争、疾病、饥饿和灾荒对社会和生命所造成的灾难势必会导致人们心理上的恐慌，于是纵容了迷信风气的滋长。一次又一次的瘟疫流行给人们在心理上接受神秘主义准备了外在条件。神秘主义和魔术医学在欧洲再次抬头。此时，信心和信仰疗法对于无助的人和无能为力的人而言是最后一贴良方。

（一）信仰疗法

当古典传统文化在罗马走向式微的同时，基督教于公元4世纪被定为罗马国教。宗教的救赎观、基督教对未来的信心和人道主义关爱显示了其优势，并捕获了人们的信任，使人们重新燃起希望之火。基督教认为，医生治疗病人，无异于干涉神的意志。疾病与自然灾害一样，是神的造访，是神意欲惩罚人间罪恶或激励他们的精神。因此，不必询问病因，询问疾病是有罪的，而任何治疗都应该是针对精神，而不是肉体。在这种情况下，信仰疗法、使用护身符和驱魔仪式都得到了官方的认可。教会在教堂和修道院中设立病榻，病人满怀希望地睡在修道院内，并期待奇迹发生。无论是穷人、富人、罪人还是圣人，不分阶层与人种，在基督教修道院里任何人都能获得救助。

基督教的这一观念对医学产生了重要的影响。在兄弟般的友情、平等与慈爱的鼓励下，信徒以最大的牺牲去救赎病人，减轻他人的疼痛。在中世纪的欧洲，人们信奉信仰疗法。当人们在接受严格考验时必须承受最凶恶与残暴的苦痛。为了成为信徒，有的人忍受截断肢体的折磨，有的人刺瞎眼睛。当他们成为圣徒担当信仰疗法的医生时，他们曾经受过的苦难的部分就成为其最擅长治疗的部分。当时普遍使用的方法有祈祷、行按手礼和涂圣油,还有朝圣等(图2-2)。

在这种宗教观念的指导下,人们不再害怕也不再憎恨疾病。无论肉体是多么病态和腐朽的,它只是灵魂的外壳,然而在神的面前,灵魂是纯洁的。如果说教堂和修道院在中世纪成为人们灵魂和心灵的依托,是疾病和罪恶救赎的场所,是人类前生和来世的过渡场,那么修道院医学在中世纪便成为连接古典和通向文化复兴的关键节点。蛰居在修道院内的僧侣是当时最有权力和最有可能掌握知识与文化的知识阶层。僧侣垄断了知识和教育,他们可以进入图书馆,能够读书和写作。在他们之间通用的语言是拉丁文。

(二)经院哲学与经院医学

中世纪是经院哲学蓬勃发展的时代。经院哲学和经院医学涉及的是学术研究和学术继承问题。经院哲学(scholasticism,又称士林哲学或烦琐哲学)产生于11—14世纪,是欧洲基督教教会学院的一

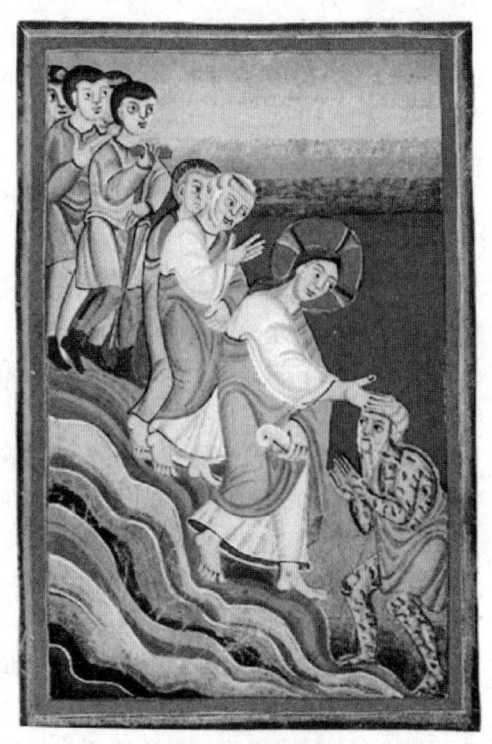

图2-2 耶稣治病

种哲学思想。它运用理性形式,通过抽象及烦琐的辩证方法论证基督教信仰,为宗教神学服务。中世纪早期的思想家只对基督教的圣经及信条等加以阐述,或是对文献和经籍中的一些段落进行注释。到了11世纪,神学命题逐渐以辩证法的形式被提出。经院哲学家利用这种方法阐述各自的观点,展开了长期的争论,最后形成了唯名论与实在论两大派别。然而,这些哲学家最后不但使信仰变得越来越教条,而且使信仰变得更为抽象和空洞,与实际生活格格不入。

在信仰疗法风行时,人们拒绝医学治疗,拒绝希波克拉底和盖仑的思想。到了11世纪,随着经院哲学成为欧洲哲学和思想文化的主导,以研究注释古希腊、古罗马医学为主体的经院医学也在欧洲形成。医学学者大量评论或注释古典作品,盖仑的门徒对盖仑著作的注释远远超过了原著。但是,他们并没有遵循盖仑的思想,而是以抽象及烦琐的辩证方法去解释医学经典,试图在医学和宗教经典中间寻求契合点。到了10世纪以后,盖仑的"目的论"与亚里士多德的"目的论"以及教会的观点不谋而合,因而盖仑的著作被奉为医学经典,不容任何批评,人们只能是从中寻求启示。这样的环境不利于科学和医学的繁荣。

(三)中世纪的拜占庭医学

然而,中世纪的欧洲并没有完全与古希腊、古罗马的文化隔断。东罗马帝国(以后称为拜占庭帝国)保留了古代的文化。6世纪,查士丁尼皇帝曾想恢复罗马帝国昔日的风光。他试图通过宗教建立起社会、种族和地理上的统一,即"一个国家,一个宗教"。在学术上,拜占庭帝国遵从古希腊文化,保留并继承了柏拉图、亚里士多德、希波克拉底及欧几里得的思想,而成为欧洲文化的中心。教会的学术贡献是保留并翻译了用古希腊语、古叙利亚语和阿拉伯语撰写的古代文献,为继承和发展古希腊、古罗马医学创造了条件。

朱理安皇帝的御医奥利巴锡阿斯(Oribasius,320—403年)是这个时期重要的医学家之一。他出生于帕加蒙,是盖仑的同乡。遵照朱理安皇帝的要求,他编撰了《教堂医学》(*Synagoga Medicae*)。这是一部完全遵循盖仑思想的医学巨著,试图将古代著作编集在一本书内,保留了古典的医学和科学思想。此外,他还编写过类似医学实用手册的小书。

出生于 6 世纪的艾修斯（Aetius of Amida，502—575 年）也是一位很有影响力的医学家，他撰写的《四卷集》（Tetrabiblos，本书稿分为四部分，每部分又分为四集）详细地描述了甲状腺肿、狂犬病及白喉的流行和一些外科手术，对眼、耳、鼻、喉和牙齿的疾病也做了细致的记载。

中世纪最出色的外科医生是爱琴海的保罗（Paul of Aegina，625—690 年）。《论医学》（*Epitome of Medicine*）是他众多著作中唯一保留下来的作品，其中最有价值的是外科学内容。尽管当时解剖学知识不足，但是外科学技术还是相当有成就的。保罗做过的外科手术涉及肿瘤、截石术、骨折、睾丸摘除及静脉曲张等。这对研究早期外科学的发展无疑是有益的。

拜占庭医学的另一个贡献是药物学和药房。迪奥斯科里德斯（P. Dioscorides，40—90 年）的《药典》记录了近 900 种有价值的动物、植物和矿物药。当然，拜占庭帝国在药物学和药房方面的成就主要得益于阿拉伯医学的影响。这是中世纪医学文化的另一场图景：在保存和继承古希腊、古罗马医学的同时，开始了东西方医学文化的传播与交融。

第二节　中国医学的兴盛

在中国历史上，三国两晋南北朝时期持续将近 400 年，这是中国社会发展历程中最纷乱的时期之一，社会经济和生产力备受战乱摧残。战乱迫使南方和北方不同区域不同民族人群的迁移，促进了经济文化的交流和融合。在相对稳定的时期，农业生产也有所进步。例如，在北方和长江上游地区，先后有曹魏和蜀汉推行均田制；西晋于初期改立占田制、课田制以及对王宫官员的限田制等。这对抑制土地兼并、补救战争创伤和恢复社会经济起到了积极的作用。

魏晋时期，印度和西域僧人陆续来到中国。随着佛经翻译的增加以及寺庙的修盖，佛学迅速传播。至南北朝时，佛教发展已渐进高潮。东晋和南北朝时期道教教义理论和宗教组织迅速发展，成为一派有影响的宗教势力。佛教和道教的兴盛，使两汉时统治阶级所独尊的儒家学说受到很大的冲击，但是儒家的伦理道德仍是封建统治的基本思想柱石，对医家有较大影响。至南北朝，儒、佛、道形成相互鼎峙的局面。

581 年，杨坚夺取了北周政权，建立了隋朝。开国初期采取加强中央集权等措施，以增强国力。589 年，隋一举灭陈，实现了全国统一，进而加强了南北方经济文化的联系，促进了民族融合和经济发展。统一不久的隋朝，隋炀帝穷奢极欲、横征暴敛，致使土地兼并加剧，社会矛盾日益加深，农民起义频繁爆发。618 年，李渊率军攻入长安，废除恭帝，建立唐朝。至此中国封建历史上一个辉煌的时代开始了。唐朝初期，唐太宗汲取了隋朝覆亡的经验，多次告诫太子及诸王，"水能载舟，亦能覆舟"，要减轻对人民的剥削，使他们丰衣足食。他在政治上和经济上进行了一系列改革，致使唐代经济文化达到了历史上的空前繁荣。尤其是唐初中期，农业生产发展迅速，朝廷承袭和发展了隋代的均田制和租庸调制，使农民得到了一些土地。政府在遇有灾情时减免赋役，也使农民的生产积极性得到了提高。从隋朝开始，政府注重发展水利事业，水利工程技术较秦汉两晋时有很大的进步。农业工具的改进也显著进步，粮食产量增加，人口不断增长。经济繁荣促进了商品贸易的发展。

唐朝的统一使丝绸之路更为通畅。此时长安不仅成为中国的政治、经济和文化的交流中心，也是当时的国际性大都市，为政商权贵云集之地。通过这条道路，中国同中亚、南亚、伊朗和阿拉伯，直至欧洲都保持着联系。唐中期以后，以中国东南沿海泉州等港口为出发点的海上丝绸之路初步成形，海上贸易也发展起来。船只可以到达东南亚的越南、印度尼西亚和马来西亚等国家，也可远至印度、阿拉伯等国家。这一时期的医药学也迅速发展，不但出现了宫廷医学校，还设立了药园，培养药学人才。随着交通的发展和文化的传播，中国与其他国家广泛的医药交流也成了历史必然。

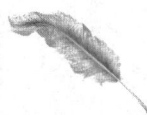

在意识形态上,隋唐时期延续了儒、道、佛并尊鼎立的局面,最终"三教合一"。此期国家大兴寺院建设,僧人数目众多,以说佛谈禅为能事。道教注重养生,发展了丰富的养生之术,如炼丹服食、服气(吐纳气功)、存思(静坐)、房中术(性行为养生)及导引按摩等。道教养生方术丰富了中医学和药物学内容。

这个时期由丝绸之路带来的社会繁荣,正是当代中国提出"一带一路"重大倡议的历史基础。"一带一路"是"丝绸之路经济带"和"21世纪海上丝绸之路"的简称,旨在积极发展与沿线国家的经济合作伙伴关系,共同打造政治互信、经济融合、文化包容的利益共同体、命运共同体和责任共同体。

安史之乱后唐由盛转衰,地方上形成了武装割据的局面,直至唐朝灭亡。907—959年,中原地区相继有梁、唐、晋、汉、周5个主要政权的更替,同时还有10余个割据政权存在,史称"五代十国"。

一、医学理论的发展

(一)脉学诊断学的发展

脉学诊断早在战国至秦汉时期的医籍中就占有重要地位,《黄帝内经》中即散见脉名。西汉初期的医家都以扁鹊为宗,有"黄帝、扁鹊之脉书"的记载。至三国两晋南北朝时期,中医脉学诊断学研究出现高潮,脉学专著涌现,主要有王叔和的《脉经》10卷、无名氏的《脉生死要诀》2卷以及许建吴的《脉经钞》2卷等。

王叔和所撰的《脉经》集前人脉学之大成,并多有发明创新,为中国最早的脉学专著,也是中医脉学诊断学的奠基之作(图2-3)。全书共10卷,10万余字,其学术贡献集中在以下几个方面。

1. 奠定了脉象的种类基础《脉经》在古代医学文献散载的30余种脉名的基础上,整理归纳为24种脉象名称,即浮、芤、洪、滑、数、促、弦、紧、沉、伏、革、实、微、涩、细、软、弱、虚、散、缓、迟、结、代、动,基本概括了临床常见脉象,后世脉象种数虽有增加,但基本以此24种脉象为基础。

2. 明确了脉象的指下标准《脉经》精准明确地描述了脉象特征,如浮脉为"举之有余,按之不足",沉脉为"举之不足,按之有余"。

3. 提出了脉象比较鉴别的方法归纳出浮与芤、弦与紧、革与实、滑与数、沉与浮、微与涩、软与弱、迟与缓八组相类似、易混淆的脉象,并揭示了其区别,便于医生掌握。

4. 确立了寸口脉诊法和脏腑分候定位王叔和整理《黄帝内经》《伤寒杂病论》及《难经》等医著脉诊知识,确立了"寸口脉诊法",即寸、关、尺三部脉分候脏腑理论。左手寸、关、尺分别主心与小肠、肝胆、肾(膀胱);右

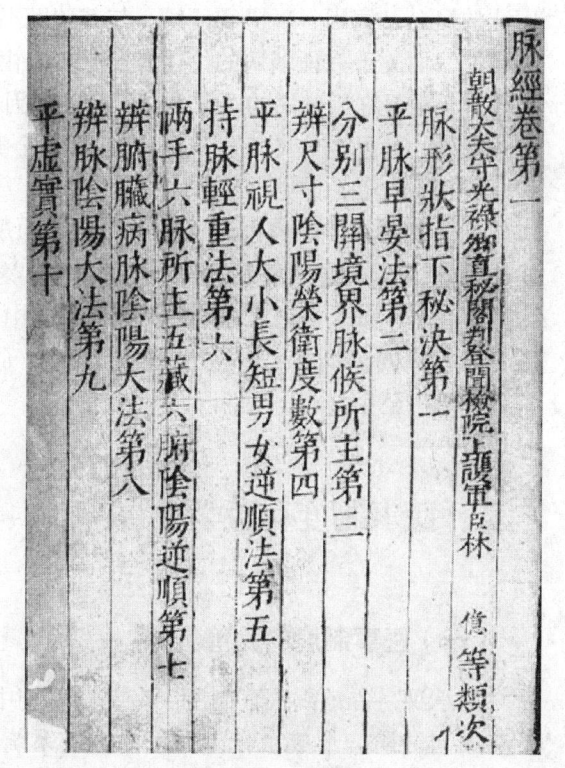

图2-3 《脉经》

手寸、关、尺分别主肺与大肠、脾胃和肾（三焦）。由此解决了诊脉与脏腑相应定位的关键问题，从而推动了独取寸口脉诊法在临床上的应用。

该书首次对中医脉学进行了比较全面的总结，使脉学理论与方法统一化、系统化和规范化，使其成为中国传统医学中独特的诊断方法。

《脉经》不仅对中国医学影响很大，如唐代太医署要求医学生必修这本书，而且广泛流传到国外。6世纪传到朝鲜和日本，10世纪后传到阿拉伯，后又通过阿拉伯传入欧洲。如阿拉伯著名医学家阿维森纳在他的名作《医典》中所记载的脉学内容，有些就与王叔和的《脉经》一致。

（二）病因证候的总结

两晋隋唐时期的医家对病因证候的探讨取得了长足的发展，为临床医学的发展奠定了理论实践基础。其特点为：开展一个病一个证候的研究，注意客观症状的描述；以证候分类，注意同类间的鉴别；证候与病因相结合，证候与脏腑相联系；注意对预后的分析。

隋炀帝大业六年（610年），由朝廷组织太医博士巢元方等人集体编写了《诸病源候论》，又称《巢氏病源》《诸病源候总论》。该书是一部总结病因、病机和证候的医学基础理论巨著，也是继《黄帝内经》之后医学基础理论的创新之作，是中国医学历史上现存的第一部系统论述病因和证候理论的专著，在中国医学史上占有十分重要的地位，对后世有着深远的影响。全书共50卷，67门，记载证候1739种，分别论述了内、外、妇、儿及五官等各种疾病的病因和证候。

《诸病源候论》在病因学方面突破了前人笼统的"三因"说法。例如，指出某些传染病是有害物质（乖戾之气）所致；绦虫病（寸白虫病）是因吃了不熟的肉类所致；疥虫是疥疮的病原体。此外，书中对许多疾病症状的描述比较细致、准确，如血吸虫病、甲状腺肿，以及腺鼠疫（恶核）、肺结核（骨蒸）和麻风等。该书对天花与麻疹的鉴别是世界上最早的文献记载。该书的另一特点是注重每一疾病、每一病证的探讨。书中以病为纲，在每类病之下，分述各种病证的概念、病因、病机和证候。与其他医书相比，《诸病源候论》中关于一病一论的叙述有所增加，而关于一证多病的论述有所减少。由唐至宋，《诸病源候论》一直被列为医学生必修的教材，而且之后成书的医学著作中有关病因证候的论述也多以该书为蓝本。

此外，孙思邈的《备急千金要方》《千金翼方》和王焘的《外台秘要》等著作也论及病因和证候相关内容，详见本节后述。

该时期的其他医家也注重对疾病症状的观察和描述。孙思邈对骨疽（骨结核）进行了论述，"如疮不差，差而复发，骨从孔中出者，名为骨疽"，与现代医学对骨结核的病程认识及临床症状基本一致。蔺道人在《理伤续断方》中首先提出了"破伤风"之病名，使先秦以来诸多形容破伤风的名词如"伤痉""发痉口噤""金疮中风痉"及"金疮中角弓反张"等得到了统一，并沿用至今。

二、医事制度和医学教育

（一）医事制度的完善

魏承汉，晋承魏医官制度。南北朝时期中央医官机构更为细密，不仅进行了分类，而且各类又再分阶，形成了自上而下的等级系统，这对医绩的考核管理和医官业务水平的提高都是有利的。此时期，由国家当时的帝王御医组织众医家集体编撰巨书，如刘宋时的《宋

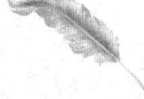

建平王典术》120卷，李修的《药方》110卷。这些医书对医术的总结提高和推广具有积极意义。

隋文帝建立政权后，其制度遂依前代之法，唐则多承隋制，仅有小处改动。至五代十国时，政权更替频繁，典章多袭前代，无多创设。隋唐的医事制度主要建立了三个系统：一是为帝王服务的尚药局和食医；二是为太子服务的药藏局和掌医；三是为百官医疗兼教育机构的太医署及地方医疗机构。

1. 尚药局 尚药奉御是尚药局的主要医官，掌管为帝王合和御药及诊候方脉之事，直长则为其助理。合和御药时，尚药奉御与殿中监有责任共同监视制药直至药成，然后由医佐以上的人员尝试后封印，写上药名及组成，并注明制成日期，监视者亦均需署名，然后方可上奏。待皇上服该药之时，仍需由尚药奉御先尝，次殿中监尝，再皇太子尝，然后皇上服用。食医掌"和其所宜"，即掌膳食四时五味配合之宜。

2. 药藏局 药藏局是专为太子服务的医疗机构。在药藏局，药藏郎掌和医药，丞为之助理。皇太子有疾，由侍医诊候议方，典药和药童修合医药。

3. 太医署 为唐政府的医疗机构，也是教育机构，设有太医令、丞、主药、医师、医生、药园师、医博士、助教、按摩师和咒禁博士等职位。其机构庞大，隋朝时已达300余人，唐朝时规模有所增加。

（二）医学教育的进步

南北朝已出现了官办的医学教育机构，并形成了制度，这为隋唐时医学教育高度发展奠定了基础。《唐六典》卷14注记载："晋代以上手医子弟代习者，令助教部教之。宋元嘉二十年，太医令秦承祖奏置医学，以广教授。"这说明早在晋代已有医官教习之设，刘宋元嘉二十年（443年）奏置医学教育一事，则是政府创办医学教育最早的明确记载。

隋唐时期发展了学校式的医学教育模式。唐太医署实际上可视为中央医科大学，属太常寺主管。在行政管理上有太医署令，相当于校长。另设置丞，相当于副校长。下设府史2人、医监4人、医政8人、掌固4人等，分管教务、文书、档案和庶务等工作。太医署分为八个科，即针、按摩、咒禁、体疗、少小、角法、耳目口齿及疮肿，有不同的学制和课程设置。《唐六典》记载，"体疗科修业期为7年；疮肿、少小科修业期为5年；耳目口齿科修业期为4年；角法修业期为3年""其学九年不贡举者并解退"。其考试制度严格，每月、季、年都进行考试，分别由博士、太医令丞及太长四卿或少卿主持，然后根据考试成绩择优录用。宋、元、明、清也都仿效太医署的方式培养医学生。太医署是世界上最早的医学校，比意大利的萨勒诺医学校早200多年。

三、临床医学的进展

两晋至隋唐是医学兴盛的时期，其主要标志是临床医学的日趋专科化，同时出现了一批能够代表当时医学发展水平的综合性医学著作。

（一）内科

1. 伤寒病 秦汉及以前，伤寒是对外感急性热病的总称，温病及时行亦属于伤寒范畴。两晋南北朝时期的医家已试图对三者进行区别，往往作为并列概念提出。至隋唐五代时期，对发热性疾病的划分更加细致。《诸病源候论》并列提出了伤寒、时行、温病、热病和疫疠5类范畴，各自独立成篇，并分别论述了其病因和不同证候。《肘后备急方》《诸病源候论》均指出

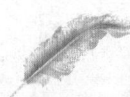

某些伤寒病具有传染性，这就打破了历来以冬日寒冷作为伤寒病因的传统说法。另外，在治疗用药方面也积累了一些经验，两晋南北朝时期的治疗有两个特点：其一，初起用汗法，亦清亦汗；其二，中期用下法，亦清亦汗亦下。后世医家多效法。隋唐时期伤寒病的治疗具有简便、廉价及易得的特点，较多使用了伤寒膏和发汗丸散等成药，《备急千金要方》《外台秘要》均有记载。

2. 传染性疾病　东晋著名医家葛洪在《肘后备急方》中对传染性疾病的认识有了更多的发现和治疗策略。该书首次记载以常山和青蒿治疟。现代研究证明，常山确为抗疟特效药，而青蒿的有效成分为青蒿素。青蒿素高效、低毒、速效，被认为是现代抗疟史上继氯喹发现后的一个突破。狂犬病是当时流行的严重传染病。《肘后备急方》中记载了被狂犬咬伤后用狂犬脑敷创口后不复发之方，体现了现代人工免疫治疗的思想。除此之外，孙思邈还对狂犬病的潜伏期有了正确的认识。他告诫人们"若初见疮愈，即言平复，此最可畏，大祸将至，死在旦夕""百日之中，一日不可阙者，方得免难"。黄疸等症在葛洪的《肘后备急方》中曾有提及，"时行病发黄"，并将"治黄病方"另立一篇。《诸病源候论》《备急千金要方》等医著中也有类似记载，可知此时对黄疸病症状的认识已经比较全面。此时期对黄疸的治疗以清热化湿、利胆退黄为主。

《肘后备急方》中详细记载了豌豆疮（天花），这是世界医学史上最早记载天花的文献资料。书中对天花的流行、病程、发疮特点及预后等均有记载，并提出了治疗及预防的方法。记载的"蜜煎升麻，并数数食"，实为后世升散透发疗法之渊薮。他还指出天花原非本土的疾病。

痢即痢疾，在古代往往包括各种具有腹泻症状的疾病。在隋唐医著中，有关于痢疾比较具体的记载。关于痢疾的病因，认为是过食肥腻、饮食不节以及外感冷热毒气所致。临床观察的重点是大便的性状与颜色，以此为主要的分类依据。在这一时期治痢之法已相当丰富，《外台秘要》中所载治痢方在150首以上。清热解毒仍是治疗细菌性痢疾的主要方法，又在张仲景的"白头翁汤"的基础上增加了苦参、地榆和牛黄等药，为原虫性痢疾或慢性痢疾的治疗创造了条件。在现代医学发展之前，中国治疗痢疾的效果尤为突出。对于虫症（肠道寄生虫病），在隋唐时期的医著中有关于蛔虫病和绦虫病的记载，同时对虫症治疗经验及杀虫药的使用也颇具价值。现今中医临床上常用的杀虫药大多可在《备急千金要方》和《外台秘要》中找到。

3. 内科杂症　两晋南北朝时期，随着内科临证医学的迅速发展，医方书大量出现，已知的约有200种，其中影响较大的有《肘后备急方》《小品方》《范汪方》及《僧深药方》等。隋唐五代时期随着对病因认知及辨证治疗水平上的提高，在内科杂症的临床治疗上获得了丰富的经验，并创新出许多应用于内科杂症的方剂，为后世内科杂病的进一步发展和创新奠定了坚实的基础。

在内科杂症著作中，影响力较大的有《备急千金要方》《千金翼方》及《外台秘要》等。这些书籍对内科杂症的记载非常丰富，既注重疗效，又简单易行。如对脚气病的认识和治疗，葛洪的《肘后备急方》中记载："脚气之病，先起岭南，稍来江东。得之无渐，或微觉疼痹，或两胫小满，或行起忽弱，或小腹不仁，或时冷时热，皆其候也。"说明当时对该病的主要临床表现已有较全面的认识。在治疗方法上，当时常用大豆、牛乳、松节和松针等进行治疗。现代医学证明，这些药物含有丰富的维生素 B_1，而脚气病的发生与缺乏维生素 B_1 有关。《诸病源候论》记载："得此病，多不即觉，或先无他疾，而忽得之；或因众病后得之。……或有物如指，发于腨肠，迳上冲心……若治之缓，便上入腹。入腹或肿，或不肿，胸胁满，气上便杀人。"不仅对脚气病的症状记载详细，并且已发现了肿、不肿及冲心之症，与当今临床上脚气病分为干脚气、湿脚气和脚气冲心一致。

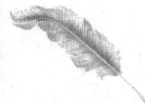

（二）外科及骨伤科

自两晋至五代时期，医家逐渐重视从外科医疗实践中提高认识并认真总结治疗经验。因此，外科学在疾病诊断、治疗范围及治疗效果上均获得了长足的发展。从隋唐时期开始，外科与骨伤科分离，这也促进了外科理论水平和治疗技术的提高。

南北朝时期出现了中国最早的外科专著《刘涓子鬼遗方》。原书10卷，今存宋刻本5卷，载方140余首。魏晋之后，社会上服石之风渐盛，痈疽的发病率大增，客观上要求提高对痈疽病的认识和改进治疗方案。《刘涓子鬼遗方》主要论述了对痈疽的辨证论治。同时，本书还涉及金疮、瘀血及外伤治疗等方面的内容。其所主张的根据病情运用清热解毒、活血化瘀、托补内消及生肌长肉等治法，以及配合早期切开、针烙引流等外治方法，对后世外科学产生了重要的影响。

外科手术发展到隋唐已有了颇高的技术水平。《诸病源候论》记载了隋代肠吻合术、大网膜血管结扎术及大网膜坏死切除术等手术方法。此时期眼科已有目眦赘疣割除手术、倒睫拔治术、制作义眼及金针拨除白内障技术。口腔科已能拔牙，对齿龈坏疽及龋齿已有外治法，并用汞合金补牙。

隋唐五代时期，防治皮肤病的理论和技术水平明显得到了提高。其主要特点是：认识的疾病增多，还首次进行了详细的分类；对病因和诊治作了阐述；诊疗方法更加丰富，防治水平明显提高。《诸病源候论》中有15卷、15门、309候涉及皮肤疾病，涉及130余种现代皮肤疾病，在广度和深度上前所未有。孙思邈的《备急千金要方》和王焘的《外台秘要》中关于皮肤病病因的论述多取自《诸病源候论》，主要是丰富了治法，并多有创新。其特点是善于将古方之严谨、经验之灵活、民间单方之效验以及草药之易得兼取其长，同时十分注重内治外治结合，药、针、灸疗法结合，以及药治食治结合，并吸收了国外的医学成果。

东晋葛洪所著的《肘后备急方》最早记载了对危重创伤的早期诊断和处理知识，描写了颅脑损伤和外伤大出血致死的症状，同时把创伤分为严重创伤、骨折、关节脱位和开放性创伤四大类型。对于骨折的治疗，《肘后备急方》记载了"以竹片夹裹之"的方法。对于下颌关节脱位，其采用的牵推复位法迄今还在应用。

唐蔺道人著有《理伤续断方》（又称《仙授理伤续断秘方》）。书中详细记载了各种骨折的复位、牵引和固定手法等。蔺道人对开放性骨折的治疗不仅主张应用扩创术，用药水冲洗伤口，用全身麻醉整复骨折，还具体提出了十四步治疗方法。这十四步主要是清创、复位、外固定和外敷药物，成为后世治疗开放性骨折的主要方法。

关于骨伤科内伤的诊疗，《诸病源候论》载有"金疮病诸候"23论，讨论了从创伤外观及受伤部位推测外伤的预后，对创伤出血提出从脉象来观察预后，指出胸腹腔内出血的表现为胸胁和腹部胀满。该书还记载了筋及断肠的缝合、血管结扎以及骨折的缝合固定等外科技术。《理伤续断方》强调对危重内伤先调气后补血，首创了"四物汤"治伤损证。另外，该书对跌损内伤特别强调辨证论治，开创了攻下逐瘀、行气活血、养血活血、活血壮筋及补肾健骨的治疗原则和方药。

（三）妇产科

在两晋南北朝时期，有关妇产科的临床理论和实践技法更加丰富翔实，在女性月经生理周期、月经常见病症的辨证及治疗、孕产期女性保健、妊娠期常见病症、胎儿的健康发育、早孕反应以及临盆表征等方面的认知上均有所进步。在晋代，出现了妇产科专著，如《治妇人方》13卷，南北朝时有《范氏疗妇人药方》11卷和徐文伯《疗妇人瘕》1卷，可惜均佚失。同时期的综合性医学著作中，也多设有"妇人杂病"专篇，如皇甫谧的《黄帝针灸甲乙经》卷12及王叔和的《脉经》卷9。《小品方》卷7保存了大量治疗妇产科疾病的方药经验。这些著作

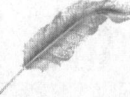

体现了临床中妇产科受到重视。

至隋唐五代时期，妇产科从内科范畴分化出来，且日益趋向专科化。孙思邈重视妇产科疾病，他在《备急千金要方》中指出"妇人之病，比之男子十倍难疗"，书中专设"妇人方"3卷，并列于各种疾病之首。他讨论了经带胎产疾病20多种，收方550余种。孙思邈在《千金翼方》中又将80余种妇产科常用药物按疾病进行分类，并记载了30多种妇产科疾病的灸法。《诸病源候论》《外台秘要》中也都载有妇产科疾病的专门篇章。这一时期出现了很多妇产科专著，如《俞宝小女节疗方》《妇人方》《少女方》及《产图》等。在临床上，除了对女性常见病的认识及治疗更有深化和提高外，对于产妇接生的处理以及产后常见疾病也有了新的发现和措施。同时，对妇科杂症如不孕症、子宫脱垂、妇科肿瘤等均有精辟的见解。

（四）儿科

在两晋南北朝时期，在儿科疾病诊断方面医家已积累了不少经验，儿科治疗学也日臻完备。王叔和在《脉经》中指出："小儿脉呼吸八至者平，九至者伤，十至者困。"因小儿脉搏跳动较快，呼吸一次跳脉8次为正常，9次为病态，10次为病重，并列举了小儿病脉主证。《小品方》详列了小儿伤寒、客忤、咳嗽、身热、渴利、热利、积滞、疳症、盗汗、夜啼、小便不通、丹疮、蓐内赤眼、口舌疮、重舌、悬痈、齿不生及发不长等各科病症的治疗。

至隋唐五代时期，医家对儿科的诊疗经验进行了较为系统、全面的总结和整理，儿科专业初步形成，同时也出现了一批儿科专著。《唐六典》记载，唐太医署所设之"少小"科即为儿科。可见，早在7世纪，中国在医学分科上即把儿科作为一个独立的学科，并开始由国家培养专门的儿科医生。此后诸朝均设有小方脉科（儿科），培养专科人才。现存最早（唐末）的儿科专著《颅囟经》所论"脉法"及"病证"皆有可取之处。《诸病源候论》卷45~50集中论述了小儿护养和杂病诸候，共225论，是中国最早的小儿病源证候学的专题论述。另外，《备急千金要方》《千金翼方》及《外台秘要》等著作亦颇能反映中医儿科在唐代的发展水平。医家在探讨新生儿的发育规律、护理和哺养方法的同时，也对小儿常见疾病的诊断和治疗提出了很多创新性的见解和方法，对儿科学的发展起到了推动作用。

四、有影响力的医家及著作

（一）综合性医书

1. 孙思邈与《备急千金要方》和《千金翼方》 孙思邈（581—682年），京兆华原（今陕西省铜川市耀州区）人。他通经史，知百家，集儒、道、佛于一身，精医学。隋唐两代统治者屡次请他做官，均被拒绝。他潜心医药，隐居山野。作为一名医者，孙思邈虚心向人请教，广泛收集民间验方，医术日渐提高，被人们尊为"药王"。孙思邈于652年撰成《备急千金要方》，简称《千金要方》（图2-4）。

《千金要方》共30卷，232门，收集医方5300多首，上至汉晋诸家，下至民间验方。该书内容丰富，虽名为方书，实际上包括诊断、针灸、食治、预防和卫生等多方面内容，集唐以前医方之大成。书中记载了许多特效方药，如海藻、昆布及羊靥（羊的甲状腺）治瘿瘤，米糠水煮粥治脚气，动物肝治夜盲，瓜蒌治糖尿病等。《备急千金要方》成书30年后，孙思邈总结行医经验，又作《千金翼方》30卷，其内容以本草、伤寒、中风及杂病为主。其伤寒部分对张仲景的学说有一定的发展与贡献。《千金翼方》除了对《备急千金要方》进行补充外，另收载药物800余种，在药材学方面记述详尽，如对采药时节、地道药材、干燥方法和保存方法都作了相应的描述，至今仍具有进一步研究的价值。

孙思邈非常重视食疗。他主张凡疾病应先以食治，若食治不愈再服药。食治不在多或服食奇珍异味及补品，而在于符合人体需要。书中收藏食品154种，多为简便易得之物，如夜盲症食用牛羊肝脏，治疗甲状腺肿用羊靥代替昂贵难得的鹿靥等。食疗的研究促进了对营养缺乏病的防治。

孙思邈很重视医德。他在《大医精诚》中写道："若有疾厄来求救者，不得问其贵贱贫富，长幼妍媸，怨亲善友，华夷愚智，普同一等，皆如至亲之想。亦不得瞻前顾后，自虑吉凶，护惜身命。见彼苦恼，若己有之，深心凄怆，勿避险巇、昼夜、寒暑、饥渴、疲劳，一心赴救。无作功夫形迹之心，如此可为苍生大医，反此则是含灵巨贼。"他还告诫医生要注意形象，在病家面前要举止检点、仪态端庄。孙思邈所强调的医德不仅在当时，而且对现在都有积极的意义。

《备急千金要方》和《千金翼方》是唐代最杰出的医药学著作，也是中国历史上第一部临床医

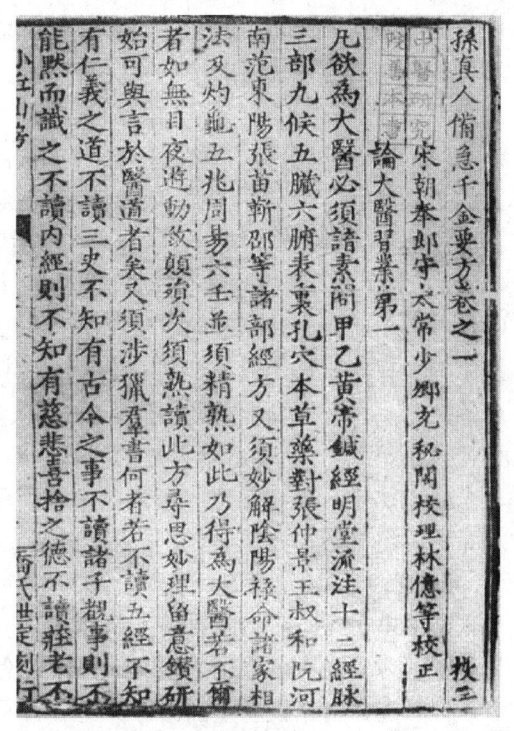

图 2-4　孙思邈《备急千金要方》

学百科全书，不仅反映了当时的医药水平，而且对朝鲜和日本的医学影响深刻。

2. 王焘与《外台秘要》　王焘（670—755年），唐代郿（今陕西省眉县）人，出身于官宦世家，其曾祖王珪曾与房玄龄、李靖和魏征等人同辅朝政。他曾长期在当时的国家图书馆——弘文馆任职。因自幼多病，故他对医学很感兴趣。他广泛阅读了晋唐以来的大量医学书籍，每读一书，均作摘录并详细注明出自某书某卷。经历20余年，他终于在752年整理编写成《外台秘要》，这是继孙思邈的《备急千金要方》之后又一部大规模的综合性医学著作。全书40卷，1104门，载方6000余首，内容丰富，包括内、外、妇、儿、五官科、皮肤及情志等各科疾病。

该书主要是整理东汉至唐方书而成。全书皆先论后方，其中医论部分以《诸病源候论》为主，医方部分主要摘自《备急千金要方》。所选书籍，每条之下均详细注明书名卷第。这种引书注明卷第的治学方法在医学文献整理上为王焘首创。因此，一些已经佚失的书也可在本书中觅见踪影，仅就史料价值而言本书就有重大意义，为研究中国的医学技术发展及临床医学提供了极为宝贵的借鉴和考察的依据。

除此以外，这一时期还有《范汪方》《小品方》及《僧深药方》等几十部医书。

（二）药学著作

1. 陶弘景与《本草经集注》　陶弘景（456—536年），字通明，丹阳秣陵（今江苏省南京市）人。他学识渊博，对天文、数学和地理都有研究，对医术本草更为精通。在其生活年代，本草著作众多，但尚无统一标准。他在总结《神农本草经》后数百年新经验的基础上，又加入《名医别录》中365种药物以及自己的研究成果，集成《本草经集注》7卷，收入药物730种，是继《神农本草经》之后对药物知识的又一次整理，为研究6世纪中期以前中国药物学的情况提供了可靠的资料。该书在沿用三品分类药物的同时，又提出了新的药物分类方法。书中将药物按自然属性分为玉石、草木、虫兽、果、菜、米食及有名未用7类。这是药物分类上的一个进步。他重视药性的区分，认为"甘苦之味可略，有毒无毒易知，唯冷热须明"。因此把"四

性"又详细划分为寒、微寒、大寒、平、温、微温、大温及大热8种。他还创用了"诸病通用药"的药物归类方法，即按不同疾病及病证，把具有治疗该病的各种药物都归纳于下，如黄疸病之下有茵陈、栀子、紫草和白鲜皮4种；治风病有防风、防己、秦艽、川芎等。全书记载病症80余种。这种分类方法便于临床应用时参考，为明代以后著作所采用。书中首次记载了用药的重量等级，确定了详尽、准确的衡量标准以及药物配伍的畏恶禁忌等。其中有的方法经历代应用证实确有道理，如半夏同姜制以减其毒，遂沿用至今。

2. 苏敬与《新修本草》 苏敬（599—674年），今湖北省人。唐高宗显庆二年（657年），时任右监门府长史的苏敬向唐政府提出编修本草的建议，得到了唐高宗的赞同。唐高宗下诏指派掌握大权的长孙无忌和李勣主持编修工作，实际上由苏敬主要负责。这次编修集中了当时著名的医家、天文历算学家和朝廷官员22人。经过2年的努力，于659年撰成《新修本草》（又称《唐本草》）。《新修本草》是中国第一部由国家颁行的药典，标志着药物学研究已提高到了一个新的水平。这也是世界上最早的国家药典，比欧洲最早的药典——纽伦堡政府于1535年颁布的《纽伦堡药典》早870多年。

《新修本草》总计54卷，正文20卷，目录1卷；药图25卷，图经7卷，目录1卷。收载药物850种（一说844种）。《新修本草》将药物分为9类，即玉石、草、木、兽禽、虫鱼、果、菜、米食及有名未用。正文部分详细论述了药物的性味、产地、主治和用法，对古书未载者予以补充，对错误者重加修订，还增加了一些进口药物，如安息香、龙脑香、胡椒及底野迦（阿片）等。

《新修本草》系统总结了唐以前的药物学成就，文图并茂、内容丰富，具有较高的学术水平和科学价值。书中还保存了一些古本草著作的原文。尤其在编撰过程中，从全国各地药材产区征集实物和药图，并于书中增附图谱和图经，实为中国本草学史上的创举，对药物的形态鉴别、真伪辨别及帮助学习者认识药物等都产生了积极的影响。本书颁行后很快流传全国，成为当时对药物（性味、主治、用法、炮制和产地等）规范性要求的依据，也是一部对医生和药商有法律性约束的标准药物学著作。唐太医署亦将之列为医学生的必修教材。该书流传至日本后也成为医学生的必读之书。

同时期还有《本草拾遗》及《食疗本草》等著作，使药物学得到了充分发展。苏敬还以善治脚气病而名于一时，并著有《脚气方论》1卷。原书已佚失，部分内容散见于《医心方》及《外台秘要》中。

（三）针灸学著作——皇甫谧和《黄帝针灸甲乙经》

皇甫谧（215—282年）字士安，安定朝那（今甘肃省灵台县）人。其曾祖父是汉太尉皇甫嵩，但至皇甫谧时家境已清贫，而他幼时也不好读书。直到20岁以后他才发愤读书，竟至废寝忘食，终于成为当时著名文人。由于他身体素弱，加之常年劳累，也卷入服石之风，后来竟患风痹，十分痛苦。自此他立志学医，精研针灸技术。他除了广泛阅读各种医书外，将《黄帝内经灵枢》《黄帝内经素问》《明堂孔穴针灸治要》三部书中有关针灸方面的内容加以整理归纳，参考《难经》等古代医学文献，总结了春秋战国以来的针灸学经验与成就，撰成《黄帝针灸甲乙经》，简称《针灸甲乙经》《甲乙经》。全书共12卷，128篇。

《黄帝针灸甲乙经》是中国现存最早的全面、系统的针灸学专著，为历代研习针灸学的必读课本。其内容主要分为两类：一类是基本理论，包括生理功能、病理特征、腧穴主治、诊法和针道等；另一类是临床治疗，包括内外妇儿诸科，并以内科为重点。书中对五脏与五官的关系、脏腑与体表器官的关系、津液运行、虚实补泻、天人相应、脏腑阴阳配合、望色察病、精神状态、音乐对内脏器官的影响等问题都做了探讨和理论上的阐述。该书总结了3世纪以前的针灸学知识，统一了针灸穴位，区分了正名与别名，讨论了针灸治疗的适应证和禁忌证，成为后世针灸学著作的蓝本。《黄帝针灸甲乙经》对349个穴位的位置和取穴方法都有具体、准确的记录，比《黄帝内经》多出了200多个穴位。该著作对于每个穴位的针刺深度以及200个常用穴位的留针时间也都一一作了说明和规定，从而规范了针灸疗法，提高了治疗效果。书中还记载了80多个会穴，而且后世对此极少增减。会穴理论不仅为后世考察确定穴位提供了依据，对扩大穴位的主治范围也具有重要意义。该著作奠定了针灸学科的理论基础，唐代医者以此书作为针灸课本。本书后流传至海外，日本医界也以此书作为教科书。

（四）其他医家及著作

1. 葛洪（283—363年） 葛洪，字稚川，丹阳句容（今江苏省句容市）人，东晋著名医药学家、道学家、博物学家。其祖、父两代均居高官，但他幼年时家境败落，于是他"伐薪以贸纸笔"，耕、樵必携经史，终于成为博古通今的饱学之士。葛洪尤其在炼丹术及医学方面成就显著，是这一时期有代表性的医家之一。他博览群书，但是更重视实践，不迷信古人。他提出凡事要进行"目验"，反对"信耳而疑目"。他不仅亲自实践炼丹过程，对各种疾病也作了周密的观察和亲自治疗。这种诊疗方法使他取得了许多超越前人的成就。

葛洪非常重视方药研究。他深感前人方书不能适应急救之需，于是搜集前人著述，并结合个人治疗经验，编成医学巨著《玉函方》100卷。可惜此书未能流传后世。所幸他在此书完成之后又觉卷帙浩繁，不便急用，故于《玉函方》中"采其要约"，编为《肘后救卒方》3卷。简称《肘后方》，现流传本为《肘后备急方》。其撰写目的是使大多数普通病人遇到急病时可按书中所载方法进行治疗，以供他们无钱求医或仓促间无医可求时急用。该书内容以急症处理为主，记述了中风、昏迷、暴死及急腹症等的急救方法。方药上则注重简便、价廉、易得及效验等。他所提倡的这种医疗风气对后世影响很大。书中对许多病症的病因、病位、证候乃至预后、病情发展都有明确的论述。该书在免疫防治技术等方面也有突出贡献。《肘后备急方》是一部极为珍贵的古典临床著作，堪称医家急救手册。

该书后由梁代陶弘景增补为《肘后百一方》，金代杨用道又选方附于后，称《广肘后备急方》。今传即三个时代的增补本。葛洪另有《抱朴子》等著作。

2. 徐之才（492—572年） 为南北朝时期一代名医。徐之才出身世医家庭，其先祖为徐熙，南朝丹阳人称之为"东海徐氏"。其一家六代，父子兄弟皆以医著名。徐之才系徐熙第六代孙。其家族以针灸技法递相传授，被称为针灸世家。其针灸技法，虽有徐叔响著《针灸要钞》，但久已失传。现今只能在《南史》及《北史》中见到徐家治病个案。如《北史》中称徐之才为北齐武成帝治疗精神失常，"针药所加，应时必效"。

徐之才字士茂，5岁诵孝经，8岁略通义旨，13岁被召为太学生。他医术高明，在北地名声很大，撰有《药对》及《小儿方》，尤其对本草药物及方剂研究得较深。此外，徐氏对妇科也有一定的见解，其《逐月养胎法》实本自先秦时期《青史子》中胎教法而作，对于孕妇之卫生及优生均有重要意义。此外，徐氏还著有《徐王方》《徐王八世家传效验方》《徐氏家秘方》及《雷公药对》，惜均已佚失。徐氏一家由南仕北，对于南北地区的医药交流也有积极的意义。

3. 王显（？—515年） 南北朝时北魏医家，字世荣，阳平乐平（今山东省莘县）人，生于行医世家。王显随父诊病，并自学医书而通医，且医术高明。《魏书·王显传》载其曾为文昭太后治病，当时另一名医徐謇也奉诏入宫诊治。王显以脉诊断太后当时为孕期反应，并非有心疾，后来果然应验，因而受宠。当时世宗自幼多疾，王显侍奉左右，颇得疗效，更邀大功，封为廷尉少卿、营进御药，出入宫中，颇为显赫。后奉世宗诏，著有《药方》35卷，另有《单方》1卷，均佚失。

4. 姚僧垣（499—583年） 字法卫，吴兴武康（今浙江省湖州市）人。其父姚菩提为梁

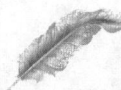

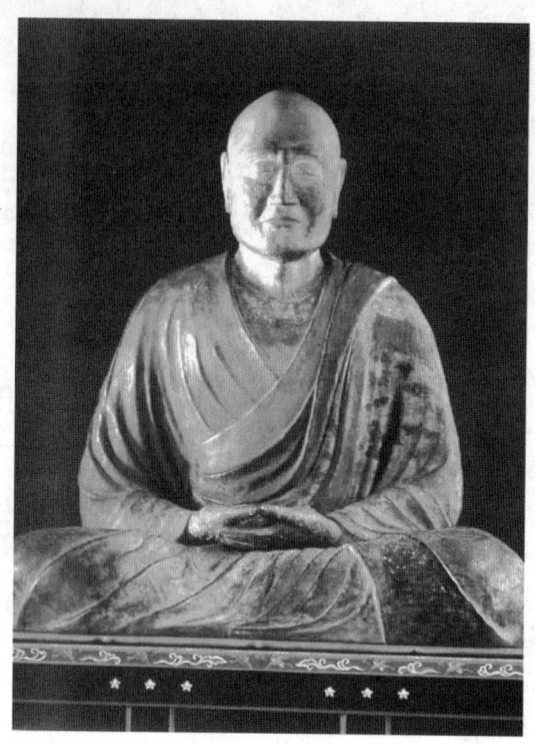

图 2-5 鉴真

高平令，因多年患病而留心医药。姚僧垣受父亲影响而拥有医药之长，后传其业。梁武帝曾召他入宫问答，受到梁武帝的赏识。他曾先后治愈梁武帝和梁元帝的发热病及心肠疾，在梁任太医正。《后周书》中还载有姚氏验案多例，皆甚有创见。姚僧垣著有《集验方》12 卷，后原书散佚，其佚文散见于后世医书，如王焘的《外台秘要》等。

5. 鉴真（688—763 年） 俗姓淳于，广陵（今江苏省扬州市）人，唐代高僧，通医药，旁及文学、建筑和雕塑。鉴真幼时家境贫寒，701 年，随父到扬州大云寺出家。大云寺是施医送药的名寺，寺中高僧多通晓医术。鉴真除学佛外，潜心于中药鉴别和炮制。707 年，鉴真经洛阳到长安求学，见识大长，后回扬州，任扬州大明寺主持（图 2-5）。他讲律传法、度人受戒，很快成为江淮地区知名的受戒大师。

天宝二年（743 年），鉴真接受日本僧人荣睿和普照的邀请，和弟子祥彦、道兴等开始东渡。10 年之内 5 次东渡，均未成功。之后他的大弟子祥彦圆寂，邀请他的日本僧人也病故了，但他东渡宏愿始终不移。天宝十二年（753 年），他率弟子 40 余人第 6 次渡海，终于到达日本，时年 66 岁。鉴真是中国第一位到日本开创佛教律宗的大师。他讲经传律，热忱地为人治病，因治好圣武天皇和光明太后的宿疾更受日本人的敬仰。日本尊他为汉方医学始祖，日本之神农。日本医药界至今沿用的方剂"奇效丸"就是鉴真带到日本的验方。鉴真将中药鉴别、炮制、配方、收藏和应用等技术带到日本，对日本汉方医学的开展产生了一定的影响。其著作《鉴真上人秘方》已佚失，佚文可在《医心方》中考见。鉴真在传律讲经的同时，不仅把中国医药传授给日本，还把寺院建筑、佛像雕塑、壁画刻经及书法音律等各项技艺介绍给日本，并主持创建了唐招提寺。

日本天平宝字七年（763 年），鉴真圆寂，葬于日本下野药师寺，立塔正面题有"鉴真大和尚"字样。

6. 蔺道人（790—850 年） 长安（今陕西省西安市）人，其真名无可考，因出家为僧，故称道人，兼通医药，尤精于骨伤科。唐会昌年间，朝廷禁佛，令僧人还俗生产。蔺道人流落江西，隐居于宜春，盖茅屋、种田地，过着自耕自足的生活。后因治愈契友彭叟之子的严重骨折伤痛而医名显扬，慕名前来求治者甚多。蔺道人应接不暇，便将自己的医学知识和医疗技术无保留地传授给彭叟，并将珍藏的骨伤科著作《理伤续断方》赠送。蔺道人让彭叟依方制药，为人治病。因蔺道人生性孤僻且行踪隐秘，人们以为他是神仙下凡，故将书名改为《仙授理伤续断秘方》。

该书是中国现存最早的骨伤科专著，对开放性骨折和关节脱位的认识与治疗均有详细记载。他将骨折的复位方法叙述为麻醉、拔伸（即牵引）、捺正（即复位）、夹缚（即固定）和服药等 13 个步骤，并重视骨折固定后的功能锻炼。这些与现代骨科的治疗原则非常相仿。此外，该书首次记载了肩、髋、肘、腕关节脱位后的复位术及开放性骨折的手术治疗，改进了骨折固定的方法和原则，对中国骨关节损伤的治疗发展产生深远的影响。

7. 宇妥宁玛·元丹贡布 隋唐时期藏族著名医家，708 年出生于藏医学世家，其曾祖父及祖父均为藏王的御医。宇妥宁玛在家庭教育和医药世家的熏陶下，勤奋好学，表现出非凡的天赋。他与王室太医、内地医家东松冈瓦有着深厚的师徒情谊，在与这些医家的交往中受益匪浅，在青少年时期他的医学基础就已相当深厚。

宇妥宁玛曾先后3次去天竺求学。他广投名医，如在名医美旺尊前聆听《医术十万》及《月王药诊补遗》等医学著作，后返回吐蕃，行医授徒，修建寺院，加工药材，成绩卓著，并受到藏王的奖赏。他还曾去尼泊尔治愈了国王哈答的疾病，去个失密（克什米尔）治愈了国王祖木哈若的象皮病，也曾带领门徒历经艰难险阻，前往遥远的内地五台山朝佛。45岁时，宇妥宁玛以早期吐蕃医学为基础，吸收汉地、天竺及各方面的医学，用20年的时间撰成名传千古的巨著《四部医典》。他创立了较完整的藏医学体系，使藏医学成为一门有理论、有实践、有民族特色的科学奠定了基础。

值得称赞的是，宇妥宁玛在医学方面身怀绝技，但一生谦恭谨慎。他说过："水勺用多了，罐子也会坏；骑马骑多了，也会从上面掉下来。"意思是，作为一个医生，即使经验再丰富，也总有失误的时候，需时时警惕，更不能不懂装懂。宇妥宁玛因其学识和才能而备受赞誉，被尊称为西藏"罕见的圣人"，被誉为"药师佛祖降临人间"。

五、中外医学交流

在三国两晋南北朝时期，尽管战乱频繁，但就整体而言，中国处于封建社会上升时期，中华文化包括医学在内，仍居于世界前列。这一时期可以说是中国与外国医药交流的正式开始阶段。《汉书》《后汉书》和《三国志》均有中国与西域诸国往来的信息，其中涉及一些卫生习俗。

西汉开通的古丝绸之路业已成为中国与沿线国家和民族经济、文化联系的大动脉。尤其是隋唐时期，社会安定，国富民强，促进了国内外贸易的发展和科学文化的交流。据记载，当时的长安和巴格达一样，是著名人物荟萃之地。这一时期中国的医药学比以往任何朝代都更加繁荣，中国成为了亚洲的医学中心。邻近各国不断派来留学生。同时，中国的名僧和医家也先后到日本、印度、巴基斯坦、阿富汗和尼泊尔等国旅行、居住或讲学。在中外医药的相互交流中，既丰富和发展了中国医药学，也对促进其他各国乃至世界医学发展做出了有益的贡献。

（一）东部邻近国家

1. 朝鲜　中朝医药在西汉时期就有交流，至两晋南北朝时期这种交流更为频繁和深入。早在4世纪中叶，中国僧侣顺道、阿道及墨胡子等就相继到达朝鲜。他们出入宫廷，一边传教，一边施疗。随后，《肘后备急方》及《本草经集注》等也被相继传入，从而在朝鲜盛行以长生不老思想为主的中国养生法及炼丹术，当地称之为"仙道术"。在医事制度方面朝鲜也效仿中国，将医者与药者分工，称为太医丞和药藏丞，同时设置了医博士和采药师。这一时期中朝两国之间的药材交往也很密切。

隋唐时期朝鲜与中国的交往更加频繁，曾派留学生来中国学习。《唐会要》记载："贞观五年以后，太宗数幸国学太学，遂增筑学舍一千二百间……高丽、百济、新罗、高昌、吐蕃、诸国、酋长亦遣子弟请入国学。于是国学之内，八千余人，国学之盛，近古未有。"公元693年，朝鲜置医学博士，以中国医书《神农本草经》《黄帝针灸甲乙经》《黄帝内经素问》及《黄帝内经灵枢》等为教科书，后又增加了《新修本草》等课程，显然是仿照中国的医学教育模式来培养本国的医学人才。同时，朝鲜的医药学知识也被传入中国。《本草经集注》就记载了不少来自朝鲜的药物，如五味子、昆布及芜荑等。《新修本草》及《海药本草》中记载了白附子及延胡索等。《外台秘要》中记有用于治疗脚气病的"高丽老师方"。朝鲜的人参、牛黄等药材也被陆续传入中国。

2. 日本　早期日本与中国医学的接触，主要是通过古代朝鲜进行的。日本仁慈天皇时朝鲜的韩医方传入了日本。后来的日本天皇曾因皇家成员或天皇本人患病，或因时疫病流行，向朝鲜求医。朝鲜应邀派出医家赴日，以"韩医方"开展治疗，当时的韩医方即是以中药为主的医疗体系。562年，吴人知聪携《明堂图》及各种医书164卷到日本，这是中国医学传入日本之开始，对日本古代医学，尤其是针灸学的发展产生了重要的影响。608年，日本天皇派遣药师惠日及倭汉直福因等来中国学医，经16年学成回国。以后又有很多留学生来中国学习。由于留学生不断返回，中国医学书籍被大量传入日本，使日本医学产生深刻的变化。日本于大宝年以后更加全面地模仿唐代文化。701年，日本文武天皇颁布"大宝令"，其中的医事制度、医学教育及医官设置等完全采纳唐制，并规定《黄帝内经素问》《黄帝内经灵枢》《黄帝针灸甲乙经》及《新修本草》等书为医学生必读的教科书。日本政府还邀请中国学者，如唐代扬州名僧鉴真去日本讲学。据藤原佐世所编《日本国见在书目录》所载，当时日本官方所存的中医药书籍已达163部，1309卷，其中包括不少后来在中国散佚的书，如《新修本草》《小品方》及《集验方》等。这些书都是通过往来于中日之间的使节、僧人或留学生带去的。7—9世纪，日本医学大量吸收了中国医学的经验和管理制度，并逐渐形成了汉方医学体系，在明治维新引入西方医学之前，汉方医学一直居于日本医学的主导地位。

（二）古代丝绸之路沿线国家

陆上丝绸之路东起中原长安，向西经过河西走廊、新疆地区、中亚、西亚，直至地中海罗马各国。陆上丝绸之路兴起于秦汉时期，直至16世纪时仍保留使用。海上丝绸之路自中国东南沿海港口向南经南海到东南亚国家，再向西可至印度洋沿岸国家。其形成于南北朝时期，兴盛于隋唐宋元，明中叶因实行海禁而衰落。

1. 印度　印度是陆上丝绸之路和海上丝绸之路都曾到达的国家，与中国的联系源远流长。两晋以来，印度佛教陆续传入中国，印度佛学逐渐被接受。印度佛学中有五明学，其中的工巧明即包括医学知识，因而印度医学对中国的医学理论产生了一定的影响。佛学理论中的四大学说提出地、水、火、风"四大"致病因素，认为一大失调可致101种疾病，四大失调可致404种疾病。这种说法在中国晋唐名医葛洪、陶弘景、王焘、孙思邈、宇妥宁玛·元丹贡布等的著作中都有反映。印度医学对中医学眼科学的发展影响较大，眼科著作《龙树菩萨方》《婆罗门药方》及《龙树论》等均在这一时期就传入中国。此时期来华的印度医生中以眼科医生居多。此外，印度的外科、催眠术、心理治疗、按摩和医方等在中国医书中也都有记载。受印度医药影响最深的是藏医学理论。

隋唐时期中印关系更为密切，不少僧人互相往返，促进了医药交流。628—645年，唐朝僧人玄奘去印度取经。在他所著的《大唐西域记》中收录了有关印度人饮食、卫生习惯和医疗用药的记载。许多僧侣都懂医术，因此，在翻译佛经的同时，也就把印度的医药知识介绍到了中国。他们对印度的医书也进行了翻译。隋唐时期很多印度药物传入中国，如郁金香、菩提树和龙脑香等。

唐朝僧人义净于671年去往印度，在印度度过了20多个春秋。在此期间，他不但用自己掌握的中国医学技术作为自我保健治病的方法，而且向印度介绍了中医本草学、针灸学、脉学以及延年益寿术等知识和技术。他还将中国药物与西方（指印度、尼泊尔和巴基斯坦等玄奘取经时称作西域的地方）药物作了比较。他以渊博的中医学知识宣传了博大精深的中医学，使中医学被印度所接受。正如义净在其所著的《南海寄归内法传》中指出的，中国的药物和诊病方法远胜天竺，如"针灸之医，诊脉之术，赡部洲中无以加也"。中国的药物也通过丝绸之路被输入印度，如人参、茯苓、当归、远志、乌头、附子、麻黄和细辛等，被誉为"神州上药"。

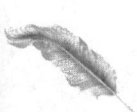

至宋代,由于皇帝多信道教,因此,随着佛教的衰落,印度医学对中国医药学的影响渐弱。

2. 东南亚各国 早在两晋南北朝时期中越之间就有医学往来。南齐时,苍梧道士林胜在越南行医,以温白丸治下腹胀痛,颇效验。《南齐书》还载有"林邑国(今越南中部)传",其中记有关于丧葬等卫生习俗的内容。当时越南输送到中国的香料有沉香和苏合香等。隋唐时期,中国许多名士如沈佺期、刘禹锡和樊绰等都去过越南,医药随之传入越南。《玉堂闲话》记载,当时有中国人沈光逊曾治愈一越南人之脑痛症。越南将唐名医孙思邈当做医神,将其塑像于先医庙中供奉。在这一时期越南医药通过贸易通商和互赠礼品不断传入中国,如龟壳、槟榔、苏方木及榈木等药物。在唐代的本草著作如《新修本草》和《本草拾遗》等书中收有不少越南药物,如白花藤、丁香、庵摩勒、毗黎勒、詹糖香、诃黎勒、苏方木、白茅香及榈木等。此外,越南的成药也有传入,如玉龙膏等。

从三国两晋至隋唐五代,今东南亚地区的一些国家与中国的交往也很密切,如诃陵国(今印度尼西亚之爪哇岛)和堕婆登国(今在爪哇和苏门答腊一带)等。据《南史》记载,扶南(今柬埔寨)国王遣使送中国以郁金和苏合香等。另外,乾陀利国和婆利国(今印度尼西亚的加里曼丹岛)输送给中国的物品内亦有香料和药物。

3. 阿拉伯国家 7世纪在阿拉伯半岛崛起了伊斯兰教国家——大食,即阿拉伯帝国。至8世纪中期,其势力范围达到中国西部边陲,故与中国关系密切。阿拉伯国家也是古代陆上丝绸之路中西段的沿线国家。651—789年,大食正式遣使来唐有37次,其使者携带来献的方物中包括药物。据《本草纲目》记载,来自大食的药物有玛瑙、无名异、阿美蓉、薰陆香、麒麟竭、苏合香、无食子、诃黎勒及丁香等。隋唐时期中国的炼丹术、脉学和本草等医学成果也传入阿拉伯国家。在阿维森纳所著的《医典》中记述了48种脉象,其中35种与中医脉象相同。另外,其记载的糖尿病病人的尿有甜味以及麻疹预后等均与中医相同。

古代波斯(今伊朗)在整个唐代都有商人来中国经商。647—762年,波斯使节来华有28次,不少使节携有香料和药物等。中国本草中记载的有密陀僧、绿盐、阿月浑子、无食子和阿魏等。此外,还有波斯医方传入,如"牛乳补虚破气方",后被《千金翼方》收载。

另外,在隋唐时期史书中所记载的与中国有医药交流的国家还有拂懔和昆仑。拂懔即指位于古丝绸之路西段的东罗马帝国。其地域为今之巴尔干半岛、小亚细亚、叙利亚、巴勒斯坦、埃及、美索不达米亚以及外高加索的一部分。昆仑泛指印度半岛南部及印度洋诸岛,同时,我国古代又称黑肤人为昆仑,所以昆仑亦包括了今部分非洲国家。

地处古丝绸之路中段的古国,如吐火罗国(今阿富汗北部)、罽宾(阿富汗东北一带及克什米尔部分地区)、泥婆罗国(今尼泊尔)及个失密(克什米尔)等在隋唐时期都与中国有医药交流。

第三节 阿拉伯医学

阿拉伯医学也称为伊斯兰医学,其兴起与辉煌的时期大约对应于欧洲历史上的中世纪。许多欧洲学者认为,阿拉伯医学的意义在于为黑暗时期的欧洲保存了古希腊、古罗马的文献。不过近来的研究已经表明,在医学、哲学和自然科学方面,阿拉伯人不仅仅是古代文明的传播者,他们在探究经验科学知识的活动中也做出了许多重要的贡献。

由于当时穆斯林征服了拜占庭帝国以及波斯、埃及、北非和西班牙,阿拉伯语成为伊斯兰世界的主要语言。因此,阿拉伯医学文献的作者不仅仅是阿拉伯人,也有波斯人、犹太人和基督徒。虽然在13世纪蒙古人攻占巴格达之后,阿拉伯医学进入了衰退期,但时至今日,阿拉伯医学与中医和印度医学一样,依然作为一种具有生命活力的传统治疗体系为人们所研究与应用。

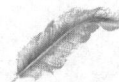

一、伊斯兰文化和希腊化时代

阿拉伯帝国时期的科技文化非常发达。学者们从古代东西方文明中吸取丰富的营养，发展阿拉伯的科学文化事业，创造了辉煌的阿拉伯-伊斯兰文化，尤其是天文、数学、化学、农业、建筑和医药等科学技术的成果代表了当时世界最高的水平。阿拉伯帝国是一个政教合一的国家，哈里发既是全国政治上的最高统治者，也是伊斯兰国教的最高领袖。阿拉伯语通行全国，所有著作都是用阿拉伯文写的，绝大多数作者都是伊斯兰教徒。因此，这一时期的文化带有显著的阿拉伯和伊斯兰的特色。

阿拉伯-伊斯兰文化最初以巴格达为中心，以后学术西渐，形成开罗和科尔多瓦两个中心。巴格达、开罗和科尔多瓦被认为是阿拉伯-伊斯兰文化的三大源泉。阿拉伯-伊斯兰学者的创造性成果对欧洲文化产生过深远的影响，阿拉伯-伊斯兰文化在世界思想史、文化史和科学史上占有极为重要的地位。

伊斯兰医学并不是生长在阿拉伯的土壤上，而是从9世纪以来在地中海西南一带讲阿拉伯语的后希腊古典时代的医学。对于阿拉伯在医学文化方面是否有原创性，一直是学术界颇有争议的论题，但对阿拉伯-伊斯兰文化在传承古希腊文化方面的贡献却有一致而公正的评价。因此，在讨论和讲述阿伯拉医学文化时，重点不是其在自然哲学领域是否有原创性，而应是关注古希腊文化遗产是如何保存和向亚洲的东渐，又如何被吸收进阿拉伯文化的。

从时间上而言，这一文化传播是十分缓慢的，而且相当持久。意大利著名医史学家卡斯蒂廖尼（A. Castiglioni）将阿拉伯医学分为三个时期：预备期（750—800年），主要来自阿拉伯本民族文化和古希腊医学两方面的影响；第二个时期（8—11世纪），是阿拉伯医学的黄金时代；第三个时期（12—17世纪），是阿拉伯医学衰退期，它完成了自己的历史使命，将融入东方文化和精神的希腊古典医学文化向西传回欧洲，从此欧洲在找回古希腊、古罗马文化的基础上开始了文艺复兴，再次成为文化的中心。

（一）"智慧馆"

保存与传播古希腊文化也是阿拉伯世界希腊化的过程，将希腊文和古叙利亚文著作译为阿拉伯文的活动在巴格达建立了"智慧馆"（the House of Wisdom）后达到了顶峰。820年，在巴格达创办了集图书馆、科学院和翻译局为一体的学术机构——智慧馆。哈里发亲自修书给拜占庭皇帝，要求同意派人去拜占庭帝国搜集科学书籍，遂把大量有关哲学、医学和数学的珍宝放在智慧馆里。

（二）胡恩那·伊本·伊萨克

智慧馆中最出色的翻译家为伊萨克（H.I. Ishaq，808—873年）。他是阿拉伯人，又是景教徒，曾跟随著名医生马萨沃（I. Masawaiyh，约777—857年）学医，担任过哈里发的宫廷医师。他精通希腊文，翻译了大量医学著作，尤其是希波克拉底和盖仑的著作。他翻译了15部希波克拉底的著作，将约90部盖仑的著作从希腊文译为古叙利亚文，将40部译为阿拉伯文。此外，他还译有包括《蒂迈欧篇》在内的三部柏拉图的著作，还翻译了亚里士多德的《形而上学》《论灵魂》《论生与朽》及《物理学》的一部分。

到了1000年，几乎全部的古希腊医学、自然哲学及数学科学著作被译成阿拉伯文。在翻译整理古希腊、古罗马著作的过程中，阿拉伯人掌握了西方自然科学的传统，兼收并蓄了古希腊科学的思想和方法论，并对西方科学的传统框架进行了修正、拓展、阐释和应用。阿拉伯学者遵循古代希腊思想家关于医学需要哲学指导的教诲，重视对亚里士多德、盖仑和希波克拉底的思想和著作的重新修订和编撰。另外，阿拉伯文化中的实用性使他们在选择吸取西方文化时偏重实用科学。医学是一门实用价值极强的学科，它成为阿拉伯世界的首选科目。

二、阿拉伯医学的黄金时代

阿拉伯医学的黄金时代在 850—1050 年。随着横跨西亚和北非大帝国的建立，阿拉伯帝国迅速成为当时世界上最强盛的国家，成为世界文化交流的中心。阿拉伯科学文化的黄金时代其实就是东西方文化融会贯通的时代。当时游学之风普遍盛行于阿拉伯学者中。他们奔赴各地办校从事教育、传播知识，同时充分地利用被征服地区的固有文化资源，博取各地所长，开展学术文化的交流。阿拉伯人所征服的印度北部和波斯，曾长期受希腊、罗马统治的叙利亚、埃及和北非，都曾是世界文化的发祥地，拥有丰富的科学文化遗产。阿拉伯人从印度文化中吸收了文学、哲学、数学和天文学方面的营养，从波斯文化中吸收了文学和艺术方面的知识，从希腊化地区的文化中吸收了自然科学、艺术和建筑学知识，特别是哲学方面的智慧。值得一提的是，在阿拉伯与中国彼此交流的过程中，中国的医药学和绘画艺术对阿拉伯文化产生过较大的影响，尤其是中国造纸术的传入，对阿拉伯文化的发展产生了不可估量的促进作用。

黄金时代的特征是科学文化繁荣昌盛。当时阿拉伯的文化中心有巴格达、开罗和科尔多瓦。在这些城市，大型医院和医学院纷纷被建立。在科尔多瓦城中有成千的浴池，街道上铺上石砖，路旁有路灯，还有自亚历山大图书馆以来最大的图书馆。这更是一个名医辈出的时代。

（一）阿拉伯名医

1. 雷泽斯（A.B. Leizers，865—925 年，也译为拉齐） 波斯人，是这个时期最知名的学者之一。他是希波克拉底学派的忠实信徒，曾在巴格达学校学医，后来在巴格达成为一位名医和名教师，并任巴格达大医院院长。他因辨别出天花与麻疹而留名青史。他还是一位出色的化学家和哲学家。雷泽斯一生共计在医学、哲学、宗教、数学及天文方面著有 200 余部著作，其中有三部著作最为重要：以实用医学和治疗为主的百科全书式的《医学集成》、论述医学重要问题的《献与阿尔曼苏的医书》以及《说疫》。雷泽斯的著作在几个世纪中一直被认为是权威，而为许多国家的医生学习。

2. 阿维森纳（Avicenna，又称 Ibn Sina，980—1037 年） 阿拉伯文译为伊本·西纳，是中世纪阿拉伯最有影响力的科学家、哲学家、诗人和音乐家，也是阿拉伯医学黄金时代最著名的医生。欧洲人将其尊称为"医者之父"。阿维森纳是税务官之子，10 岁时就能背诵全部《古兰经》，被世人誉为神童。成年后在花剌子模（现在乌兹别克斯坦的一个州）和伊朗工作。他的著作多达 200 多种，其中《哲学与科学大全》是一部高水平的百科全书。阿维森纳的思想融合着基督教哲学家和神学家奥古斯汀（A. Augustinus）的思想。这也是许多中世纪经院哲学家思想中的一个基本要素。在医学领域，阿维森纳有两部代表作：《论治疗》和《医典》。12 世纪，阿维森纳的《论治疗》被部分译成拉丁文。在医学领域，阿维森纳享有的荣誉和地位堪与希波克拉底和盖仑相匹敌。在东方，阿维森纳在医学、哲学和神学方面的主导性影响持续了很长时期，至今在伊斯兰思想界内依然活跃。他集毕生的经验和知识完成的著作《医典》成为当时东西方权威、经典的医学著作（图 2-6）。阿维森纳不仅促进了阿拉伯医学的发展，对欧洲医学也有显著的影响。

3. 宰赫拉维（936—1013 年） 阿拉伯外科医生，著有《医学宝鉴》。该书总结了当时的外科知识，并配有 200 多种外科器械的插图。《医学宝鉴》对欧洲外科学发展的影响很大，成为欧洲外科学的基础之一。

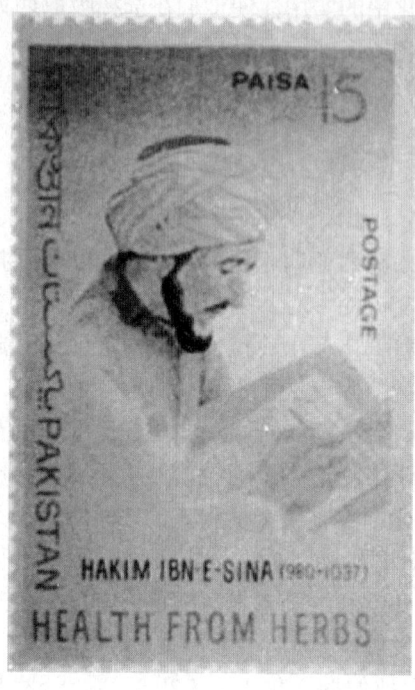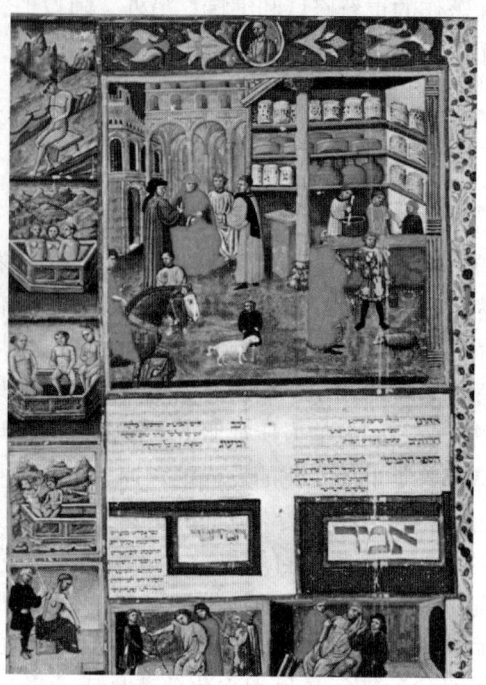

图 2-6　阿维森纳和《医典》

4. 麦久西（？—994年） 以《医学全书》而闻名。该书有许多新的贡献，如关于毛细血管系统的基本概念，并论证了分娩时婴儿不是自动出来，而是由子宫肌肉收缩推出等。

5. 贝塔尔（生卒年月不详） 以《药物学集成》和《医方汇编》著称。他在著作中介绍的药用植物就多达200多种。他还提出了药物学许多新知识。

（二）医学名著

1. 雷泽斯的《医学集成》《说疫》和《献与阿尔曼苏的医书》《医学集成》的作者为波斯人雷泽斯。《医学集成》是一部庞大的编纂品，囊括了10世纪初伊斯兰文化中的所有医学知识。这部著作总结了古希腊、波斯和印度的医学知识，并增添了许多新的医学成就，内容十分丰富，可以说是一部医学百科全书。1279年，西西里岛的犹太教医生法赖吉·本·萨林把这部著作译成了拉丁文，以后曾多次出版。《说疫》又译为《天花与麻疹》，是一本根据个人经验和临床观察写成的著作。从中我们得知雷泽斯已辨别出了两种传染病：天花与麻疹。《献与阿尔曼苏的医书》是一部关于医学重要问题的论文集，共10篇，内容涉及解剖学、生理学、皮肤病、热病、毒物、诊断、治疗和摄生等方面，其中第7篇"论一般外科学"和第9篇"论各种疾病的治疗"最有价值。此书在中世纪大学经常被引用和评论。

2. 阿维森纳的《医典》《医典》是阿维森纳医药学成就的集中体现，是医学史上最著名的医药学百科全书。《医典》直接继承了古希腊的医学遗产，在相当大的程度上尝试着将希波克拉底和盖仑的医学论著综合整理，还包括亚里士多德的生理学著作，同时也吸收了中国、印度和波斯等国的医药学成就，汇集了欧、亚两洲许多民族的医学成果，体现了当时世界医学和药物学的先进水平。《医典》问世后即被世界医学界奉为医学经典。在12—18世纪，欧洲很多大学采用《医典》作为医学教科书。著名医学教育家奥斯勒（W. Osler，1849—1919年）对《医典》的评价是"被当作医学'圣经'的时间比其他任何著作都要长"。《医典》也是现代医学产生的重要基础之一。

《医典》的基本思想建立在希波克拉底的体液学说上。全书分为五卷——生理、病理、卫生（一、二卷），诊断方法（三、四卷）及药物学（五卷）。该书详尽论述了疾病的起因、症状、诊断以及环境对疾病的影响等问题。

《医典》中记述了外伤的治疗、气管切开术和膀胱截石术；提出了用乙醇处理伤口；论述了结核病的传染性；对鼠疫、麻疹、天花、血吸虫病及肋膜炎等疾病也有不同程度的认识；叙述了排泄物检查的意义和实验过程。书中还有脉学的记载，把诊脉区分到48种之多，其中35种与中国脉学相同。英国学者李约瑟（N. Joseph）在《中国科学技术史》中谈到，"中国脉学的一部分可能是由阿维森纳传入西方的"。《医典》中讲述了营养学的观点，比如要想预防疾病，就应锻炼身体，要有足够的睡眠和合理的营养。作者认为被污染的水必须经过滤、煮沸和蒸馏才能饮用，特别强调含有铁的水对增强内脏以及防止胃病都是有益的。在治疗学方面，阿维森纳重视药物的作用。该书阐述了760种不同的药物，增添了许多动物、植物及矿物性药物，并提出金属化合物用于外用和内服。他首次提出用汞蒸气治疗病人，提倡各种物理疗法，如水疗、日光浴和吸气。此外，该书还记载了炼丹家使用的蒸馏法及乙醇制造法。这些方法推进了药物化学的进步。

12世纪，《医典》全书的拉丁文版面世，之后又有多种译本出版，并作为大学医学教育的教科书。直至17世纪末，在各国医生的心目中这部书依然是不容争辩的权威。各种译本使阿维森纳的思想能在西方得到更深远的传播。

三、阿拉伯医学的成就

阿拉伯医学从古希腊、波斯和印度的医学著作里汲取了丰富的营养。在阿拔斯王朝（750—1258年）时期，医学成为一门最普及的学问，上自王公大臣、下至平民百姓无不重视医学。阿拉伯医学的成就表现在以下几个方面。

（一）医院

阿拔斯王朝在各地广建医院。据史书记载，至10世纪中叶在帝国境内建有34所医院。医院分科很细，除了外科、内科、骨伤科和眼科外，还有专门的神经科和妇科。有些大医院还设有急救中心，各医院均附设药房。

中世纪的阿拉伯医院重视综合保健和心理治疗。医院一般建立在环境优美、空气新鲜的地方，院内整齐清洁。医院附设有娱乐室、浴室、图书室和讲演厅等。医院注意病人的饮食和营养，并将临床医学和医学教育相结合。学生一边在课堂上学习医学理论，一边在病房里进行临床实习。医院院长每天带着学生巡视病房，一边治病，一边讲解。

（二）医疗技术

10世纪时阿拉伯的临床医疗技术已经相当成熟，诊断分为问、验、切。"问"是问病史、病状和病因等，然后记录在病历上。"验"主要是验尿，观察其颜色、浓淡、污浊以及是否有异味。"切"是切脉。医生根据情况，对病人进行全身或局部的检查。

（三）外科技术

阿拉伯医生首创了消毒技术。古希腊医生认为伤口化脓是正常现象。阿维森纳反对此说法。他采用乙醇消毒伤口，使以往经久不愈的伤口在几天内即可愈合。做手术时阿拉伯医生首先使用麻醉方法。他们将海绵放入鸦片和颠茄液中浸泡，然后放在阳光下晒干，用时再浸湿，让病人去闻，待病人沉睡后再做手术。此法传到欧洲后，一直使用到18世纪。10世纪的阿拉

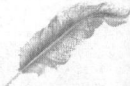

伯外科手术水平高超，能够施行开刀、剖痔、拔牙及切开气管，以及用猫肠线缝合伤口技术。阿拉伯医生做大手术时，由几位医生合作。一人负责麻醉，一人观察脉搏，一人消毒并用器械夹住伤口，一人主刀。外科治疗上的烧灼法是阿拉伯人的一大贡献。宰赫拉维（A.Q. Zahrawi, 936—1013年）教授学生用50余种治疗疾病的烧灼法，用烙铁灼烧伤口，去除癌细胞，打开脓肿，并发明了多种外科器械。

由于阿拉伯人对光学颇有研究，因而在眼科疾病的治疗上成就很大。《眼科十论》是18世纪以前欧洲眼科医生的必读书。

（四）对瘟疫的治疗

当欧洲人以为瘟疫是由天体相遇或上帝的愤怒造成时，阿拉伯人已经认识到瘟疫可以通过人体接触或血液来传染。对于伤寒和霍乱等传染病，阿拉伯医生已有较好的方法进行治疗并制止其蔓延。1372年，在阿拉伯医生的参与下，威尼斯城采取措施制止了瘟疫的蔓延。

（五）药房

阿拉伯在药学方面成就突出。如果说阿拉伯医学成果是建立在西方和东方文明国家的基础上，是继承和交融的产物的话，那么药房就是地地道道的阿拉伯产品。阿拉伯人是最早开设药厂和创办药剂学校的人，至今欧美留存的兼营苏打水及饮料的小药店就源自阿拉伯。阿拉伯人创办了世界上最早的药房。阿拉伯药房提供给病人各种奇妙的药，如乙醇、桂皮、砷、龙涎香脂、香膏与硼砂等。随着医药学的发展，人们对医生和药剂师的要求也在提高。阿拔斯王朝自第七位哈里发麦蒙起，便对医生和药剂师实行考核，考试不合格者一律不许营业。

（六）炼金术

炼金术是阿拉伯医学中的重大成就之一。西方学者认为，炼金术的源头可能来自两个地方——埃及与中国。炼金术的主要目的，一是将贱金属炼成贵金属，二是炼制长生不老之药。炼金术的关键在于寻找"炼金万能丹"或"哲人石"（点石成金）的配方。在实践过程中，炼金术士们发现并认识了诸种化学过程，如溶解、煅烧、熔化、蒸馏、腐化、发酵和升华。他们还制作了所需的仪器，包括用于加热和熔化的各式坩埚，用于蒸馏的净化瓶，各式长颈瓶以及用于熔化、混合、研磨和收集炼金物料的容器。

高度发达的阿拉伯炼金术为近代化学的起源积累了丰富的实践经验，并创制了宝贵的实验仪器。出生于8世纪的阿拉伯医生盖伯（Geber, 721—815年）是阿拉伯时期的炼金术权威，被誉为化学的始祖。他将升汞、硝酸和硝酸银用于医疗。

中世纪是阿拉伯文明建立并昌盛的时期，聪明的阿拉伯人积极汲取东西方文化中的优秀成分，使伊斯兰科学文化的发展从一开始就行走在古典西方的框架内，继承西方传统，因而阿拉伯文化自身发展的过程也是保存和传播西方传统科学文化的过程。

第四节　前近代西方医学建制化的开端

长期以来，"中世纪"被冠以"黑暗"的头衔。这个词最早出现在14—16世纪意大利文艺复兴时期的人文学者的笔下。然而，目前人们认为这一看法并不准确。古典文化并没有因为战争和野蛮民族的入侵而完全丧失，教会修道院和阿拉伯学者以各自的形式保存了一部分古代文化。这些构成了中世纪欧洲文化和科学文明迈向启蒙时代的基础。实际上，医学知识的积累和医学世俗化就是在修道院内由修道士逐步形成的，最终表现为医院的出现和大学医学教育的兴起。

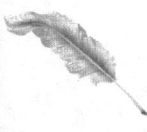

一、从修道院医院到世俗医院的建立

修道院医院沿袭了古代东方和希腊的惯例。最早的医院建在寺院周围，如希腊的阿斯克雷庇亚神庙。在中世纪，唯有宗教团体会伸出援助之手接待和救助病人，这也使修道院修道士获得了社会和世俗的尊重，使修道院成为避难所。另外，对于被社会抛弃的传染病病人，如麻风和鼠疫病人，教会也是主动热诚地相助。修道院和大教堂的医生在提供食品、庇护和祈祷的同时，也用草药为人治病。

拉丁文"hosptialia"原意是指旅馆或客栈，最初收留老人、孤儿、残疾人以及被社会和家庭抛弃的病人，后来演化为专供病人居住的地方，此即英文"hospital"的由来。最早能确证的基督教的医院是6世纪位于君士坦丁堡的桑普松医院（Sampson Hospital）。

到了12—13世纪，医院模式作为一种医疗机构在欧洲迅速扩展开来。在欧洲的许多小镇上都能发现医院。这些医院或大或小。有的有几百张床位，有的只能收容几个病人；有教会办的，也有普通人办的。伦敦教会资助的圣·巴托罗缪医院（St. Bartholomew Hospital，1123年创）和圣·托马斯医院（St. Thomas Hospital，1215年创）就是在这一时期创建的。中世纪修建的医院非常华丽。法国路易九世（Louix IX）的姐姐马格丽特（Marguerite）建造的医院配有圆形的天花板，四周有明亮的大窗户，砖石铺地，长廊围绕，每个病床间都有活动的隔板。这种布局与现代医院相差无几。13世纪罗马教皇伊诺森特三世（Innocent III）特意召集了众多的建筑设计师在罗马建造了大型的圣多·斯比利多医院（Santo Spiroito Hospital）。以此为例，各地的主教都在自己的管辖区内建造医院。11世纪的罗马有4所医院，至12世纪增加了6所，到13世纪已达到13所。

二、萨勒诺医学中心与医学教育

11世纪以前，医生大多是在修道院和寺院中培养的。从修道院图书馆收藏的医学著作判断，医学知识的传授均采用问答方式。在理论上，医学教育完全遵循经院哲学，受训者必须死记希波克拉底、盖仑和阿维森纳的教条。医生的医疗实践也是仅仅是从书本上获得的。中世纪的医学教育是交互式的，课文简短。学生主要的学习方法是记住教师的话，要全神贯注，不推崇广泛阅读。

那个时代最引人注意的进步是位于意大利西海岸那不勒斯南部的萨勒诺医学校（Schola Medica Salernitania）。萨勒诺医学校最早在9世纪被人提及，它的建立和发展颇具争论。据说它是由四位医生创办的。在这四位医生中，有一位希腊人、一位拉丁人、一位犹太人和一位萨拉逊人。尽管它靠近修道院，但没有受到任何教会的恩惠和影响，完全是一个世俗机构。人们将萨勒诺称为"希波克拉底之国"（Civitas Hippocratica），认为萨勒诺医学校不只是一所学校，而是当时兴盛于该地区的由医学校、医院和医学学者构成的医学中心，因为在萨勒诺医学院聚集了世界各地的学者。

学校的鼎盛期在1100—1300年。医学学校包括3年逻辑学、5年医学（包括外科和解剖）及1年临床实践。学校的一大特征是承担了阿拉伯医学文化西传的责任，代表人物为康斯坦丁纳斯（A. Constantinus）。他曾远行于印度、叙利亚、埃塞俄比亚和埃及。他热爱学术，精通东方语言，他从阿拉伯文翻译了希波克拉底的《格言》和盖仑的《小技》。这一时期还有两位享有盛名的萨勒诺医生。他们是著名的眼科学家格拉萨斯（B. Grassus）和诊断学专家以撒·犹大（Isaac Judaeus）。维纽塔斯用拉丁文撰写了《实用眼科》（*Practica Oculorum*）。这是一部关

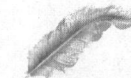

于眼科疾病和眼睛构造的解剖学著作。以撒·犹大是萨勒诺的验尿专家。他对尿的颜色、密度和成分都做了仔细的研究，对各种云状物和沉淀物做了观察，并作出推测。

萨勒诺医学校接纳女性学生，甚至聘请女性担当教师。学校设产科学，并于1050年特罗特拉撰写了产科学著作。在创建萨勒诺医学校之前，人体解剖是不被允许的，教授解剖学时完全是纸上谈兵。萨勒诺医学校开创了利用动物做解剖学研究，主要是在猪身上进行系统的研究。科弗（Kopho）撰写了第一部解剖学教科书。外科学教科书也最早见于萨勒诺医学校。该校外科学家罗格尔（Roger）编写了外科学讲义。该书在之后的三个世纪中一直被奉为经典，并出版多次。该校最出名的著作是《萨勒诺摄生法》（*Regimen Sanitatis Salernitanum*），前后约出了300版，并一直沿用到19世纪中叶。这本由百余句小诗构成的书，建议通过食物、休息、睡觉和锻炼维护身体健康。此外，本书还介绍了草药疗法的应用，规劝人们要适度行事。它读起来就像《家庭医生手册》。1221年，腓特烈二世（Friedrich Ⅱ）专门将颁发医师行医执照的特权授予该校，强调任何人不得从事医学治疗，除非他获得了萨勒诺医学校的学位。

良好的学习和研究环境，使学者能在萨勒诺医学校以冷静的批判精神和热情的态度发现古代成就，萨勒诺医学校成为了文艺复兴的摇篮地之一。

三、大学的兴起

"大学"一词，原意是为了互助和出于自我保护的目的仿照手艺人行会的方式组成的教师或学生的团体（或协会）。要想确定大学起源的确切日期是不可能的。理由很简单，最初大学的形成经历了一个相当长的时期。最早建立的大学是教会教育延伸的产物，而其壮大与城市的发展密切相关。11世纪前，典型的城市学校规模还很小，仅有一位学者或老师带10个或20个学生。12世纪初，大量学生从各地成群地涌进有好学校的城市。这些城市往往在医学、法学或神学等特别的科目上享有盛誉。欧洲第一批出现的大学有：巴黎大学（1150年创建）、波伦亚大学（1158年创建）、牛津大学（1167年创建）、蒙彼利埃大学（1181年创建）、剑桥大学（1209年创建）及帕多瓦大学（1222年创建）等。大学一般可分为三类：第一类是由社会支持的，如波伦亚大学，由自治和民主的组织管理，校长由学生选任；第二类由国王建立，属于国立大学；第三类是教会大学，其中以巴黎大学和伦敦大学为代表，由教会直接控制，早期的教师由牧师担任（图2-7）。

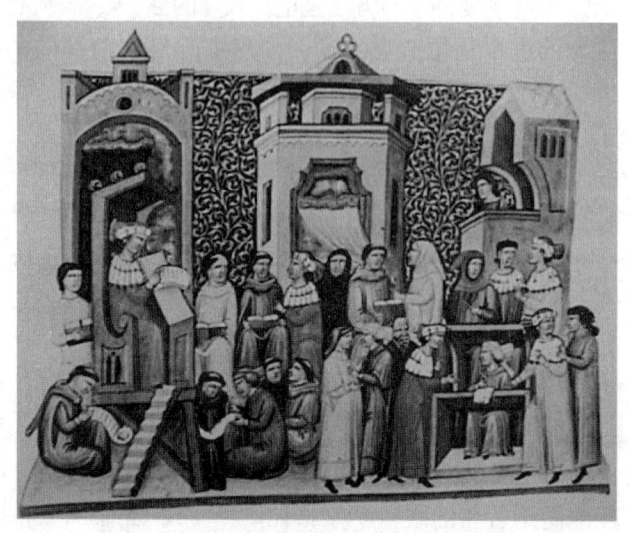

图 2-7　中世纪的大学

大学之间一开始就有显著的差别，特别是在欧洲南方和北方的大学之间存在着差别。意大利和法国南部的大学一般仿效波伦亚大学，北欧的大学一般把巴黎大学作为它们的楷模。北欧的教育掌握在教会手里。年轻教士在学校的学生中占很大的比例，教会对大学也有相当大的管理权。在意大利，世俗力量更大一些。基督教神学在意大利的大学中只起着次要的作用，主要使人感兴趣的学科是医学和法学。

早期，中世纪大学只设神学系、法律系和医学系，这样的建制延续了多个世纪。大学由"七艺"构成，包括三科（文法、修辞及逻辑学）和四学（算术、几何、天文学和音乐），哲学和法律是单独教授。当时的医学教育形式与现在不同。通常学校是以纯理论的方式教授医学，医学是作为哲学的一部分来讲解。13世纪以后，萨勒诺医学校逐渐黯然失色，取而代之的是法国的蒙彼利埃大学，其医学教育独放异彩。蒙彼利埃大学在欧洲医学占有重要的地位，它的医学教育是独立进行的。世界各地许多有名望的医生或是访问该校或到那里做学生。中世纪另一个有代表性的医学校是南意大利的博洛尼亚大学。当时人体解剖已逐渐被允许，但真正的人体解剖学研究是在博洛尼亚大学开始的。该校的蒙迪诺（Mondino，1275—1326年）是欧洲的解剖权威。1315年他公开解剖过一具女尸，1316年他出版了解剖学的教科书《解剖学》，其中许多内容是基于人体解剖。该书流行甚广，发行了23版。蒙迪诺成为文艺复兴前最早公开解剖的学者。

中世纪大学的教学方法，除了要求学生死记硬背外，教师和学生间也可进行讨论。12世纪时的医学教学模式是一种被称为阿的西拉（Articella）的课程设置体系。该体系由四门课组成，即"医学概论""医学全书""医论"以及希波克拉底与盖仑的著作。至14世纪，阿拉伯医学著作被引入，使医学教育和课程内容得以丰富。以波伦亚大学为例，通常上午是医学理论课，下午是医学实践课，主要是以阿维森纳、盖仑和希波克拉底的著作为授课的内容。

在教学中还有一门与医学相关的课程——占星术。这也是大学的课程之一。在希腊文化中，占星术观念得到了各种哲学体系的支持。14世纪，博洛尼亚大学专门设有讲述占星学的教授。当时的观点认为，瘟疫和疾病是由于天象和行星的变化导致的。巴黎大学的教授甚至就彗星是否是流行病的前兆、月亮是否对人体有影响等问题进行过探讨。作为自然哲学的一部分，占星术一直繁荣到17世纪。

中世纪的大学毕业生可被授予学士、硕士和博士三种称号。波伦亚大学和巴黎大学学生人数最多时达5000人，牛津大学和剑桥大学的总人数达3000人左右。就是这一群受过教育的人为中世纪向文艺复兴的过渡做好了知识上的准备，从而促使欧洲进入启蒙时代。

第五节　瘟疫与卫生检疫

传染病对人类生活和文明进程的影响常被史学家所忽视，但中世纪肆虐欧洲大陆的流行病及其影响是不容忽视的。瘟疫不仅夺去了数千万人的生命，而且也引发了宗教信仰、政治、经济和医药卫生的危机。

一、传染病的流行

（一）麻风

最早开始的是流行于西欧诸国的麻风，时间在6—7世纪。随着十字军东征，其势变得凶猛，到13世纪时达到顶峰。当时人们对付麻风的方法就是建立隔离院，将病人收容起来，禁

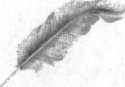

止病人随意外出,仅在法国就有2000余所麻风病院。到了1225年,整个欧洲有近2万所这样的机构。麻风病人因其形象丑恶和恐怖而遭到社会的遗弃。然而,14世纪麻风悄然绝迹,就像突然而至的梅毒一样,至今依然令科学家感到困惑。

(二)梅毒

梅毒早已在原始人的骸骨上留下了印记。1493年梅毒肆虐欧洲大陆,首先在巴塞罗那传播,随即引起恐慌。鉴于梅毒传播方式的特殊性,各国便以假想名来称呼它,以保全自己国家的名誉。意大利人说它是法国病,法国人认为是意大利病或西班牙病,荷兰人说是西班牙疮,西班牙抱怨是波兰疮。于是疾病也由一国传到另一国,很快就在欧洲蔓延开来。当时一个更为普遍而又可推脱罪名的说法是,哥伦布和他的同伴们将梅毒从新大陆带回了欧洲。哥伦布在征服新大陆的同时,将欧洲的各种传染病带给了那些未开化、未受传染病侵染的土著居民,直接破坏了美洲大陆的自然和生态环境,导致人口急骤下降。梅毒便是新大陆对欧洲征服者的报复。

(三)"圣·安托尼之火"

所谓的"圣·安托尼之火"(St. Anthony's fire)即麦角中毒。生长在沼泽地的裸麦在多雨的夏季腐烂,被制成面包后食用会造成中毒。病人出现非常严重的红色皮症。该病先是流行于法国和荷兰,之后扩大到欧洲诸国。在第一次十字军东征时期,麦角中毒颇为流行,死亡率极高。这种恐惧影响了长期航海的水手达数百年。

(四)黑死病

黑死病也称鼠疫,是由鼠疫耶尔森菌引起的自然疫源性疾病。鼠疫肇始于1345年,截至1352年鼠疫消退,它让欧洲和中东的人口在极短的时间内从1亿减少到了8000万。这场被后世称作"黑死病""大灭绝"(Great Dying)或"大瘟疫"(Great Pestilence)的浩劫给从公元前5000年开始的地球人口长期增长的进程横切了一刀,其造成的人口损失需要150年才得以恢复。这场灾难几乎毁灭了三分之一的欧洲人口,使11世纪开始繁荣起来的欧洲城市化为荒凉之地(图2-8)。鼠疫与佛罗伦萨联系密切。这是因为佛罗伦萨在那些年里遭受了最为沉

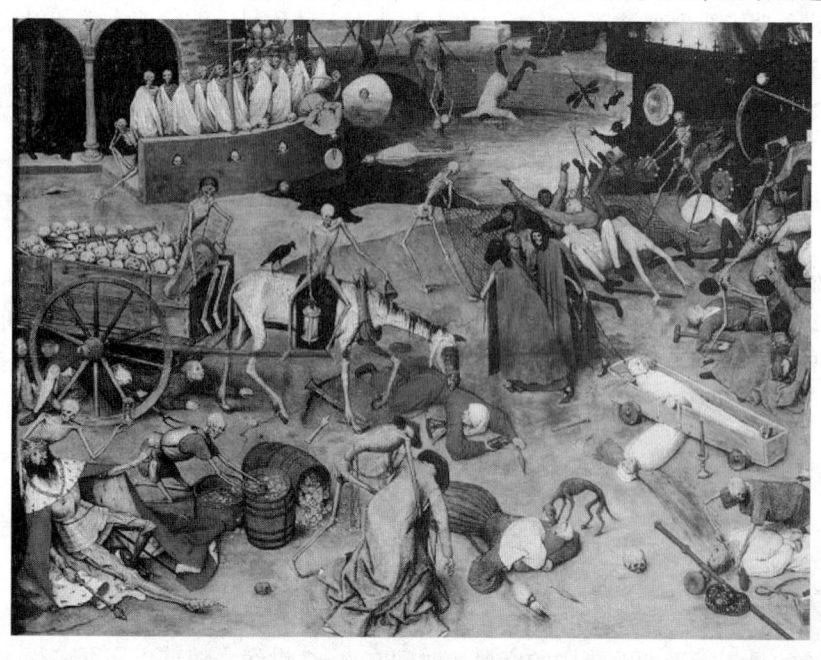

图2-8 《死神之凯旋》(描绘了黑死病的流行)

(尼德兰画家老勃鲁盖尔(P. Brughel)绘于1562年,收藏于马德里普拉多艺术馆)

重的打击，因此，鼠疫有时也被称为"佛罗伦萨瘟疫"。文艺复兴时期的著名作家薄伽丘（G. Boccaccio，1313—1375年）目睹了当时的情形，将其记录在了他的名著《十日谈》中："鼻血是死亡的前兆。男人和女人先是在大腿内侧和腋下生出无名的肿块，有的像苹果和鸡蛋一样大……肿块从这两处地方蔓延到全身。然后出现黑色斑点，尤其是手臂和大腿上，密密麻麻。几乎所有出现症状的人三日内必死，侥幸活着的人聚集到安全的房子里，把自己关起来，小心翼翼地苟活。"《十日谈》不仅是文艺复兴时期的文学代表作，也是历史学家和医史学家了解14世纪欧洲鼠疫的经典之作。它详细、准确地描述了横扫欧洲许多地区的鼠疫，留下了真实的历史纪录。

（五）其他流行病

被人们喻为"死神"的鼠疫不仅使社会经济和生活陷入动荡不安的局面，而且在人们的生理和心理上留下了严重的后遗症。在鼠疫之后，出现了精神性流行病，并出现了坏血病、舞蹈病和英格兰出汗病的大流行。舞蹈病与宗教的狂热和身体缺陷有关。14世纪在比利时和荷兰等地流行舞蹈病。一群人围在一起不间断地集体跳舞，一直跳到人浑身出血而死。1597年，在西班牙的马德里还出现过一种据说是"非传染性"的疾病。病人的腹股沟、喉部和腋下出现肿大。病人发热后，要么立即死亡，要么要等五六天慢慢恢复健康。14世纪初，欧洲进入各种灾难时期，频繁发生的饥荒使居民疲弱不堪，更容易受各种流行病的侵袭。接连不断的战争一方面造成政治混乱，另一方面加速了传染病的流行。瘟疫在欧洲还引发了鞭笞者运动、灭巫运动和迫害犹太人运动。鼠疫让欧洲人坚信《旧约》中所预言的末日审判即将到来，赎罪情结推动了鞭笞者运动。成百万的欧洲人卷入自我鞭笞和自我戕害的浩大行列。成群结队的半裸男女互相鞭笞着，在乡镇附近走来走去。人们还认为，女巫勾结魔鬼对牲畜施法是造成瘟疫产生的原因。这种谣言引发了漫长的虐杀女巫运动，大批"问题女人"在经历酷刑之后被烧死。当时还有一种说法，疾病是由于水源中毒造成的，并认为是麻风病人和犹太人所为。于是愤怒的人群常常会失去控制，审判并烧死犹太人。整个欧洲社会陷入了自虐和他虐、被杀和他杀的集体歇斯底里中。

当鼠疫无法遏制地在欧洲大陆横行时，中世纪的帷幕也就此落下了。无论是主教、贵族、商人还是穷人，都无法逃脱这种瘟疫的屠戮。鼠疫直接导致欧洲发生某些结构性的变化，大量神父染病死亡，动摇了"瘟疫是上帝对罪人的惩罚"这一基本信念。在医学领域，人们开始放弃信仰疗法，试图用世俗的方法解决威胁人类生命的问题，研究抵制瘟疫的措施。政府颁布了卫生法令和法规，严格规定城市生活的卫生准则，有效地遏止了疾病的传播。人类在被疾病和灾难肆虐的废墟上开始重建文明。

二、卫生检疫制度的建立

19世纪以前，传染是指通过接触而传病。"疫病"被认为是上帝迁怒于人间的罪人所给予的惩罚，或是从星象学上予以解释，如鼠疫是1345年3月24日土星、木星和火星会合的产物。以四体液为基础的西方传统医学没有有效的措施来对付传染病。当时，博学的医生为了使弥漫鼠疫的空气清洁，劝告民众使用强烈的臭味来"以毒攻毒"，即让病人空着肚子在厕所中吸几个小时的臭气。主要的治疗方法是以芦荟丸畅通大便，用放血来减少血液，以焚火来消毒空气，以番泻叶和一些馥香之物疏通心胸，以杏仁丸剂不定期安神和气，以酸物来抵御腐败，以吸血器刺割或烧灼对付脓肿，或者是将脓肿刺开，以治疗溃疡的方式进行治疗，并用无花果与洋葱混入酵母菌涂抹伤口。

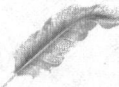

1374年威尼斯首先颁布，所有的来往客商，无论是已受传染者还是有感染嫌疑者，一律不准进城。1377年，在亚得里亚海东岸的拉古萨共和国颁布了对海员的管理规则，将距离城市和海港相当远的地方指定为登陆之所。所有被疑为鼠疫传染者需要在空气新鲜、阳光充足的环境里停留30天才准入境。这种办法被称为"Trentina"。后来人们担心30天不够。根据《圣经》和炼金术家的记载，40天为一个哲学月，会出现奇迹，于是又延长到40天，称为"四旬斋"（Quarantenaria）。这也就是我们现代的通用名词"海港检疫"（Quarantine）的来历。1383年，马赛特设了海港检疫站。

从11世纪开始，欧洲教会专设隔离院收容麻风病人。病人被安顿在城外指定的地方，实行隔离。这一收容隔离机构逐步演化为疗养和治疗场所，是"医院"的雏形。欧洲各国政府在对付这场灾难时担当了重要的作用。自鼠疫发生后，许多地方的市政当局规定：所有存在传染嫌疑的房屋都要通风和熏蒸，室内家具必须在日光中暴晒消毒，有传染可能的衣服与被单等必须全部焚烧。

由政府立法和管理的公共卫生开始大规模、有组织地实施，向民众普及预防医学和公共卫生知识，改善城市规划，倡导良好的生活方式，流行病预防的思想开始深入人心。

第六节 中国医学的发展与争鸣

960年，赵匡胤建立了宋王朝，定都汴梁（今开封）。同期北方的契丹、党项和女真等少数民族分别在东北和西北建立了辽、西夏及金政权，与宋朝对峙。1125年，女真族灭辽国。1126年，攻占了宋都城，徽、钦二帝被掳。1127年，徽宗第九子康王赵构迁都于临安（今杭州），建立了偏安江南的政权，至1279年灭亡。历史上将960—1127年称为北宋，1127—1279年称为南宋。

1206年，铁木真统一蒙古各部，建立蒙古国，被尊称为成吉思汗。成吉思汗之孙忽必烈于1271年改蒙古国号为大元，迁都至大都（今北京）。1279年元灭南宋，结束了数百年藩镇割据和多民族政权并存的局面，中国重归统一。

宋代是中国科技文化发展的重要阶段，火药、指南针及印刷术的发明和应用，对于历史的发展乃至整个人类文明进程都有着非常重大的意义。

指南针被应用于航海，推动了中国航海事业的进步。中国的瓷器和茶叶等大量出口，南亚、中亚和阿拉伯各国所产的药物和香料等输入中国。造纸术和活字印刷术的发明应用使宋朝的文化事业十分发达。继唐代发明雕版印刷之后，北宋中期毕昇又发明了胶泥活字印刷，1298年王祯又创造了木活字与排字盘。这是印刷史上的重大进步。

这一时期，政府多次组织官员和学者大规模集体编撰医书。文人墨客的著作大量涌现也促进了印刷业的发展。同时，医家对《黄帝内经》《黄帝针灸甲乙经》《伤寒杂病论》《脉经》《外台秘要》《金匮要略》《诸病源候论》《备急千金要方》及《千金翼方》等十余部医药书籍进行了重新修订和整理。这一举措使得许多濒临亡佚的重要医籍得以保存，流传至今。

宋代多文官统治，重视文士的培养和选拔，读书人的社会地位得到了提高。一部分文士进入医学队伍，出现"儒医"群体，医家结构发生了变化，无论对医药理论的发展还是临床经验的总结都起到了有利的推动作用，如政治家王安石、文学家苏轼及科学家沈括等皆通晓医学。文化事业的发展和医学队伍层次的提高对医学的发展起到了重要作用。

两宋时期的统治阶级信奉道教，在此影响下，这一时期出版的医学书籍如《圣济经》和《圣济总录》等中有相当篇幅反映了道教的思想内容。其中《圣济总录》记载的"五运六气学说"曾在当时产生了很大的影响。

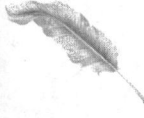

金元时期，由于女真族和蒙古族的向南发展，使得各民族间的政治、经济和文化交流大大增加，民族融合成为历史必然。该时期是继五代十国之后又一次民族大融合，各民族不仅在政治和文化上深受汉族的影响，在医学方面也相互交流。如重熙（1032—1055年）初，契丹人耶律庶成奉兴宗之命翻译汉文医著《方脉》，汉族医学在契丹得到了普及和推广。

元朝忽必烈实行中央集权统治，特别是行省制度的确立从政治制度上保证了其中央权力，巩固了国家统一。随着元朝的向北和向西扩展，中国版图达到了空前的辽阔，影响力波及欧、亚及非三洲。蒙古军西征，使很多波斯人和阿拉伯人来到中国。这些来自信奉伊斯兰教地区的人在这里定居后，被称为"回回"。经过同汉、蒙等民族的人相互通婚，逐渐形成回族这一民族大家庭中的新成员。

医学上，金元时期战争频繁，人口多流动，疫病广泛流行，过去对病因、病机的解释和当时盛行的医方已不能适应临床需要。以"金元四家"为代表的医家相继兴起，创立了各具特色的理论学说。他们在医学理论和医术方面勇于创新，各成一体，并展开学术争鸣，延续至明、清两代。

一、医学理论的发展

（一）基础医学理论的研究

1.《伤寒论》的整理研究　宋代对《伤寒论》的研究更为深入和普遍，较唐代有很大的进展。有很多著名医家致力于此，涌现出一大批以"伤寒"为题的研究著作。其中比较著名的有韩祗和的《伤寒微旨论》（1086年）。本书专门论述和分析《伤寒论》的辨证用药，颇有建树。其他如庞安时的《伤寒总病论》（1100年）、朱肱的《伤寒类证活人书》（1107年）以及许叔微的《伤寒百证歌》（1132年）等对张仲景的学说都有所发扬。其中《伤寒类证活人书》通俗易懂，论述较为全面，出版后流行很广，后世的评价很高。宋代对《伤寒论》研究的特点是注重临床实践的应用，而不是原文的注释和对真伪的考证等。其著作中的条文往往选自原著，但方药多选用其他著作及本人的经验。医家们使用的方法很丰富，如六经分证、以方类证、以法类证、以病类证、以经络释六经以及以八纲释六经等。

金元时期对《伤寒论》的研究虽不如两宋时期成绩突出，但也有成无己的《注解伤寒论》（1144年）问世。这是第一部全面逐条注释《伤寒论》的著作，流传很广。另外，王好古的《阴证略例》（1236年）提出了伤寒阴证的新见解。马宗素的《伤寒医鉴》（约1234年）及镏洪的《河间伤寒心要》（约1234年）等都是以"伤寒"为题论述温热病。

2. 运气学说的兴盛　《黄帝内经素问》中的《天元纪大论篇》《五运行大论篇》《六微旨大论篇》《气交变大论篇》《五常政大论篇》《六元正纪大论篇》和《至真要大论篇》七篇大论，被后世称为"运气七篇"。其比较集中地、全面地、系统地介绍了中医学中的理论基础气化学说，即"运气学说"。该学说是以"五运六气"预测疾病发展和轻重的一种学说，形成时间较早，唐前影响很小。自唐代王冰将"运气七篇"注《黄帝内经素问》中并加以注解阐明后，逐渐为人所知，并受到重视。后有《素问六气玄珠密语》和《天元玉册》对"运气七篇"中的某些概念和原理进一步阐述和发挥。至宋中期，随着中央政府设立的"校正医书局"在全国范围内颁行注有"运气七篇"的《黄帝内经素问》，该学说的影响力大大提高，并在北宋末年进入鼎盛阶段。

运气学说的基本内容是将纪年所用的天干（甲、乙、丙、丁、戊、己、庚、辛、壬、癸）、地支（子、丑、寅、卯、辰、巳、午、未、申、酉、戌、亥）、五运（金、木、水、火、土）

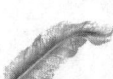

和六气（风、寒、暑、湿、燥、火）联系起来。根据纪年的干支推定岁气，更由岁气推定某年的某气胜，易得何种疾病，并且定以施治的原则与方法。运气学说对中医理论和实践的发展均有一定影响和推动。北宋科学家沈括率先明确提出运气的常变之辨，阐明气候及病候的出现有常有变，运气所决定的是规律性的气候病候，而在其之外还有特异性的变化。因此，在应用运气学说时，就不能胶执于定法，不知变通，而应结合其时其地的具体气候和病候来加以解释。

3. 病因诊断学的进展 在病因学方面，宋代医学家对以往病因学说进行重新归纳，提出了"三因学说"。南宋医家陈无择在其著作《三因极一病证方论》中，按病因来源和致病过程等将病因归为三大类：①外因，指气候因素，即六淫，也包括疫疠之气。②内因，指情志因素，即七情。③不内外因，指内因及外因之外的所有因素，包括不恰当的饮食、劳累、房事、外伤和事故等。这是对病因学所作的更全面、更切合实际的创造性整理分类。

（二）"金元四家"和张元素

宋金元时期，人口的流动性大大增强，导致病疫增多。随着不同地域、医疗背景的医家对疾病认识的加深，积累了各具特色的临床经验，在医家中产生了"古方新病不相能"的观点，出现了医学史上多家学术争鸣的局面。这一时期的医家通过自身的临床实践体会，提出各自的理论主张，颇具代表性的是"金元四家"和张元素。他们的出现开创了中国医学理论发展的新局面，标志着中国的医学学术思想已发展到了一个新阶段。

1. 刘完素与寒凉派 刘完素（1110—1200 年），字守真，金代河间（今河北省河间市）人，是金元学派中较早、影响较大的人。当时中国北方热性病流行，他针对性地提出了"火热论"，主张辨证施治，认为火热可导致人体多种疾病。在六气之中，火热往往是产生风、湿、燥、寒的原因之一；而在病理变化中，风、湿、燥、寒又往往化热生火。临床上，他提出了"降心火，益肾水"的火热病治疗原则，主张多用寒凉药物，突破旧法，提高疗效，对后世治疗热性病多有启发。后人认为他是"寒凉派"代表。刘完素对"运气学说"亦有研究。他认为运气分主四时，但有常有变，反对机械搬用，并批判了运气学说的宿命论观点，要注意甄别疾病的本质与假象。

2. 张从正与攻下派 张从正（1156—1228 年），字子和，金代考城（今河南省兰考县）人。他主张造成疾病的原因可自外而入，也可由内而生，皆为"邪气"。他主张治疗原则以"攻病除邪"为首要，并提出汗、吐、下攻病三法。凡在上之邪，可以用汗法治疗；在中之邪，凡风痰宿食，可用涌吐方法治疗；在下之邪，可用泻下方法治疗。张从正同时扩大了三法的含义与临床应用范围。因为他也善用攻法，故后人称之为"攻下派"。然而，他虽善于攻下，但并非无补，而是先攻后补，寓补于攻。他认为凡有助于五脏的，均可谓之补，认为有"平补、峻补、温补、寒补、筋力之补、房事之补"六种补法，同时也重视食补。这种观点对临床实践有一定的指导作用。

3. 李杲与补土派 李杲（1180—1251 年），字明之，号东垣，金代真定（今河北省正定县）人，"内伤学说"的提出者。他主张对外感病与内伤病必须详细分辨。外感之邪为风寒之邪，可以伤及筋骨受病；内伤之病为饮食环节、劳役所伤，所伤在于脾胃之气。他认为使人致内伤病的原因很多，饮食不节、起居不时、辛劳过度或精神刺激均能导致。他强调脾胃对人体生理活动的重要性，提出"内伤脾胃，百病由生"的主张。所以他治病时多采用"补益脾胃、升举中气"的方法，因而后世称之为"补土派"。该学派在日本亦有影响。

4. 朱震亨与滋阴派 朱震亨（1281—1358 年），字彦修，别号丹溪，元代义乌（今浙江省义乌市）人。其代表性医学理论观点为"阳常有余阴常不足"和"相火论"，对后世颇有影响。该学说是对刘完素"火热论"的进一步发展。他根据天大地小、日圆月缺的自然规律及人体阴精迟至而早衰的生理现象，从生理、病理到摄生调养等方面把人体"气常有余血常不足，阳常有余阴常不足"的结论提高到了重要位置。所谓"阴不足"，首先是指肾精难成而易亏；所谓"阳有余"，首先是指肝肾相火容易妄动。其结合《黄帝内经》中关于人身的相火有常有变之理，认为相火之常属生理，相火之变为病理。他认为体内的相火易因情欲过盛而妄动，相火妄动必然损耗人身之精血，因此主张避免相火妄动，节制情欲和色欲等，以保养"阴分"。其在临床上善用"滋阴降火"之法，创制了滋阴降火之剂，故被称为"滋阴派"。该学派在日本亦有影响。

"金元四家"的出现、发展和争鸣是金元时期医学理论发展的一大特色，其产生有多方面原因：一方面，当时动荡的社会环境、频繁流动的人口以及当政者对医学思想的宽松态度，在客观上有助于医学争鸣；另一方面，当时的医家在传承了前代医学经典思想的基础上，能因人、因地不同，结合自身经验，从主观上在医学理论和临床治疗上大胆创新。争鸣的出现，对后世的中医学发展产生了重要影响。

5. 张元素　张元素（1151—1234年），字洁古，金代易州（今河北省易县）人，代表著作有《医学启源》《珍珠囊》及《脏腑标本虚实寒热用药式》。后人并未把他列入"金元四家"，但实际上他的贡献并不小于"金元四家"。张元素与刘完素是同时代人，但医名不如刘完素，因治愈刘完素的伤寒而医名大振，两人的交往也日渐频繁。张元素治病不用古方，自为家法，他提出了"运气不齐，古今异轨，古方今病，不相能也"的见解，其本人也以善制新方和化裁古方而闻名。

在诊断上，张元素重视脏腑辨证。在治疗上，他重视温补疗法。他拟定了"脏腑标本虚实寒热用药式"，对脏腑的辨证用药都按温凉补泻加以归纳。由于他的治疗方法重视调理脾胃而自成一派，故被称为"易水学派"。在遣方用药上，张元素重视药物气味，制方以药物气味与病机相协调为准则。他还提出了"药物归经说"和"引经报使说"。"归经"和"引经"既相互联系，又有区别。"归经"是指某药入某经，对治疗该经之病效果显著。"引经"也是指某药入某经，但主要作用是引其他药入该经，起向导的作用。他认为，如果恰当地运用"归经"和"引经"的药物，做到"药性有专司，制方有专主"，就会提高疗效。自此，"药物归经"和"引经报使"成为中医学临床用药的原则之一。

二、医事制度和医学教育的发展

宋代医事制度在唐制的基础上有了一定的革新，主要体现在医事行政与医学教育分别管理，各设机构。翰林医官院主管医政和医疗，太医局则为管理医学教育、培养医学人才的机构。宋代的改革将医事行政和医学教育分开运行，有利于提高医药行政管理的效率和培养专业的医学人才队伍。

（一）医事制度

1. 医事机构　翰林医官院是宋代医疗兼行政管理的中央机构，掌供朝廷医药，治疗内廷和朝臣疾病，以及对军旅、学校及民间病疫派遣医官治疗。宋代，无论中央医事机构还是地方各州医官制，都逐步完善起来。同时，为了实现中央与地方医疗资源的平衡，逐步建立起来一套完整的驻泊医官制度，向州县派遣医生。金代合并宋代翰林医官院和太医局，同时设置太医院，掌管中医药相关事宜及所辖医科。

2. 药政机构及国家药局　两宋至金元时期，药物管理均设有尚药局和御药院。尚药局专门负责御药、和剂与诊疗疾病。御药院即负责皇帝的药方，多由宦官主管。

北宋熙宁九年（1076年），由政府控制药品贸易改为国家专营。在开封设立太医局卖药所（向百姓出售药品），到崇宁二年（1103年）已有五处。另设修合药所两处（负责药物的炮制与加工），一般是药物经修合药所加工后由卖药所出售。所售药物质优价廉，颇受群众的欢迎。后改卖药所为医药惠民局，修合药所为医药和剂惠民局。

南宋设和剂局（1130年），全国各州县均效仿成立药局，在疾病流行期间免费供应药物。官药局的创办不仅推广了局方和成药的应用，而且统一了配方和制剂。元丰元年（1078年）编成《太医局方》10卷，为《和剂局方》的前身，为世界上最早的药局方。后来随着和剂局不断扩充，各朝代逐年都有局方加入，编成药局方书《太平惠民和剂局方》22卷，分14门，载方788首，流行200多年。然而，随着宋政府的腐败，官药局也逐渐改变了性质，官商勾结，营私舞弊，药品质量低劣，药料亏损，以假充真，使原来的福利机构变成了官吏贪污、投机发财的好去处。人民气愤地把惠民局称作"惠官局"，把和剂局称作"和吏局"。

元代疆域空前扩大，横跨欧、亚两洲，在都城多有外国人居住，元政府设广惠司（1270年），以阿拉伯医生问诊治病，专用回族药物，以满足需要。1292年，在都城和多伦各设"回回药物院"一所，专卖阿拉伯药。13世纪时，阿拉伯医学是西方医学的代表，因此，与阿拉伯医学的交流对于沟通东西方医学具有重要的意义。

3. 其他医疗卫生机构　宋代除设有医官院等机构外，还设有其他类型的医疗卫生慈善机构，例如，安济坊（1102年）主要收留"不幸而有病，家贫不能拯疗"者；保寿粹和馆（1114年）主要治疗宫廷人员的疾病；养济院（1182年）供四方宾旅病人疗养之用；福田院（1057年）用于收养老病孤寡者；慈幼局（1249年）收养被遗弃的幼婴；漏泽园（1104年）为官方用以安葬无名尸体和家贫无葬地者的公共墓地；病囚院为给犯人提供医疗的场所。

金元时期，金仿宋制设惠民局，负责制剂发售汤药，施医药于平民。各地寺庙也设有药局，施医给药，救济平民百姓。元代的贫民医疗机构也设有广济提举司和惠民局。广济提举司负责药物制剂，施医药给贫病百姓。

（二）医学教育

宋代时，随着医政与医学的分立，医学教育取得了一定的改革和发展。太医局成为国家最高的医学教育机构。地方也设有"医学"，专门培养医药人才。

医学教育设立机构始自仁宗庆历四年（1044年）。太常寺置太医局，于翰林院选拔医官讲授医经。学生初无定额，后由于入学考生日益增多，嘉祐五年（1060年）定额120人。考试设9科，各科名额不等。学生年龄须在15岁以上，在局听读1年后经考试合格，候补为正式学生。课程除原有的《黄帝内经素问》《难经》《诸病源候论》《太平圣惠方》外，增加了《神农本草经》，以改变缺乏本草教学的局面。

王安石变法后，熙宁九年（1076年）太医局不再隶于太常寺，成为医学教育专门机构，开医学教育独立发展的先河，并置提举、局判及管勾官。每年春季招收学生，定额300人，采取"三舍升试法"分级教学，外舍（低年级）200人，内舍（中年级）60人，上舍（高年级）40人。设方脉科、针科和疡科3个专业。本科学生必须兼通其他有关学科，所谓"三科通十三事"，即要求各科学生有广博的基本医科知识。①方脉科：必修大、小方脉及风科，兼修《脉经》和《伤寒论》。②针科：必修针、灸、口齿、咽喉、眼、耳，兼修《黄帝针灸甲乙经》和《龙木论》。③疡科：必修疮肿、折伤、金疮和书禁，兼修《黄帝针灸甲乙经》和《千金翼方》。三科必修的公共课程则是《黄帝内经素问》《难经》《诸病源候论》《嘉祐补注本草》和《千金要方》。"三舍升试法"一度因王安石新法夭折而被废止。到崇宁二年（1103年），徽宗诏令另在国子监设立"医学"，不仅该法得到恢复，还仿照太学建立了严格且繁琐的考试制度。

宋代在地方医学方面，各县也设立"医学"以培养人才，其课程设置及考试方法都仿太医局。金代太医院为医学教育机构。元代太医院不再具有医学教育职能，只负责医学管理及规章制度之颁布等。在医学分科上，金代分10科，元代已分13科，有大方脉科、杂医科、小方脉科、风科、产科、眼科、口齿科、咽喉科、正骨科、金疮肿科、针灸科、祝由科和禁科。金元时期医学考核奖惩制度严格。金代医学生每月考试一次，依成绩优劣给予奖惩，甚至开除学籍。太医考试3年一次，医学生成绩优秀者，经考查也可以替补。元大德九年（1305年）还对教学人员作出规定，凡教学质量低劣、医学生学无所成时，对教授、学正和学录等加以经济惩罚。

（三）医书的编纂与刊行

宋代之前医籍多依辗转手抄流传，错误较多。宋政府自开国不久即诏令征集收购医书，进行整理修订，同时多次组织官员和学者集体编纂医书，如方书和方剂学著作《太平圣惠方》《太平惠民和剂局方》及《圣济总录》等，也涉及了对前朝医药著作《新修本草》《图经本草》及《经史证类备急本草》等的重新纂修。嘉祐二年（1057年）仁宗设置医书局，集中了一批著名医家重新校正和刊行历代重要医籍，如《黄帝内经素问》《黄帝针灸甲乙经》《伤寒杂病论》《金匮要略方论》《脉经》《千金要方》《千金翼方》和《外台秘要》等。中国历史上首次由政府设立的医书校正机构负责纂修，得以使经典古医书保存并广泛流传。随着印刷技术的进步、古医籍编纂整理的深入以及医学教育对书籍的迫切需求，使该时期书坊因势而兴。但至南宋，国势衰弱，财力渐微，中央官刻医书种类渐少。一些书籍通过地方刻印也得以流传，同时也出现了医家私人出资命工刊刻自著或其他医书，也使得医书得以推广。

三、临床医学的进展

（一）内科

1. 伤寒病 宋代医学家在区分伤寒和温病的基础上，试图从病因、病机、证候和治疗等各方面对热性疾病进行深入探讨，提出了冬温、寒疫和温疫等独立于伤寒之外的概念，同时也强调了它们的传染特性。此时医书所讲的温病仍然是伤寒伏气，而温疫或天行温病才是后世温病学家所指的温病。由此可知，伤寒所指范畴较前代已有明显缩小，指不论是冬日感寒，还是伏寒，为春温夏热所引发，均属常气致病，不具有传染性。虽然有关温疫的理论尚不成系统且无专著论述，却是寒温分家的重要时期，为后世温病学的创立和完善进一步创造了条件。

2. 内科杂症 宋代对内科杂症的致病机制有了更深入的认识，主要表现在对阴阳、升降和生克等理论的探讨。两宋时代盛行一时的"运气学说"也影响到杂病机理理论中。例如，《史载之方》叙述了"夫病之所起，其来有根源，其次有传受，其传有刑克"的发病规律。

金元时期，随着"金元四家"为代表的争鸣局面的出现，在内科杂症的治疗上也出现了百花齐放的局面。各派医家紧密围绕自身理论特点，结合临床实际，创立了一系列的杂症治疗方法。刘完素从表、里两个方面提出了治疗火热病的方案，尤其对使用寒凉药有其独到的经验。在临证上采取辛凉解表、表里双解、急下存津及清热解毒等治疗原则。张从正则指出，"治病重在驱邪，邪去则正安，不可畏攻而养病"。李杲在杂病治疗上强调补脾胃，主张"升阳益气""甘温除热"等，为丰富和发展内科杂症的治疗做出了贡献。

元代医家葛可久（1305—1353年）在治疗虚劳病方面取得了突出进步。他所著的《十药神书》短小精辟，是一部治疗虚劳病的专著。书中选用的10首方药以益气养阴为原则，均为临床有效的良方，受到后世医家的重视。

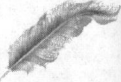

（二）外科

宋金元各时期，外科在理论、辨证和施治技能上均取得了一定的进步，尤其是在疾病认知的能力和对异域外科知识的融合上。宋代对外科对于痈、疽和疮疡的处理更加重视局部与整体的关系，使辨证施治进一步用于外科治疗，提出了"内消"和"托里"等原则。

宋元时期还陆续出现了一些外科专著，如伍起予的《外科新书》（1207年）、李迅的《集验背疽方》（1196年）、齐德之的《外科精义》（1335年）及陈自明的《外科精要》（1263年）。《外科新书》是中国医学史上现存最早的以"外科"命名的书籍，比较重视外科疽痈特别是背痈的早期治疗。《外科精要》则较全面地辨证论治痈疽，强调外科病也要内治，反映了当时外科的新成就。元代齐德之的《外科精义》对外科的病因、病机、诊断及治疗都有一定的阐述，强调辨证论治原则在外科的应用，主张内治和外治相结合。《卫济宝书》（约1170年）是一部影响深远的外科专著。该书幸得《永乐大典》及《四库全书》收录而得传世。以上著作除《外科新书》已佚失外，其他著作在明清甚至现代都是外科医生常用的参考书。

宋代在肿瘤的病因及防治方面上积累了很多科学的见解与经验。"癌"字最早见于东轩居士所著的《卫济宝书》（1170年）中，是作者在历代医家描述体表各种恶性肿瘤的形状特点基础上的一次科学的总结和确切的命名。南宋杨士瀛的《仁斋直指方论》（1264年）最早叙述了癌症的特征。

在化脓性感染的治疗上，《太平圣惠方》关于脓已成的切开引流思想较前代更为积极，论述了关于肛门痔疮的治疗技术，并强调了汞砷剂枯痔的方法。《魏氏家藏方》记载了枯痔散法。此法较《太平圣惠方》的方法又有提高，并减轻了对肠黏膜的损害，使效果得到了提高。

两宋时期，由于化脓性外科感染治疗的需要以及整骨手术的兴起，麻醉术得到了进一步的发展，如窦材著的《扁鹊心书》（1146年）中所记载"睡圣散"即为其代表。至金元时期，麻醉理论技术的发展表现在用药量同麻醉深度之间关系的认识和运用，同时还体现在强调个体不同耐药的差异以及出血量的差异上。

（三）骨伤科

宋代时，骨伤科已正式与外科并列为医学的一门分科。随着解剖学对人体骨骼系统生理认识水平的提高，骨伤科理论和临床诊疗均有了较大的发展。据《洗冤集录》记载，宋代时对创伤的检查诊断，已注意到致伤外力的大小和方向、致伤的部位、局部组织的变化、血肿情况和肢体功能等，以辨别伤情轻重。在复杂骨折的切开复位技术上，在危重创伤救治上均有所进步。《洗冤集录》中推荐葱白炒热敷伤处的止痛法；用半夏末和皂角末吹鼻或生姜汁、韭汁灌服，灸肚脐，或酒调苏合香丸灌治"五绝及堕打卒死""若心下温"及"若肉未冷"者等的急救技术。创伤方药疗法是中国骨伤治疗技术的一大特长。《太平圣惠方》记载了21首淋、浴、帖熁（外治法之一）和膏摩的外用方剂，治疗跌伤淤血作痛，对伤筋折骨、久损腰膝或关节疼痛等有很好的疗效。

元代骑兵征战造成外伤、骨折和脱臼者很多，客观上促进了骨伤科的发展。危亦林的《世医得效方》（1343年）是现存记述骨伤科最详细的著作。该书记述了长干骨（肱骨、前臂骨、股骨和胫腓骨）骨折及关节脱臼、脊椎骨折、跌打损伤和箭伤等的诊断及整复方法，介绍了多种治疗手法和器械。特别是对脊椎骨折第一次应用悬吊复位法，为骨伤科史上的创举，比英国医学家戴维斯1927年提出采用该法早了约600年。书中对全身麻醉法的记述是中国较早的记录文献。另外，元代在创伤诊断技术方面取得了进步，如《回回药方》依据伤口的形状、深浅和损伤肌肉筋骨的程度，把外伤分为十等。《永类钤方》（1331年）还介绍了喉外伤、阴囊外伤和腹部外伤肠脱出清创缝合技术等。

(四)妇产科

宋代太医局设立产科,专门培养妇产科学生。妇产科开始发展成独立的专科。这一时期已积累了较丰富的经验和理论,诊疗方法也趋于完善,同时出现了一批妇产科专著。代表性著作有杨子建的《十产论》(1098年),陈自明的《妇人大全良方》(1237年)。《十产论》详述了横产(肩产式)、倒产(足产式)、坐产(臀产式)和碍产(脐带绊肩)等各种难产形式和助产方法。书中记载的"转胎手法"是异常胎位转位术的最早记载。《妇人大全良方》为中国第一部比较完善的综合性妇产科专著,共24卷,29门。前3门为妇科,论述了正常月经、月经病、一般妇科常见疾病和不孕症;后6门为产科,对胎儿形成、发育、孕期疾病、分娩、难产、产后护理和治疗及妊娠用药禁忌等均有叙述。陈自明依据《黄帝内经》和《诸病源候论》的理论系统总结了宋代以前的妇产科成就以及自己数十年丰富的临证经验及家传验方,对中医妇产科的发展产生了极为深远的影响。

金元时期,各家医学思想的争鸣也不同程度地影响了妇产科学的理论及临床治疗,各医家对妇产科疾病的辨证论治和诊疗方法均有发挥及创新。

(五)小儿科

中国医学的小儿科,一向以"颅囟""少小"及"小方脉"名之。宋代太医局专门设立小方脉科,儿科以独立专科形式出现于医学分科中。唐代著名医家孙思邈十分重视妇幼科,但也只是在《备急千金要方》和《千金翼方》中将其列入卷首。直到两宋时期,儿科著作才空前丰富,如钱乙的《小儿药证直诀》(1119年)、阎孝忠的《阎氏小儿方论》(1119年)、张涣的《小儿医方妙选》(1126年)、陈文中的《小儿痘疹方论》(撰年不详)及《小儿病源方论》(1254年)等。尤以钱乙和陈文中的学术影响为大。小儿科专家钱乙的《小儿药证直诀》为中国第一部儿科专著,使中国儿科学发展到了一个新高度。

钱乙(1032—1113年)所著《小儿药证直诀》,成书于1119年,全书共3卷,是由钱乙的学生阎孝忠根据老师40年的临床经验,将他的理论、医案和验方加以整理总结而成。上卷言证,中卷为研治病例,下卷为方。书中强调了小儿的生理和病理特点,总结出以五脏为纲的儿科辨证方法,并创制了不少新方,如升麻葛根汤、导赤散、泻白散和异功散等。这些都是后世医家常用方剂。这一时期,对麻、痘、惊及疳等小儿病症有较为深刻的认识。《小儿药证直诀》中记载"五脏各有一证,肝藏水,肺藏脓,心藏斑,脾藏疹,归肾变黑",说明当时已注意到天花、麻疹、水痘和斑疹的鉴别。

金元时期,医家针对小儿的病理生理特点,提出了各种适宜小儿特点的证治法则。刘完素赞同前人关于小儿为纯阳之体的理论,认为小儿发病"热多寒少",主张用辛凉苦寒、泻热养阴法来治疗小儿热病。朱震亨也提出"乳下小儿常多温热、食积、痰热为病",故多用滋养阴液法治疗。元代滑寿(约1304—1386年)著有《麻疹全书》。他通过长期细致的观察,发现小儿麻疹在发病前往往"舌生白珠,累累如粟,甚则上腭牙龈满口遍生"。这一记录是中国首次描述麻疹颊黏膜斑的临床表现。李杲也指出,麻疹的早期症状为"哈欠、喷嚏、睡中发惊,或耳尖冷,眼涩"。上述症状对于麻疹与其他疾病的早期鉴别诊断具有极其重要的意义。

此外,两宋至金元时期的医家对小儿惊风及小儿疳证等病的临床诊断及治疗也取得了明显进步。

(六)中医诊断学

宋代医家在脉学诊断学方面的创新,当属崔嘉彦所著的《脉诀》(又称《崔氏脉诀》,1189年)以及施发的《察病指南》(1241年)等著作。这些著作为普及发展脉学发挥了积极的作

用。施发的《察病指南》是一部以脉学内容为主的诊断学专著，其贡献在于他首次创造性地绘制了脉象图。书中将历代脉学文献中提到的33种脉象依其指下感觉一一描绘成图，便于初学者在临床上体会和鉴别。脉象图对于诊脉的规范化具有一定的作用。略显遗憾的是，脉象图具有较强的主观性，是根据脉学文献的描述和作者本人的体会想象绘制而成。

金元时期舌诊取得了突出成就，出现了中国现存最早的验舌专著《敖氏伤寒金镜录》（1341年）。该书原名《金镜录》，作者杜清碧，后失传。原书共计36幅舌图，并载方治于图下。其中24幅图专论舌苔，4幅图专论舌质，8幅图兼论舌苔与舌质。其他舌诊著作，如成无己在《伤寒明理论》中辟"舌上苔"篇，内容丰富。李杲的《脾胃论》分析了舌干的各种证候等，丰富了察舌辨证的诊断理论，均具有研究价值。

（七）法医学

人体解剖与法医学密切相关。宋代医家积累了大量尸体解剖的经验，并根据实体描绘成图，为法医学的发展奠定了基础。例如，庆历年间（1041—1048）吴简编成《欧希范五脏图》，崇宁年间（1102—1106年）杨介编有《存真图》。

在中国法医学发展的历史上，宋元时期的成就非凡卓著。一方面，宋元政府制订、发展和完善了一系列有关法医检验制度。宋代最早的与检验有关的法令颁布于咸平三年（1000年）。法令对参与检验的官吏、初检和复检等做了明文规定，此后的各届朝廷又对其陆续予以补充。元代儒吏考试程式的颁发展示了当时祖国法医学在活体和物证检验方面的成就。儒吏考试程式又称结案式。儒吏是负责官府文案的属吏。考试程式是政府规定上报民行案件结论的通式，并用它来招考儒吏，以达到文案的统一。儒吏考试程式颁于1297年。全文共分24部分，每字代表一个部分，计118条。与法医学有关的共有4部分，分别为尸、伤、病、物，计53条。考试程式中的"尸"相当于尸体检查，"伤""病"两部分相当于活体检查，"物"相当于物证检查。这是世界上第一次在考试程式中提出尸体、活体和物证检查，这也是现代法医学的三大组成部分。考试程式作为一种例行的检验报告格式，要求准确记载活体损伤的性质，记录其存在的部位、大小及程度，并推定凶器的性质。儒吏考试程式中记载的检验活体的损伤格式是迄今已知最早的格式，它标志着中国古代的活体损伤检验已具有较好的基础。

另一方面，宋朝出现了一些有关法医的著述，如宋慈的《洗冤集录》（1247年）及王与的《无冤录》（1308年）等。《洗冤集录》既是中国也是世界上最早的较有系统的法医学专著，对国内外法医学产生了深远的影响。宋慈（1186—1249年），字惠父，福建人，曾做过数任高级刑法官。他根据历代法医知识和执法检验经验写成《洗冤集录》4卷，比较全面地记载了人体解剖、尸体检验、现场检验以及某些机械性死伤原因的鉴定，列举了用以自杀或他杀的药物，以及急救、解毒等方法。后世法医书籍大抵据此编写，并被译成朝、日、英、法、德、俄及荷兰等多国文字。《洗冤集录》一书涉及生理、病理、解剖、药理、毒理、骨科、外科和检验学多方面的知识，包括了现代法医检验所需的基础知识，不仅是当时法医成就的总结，而且从侧面反映了中国古代的医学勘验水平，对世界法医学发展做出了重要的贡献。

四、有影响力的医家及医学著作

（一）方书

1.《太平圣惠方》《太平圣惠方》是北宋政府令尚药奉御王怀隐等集体编著的第一部大型方书，历经10年，于992年成书，现有一部手抄本存于北京大学医学部图书馆内。全书共

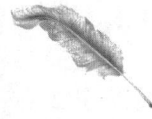

100卷，分1670门，载方16 834首，内容颇为丰富。本书以门统方，每门以《诸病源候论》有关理论引入，后汇集药方，内容包括病因、病理、治疗方法、方剂适应证及药物用量等，是一部理论联系实际，具有理、法、方、药完整体系的医方著作，既继承了前代的医药成果，也反映了当代的医疗水平。1046年，为了普及医学知识，破除迷信，何希彭选其精要，摘录切合实用的方剂6000余首，编成《圣惠选方》，广泛流传，对方剂学影响较大，并作为教科书达数百年之久。

2.《圣济总录》《圣济总录》是北宋政府组织集体编纂的一部大型方书，以宋徽宗的名义颁行。《圣济总录》与《太平圣惠方》性质相似，但规模更大，于1118年成书。全书共200卷，载方约2万首，几乎将汉以后、宋以前的医方收罗无遗，集宋以前医方之大成。该书把五运六气的内容列于全书之首，这与宋徽宗崇信"运气学说"有关。此书的编排较《太平圣惠方》有明显的进步。疾病分为66门，每门之下分列若干证。在每证之首，先论病因、病理，再述治法方药，与《太平圣惠方》分1000多个门相比更清楚明了。本书内容非常丰富，囊括内、外、妇、儿、五官、针灸及正骨等13科。作为一部医方全书，本书是中医临床各科的重要参考书，同时具有研究价值。

3.《太平惠民和剂局方》《太平惠民和剂局方》是宋代由政府创办的专营药物买卖的"和剂局"配制成药的处方集，是中国也是世界上最早的国家药局的成药处方集。该方书原名《和剂局方》，后经多次增补，内容日益丰富，于1151年改称《太平惠民和剂局方》并颁行全国。全书共10卷，载方788首，内容涉及内、外、妇、儿、伤及五官科。书中所载方剂均来源于实践，有相当部分是继承前人经验，选药精良，配伍得当。每方除了介绍药物组成和主治病症以外，对药物炮炙和药剂配制方法都做了详细说明。本书对后世方剂学的贡献巨大。

（二）药学

两宋期间，药学受到广泛重视，本草的研究和编纂工作空前繁荣。传世作品中既有政府集中人力和财力所纂之作，也有民间医家博览群书、呕心沥血所撰之册。这是中国药物学发展到新高度的显著标志。

1.《开宝本草》 开宝六年（973年），宋太祖诏令修纂本草。这是宋代第一部官修的药典性本草著作。宋太祖为之作序，由国子监镂板刊行。该书的编纂发行处于医学书籍从手工传抄向制版印刷的转型时期。编纂者成功地制定了严谨的体例，并为宋代其他官修本草著作所继承。本书首次采用黑白字来代替朱墨分书，在内容上增补了当时100多种常用药。

2.《嘉祐补注本草》 本书为《开宝本草》刊出后80年，宋政府为了体现药物学发展，组织医书局专家，历时3年完成的又一部药典型本草著作。本书共载药1082种，新增药物99种，也称《嘉祐补注神农本草》。在该书的编纂过程中掌禹锡等人又奏请同时开编《图经本草》。两者同时编纂而分工各有不同。《嘉祐补注本草》多属校订工作，在药理上无重大创设，而《图经本草》则是继唐之后又一次全国性的药物普查，将搜集到的涉及150多个州郡所产药物和外来药物的标本、实物图形及文字说明分门类编次整理。《图经本草》图文并茂，并于嘉祐六年（1061年）撰成。本书共20卷，载药780种，每味药分为药图和注文两部分，在635种药名下附注了933幅药物图片。

值得说明的是，因考虑到"考正群书，资众见则其工易就；论著文字，出异手则其体不一"，故实际上《图经本草》是由苏颂（1020—1101年）一人执笔完成的。面对异常丰富而又错综复杂的原始材料，苏颂严格寻名求实，仅引用的书面文献就多达200余种。草药因产地和品种不同，《图经本草》采用一药多图的形式，且图谱为实地写真，所以科学价值较高。《嘉祐补注本草》与《图经本草》两书相辅相成，互为补充，把宋代本草研究推向了一个新高度。

3.《经史证类备急本草》 简称《证类本草》，由宋代唐慎微著，他据《嘉祐补注本草》和

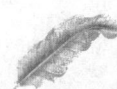

《图经本草》两书，再参考其他248部医书总其成为《证类本草》。该书历时十余年，成书于11世纪末。全书共31卷，分13类，记述了药物的别名、药性、主治、产地、采集、炮制、辨析和附方等。该书载药1746种，有药图294幅。凡与药物有关之古今医书验方、经史百家或佛书道藏均收集其中，论述也较为周详。《证类本草》是集北宋以前本草学之大成的本草学著作，代表了宋代药物学的最高成就。该书虽为民间医家个人所作，但由于其学术价值和应用价值较高，故刊行后受到政府重视，经数次修订后，颁布全国。本书在《本草纲目》问世之前流行了约500年，一直是本草学研究的范本，在本草史上具有重要地位。

唐慎微（约1056—1136年），北宋著名医药学家，出身于世医家庭。他医术精湛、医德高尚，行医时坚持广收博采，为群众诊病时常不收取报酬，但求以名方、秘录和草药知识为赠，因而他积累了丰富的药学资料，为编撰本草著作奠定了重要的基础。

金元时期，本草学上比较有代表性的作品是《饮膳正要》。该书由元代忽思慧编撰，成书于元文宗天历三年（1330年）。忽思慧曾担任御膳太医之职，故有机会接触从元世祖登位以来60多年的御膳详情，于是他将自己积累的经验整理成书。全书共3卷，卷3为食物本草部分，计有米谷品、兽品、鱼品、果品、菜品及料物等214种。该书继承了中国古代食品、养生和医疗结合的传统，是一部珍贵的元代宫廷饮食谱，也是中国现存最早的古代营养保健学专著。该书还反映了当时北方少数民族药物学的成就及中外医药交流的史实。

（三）针灸学

两宋时期，中国针灸学得到了大力发展。北宋初期经络腧穴的部位十分混乱。天圣初年（1023年），宋仁宗诏令翰林医官院医官、尚药奉御王惟一（约987—1067年）考次针灸法，铸造针灸铜人，以作为针灸之准则。

王惟一是宋代著名针灸学家。奉宋仁宗诏书之后，他进一步对人体解剖、腧穴位置、经络走向和针灸主治等进行了研究，于1026年撰成《铜人腧穴针灸图经》3卷。天圣五年（1027年），他主持设计和铸造了针灸铜人模型两具，将经络腧穴刻画其上，名为"针灸腧穴铜人"，以后学习针科的学生便以铜人作为实习模型。铜人是中国针灸教学中最早、最珍贵的教学模型，平时发挥着穴位规范化的作用，在教学时又是学习的依据。针灸腧穴铜人和《铜人腧穴针灸图经》是两宋时期的代表性成果。

据记载，铜人的躯体外壳可以拆卸，胸腹腔能够打开，腔内五脏六腑可见。铜人的体表刻有14条经络循行路线，且经络上穴位悉备，穴位与体腔相通。考试时将铜人体表涂蜡，使穴位和经络覆盖，诸孔穴也被黄蜡堵塞。体腔内先注满水银，令被试者针刺。若取穴有误，则针不能入。如果取穴正确，则针从孔穴刺入体腔内，拔针后水银即可以从孔穴处流出。铜人模型在历史上长期为国内外医学界所重视。后发生宋金战争，宋败，讲和时金要求索取铜人一具，可见铜人的重要性。

窦默（1196—1280年），金代著名针灸学家，在针刺补泻法方面有独到之处，著《针经指南》（1295年，逝后刊）。书中综合阐述了经络运行、补泻手法、流注八穴、取穴禁忌及配穴处方等，并详细论述了动、摇、进、退、搓、盘、弹、捻、循、扪、摄、按、爪及切的具体操作，为后世医家所沿用。他的"流注八穴""补泻在于手指""莫如用针"及"气至沉紧"等针灸之说对后世针灸学亦颇有影响。另外，他在《标幽赋》中描述了晕针的原因和防治方法，至今仍有现实意义。

（四）其他医家及医学著作

1.《回回药方》 作者不详，约系元时东来的回族医生编撰。原书共36卷，今有残本4卷，藏于北京图书馆。这是一部在回族医学传入后，蒙古和元代的百余年间汉族医学、蒙古族医学和维吾尔族医学逐渐汇合且带有明显的阿拉伯医学痕迹的医学著作。本书用汉文写成，但在外来药物译音后多附有阿拉伯文。从残本来看，本书包括内、外、妇、儿、骨伤及解毒救急等各科疾病证治与方剂，还有制药技术的记载，其中对骨伤科医治的记载尤为突出。书中的医学理论多源于阿拉伯医学，同时也使用了一些中国医药术语。书中除了记载大量阿拉伯药物外，也有牡丹皮、巴豆、当归、细辛和知母等中国特产药物，还有一些由阿拉伯经中亚传入的早已被中医习用的中药，如无花果、石榴、安息香和没药等欧洲、非洲的药物，反映了中国医药学与阿拉伯医药学之间的交流。另外，书中所载的一些外科手术还受到了古罗马医疗技术的影响。本书是中外医药广泛交流的产物，是一部值得重视的医药交流文献。

2. 沈括与《良方》 沈括（1031—1095年），宋代伟大的科学家，精通天文、历法、算学、物理、生物和医药等诸多方面。沈括录平生见闻，著《梦溪笔谈》26卷、《补笔谈》3卷、《续笔谈》11篇。这3部书中均有关于医药学成就的记载，尤其是关于生态环境对植物影响、药物用途以及药物在人体内的吸收方面都有精辟的论述。他在《梦溪笔谈》中最先明确地提出运气有常有变，在应用运气学说时不能胶执于定法，而应结合其时其地的具体气候和病候来判断。沈括的医药造诣很深，另著有《良方》[又称《沈存中良方》，与苏轼所撰的《苏学士方》合编成《苏沈良方》（1075年）]。本书近似医学随笔体裁，广泛论述了医学各方面的问题，并对各种疾病多附以验案。本书治疗方药多经作者的耳闻目睹后所辑，简便易行且较为可靠，有一定的临床参考价值。书中记载，中国在11世纪时已能从尿液中制备"秋石"（性激素结晶）。沈括所著的有关医药书籍还有《梦溪忘怀录》（11世纪末）、《灵苑方》（撰年不详）及《别次伤寒》（撰年不详）。

除上述医家及著作外，宋金元时期涌现诸多名家和良作，如庞安时（1042—1099年）与《伤寒总病论》，许叔微（1079—1154年）与《类证普济本事方》，陈文中（？—1236年）与《小儿病源方论》《小儿痘疹方论》，杨士瀛（1208—1274年）与《仁斋直指方论》等，不逐一详举。

五、中外医药交流

（一）丝绸之路沿线国家

1. 阿拉伯国家和地区 有官方记载的中阿历史交往始于东汉。宋元时期中国与阿拉伯国家间的医药文化交流更趋密切，主要是通过两种方式，一是双边贸易直接推动了药物交流；二是国家间通过进贡馈赠的方式进行医药文化等特色品的交换。运输路径主要包括两条，一条是陆上丝绸之路；另一条为海上丝绸之路。

两宋时的药物交流主要是通过海上丝绸之路，也称为"香药之路"。往来于印度洋乃至地中海沿岸国家的船只运送的货物（药物）不但种类繁多，数量也相当巨大。宋太祖开宝四年（971年），朝廷即在广州设置市舶司（后又在杭州、泉州和宁波等地设置）掌管对外贸易。来自阿拉伯的乳香和金颜香等香药多先在印度尼西亚的苏门答腊附近集散，然后转运至广州等港口。宋时泉州已经成为世界第一大港口，同时也成为海上丝绸之路的重要起点之一。当地设置了"来远驿"来接待外国的使节和商旅。《方舆胜览》（1239年）记载，泉州"土产蕃货"，有黑白两种人（印度人和阿拉伯人），皆居泉州，号"蕃坊"或"蕃人巷"。宋政府任命阿拉伯商人担任蕃坊的蕃长，管理事务。如泉州蒲氏家族，其祖先由阿拉伯东迁，后成为广州和泉州的富豪。

与此同时，陆上丝绸之路仍可到达，来自阿拉伯地区的商队与使团虽不时被西夏等所阻，但他们仍然可经过于阗（今新疆吐鲁番东）等地，络绎不绝地带来许多香料及药物。据不完全统计，自宋太祖开宝四年（971年）至南宋孝宗乾道三年（1167年）期间，阿拉伯进贡49次，其中明确记载有药物者10次。在交流中一些先进的医药技术被引入中国，如阿维森纳的名著《医典》中有用金箔和银箔做药剂丸衣的记载。该技术可对药物起到一定的防腐作用，对提高疗效也有一定的作用，也促进了中国丸衣剂型的多样化。

在阿拉伯医药传入中国的同时，中国传统医药文化也外传至阿拉伯地区，如人参、茯苓和肉桂等植物药，以及朱砂和雄黄等矿物药。中国的炼丹术也经阿拉伯传至欧洲，对后世的制药化学产生了积极的影响。

至元代，对外贸易除了海路以外，陆路贸易也得到了发展。1206年，蒙古国建立后进行了三次西征，在客观上给阿拉伯医药交流带来了很大的便利。尤其是元朝统一后陆上交通一度极为通畅，沿着古代丝绸之路的商队络绎不绝，通往中亚、西亚和黑海北岸，形成了外来的阿拉伯医学与汉族医学及蒙古族医学、维吾尔族医学等交流频繁、并存共荣的局面，使该时期中国的外来医药呈现颇为兴盛的局面。

西域医生绝大多数为伊斯兰教的信仰者，因而元时把从阿拉伯东来的各族医生统称为"回回医生"。成吉思汗第二子察合台病重时，为他诊治的是一个叫麦术督丁的波斯医生。这些"回回医生"奉行的是"回回医药"。为了满足大量"回回医生"的医疗需要，忽必烈时期先后设立了西域医药司、京师医药院、广惠司和回族药物局等回族医药专门机构。据记载，当时中国商船在同波斯湾地区的贸易中，运回的药物有甘埋里（今伊朗哲朗岛）的丁香、豆蔻、苏木和麝香，垯吉娜（今伊朗塔黑里一带）的水银和硫黄，以及波斯湾（今伊拉克巴士拉）的大风子和肉桂等。除了药物外，还有大量回族方剂输入中国。如以阿拉伯语"合迪儿"（意为伟大、强盛）为名的蒙古药酒及阿拉伯"舍儿别"糖浆等都曾流行一时。回族药物传入中国的另一条途径是诸汗国的进贡，如西亚伊斯兰国家伊利汗国王不赛因等先后多次遣使向元朝廷进贡，其中回族药品占很大的比重。

在回族医药传入中国的同时，中国的传统医药也在伊斯兰国家广为传播。这些国家，如西亚伊利汗国，十分注重吸收中国科学、医学、艺术和史学的成就。旭烈兀西征时曾征调汉人匠师上千人随征，其中包括许多中国医生，而且有不少人后来留在伊利汗国任职。旭烈兀之孙阿鲁浑信服方剂，有许多东方方士投奔其处并得到了善待。1295年，阿鲁浑之子合赞继任第7位伊利汗。合赞非常重视与元朝保持密切的联系，患病时常让中国医生治疗。在合赞的支持下，伊利汗国拉施德主持编译了一部波斯文的中国医学书籍——《伊利汗中国科技珍宝书》（约14世纪），参加编译工作的医生和学者有波斯人、汉人和波斯裔中国人。在著名的阿拉伯医学家拜塔尔（1197—1248年）所著的《药用植物大全》中首次收录了大黄和姜等中药。这些都是古代中国与阿拉伯国家人民医学交流友好往来的历史见证。

2. 东南亚国家 海上丝绸之路带来的经济文化繁荣至宋元时期达到鼎盛。东南亚国家与中国的医药交流也随着航海的发展及商贸的通达变得频繁。据记载，交趾国（今越南北部）和占城（今越南南部）都有大量药材输入中国。南宋时，安南国（今越南一带）不仅献来了苏合香、朱砂、沉香和檀香等药物，同时还选送医生来华学习制药技术，同期还有丹眉流国（今泰国）、渤泥国（位于今爪哇岛、苏门答腊岛和马来半岛等地）和三佛齐国（今印尼苏门答腊岛巨港附近）等国多次遣使进贡珍贵药材。同时，从中国泉州港出口的大宗川芎被运往盛产胡椒的东南亚国家，对防治这些国家采椒人的头痛病起到了良好作用。

据《大越史记》（1272年）记载，元代针灸医生邹庚到越南行医，治病神验，被誉为"邹神医"。元世祖也曾数次赠药于安南国。元贞元年（1295年），周达观随使赴真腊（今柬埔寨）访问，在其所著的《真腊风土记》中记述了那里出产的犀角、豆蔻等药材和深受真腊人喜爱的檀香、白芷、水银和桐油等中国药材。

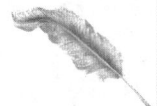

3. 欧洲国家 随着元代蒙古人西进与欧洲人多次交战，此时西方诸国也派传教士来华，并在都城设有主教和教堂。这一切都促进了东西方医药的交流。

元代有许多欧洲旅行家来到过中国，并向欧洲介绍了中国的丝绸工艺品和药物，最负盛名的是威尼斯商人马可·波罗（Marco Polo，约1254—1324年）和他的《马可·波罗游记》（*The Travels of Marco Polo*，成书于13世纪末）。马可·波罗在书中记载了用以保持清洁卫生的器具，如口鼻套，"凡侍候大汗之饮食者……其口与鼻，乃套为绣丝及金之巾，俾气息不能外透，致染御食"。总体来说，这一时期，中国与欧洲的医学交流尚处于初始阶段，多通过阿拉伯医药传播的渠道完成，为明清时期西方医学与中国医学的深入交汇创造了条件。

（二）东部邻近国家

1. 朝鲜 宋、金、元时期，中朝两国之间的医药交流比较密切。契丹族和女真族的聚居地与朝鲜接壤，为彼此的交流提供了便利。两国多次互派医生诊病和学习。宋真宗及宋徽宗等都曾亲自向即将回国的高丽使者赠送《太平圣惠方》《神医普救方》等医书。在医事制度方面，宋初高丽仿照唐制设置机构，授予头衔，实行医学考试制度，并收录多本经典中国医书，如《黄帝内经素问》《黄帝针灸甲乙经》《脉经》《针经》《刘涓子鬼遗方》《神农本草经》及《和剂局方》等，并设为考试科目。朝鲜还积极发展了中国医书的刊行工作。在促进朝鲜医学进步的同时，也有一些中国已佚失的古代医书通过与朝鲜的文化交流而重新回流，比如《黄帝针经》等。1226年，朝鲜医学家崔宗峻以中国的《神农本草经》《备急千金要方》《太平圣惠方》等为基础，撰写了《新集御医撮药方》。朝鲜学者认为该书在治病与药方方面全盘照搬中国医学知识。至元代，两国之间的药物交流比较频繁。史料记载，高丽忠烈王和恭愍王先后8次遣使来中国向元朝廷献人参、松子和木果等药物。元朝廷先后9次向高丽王惠赠葡萄酒和香药等药物。

2. 日本 唐末宋初，中日交流一改唐时的兴盛局面，出现了衰退。从日本第19次遣唐船受阻开始，北宋政府采取闭关锁国政策，北宋时的中日交流大为衰落，甚至趋于停顿。至南宋时，日本又大力发展对外贸易，派出大批商船到华汲取宋朝新文化，此时中日医药交流有所恢复，有限的交流多局限于江浙等地。元代对日本的海禁不严，甚至是持宽大政策。商人来华颇多，还有许多僧人，由政府派遣者不多。据日记载，"元末六七十年间，恐怕是日本各个时代中商船开往中国最盛的时代"。日本商人输入中国的物品以黄金、刀剑、扇子和错金等为主，同时又将中国的禅茶带回日本。此时期中日间的医事医药交往较少。

小　结

本章讲述的是公元4世纪至14世纪前后1000余年的历史。中国社会由两晋始，经隋、唐宋代到元代终。中国医学的发展特征是从学术理论兴盛发展到各家学派学术争鸣。欧洲医学随着东罗马帝国的灭亡而转向衰落，在经历了经院医学和瘟疫大流行的灾难之后，欧洲步入大学医学教育兴起和卫生检疫的前近代建制化时代。本章的重点在于全面论述了阿拉伯医学的兴起和发展的特点，以及其对东西方医学进步的影响。

SUMMARY

This chapter spans over one thousand years, from 4-14th century, during which Chinese society went from Jin Dynasty, through Sui, Tang, Song and Yuan Danasties, and Chinese

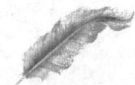

medicine developed from academic and theoretical prosperity to contention of plural schools. In Europe, the development of medicine declined with the fall of East Roman Empire and was further devastated by scholastic medicine and disasters of plagues, and ended with the rise of university-based medical education and pre-modern institutionalization of hygiene and quarantine. This chapter focuses on a comprehensive description of the growth of Arabian medicine, as well as its impact on medical progress in East and West.

思 考 题

1. 阿拉伯医学对世界医学的进步有何影响？
2. 前近代西方医学的建制特征表现在哪几个方面？
3. 试述隋唐时期中国的医药学是如何对日本医药学产生影响的。
4. 与其他朝代相比，宋代为中国医学留下了一笔厚重的医学财产，主要原因是什么？请说明宋代在药物学方面的研究成就以及其对后世的深远影响。

（高　晞　李光明　李德杏）

第3章 医学革命与实验医学的兴起

文艺复兴时期的医学以人体解剖学的建立为划时代的贡献。17世纪，医学领域迎来了实验观察与数量分析方法，这一变革为哈维的血液循环学说及生理学的建立奠定了坚实的基础。同时，显微镜的发明与应用，以及医学理论上的学派争鸣等因素共同推动了近代医学的蓬勃发展。进入18世纪后，受机械唯物观和产业革命的深刻影响，医学界开始摒弃长期占据主导地位的体液病理学说，转而从身体本身的结构变化出发，深入探寻疾病的根源，从而建立了病理解剖学，为医学领域的进一步发展和突破提供了重要的理论基础。

此外，公共卫生和社会医学也在18世纪开始引起人们的重视，其中牛痘接种法的发明是最重要的事件。随着牛痘接种在世界范围内的推广和公共卫生学的发展，1980年世界卫生组织（World Health Organization，WHO）宣布在全世界范围内消灭了天花，这是人类依靠自己的力量消灭的第一种传染病。总之，文艺复兴开启了近代西方医学发展的大门，西方医学从经验思辨进入了科学实验的阶段。

第一节 文艺复兴与自然科学的进步

文艺复兴（Renaissance）的本意是"重生"，即复兴古典时代的辉煌。文艺复兴是欧洲文化与思想发展的一个重要时期。14世纪初这个新时代的特点开始显露。

在复古与复兴两大口号的影响下，人们既希望从古希腊和古罗马留存的宝藏中汲取养料，又渴望追求思想自由和言论自由。以艺术为先导，带动了自然科学和医学的进步，欧洲国家进入了一个富有活力的崭新时代。

一、文艺复兴运动及其影响

14世纪末，在欧洲封建社会内部孕育的工商业已经发展，资本主义的手工工场逐渐形成。欧洲封建制度开始崩溃，新兴的资产阶级崛起。中国的火药、指南针和造纸术传至欧洲，对欧洲文艺复兴起到推动作用。1453年土耳其人占领了君士坦丁堡，东罗马帝国覆灭，大批学者携带希腊文化遗产向西方迁移。新兴的资产阶级借鉴古典文化，并以此作为反抗教会的思想武器。1492年，哥伦布（C. Colubus，1451—1506）发现了美洲；1519—1521年，麦哲伦（F. Magellan，1480—1521年）实现了环球航行。地理知识的扩大为资产阶级开拓了市场，促进了资本主义的发展，自然科学也相应地发展起来。

近代资产阶级文化首先发端于意大利，其后尼德兰、英国、法国和德语国家也相继发生了文艺复兴运动。文艺复兴运动肯定人生快乐，推崇个性，主张以个人为中心，以此反对封建文

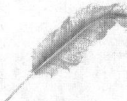

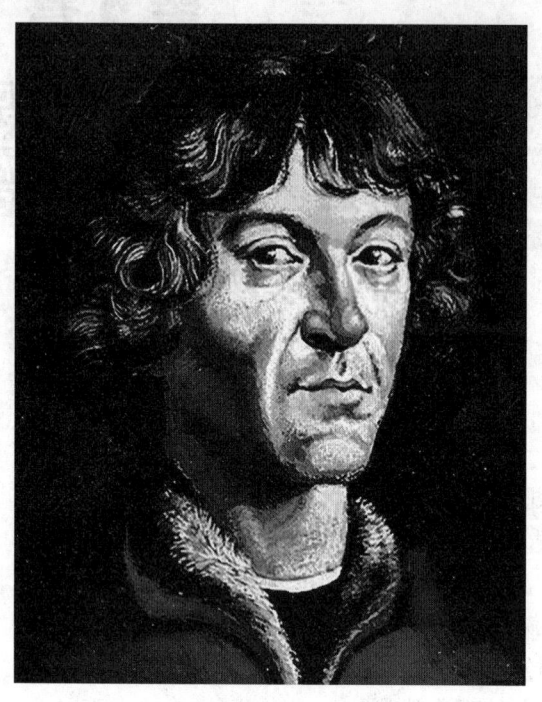

图 3-1 哥白尼

化和宗教的统治。这一文化上的新兴派别被统称为人文主义。尽管人文主义涵盖了多元化的思想流派与文化取向，但其核心理念高度一致，即"我是人，人的一切我应该了解"。这一口号彰显了人文主义的核心追求，即在认识自我的基础上，深入探究和理解人类世界的方方面面。在文艺复兴时代，人文主义的思想成为一股强大的精神动力，激励着人们不懈追求真理，积极探索未知。

1543年哥白尼（N. Copernicus, 1473—1543年）的《天体运行论》出版，证明地球与其他行星围绕着太阳运转（图3-1）。哥白尼的太阳中心说打击了教会支持的托勒密提出的地心说，标志着自然科学开始从神学的束缚中解放出来。虽然哥白尼的著作被统治者视为"异说"而遭禁止，但是其他进步的科学家仍然发展了哥白尼的学说。

二、自然科学的进步

16世纪荷兰独立，17世纪英国推翻了专制王权，建立了资产阶级的议会制度，18世纪工业革命爆发。新兴资产阶级为了发展工商业，支持科学技术的进步，科学技术的进步反过来又推动了社会变革。

（一）天文学

17世纪以前，布鲁诺（G. Bruno, 1548—1600年）一方面支持哥白尼的主张，认为太阳是宇宙的中心，地球及其他行星以太阳为中心在不停地运转；另一方面，他反对哥白尼恒星不动的解释，他认为宇宙是无限的。他的学说于1584年发表，同样遭到了教会的反对。他从巴黎返回意大利不久就被捕入狱，最后被教会判处死刑，烧死在火刑台上。布鲁诺死于1600年，这一年，英国医生、物理学家吉尔伯特（W. Gilbert, 1544—1603年）发表了《论磁石》。他不但对磁石的本质做了研究，而且还指出地球本身就是一块大磁石。1609年，伽利略（G. Galileo, 1564—1642年）研制成世界上第一台天文望远镜，1611年借助望远镜发现了金星。他阐明："若行星也如地球一样运转于太阳周围，则行星受太阳照射的部位也会发出光芒。"另一位天文学家开普勒（J. Kepler, 1571—1630年）重视物理知识。他曾以精密的数理方法来研究和探讨天体运动的法则。

天文学的进步对医学虽然没有产生直接的影响，但对古典时代的世界观造成了巨大的冲击，因此，其对医学领域的发展所起的间接作用是很大的。17世纪以后，观察和实验的方法逐渐被应用到医学研究中。

（二）化学

在古希腊时代，虽然哲学家德谟克利特提出了原子论学说，但属于哲学范围，还不可能用实验来证明。中世纪的阿拉伯化学曾以炼丹术的形式出现，故也不能称之为化学。坚信四元素学说的欧洲人认为金属同其他物质一样，是四种元素按不同比例混合而成的。至于蒸馏引起的物质变化，也被看作是四元素的比例发生变化所致。这种思想一直持续到17世纪。

17世纪中叶，波义耳（R. Boyle，1627—1691年）成为英国皇家科学会会员，专门从事化学研究（图3-2）。波义耳在化学上的成绩颇多。正是因为他的贡献，化学从炼丹术中分离出来，成为一门独立的科学。波义耳认为空气是一种物质，并且有重量。他根据空气汲桶的实验，阐明空气是维持呼吸的必要物质。他还发现了有关气体的一些法则，其中包括后来的波义耳定律。从波义耳开始至17世纪后半期，化学有了显著的进步。这一时期，英国医生、化学家梅犹（J. Mayow，1643—1679年）提出了燃烧和呼吸的概念，并指出静脉血在变成动脉血的过程中必定有一种物质起作用，而且这种物质就存在于空气中。因此，从某种意义上说，是梅犹发现了氧气，并指明了氧气在血液变化中的作用。

1774年，英国科学家普利斯特利（J. Priestley，1733—1804年）成功地完成了通过加热氧化物以提取氧元素的实验。

同年，法国化学家拉瓦锡（A. Lavoisier，1743—1794年）明确了呼吸气体的组成，确定二氧化碳和水是呼吸过程的正常产物。他还把氧化物加热分解产生的气体命名为氧气（图3-3）。1784年，英国人卡文迪许（H. Cavendish，1731—1810年）发现氧和氢可以组成水，从而揭示了呼吸产生的二氧化碳和水并不是身体内某一器官或血液分泌的，纠正了过去的错误认识。

（三）物理学

18世纪自然科学的进步主要体现在物理学方面。近代科学诞生以后，亚里士多德的力学观点不断受到质疑。17世纪末，英国科学家牛顿（I. Newton，1643—1727年）在认真研究伽利略等前代科学家研究成果的基础上，总结出了运动三定律，成功地导出了万有引力定律，从而完成了人类对自然界认识史上的第一次理论大综合，使科学摆脱了神学的束缚。牛顿三定律成为整个近代物理学的重要支柱，标志着物理学的新起点。

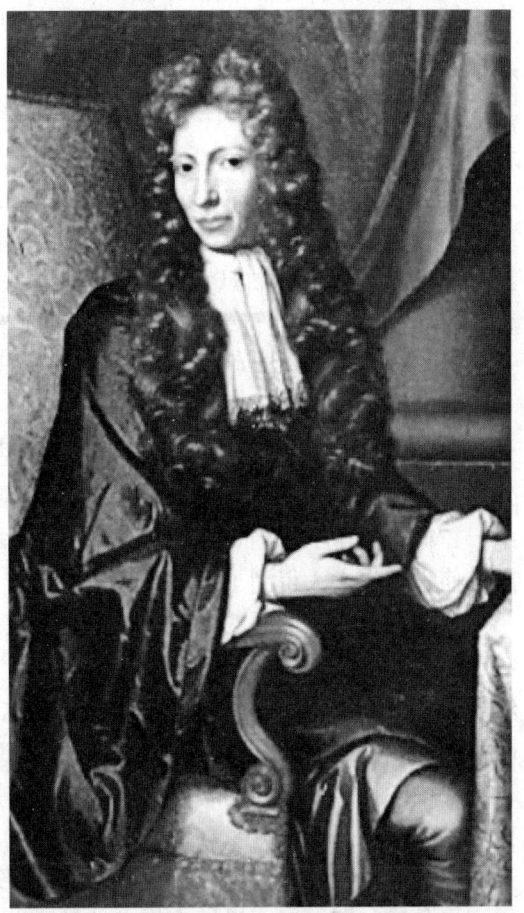

图 3-2 波义耳

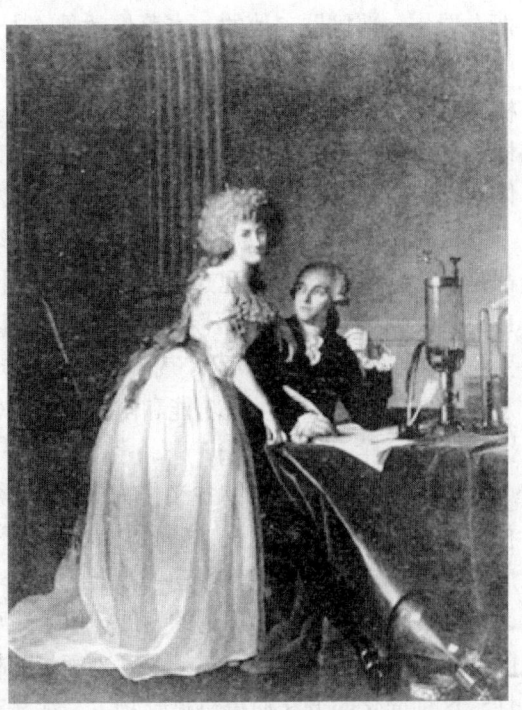

图 3-3 拉瓦锡及夫人

三、机械唯物主义自然观的形成

英国哲学家培根（F. Bacon，1561—1626年）创立了经验唯物主义学说，他强调观察实验的重要性，并大力提倡归纳法的应用。其著名的论断"知识就是力量"鼓舞了无数后人的探索热情，激发了他们对知识的渴望与追求。与此同时，法国唯物论者笛卡尔（R. Descartes，1596—1650年）亦在哲学领域做出了重要贡献。他极为重视人的思维能力，并将机械论的观念引入生理学的研究之中，为后世生命科学的发展开辟了新的思路。尽管培根与笛卡尔的思想并未形成完整的思想体系，但他们对后世生命科学的影响是深远且不可忽视的。

18世纪，大部分欧洲国家建立了资本主义制度，新兴的资产阶级大力扩张势力，发展对外贸易。在商品需要的刺激下，首先在英国的纺织业实现了技术革命，织布机和纺纱机出现了。1784年瓦特改良了蒸汽机，蒸汽机很快被用于纺织业和工矿业。机器生产代替了手工生产，使生产力大大得到了提高。

资本主义生产关系的形成，在思想和意识形态领域亦得到了必然的体现。新生的资产阶级对于从封建制度的束缚中解放生产力有着强烈的渴求，他们渴望深入认识现实世界的本质和自然规律，并积极推动科学技术的进步。在这一时期，唯物主义以其唯物机械的特性崭露头角，因而被冠以"机械唯物主义"的称谓。机械唯物主义主要借助力学的视角来解读世间万物，将自然界中各种客观事物的属性均视为机械作用的结果，并将各种具有不同性质的现象都视为机械运动的表现。

机械唯物主义萌芽于文艺复兴时期，形成于17和18世纪。18世纪，唯物主义在法国发展到了鼎盛时期。法国机械唯物主义者认为人的有机生命和心理活动都是自然的产物，完全遵循机械规律。例如，法国唯物主义哲学家、医生拉美特里（J.O. de La Mettrie，1709—1751年）把人看作一部机器。他的一本著作就是《人是机器》（*L' homme Machine*）。机械唯物主义的形成与当时自然科学的发展密切联系。17和18世纪自然科学的研究是从最简单的运动形式——机械运动和力学开始的。牛顿的力学发现使这一研究发展到了顶峰。在生物学方面，人们对动植物的研究还只是进行资料的搜集和分类，对人体只限于机体的解剖研究。因此，把每一个物体从周围事物隔离开来，孤立研究，这是机械唯物主义研究自然科学的基本指导思想。

机械唯物主义对西方医学的影响是深刻的，特别是18世纪法国的许多机械唯物主义者都是医生。除了拉美特里这一学派的代表外，法国医生、生理学家卡巴尼斯（P.J.G. Cabanis，1757—1808年）是法国医院事业最出色的组织者之一。他不仅是一位医学理论家，还是物种变化的拥护者，他认为后天获得性可以遗传。他在代表作《人的肉体与精神的关系》中认为，意识主要依赖于人的生理功能和内部器官的转动而产生。他还宣称大脑可以分泌思想，正如肝分泌胆汁一样。

总体来说，机械唯物主义作为18世纪资产阶级革命时期最为典型的哲学形式，在当时的社会背景下具有重要意义。它成功地清除了17世纪唯物主义中混杂的宗教神学成分，更为彻底地贯彻了无神论思想，推动了社会的进步与发展。同时，机械唯物主义对西方医学领域产生了深远的影响，为医学理论的发展提供了重要的哲学支撑。然而，机械唯物主义亦存在诸多局限性。它倾向于完全以力学的尺度来衡量有机过程，从而忽略了事物发展变化的复杂性和多样性。这种简化的方法使得机械唯物主义无法充分理解和把握事物发展的本质，而是以凝滞的眼光看待事物的发展。这种局限性在一定程度上限制了机械唯物主义在哲学和社会科学领域的进一步发展和应用。

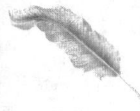

第二节 人体解剖学的创建

在教会的封建统治下,中世纪的欧洲反对进行人体解剖。直到13世纪以后,随着阿拉伯的一些盖仑注释家的出现,才有了解剖学。其后,虽然在医学校课程设置中有解剖学,但是这种解剖工作都是严格按照盖仑和阿维森纳的教本进行的,并非为了研究解剖学。博洛尼亚大学蒙迪诺(L. de Mondino,1270—1326年)所著的《解剖学》一直沿用到16世纪。在这200年间,学者们效法蒙迪诺的图示,从不亲自实践。如果遇到解剖的实际情况与权威学说不同,他们则宁可说是由尸体畸形造成的,也不愿意承认解剖理论有错误。因此,人体解剖学在16世纪以前几乎没有进步。

一、艺术家参与人体解剖

把疾病当作罪过的基督教观念,在文艺复兴时期让位于古希腊的观念,即认为造成疾病的原因是缺乏和谐。爱好生活和人生享受的思想压倒了不关心死亡的教义,解剖尸体被看作对身体不敬的思想在这一时期被抛弃。人们认识到只有直接研究人体,才能发现人体的美,才能成为真正的艺术家。艺术的复兴对于人体解剖学产生了重要的影响。

文艺复兴时期的杰出画家米开朗基罗(B. Michelangelo,1475—1564年)、拉斐尔(S. Raffaello,1483—1520年)及丢勒(A. Dürer,1471—1528年)等艺术家都对人体外形做了精细的研究。尽管他们进行人体解剖研究的原因不尽相同,但为了要把体形正确而忠实地表现出来,他们开始研究关于肌肉及骨骼的知识,并亲自动手进行解剖工作。在这些艺术家中,意大利著名艺术家达·芬奇(L. da Vinci,1452—1519年)甚至曾表示他对人体结构及其功能的研究比对纯艺术更有兴趣。

达·芬奇提出了一个十分重要的思想,即科学和艺术的对象就是大自然。在达·芬奇看来,科学方法的基础是感觉经验。他曾说:"我们的全部认识都是从感觉开始的……凡是不通过感觉而来的思想都是空洞的,都不产生任何真理,只不过是一些虚构而已。"他认为科学的方法论与实践的关系是密不可分的,科学是指挥官,实践是士兵。

达·芬奇对解剖学的研究完全摆脱了经院哲学的传统,他以敏锐的眼光研究解剖学。他的伟大在于从他身上表现出艺术和科学都不受权威羁绊的特质。他曾做过不少极为仔细的解剖。据说他曾解剖过30具尸体,其中有10具是专门为了研究静脉。

达·芬奇在看到每一副骨架之后,不仅要画下每一根骨头,还要探究这些骨头的功能。在看到每一块肌肉时,他也要研究这块肌肉的作用。达·芬奇还描绘了心脏、消化道、生殖器官和子宫内胎儿的情况,也描绘了上颌窦。他所描绘的神经系统图画至今仍然被保存着。达·芬奇对于心脏和血管的结构研究得更仔细。他曾经将蜡注入心脏以观察房室的形状,从而否定了盖仑的心肺相连说。作为艺术家的达·芬奇远在培根之前就试图用实验的方法来研究人体各部分和器官的机能了。

二、人体解剖学的奠基

维萨里(A. Vesalius,1514—1564年)在医学史上有着极其重要的地位。他是现代人体解剖学的奠基人,也是现代医学科学的创始人之一。他出身于医生家庭,年轻时求学于鲁汶大学。人文主义者伊拉斯谟（D.R. Erasmus，1466—1536年）曾在这所大学任教。维萨里深受学院的古典主义影响。1533年，维萨里到蒙彼利埃大学和巴黎大学学习医学。他对于巴黎大学的解剖课仍被操纵在仆人之手的方式深感不满，于是决定自己寻觅尸体来进行解剖研究。1537年底，维萨里前往意大利，在帕多瓦大学取得博士学位，之后在该校被聘为教授。该校当时正处于全盛时期，欧洲各地的学者会集于此。维萨里在这里得到了自由研究的机会。他在事实上推翻了盖仑的解剖学观点，指出盖仑的解剖学大部分是以动物解剖为基础的。这种解剖学只适用于动物，而对于人体的描述则存在很多不完善甚至错误之处。

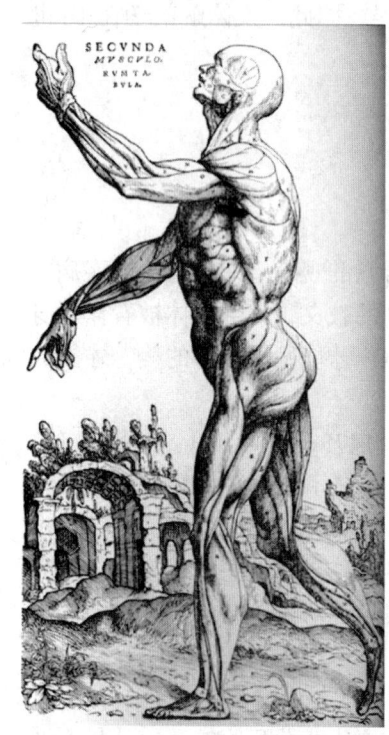

图 3-4　维萨里的著作《人体的构造》插图

此时不足30岁的维萨里认为，人体解剖学必须在实践中获得知识，而非盲从于前人的著作。他坚信自己的观点是正确的。1538年，维萨里出版了《解剖六图》（Tabulae Anatomicae Sex）。1543年，维萨里发表了划时代的著作《人体的构造》（De Humani Corporis Fabrica）（图3-4）。由于当时的保守势力，此书未能在就近的威尼斯出版，而是由出版商人文主义者奥波林（T. Oporinus）资助，在巴塞尔出版的。此书的出版引起了极大的震动。追求先进的医学家和科学家表示欢迎，但许多盖仑主义者联合起来反对，尤其是维萨里在巴黎时的老师。他对维萨里的观点进行了激烈抨击。维萨里的观点与权威的学说发生了不可调和的冲突。从此以后，维萨里去往西班牙，成为神圣罗马帝国皇帝、西班牙国王查理五世（Charles V，1500—1558年）的御医，这使他得以免受教会的迫害。1563年，维萨里希望回到帕多瓦大学继续人体解剖学研究，但在途中遭遇海难，于赞德岛荒凉的崖边结束了一生。

维萨里第一次与盖仑相反地描述了静脉和人类心脏的解剖。他仔细描述了纵隔及系膜的解剖学结构，纠正了盖仑关于肝、胆管、子宫和颌骨的解剖学错误，说明了胸骨的结构和构成骶骨的骨数，正确地描述了杓状软骨及手和膝的关节面。本书还描述了黄体。在最后一章他讨论了活体解剖，他与盖仑的说法相争论，并证明将动物的喉头切开后仍可通过人工呼吸维持生命。他还提到不同种族头盖骨形状的变化，如日耳曼人的短头骨和弗兰德斯人的长头骨。总之，《人体的构造》一书驳正了200余处盖仑的错误，给予了人们全新的人体解剖知识。

在《人体的构造》一书的序言中，维萨里郑重地指出，医生必须掌握扎实的解剖学知识，这是医学领域不可或缺的基础。同时，他坚决反对当时由市侩药商主导医药行业的现状，并深刻剖析了医生地位低下对医学发展的制约作用。在解剖学方面，维萨里特别强调亲自实践的重要性。他认为，只有将解剖学知识付诸实际操作，才能真正获得准确而深刻的认识。如果将这一任务交由他人完成，将无法确保知识的正确性和完整性。此外，维萨里还尖锐地批评了当时社会盲目崇拜古人的风气。他主张以科学的态度对待医学知识，不断推陈出新，以推动医学领域的进步和发展。维萨里的革新精神和实践改革举措得到了各国医生的响应。此后，解剖学研究日益深入，为近代西方医学的发展奠定了坚实的基础。维萨里的贡献不仅在于推动了医学知识的进步，更在于倡导了一种科学、严谨、理性的学术态度，对后世医学和科学的发展都产生了深远的影响。

三、人体解剖学的发展

在帕多瓦大学，继维萨里之后，解剖学方面又有许多新突破，一些人体上更微小的器官被发现。例如，法罗比奥（G. Falloppio，1523—1562 年）是一位多才的作家兼外科医生和解剖学者，生前以外科医生闻名，死后以解剖学者著称。他发表过回盲瓣的记载及关于法罗比奥管、卵巢圆韧带和咽喉神经等部位正确而精细的描述。他曾自出经费筹建解剖研究室，并把自己的财产捐赠给学校，支持医学研究。100 年以后，在法罗比奥创建的解剖研究室的基础上，意大利著名病理学家莫干尼（G.B. Morgagni，1682—1771 年）建立起了病理学研究室。另一位解剖学家法布里修（H. Fabricius，1537—1619 年）在帕多瓦大学执教 50 年，直到 82 岁去世。在此期间他为解剖学的发展做出了重要贡献，将疾病的发生定位至器官。同时，他也是胎生学的始祖。他在书中描述了鸡卵中发生雏鸡的状态。他还最早正确地记述了眼的构造。此外，他还进行了肌肉运动的力学研究。但即使是这样一位多才敏锐的观察家，也没能完全摆脱传统见解的影响，他依然遵循亚里士多德和盖仑的学说，因而未能对生理学和循环学说提出进步的见解。例如，1600 年他在《论静脉瓣》一文中，曾记述瓣膜口向着心脏。其实这是一项了不起的发现，但由于他局限于旧有的学说，因而未能对静脉瓣的作用做进一步的研究，在即将发现血液循环的道路上停住了脚步，未能揭示出血液循环的本质。

文艺复兴的思潮使西方人开始懂得"自然如不能被目证，就不能被征服"，解剖学受到了重视。到了 18 世纪，作为一门医学基础课，人体解剖学在多数欧洲国家已日臻完备。在 18 世纪，解剖学的研究中心从荷兰转移到了巴黎，然后转移至爱丁堡。门罗三代成为爱丁堡的解剖学权威。他们完成了关于门罗孔（脑室间孔）、第三脑室和侧脑室的研究。在 18 世纪，解剖学研究多由外科医生承担，伦敦圣·托马斯医院的切泽尔登（W. Cheselden，1688—1752 年）便是一个很好的例子。他是一位外科医生，同时也是一位解剖学家，著有《人体解剖学》（Anatomy of Human Body）和《骨论》（Osteography）。1730 年，道格拉斯（J. Douglas，1675—1742 年）出版了《腹膜的记述》（Desoripotion of the Peritoneum）。书中提到了子宫直肠陷凹，后来人们将其命名为道格拉斯陷窝。

在德国，梅克尔（Meckel）家族三代促进了德国解剖学的发展。他们研究了脑神经和内耳迷路的解剖结构。一些德国解剖学者还进行了正常解剖学、病理解剖学和畸形解剖学的比较研究。

在英国，最有名望的解剖学家是威廉·亨特（W. Hunter，1718—1783 年）。1746 年，他担任海军军医协会的解剖学教授，1768 年担任新成立的皇家艺术科学院的解剖学教授，以后任该科学院院长。亨特的解剖学、外科学和产科学讲稿至今仍被保存在英国解剖学博物馆内。亨特的主要学术著作是《人体妊娠子宫的解剖学》（Anatomy of the Human Gravid Uterus，1774 年），全书有 24 幅解剖图。

威廉·亨特的弟弟约翰·亨特（J. Hunter，1728—1793 年）与哥哥同样著名，在他自己的解剖博物馆内保存了上千种标本。约翰·亨特是英国病理解剖学的创始人，是他把英国的外科学从技艺行业提高到了医学地位。约翰·亨特孜孜不倦地进行解剖学和病理学的研究。他喜欢亲自观察，主张勿空想，多做实验。约翰·亨特在实验病理学和外科病理学方面完成了硬性下疳与软性下疳的鉴别，并对侧支循环建立的意义、动物冬眠时消化停止的现象以及意外伤害导致腿损伤的修复过程等进行了研究。同时，约翰·亨特在医学教育领域同样成果斐然。在他的教导下，其学生贞纳（E. Jenner，1749—1823 年）发现了牛痘接种法。

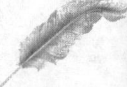

第三节 生理学的建立

生理学是生物学的一个分支,是研究人体的生命现象和各个组成部分功能的一门科学。以实验为特征的近代生理学始于17世纪。1628年,毕业于帕多瓦大学的英国医生哈维发表了有关血液循环的名著,以此为标志,生理学成为一门科学。

一、人体机能的测量

意大利帕多瓦大学的教授桑克托瑞斯(S. Sanctorius,1561—1636年)首次将量度观念应用到医学中。他设计了最早的体温计和一种比较脉搏快慢的脉动计,分别用于测量人体的体温和脉搏。这两种医疗仪器都是根据伽利略的发明加以改制的。体温计由寒暑表改进而成。脉动计是根据脉搏跳动与钟摆的运动原理设计制造的,因为当时还没有钟和表。桑克托瑞斯还对不同时间和不同条件下的体重进行了研究。他制造了一种小屋大小的秤。他坐在这杆大秤中,经常测量体重,观察体重的变化,如此坚持了30年之久(图3-5)。他发现,一旦将身体的某部分直接暴露于空气中,即使不进食、不排泄,体重也会发生变化。他将这种现象的原因解释为不易察觉的出汗所致。这就是近代新陈代谢研究的开始。

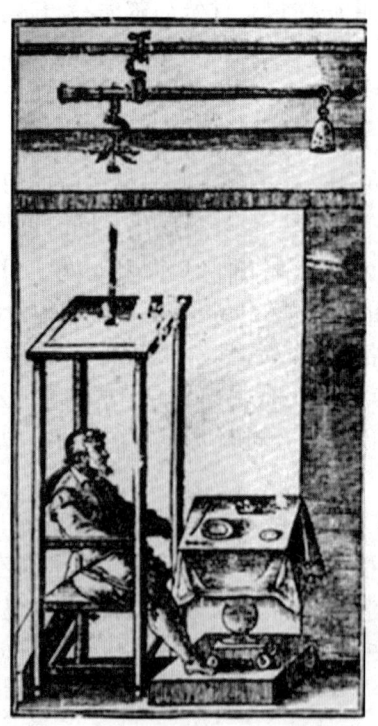

图 3-5 桑克托瑞斯进行测量研究

二、发现血液循环

17世纪西方医学史上最重要的发现莫过于哈维发现血液循环。哈维(W. Harvey,1578—1657年)于1578年4月2日生于英国的福克斯顿,就读于剑桥大学,攻读医学专业,之后到意大利的帕多瓦大学学习，并做了法布里修的学生，从而了解到了静脉瓣的构造。他回国后被任命为伦敦解剖学校的教授，同时兼任圣·巴托罗缪医院（St. Bartholomew Hospital）的医生，以后又做了英王詹姆士一世（James I，1566—1625 年）和查理一世（Charles I，1600—1649 年）的侍医。在英国革命时期，他与查理一世隐退到牛津，战争结束后回到伦敦。哈维对心脏的构造很了解。他根据实验，首先证明心脏是血液循环的原动力。哈维细心地计算了心脏的容量以及从心脏流出的离心血量和回心血量，也计算了血液流动时间。

他假定，左、右心室分别容纳血液 2 盎司，脉搏每分钟跳动 72 次。这样 1 小时脉搏跳动的次数为 72×60=4320 次。在 1 小时内，从左心室流入主动脉的血量和右心室流入肺动脉的血量就分别为 2×4320=8640 盎司，约折合 540 磅。如此大量的血液远远超出了饮食所能提供的最大限度，同时也远远超出了人体本身的体重。哈维利用各种动物反复进行实验研究，终于证实血液是循环的（图 3-6）。

哈维以前的许多学者，诸如盖仑、纳菲斯（Ibn al-Nafis，1213—1288）、达·芬奇、塞尔维特（M. Servetus）、在不同时代和不同国家对血液循环都有不同的、模糊的认识，但没有确切阐明。

1628 年，哈维发表了名作《论动物心脏与血液运动的解剖学研究》（*De Motu Cordis et Sanguinis In Animalibus*）。在这部仅 67 页的著作中，哈维成功地驳斥了前人对心脏与血液所持有的错误理论。但是，哈维的学说不可避免地遭遇了讥讽与打压，巴黎大学的教授们长期拒绝承认其观点。

然而，正如历史上众多新事物与新理论所经历的那样，真理终将得到人们的认可。血液循环学说的发现，无疑标志着生理学正式迈入了科学的殿堂。正是基于这一重大发现，18 世纪的病理学才得以建立，从而为近代临床医学的诞生奠定了坚实的基础。

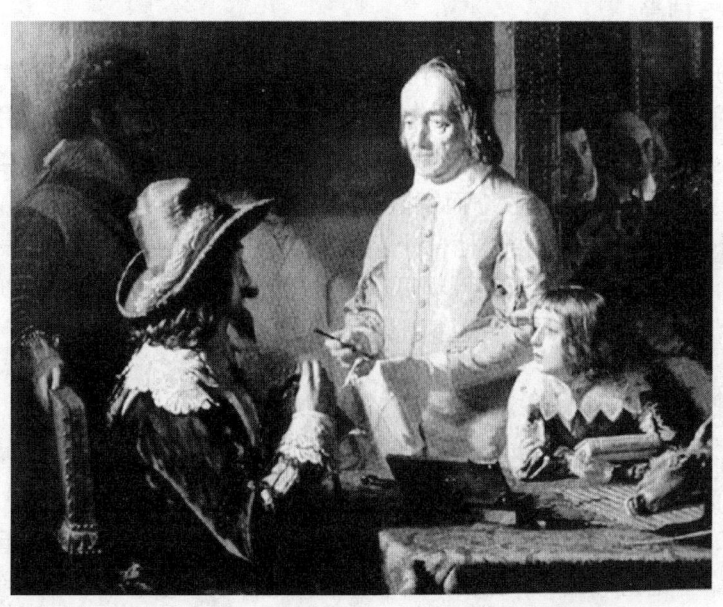

图 3-6　哈维向查理一世和小王子介绍血液循环学说

三、人体生理学研究

人体生理学主要研究构成人体各个系统的器官和细胞的正常活动过程，18 世纪的生理学研究局限于器官水平。

(一)神经生理学

被称为近代生理学之父的瑞士生理学家、解剖学家和诗人哈勒(A. von Haller,1708—1777年)于18世纪出版了八卷本著作《人体生理学纲要》(*Elementa Physiologiae Corporis Humani*),研究了呼吸运动、骨骼运动及胎儿的生长发育等内容,并重点研究了神经系统的生理功能。

18世纪以前,神经生理学的研究只限于罗列简单的观察现象,还笼罩着浓厚的迷信色彩。当时对神经系统的生理作用研究很少,普遍认为神经系统依赖于某种液体而发挥作用。这种液体通过神经到达肌肉时,使肌肉膨胀,肌纤维短缩,从而达到肌肉收缩的目的。哈勒重点研究了血管和神经的生理学,尤以提出应激学说为著名。哈勒通过研究发现,肌纤维在受到刺激时发生收缩。刺激消失后,肌纤维又可恢复正常。他将肌纤维这种特殊性能称为刺激感应力。他还发现心脏和肠道等器官也具备这种刺激感应力。哈勒指出,肌纤维只要受到轻微的刺激,就可产生明显的收缩。只要有肌纤维存在,肌肉就可以维持运动。肌肉运动除了具备这种固有的刺激感应力之外,也通常接收来自神经中枢某种力量的支配。这种力与刺激感应力相似,不受意识的支配。即便在动物死去之后,也可通过实验证明这两种力的存在。哈勒把肌肉固有的力与来自神经传导的力区别开,并进一步阐明这两种力引起的肌肉收缩与其他原因如湿度、压力和各种组织的膨胀所致的肌肉收缩在本质上是不同的。

哈勒还发现,皮肤和某些脏器组织本身并没有感觉功能,只有借助于神经才会产生感觉。他认为一切神经集中于脑,大脑是神经的中枢所在。这一结论是他在动物脑神经受损的实验观察之后得出的。他还认为大脑皮质是完成大脑功能的主要物质基础,而脑髓质是灵魂所在。可见,18世纪的神经生理学依然弥漫着迷信色彩。

(二)消化生理学

法国人瑞奥玛(R.A.F. de Réaumur,1683—1757年)因为改进温度计而闻名(这种温度计现已不用),并对消化生理颇有研究。瑞奥玛仔细研究了鸟类胃液的消化作用,发现温度对消化作用很有影响。试管内与鸟体温相同的胃液同样具备消化食物的功能,而当时医学界多数人认为食物的消化主要是胃壁肌肉收缩而摩擦食物的结果。1752年,瑞奥玛出版了《鸟的消化作用》(*The Digestion of Birds*)。由于他设计了提取鸟胃中食物的办法,从而发现消化作用是一种化学过程。胃液可以消化食物,但并非可以消化所有的食物。瑞奥玛的发现给予17世纪以来盛行的物理学派很大的打击,此后从事消化生理研究的人逐渐增多。

(三)其他研究

斯巴兰萨尼(L. Spallanzani,1729—1799年)是18世纪意大利生理学家,与哈勒齐名。在循环生理学方面,斯巴兰萨尼首先强调了心脏跳动对于血液循环的重要性。他指出,心脏的跳动为血液的流动提供了必要的动力。血液在心脏的推动下通过动脉网进入毛细血管,在那里为身体提供营养。当心脏收缩时,排出了血液,准备进行下一轮循环。斯巴兰萨尼不仅研究了成年人的心脏和血管功能,还观察了从胚胎期开始的发展过程,以便更深入了解血液流速、心脏收缩引起的动脉扩张和肺内血液循环的问题。在消化生理学方面,他通过一系列自我实验,包括诱发呕吐和排便,了解到咀嚼和胃内研磨是食物消化的必要过程。他发现,这两个过程对于食物的消化和吸收有着关键的作用。他进一步指出,胃壁的搅拌动作有助于食物的研磨,从而加速了消化过程。此外,他还发现胃液实际上是胃的分泌物,具有酸性,不是由其他器官输入胃内的,并且胃液确实能使牛奶凝固。在呼吸生理学方面,斯巴兰萨尼的研究表明,缺氧会导致神经系统功能障碍,甚至导致动物死亡。这种发现改变了以前的观念,认为只有血液循环停止才会导致死亡。他也纠正了桑克托瑞斯对出汗现象的解释,认为出汗现象与肺部的呼吸功能有相似之处。他证明了在某些特殊情况下皮肤呼吸可以在一定程度上替代肺部呼吸。

英国生理学家黑尔斯(S. Hales,1677—1761 年)受到过良好的数学和物理学教育,在医学上侧重于用数学和物理学方法研究生理学。他将压力学原理应用到生理学,发现了测量血管压力的方法并测定了动脉、静脉及毛细血管内血液的不同流速,指出毛细血管具有收缩和舒张的功能。他还阐述了关于淋巴管、神经系统和血液循环的知识。他在《静力学论文集》(Statical Essay,2 卷)里,不但明确提示了植物液汁的静力学问题,测定了植物的生长速度和树汁的压力,更重要的是对血压首次做了定量估计。他用一根玻璃管插入马的股动脉,直接测量了血液在玻璃管中的高度。这个定量实验成为医学史及生理学史上的一个重大事件,并为马尔比基等人重新认识血液循环理论提供了重要启发。黑尔斯曾用脉音听诊器研究脉搏跳动,并对哺乳动物的心脏容量和血液流速做出正确的估计。

第四节　医学的革新

医学的进步离不开革新,文艺复兴运动为西方医学的发展带来了革新的动力,涌现出崇尚革新的医学家以及相关的医学理论,为医学的进一步发展打下了基础。

一、医学改革家帕拉塞尔苏斯

帕拉塞尔苏斯(Paracelsus,本名 Philippus A.T.B. von Hohenheim,1493—1541 年)是文艺复兴时期著名的医学改革家(图 3-7)。他生于瑞士,年轻时曾在维也纳及弗拉拉等多地学习,后来到巴塞尔大学任教。他反对盖仑的体液学说,并曾当众烧毁阿维森纳的著作。

他用通用的德语来讲演和写作,而不是像众多学者那样沿用拉丁语作为学术语言。帕拉塞尔苏斯反对脱离实际的理论,他在教学时把学生聚集在病人床边,而不是在课堂上。他利用在各地旅行的机会观察工人、农民和商人的疾病。这使他成为一位名副其实的临床医学家。当然,对传统和权威的挑战也使他的职业生涯坎坷不断,仅仅一年他就失去了巴塞尔大学的职位。

帕拉塞尔苏斯认为生命来自"活素"(archaeus),物质来自三种要素,即硫、汞和盐。他提倡以化学物质治疗疾病,将许多化学品,如铅、硫黄、铁、砷和硫酸铜,甚至汞剂作为药物使用。他的主张对应用汞剂治疗梅毒起了推广作用。他提倡鸦片酊剂和酒制浸膏,并反对中世纪以来盛行的复杂处方,主张简化处方。近代医史学家苏德霍夫(K. Südhof,1853—1938 年)认为帕拉塞尔苏斯是一位化学病理学家和活力论者。

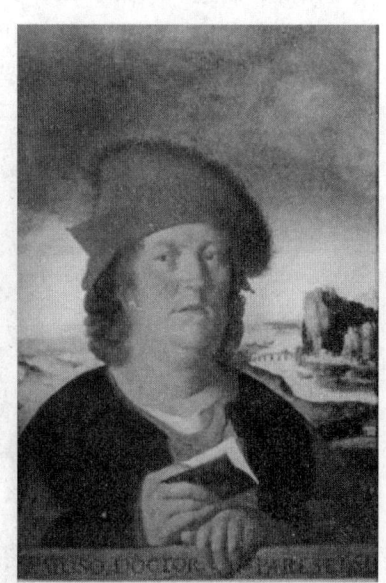

图 3-7　帕拉塞尔苏斯

帕拉塞尔苏斯在医药学发展史上虽有很大功绩,但在思想上也保留了神秘主义的色彩。他相信神创造了世界,相信占星术,认为"木星影响肝,火星影响胆囊,月球影响大脑,太阳影响心脏,土星影响脾,水星影响肺,金星影响肾"。对于药物的治疗原理,帕拉塞尔苏斯也主张象征学说,认为各种药用植物的外形决定了它们的治疗作用。帕拉塞尔苏斯是一个复杂的人物,其思想反映出文艺复兴时期医学家世界观的二元性和矛盾性。

二、显微镜的发明和应用

最早使用显微镜的科学家可能是伽利略（G. Galileo, 1564—1642 年）。他最早利用望远镜进行天文学研究,并且取得了许多成就。他也曾自己制造显微镜,但因为放大倍数低,故应用价值不大。英国人胡克（R. Hooke, 1635—1703 年）和格鲁（N. Grew, 1641—1721 年）、意大利人马尔比基（M. Malpighi, 1628—1694 年）、荷兰人列文虎克（A. Leeuwenhoek, 1632—1723 年）和施旺麦丹（J. Swammerdan, 1637—1680 年）极大地推动了显微镜的研究。

胡克曾用两个透镜合成的显微镜观察微小动物,并于 1665 年出版《显微图谱》（*Micrographia*）,公布了他的研究成果。格鲁于 1682 年写成《植物的解剖》（*The Anatomy of Plants*）。这是一本用显微镜观察植物的记录,奠定了他作为植物组织学先驱者的地位。马尔比基是较早应用显微镜观察植物的科学家之一,著有《植物解剖学》（*Anatomia Plantarum*）。他对动物也很有研究,于 1661 年发表了通过显微镜研究蛙肺的成果,证实了毛细血管的存在。这一发现进一步补全了哈维的血液循环学说。马尔比基也曾研究鸡胚的发生过程,成为胚胎学的创始人之一。此外,他发现了肾小体（马尔比基小体）以及表皮发生层（马尔比基层）,研究了生物体内的红细胞,并阐明了肝、脾及肾等脏器的组织学构造等。因而,马尔比基也被视为组织学的创始人。

列文虎克生于 1632 年。他未接受过学校教育,自学成才。在 91 年的生命中,他热衷于显微镜研究,制造、收集了 250 个显微镜和 400 多个透镜,阐明了毛细血管的功能,补充了红细胞形态学的研究,对肌肉组织和精子活动进行了细致的观察。列文虎克还于 1683 年首次在显微镜下发现了"细菌",但可惜当时并未开展深入研究,亦未引起他的重视（图 3-8）。

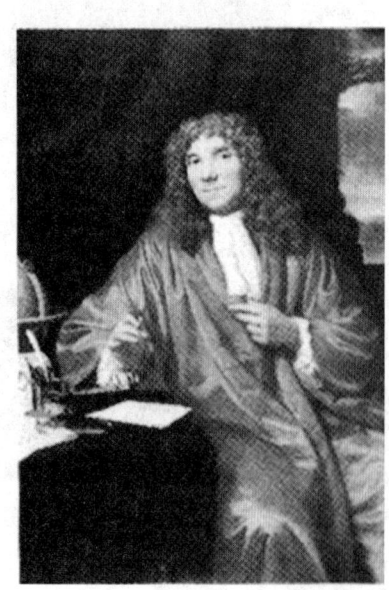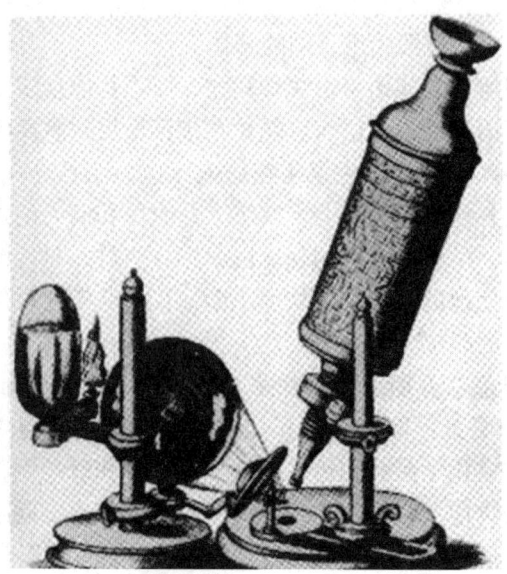

图 3-8　列文虎克和他自制的显微镜

施旺麦丹开展了大量昆虫研究,反驳了许多人坚信的昆虫缺乏解剖结构的说法,证明了轮虫也起源于卵,像其他动物一样缓慢发育长大。他在显微镜下观察蛙血时描述了一种圆形颗粒,这可能是最早观察并描述红细胞的科学记录。他进行了关于神经-肌肉的生理学实验,证明肌肉在收缩时体积并未增大,神经也未将体液输送到肌肉内。这一点是生理学上的重要发现。施旺麦丹在显微镜的使用技术方面做出了许多贡献，他开发了检查、保持和解剖标本的新技术，包括向血管中注入蜡以便于观察等。这些技术后来被应用于解剖领域。1737 年，施旺麦丹的发现以《自然圣经》（*Biblia Naturae*）出版。这本书成为 18 世纪关于显微解剖生物学的名著。

总之，17 世纪显微镜的发明和利用大大扩展了人类的视野，将之由宏观拓展到微观。到了 19 世纪，随着结构精巧、放大率更高的显微镜问世，人类又获得了许多超越前人的新知识。

三、医学学派

17 世纪，伴随着物理学、化学和生物学等学科的发展，传统医学的一些理论，比如盖仑的灵气学说和血液循环方面的观点等面临新的挑战。这一时期出现了一些新的医学理论学派，本节介绍其中比较有代表性的医物理学派和医化学学派。

（一）医物理学派

医物理学派（iatrophysics）主张用物理学原理解释生命现象和病理现象，代表人物是法国数学家、物理学家笛卡尔（R. Descartes，1596—1650 年）。在 1662 年出版的《论人》（*L'homme*）一书中，笛卡尔说："宇宙是一个庞大的机械，人的身体也是一部精细的机械，从宏观到微观，所有物体无一不是可用机械原理来阐明的。"笛卡尔的学说还将人与动物区别看待，认为人是有灵魂的，灵魂存在于松果体中。动物没有灵魂，一切活动都是盲目的。医物理学派的博雷利（G. Borelli，1608—1679 年）是一位数学家，也是伽利略的学生，兼任意大利多所大学的教授，与马尔比基是挚友。因伽利略重视度量方法，并在物理学研究上获得了成功，所以他试图用同样的方法解释生物体。博雷利认为肌肉运动遵守力学原理。根据这一理论，他推断鸟会飞翔、鱼会游动都与力学相关。推而广之，他认为人体的心脏搏动和胃肠蠕动都符合力学原理，他甚至认为胃的消化功能就是摩擦力作用的结果。博雷利常被称为生物力学之父，著有《动物之运动》（*De Motu Animalium*）一书。

（二）医化学学派

医化学学派（iatrochemestry）把生命现象解释为化学变化。这一学派的代表人物是海尔蒙特（J.B. Helmont，1577—1644 年）。他用"阿契厄斯"（Archeus）来解释生命及宇宙万物。在"阿契厄斯"的主导下，食物在消化器官中分解、液化，作为生命流体的血液转化为生成骨骼和肌肉的成分。他认为，消化是胃里的"发酵"过程。当然，这里的"发酵"不是今天我们所理解的发酵，而是与"阿契厄斯"有关。消化过程是发生在胃里的"发酵"过程，不仅需要胃酸，还需要"酵素"（ferment）的参与。

医化学学派的另一个代表人物是希尔维厄斯（F. Sylvius，1614—1672 年）。他出生于德国，1658 年应聘于荷兰莱顿大学后建立实验室，开始了实验研究。他曾研究盐类与酸类等物质结合产生的变化，知道了化学亲和力，并试图将医学上的血液循环和肌肉运动的原理用化学思想来解释。他同样认为酵素在人体机能中发挥重要作用，人体发生疾病是由于体内酸碱物质失去平衡的结果。碱性胆汁若变成酸性，人体就要发病。因此，治疗疾病的方法应侧重于恢复人体内的酸碱平衡。医化学学派在解释人体的生理现象（特别是消化生理）方面有一定的贡献。

另一位英国的医化学学派代表人物是牛津大学的威利斯（L. Willis，1621—1675 年）。他注重临床观察，是西方第一个知道糖尿病病人的尿是甜的人。他记述过重症肌无力，描述并命名过产褥热和大脑基底动脉环。医化学学派在17世纪的医学界占有一定地位。

医物理学派及医化学学派反映了看待生命的不同态度。前者主要体现了机械论的观点，认为可以将物理学原理应用到人体研究；后者则认为生命具有机械不具有的特殊"活力和生机"。一些相信生命与"活力"相关的学者又被归为活力论（vitalism）这一类思想的领域，被称为"活力论者"（vitalists）。例如，德国化学家、医学家斯塔尔（G. Stahl，1660—1734年）反对笛卡尔"动物是机器"的观点，认为生物体的各种现象不受物理和化学原则所管辖，应该由一种完全不同于物理和化学的物质所支配。这种物质被他称作感觉性灵魂（sensitive soul），有时也称作活力（anima）。

四、疾病理论

自文艺复兴至18世纪，通过人们对人体正常器官的生理解剖观察，使凡是肉眼看得到的正常器官几乎发现无遗。在大量尸体解剖的基础上，解剖学家和外科医生有机会认识到器官异常的表现，病理解剖学由此诞生，并开启了判定疾病的新时代。

（一）以病灶定义疾病

意大利人莫干尼（G.B. Morgagni，1682—1771年）是18世纪病理解剖学的代表人物。他在帕多瓦大学的解剖教研室任教56年，做过大量尸体解剖。经过多年的解剖，特别是通过解剖那些生前他熟知病史的病人后，他发现生前的临床表现与死后的尸检所见相关，比如生前主诉咳嗽、咳痰及咯血的病人通常会出现肺部的病变（即后来所说的病灶）。因此，莫干尼认为造成疾病的原因不是体液改变，而是器官的变化。在79岁高龄时，他发表了不朽的著作《论疾病的部位与原因》（*De Sedibus et Causis Morborum per Anatomen Indagatis*）（图3-9）。这本书是以书信的形式写成，详细记述了病人的生活史、患病经过、预防死亡的主要事项以及解剖尸体得到的各器官情况。莫干尼仔细描述了病理状态下的器官变化，并且根据他所描述的变化，发表了关于疾病原因的、颇有科学根据的推测。

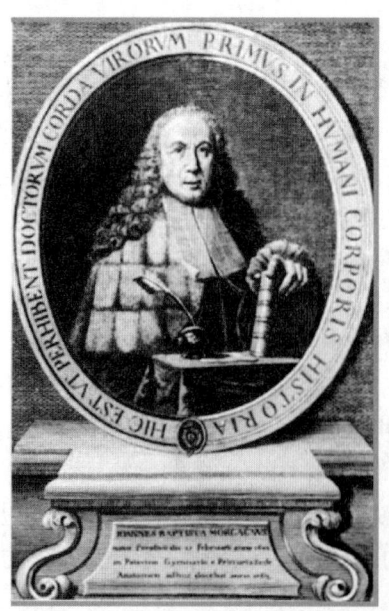 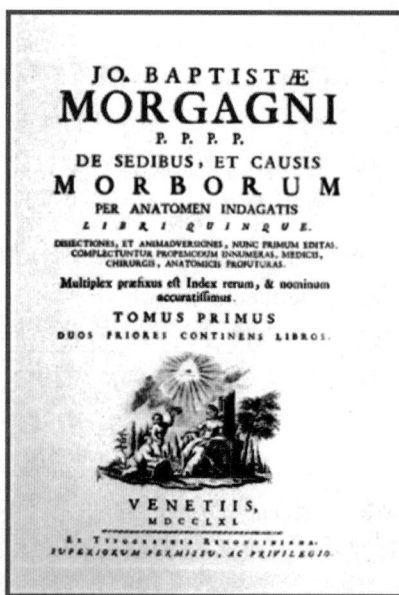

图3-9　莫干尼及著作《论疾病的部位与原因》

莫干尼对多年收集的丰富材料做了独到的分析，把患病器官的变化同病人的临床症状联系起来，注意到正常器官与病变器官解剖上的区别，并指出每种器官解剖学上的改变都会引起相应器官功能的改变。莫干尼提出找病灶的思想是进步的。他从物质的实体寻找疾病的原因，这与当时盛行的机械唯物论思想是分不开的。也正因如此，莫干尼认为身体的器官是独立的。这种机械唯物论割裂了人体是一个整体、各器官之间是互相联系的关系，有其时代的局限性。

莫干尼是病理解剖学的奠基人。1769年，帕多瓦大学宣布莫干尼是全欧洲解剖学者的领袖。在意大利，人们称莫干尼为"解剖学陛下"。1931年，莫干尼的家乡在以其名字命名的广场上，为他树立了纪念碑。

（二）对疾病进行分类

对疾病进行分类是医学研究的重要内容。17世纪兴起的解剖学、生理学及18世纪的器官病理学都采用分类的方法来研究。

17世纪的临床医学家西登哈姆（T. Sydenham，1624—1689年）曾经指出，为了便于科学研究，对于所有的疾病必定将其归结为明确和肯定的种类（species），如同植物学家对植物进行分类一样。他认为疾病在产生的过程中，其性质是始终一致的。所以，在不同个体中相同疾病表现出的症状大部分是相同的，就像某种植物的一般特征可以扩展到这种植物的每个个体一样。西登哈姆认为疾病是独特和实在的种类。西登哈姆把疾病分为主要症候以及治疗后出现的症候。他记载了风湿病、舞蹈病、丹毒、胸膜炎、肺炎及歇斯底里症等疾病的症候，还专门写了一篇有关痛风的论文。西登哈姆还描述了一些急、慢性疾病。他估计急性疾病占人类疾病的2/3，慢性疾病如痛风和神经质等占1/3。他意识到偶然一种急性疾病能够转化为内部的慢性疾病，但是造成急性疾病和慢性疾病的原因是根本不同的。急性疾病产生于环境，而慢性疾病产生于机体内部。

布尔哈夫（H. Boerhaave，1668—1738年）把疾病分为固体部分和液体部分两大类。液体部分的疾病可能是液体的质和量改变引起的，包括重量的增减和成分的改变。固体部分的疾病是形态、体积、组织张力和血管容量等因素异常所致。例如，炎症是血液淤积的结果，而血液淤积则是小血管的构造和血浆成分变化引起的。对于发热，他认为是心脏遭遇毛细血管的抵抗而使搏动增加造成的。

林奈（C. Linné，1707—1778年）是瑞典的生物学家。1735年，他在著作《自然系统》（*Systema Naturae*）中建立起界、门、纲、目、科、属、种分类体系，将动物、植物、矿物分别进行分类和命名。他的《疾病种类》（*Genera Morborum*）将疾病分成11类。每一类具有基本确定的特征，并采用亚里士多德的依次往下的分类原则，进一步分成属和种。例如，他最宽泛的分类是在热病和非热病之间。他将发热本身分成三类：发疹、危机热和炎症热。在八类非发热性疾病中，有四类是神经紊乱，两类是体液紊乱，两类是固体紊乱。体液紊乱被分成隐蔽紊乱和排泄紊乱。

18世纪的意大利医生布朗（J. Brown，1735—1788年）重点研究了神经疾病的分类问题。他相信生命是具有所谓的"兴奋性"特性的，并认为疾病发生是因为这种特性过多或缺乏所致：过多可产生"亢进"紊乱，缺乏则导致"抑制"紊乱。因此，在布朗看来，只存在两种基本疾病。实际上，许多疾病是抑制性紊乱或虚弱性疾病，这可能是亢进紊乱的最终结果。因为兴奋性特性可以被消耗，随着抑制性物质的产生，出现了布朗所称的"间接衰弱"。针对布朗的神经疾病分类观，治疗方式是直接恢复兴奋性的适当平衡。因此，治疗措施一般是减液治疗和刺激治疗。减液治疗如放血或通便，刺激治疗如对抑制性疾病选择鸦片和酒精。布朗学说体系使健康与疾病之间的区别成为定量的而非定性的，也使得诊断和治疗变得相对容易。布朗的神经

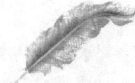

疾病分类原则在德国和意大利广泛流行。

第五节 临床医学的进步

医生的主要任务之一是消除或削弱疾病。文艺复兴以后，基础医学出现了显著的进步，相对于基础医学而言，临床医学进步缓慢，但也取得了一些成绩。

一、外科学

中世纪时医生是分等级的，内科医生的地位较高，而外科医生地位较低，不能参加学术团体。外科医生又分为两等，如做膀胱截石术医生的地位较高，而做当时流行的放血术或替人取出胼胝体一类小手术的外科医生的地位较低。他们穿的服装不相同，法律地位也有显著区别。这种严格的等级制度在文艺复兴时期仍然保持着。然而，真正有临床经验的人常常是有实际操作技能、进行具体观察的医生。这在战场上更为明显，如取出箭头或子弹，治疗创伤或骨折，这些都是穿短服的所谓低下医生做的事；而穿着长袍、只能空谈书本学问和烦琐哲学的医生在这里是毫无用处的。文艺复兴时期的外科进步也正是依靠那些有实际经验的穿短服的医生推向前进的。

法国的理发师、外科医生、军医巴累（A. Paré，1510—1590年）在长期的军医实践中总结了许多外科新经验，如过去认为火器伤是有毒的，必须用赤热的铁器烧灼，并用一种煮沸的油剂冲洗。在尚无麻醉法的年代，病人必然十分痛苦。巴累改革了这种方法，指出弹伤没有毒性，不必用热油治疗，并主张对于创伤后的出血也不必用烧灼法，只要结扎即可。由于他了解人体解剖学的主要知识，并将之应用到外科上，因而使传统的外科有了重大的改变，并使外科医生的地位得到了一定提高。此外，他还提出了人造假肢和人造关节的设想。由于他不会拉丁文，因此，他的著作《创伤治疗》等都是用其母语法文写成，这在文艺复兴时期也是一种改革。虽然他受到保守派的攻击而没能进入法国著名的索尔本学院，但终于在1554年成为圣·科斯马斯学院的成员。他的学生中有几位后来成为著名的外科专家。巴累的著作是外科学上的一大进步，但是其中也描述了中世纪人兽和人鱼等传说。新的外科器械以及新的手术方法连同中世纪的迷信混在一起，这与帕拉塞尔苏斯一样充分证明了在文艺复兴这个过渡时代科学家们思想上的二元性和矛盾性。

帕蒂德（J. Petit，1674—1750年）发明了螺旋止血带和许多手术方法，如乳突凿开术。他是18世纪前半叶法国最卓越的外科医生，也是自巴累以来法国外科学界最有成就的贡献者。他的代表作有《骨病的治疗技术》（*L'art de Guérir les maladies des Os*）。佩龙尼（F. Peyronin，1678—1747年）是法国著名的外科医生，擅长手术，尤其是肠疝修补术和肠外伤修复术。1731年法国皇家外科学会成立，佩龙尼是创始人之一。法国医生贝萨拉克（J. Baseilhac，1703—1781年）是膀胱截石刀的发明人。他不顾舆论的反对，利用膀胱截石刀做过上千例结石取出术，包括耻骨上膀胱结石取出术。切泽尔登（W. Cheselden，1688—1752年）是英国圣·托马斯医院的外科医生。他因在不足1分钟的时间取出一个膀胱结石而闻名。1723年，他发表了《论结石的高位手术》。他还提出了侧位手术的主张。波特（P. Pott，1714—1788年）是18世纪后半叶英国较有成绩的外科医生，1769年著的《关于骨折的一般现象》（*Some Few General Remarks on Fractures*）中记载了波特病，即伴有瘫痪的脊椎弯曲。1782年他提出此病与结核有关。里德（J. Loyd，1728—1810年）是波士顿杰出的外科医生，推行膀胱截石术，推广血管结扎法。弗雷尼（G. Flaiani，1739—1808年）是意大利膀胱截石术专家。他临床经

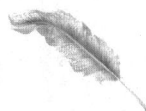

验丰富，是圣灵医院的解剖学创始人。德国外科学家里奇特（A. Richter，1742—1812年）是对疝气施行手术疗法的先驱者。绰波特（F.R. Chopart，1743—1795年）是法国泌尿外科的开拓者，同时享有生理学家和病理学家的名誉。蒂斯奥特（P. Desault，1744—1795年）在法国创立了第一个外科门诊部，发明了锁骨骨折绷带治疗法。托里奥（M. Troia，1747—1828年）是意大利那布勒斯人，擅长膀胱手术和骨科手术。

亨特兄弟是英国外科学的重要人物（图3-10）。威廉·亨特于1762年首次描述了动静脉瘤。约翰·亨特在解剖学、外科和牙科方面均有成就。他在皇家公园的鹿角上做了侧支循环实验，为治疗动脉瘤提供了依据。在他以前，截肢是治疗动脉瘤的唯一方法，否则只能等待动脉瘤自行破裂。他用鹿角做实验，发现结扎动脉后鹿角的毛细血管会代偿性扩张，使被结扎动脉周围的血流更丰富，保证了鹿角的正常血液供应。约翰·亨特由此发明了结扎血管治疗动脉瘤的技术，取代了肢体截断术，为同类疾病的病人保全了肢体。波斯特（P. Post，1763—1828年）担任哥伦比亚大学医学院外科学教授，1796年成功地重复了老师约翰·亨特发明的动脉结扎术，1814年成功地进行了髂外动脉结扎。约翰·亨特手术技术出色，善于将临床观察和病理发现、实验研究结合在一起，后人称他"创立外科时，外科只不过是一种机械的技艺，而他留传下来的东西使外科变成了一门美好的科学"。约翰·亨特将实验的方法引入外科手术，被称誉为"会思考的外科医生"。

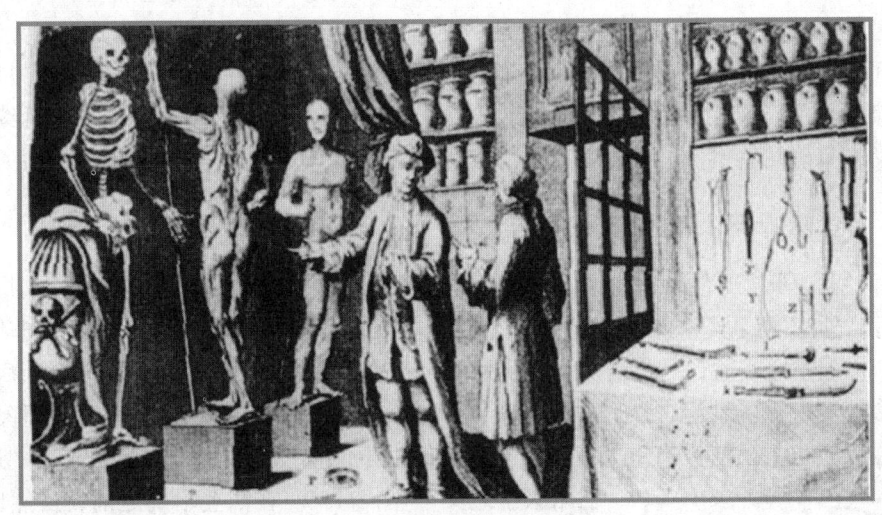

图3-10　亨特兄弟

二、内科学

文艺复兴时期内科学的医疗技术仍与中世纪类似，体液学说依然是解释疾病现象的主要学说。由于印刷术的传入和阿拉伯医学所保存的中世纪以前古希腊、古罗马的医学书籍，使得在文艺复兴时期，尤其是16世纪末出现了很多医学经典著作的译本。希波克拉底的著作尤其多，其次是阿维森纳的著作。这一时期的医学著作远较中世纪丰富，印刷的书籍也大大增多了。17世纪以前，欧洲未曾出现过有组织的临床教学。学生到学校学习，只要读书，经过考试及格就可毕业。17世纪中叶，荷兰的莱顿大学开始实行临床教学，并取消了宗教派别的限制，吸收了不少外国留学生。到了18世纪，临床教学开始兴盛，莱顿大学在医院中设立教学病床，布尔哈夫成为当时世界上最著名的临床医学家，莱顿大学的名誉也超过了以前的医学名校帕多瓦大学。

(一)对传染病的新见解

1546年,意大利维罗那的医生伏拉卡斯托罗(G. Fracastoro,1483—1553年)对传染病的本质提出了合理的学说。他也是帕多瓦大学的学生,与哥白尼是同学,后来又在该校执教。在他的名著《论传染和传染病》中,伏拉卡斯托罗把传染病的传染途径分为三类:第一类为单纯接触传染,如疥癣、麻风和肺痨;第二类为间接接触传染,即通过衣服或被褥等媒介物传染;第三类为远距离传染。他把传染源解释为一种最小的粒子,是人类感觉器官感觉不到的东西,而且人们对这种小粒子有不同的亲和力。微小粒子从病人传染给健康人,使健康人致病。他还认为这种粒子具有一定的繁殖能力。伏拉卡斯托罗的想法与19世纪后期细菌学的主张非常类似,只可惜当时还未发明显微镜,他的这种想法不能通过实验观察来证实。

伏拉卡斯托罗还描述了一种当时流行的传染性疾病。他在诗歌《梅毒还是法国病》(*Syphilis Sive Morbus Gallicus*)中描述了牧羊青年希费利(Syphilus)得了这种疾病。希费利四肢肌肉消失、瘦骨嶙峋、牙齿脱落,呼吸时有恶臭,说话声音微弱。以后人们就把这种病命名为Syphlis,即今天所说的梅毒,这个词就是由伏拉卡斯托罗最先提出的。自从这个名称确定以后,就出现了很多相关的书籍和文献,这是伏拉卡斯托罗对医学的另一贡献。15世纪末,梅毒在欧洲大范围流行,因而也备受重视。人们后来发现这种疾病是通过性生活传染的,认为这是一种名誉不佳的病,所以,都坚称它是从别国传播而来。比如法国人称其为意大利病或西班牙病,而意大利人又称它是法国病。还有很多人认为,梅毒是在哥伦布发现美洲以后由美洲土著人传染给水手,又由水手带到了欧洲。这种"哥伦布假说"的相关争论一直延续到21世纪,目前尚未有确切答案。

(二)西登哈姆与17世纪的内科学

在17世纪内科学没有太大的进展。由于当时不少医生研究解剖学和生理学,却不重视临床观察治疗,所以17世纪的临床医学家西登哈姆指出:"与医生最有直接关系的既非解剖学之实习,也非生理学之实验,乃是被疾病困扰的病人,故医生的任务首先是正确阐明疾病的本质,也就是应多观察病人的情况,然后再研究解剖学和生理学等知识,以导出疾病之解释和疗法。"西登哈姆在医学史上虽然没有重大发明或发现,但由于他重视临床医学,故被誉为"近代西方临床医学之父"(图3-11)。在西登哈姆之前,虽然也有许多人侧重临床,但只是从西登哈姆开始,才打破了中世纪以来遵守教条的格局。医生开始回到病人身边,亲自观察疾病的变化。1666年,他在著作《对热性病的治疗法》(*Methodus Curandi Febres, Propriis Observationibus Superstracta*)中写道:"根据我的意见,无论致病因素对身体多么有害,人体内总有一种自然抵抗力,可以将这种致病因素驱逐体外,以恢复病人的健康。"这段话不仅与古希腊医学之父希波克拉底提出的自然治愈力学说相吻合,也说明西登哈姆重视人体本身的抗病能力。1676年他出版了《关于急性疾病的发生及其治疗的观察》。这本书记录了流行病的发生情况和详细的治疗经过,提倡根据不同的症候将疾病进行分类治疗。

在17世纪,虽然生理学和解剖学的进步较大,但临床医学方面像西登哈姆这样的人物并不多,许多临床医生仍是

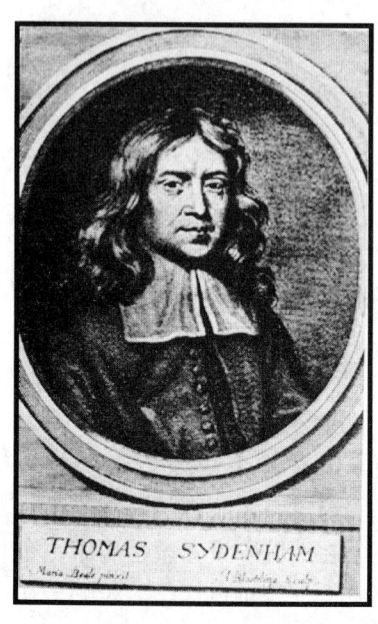

图3-11 西登哈姆

江湖医生。符咒和许多离奇的疗法仍时常被各类医生采用。

（三）布尔哈夫与 18 世纪的内科学

布尔哈夫（H. Boerhaave，1668—1738 年）是 18 世纪最伟大的临床医学家。他对 17 世纪以来西医学只重视基础研究、忘记医学的目的是为了病人的现象感到非常不满，竭力提倡医生应该回到病人身边。在他的倡导下，18 世纪西医学重新掀起了重视临床医学的风气。布尔哈夫出生在荷兰，曾在著名的莱顿大学学习医学，1701 年任医学教授。他崇尚希波克拉底的才智与学问，在 18 世纪众多没有临床应用价值的医学理论盛行的时代，布尔哈夫为不知所措的习医者燃起了一盏明灯。他主张医学应以病人为中心，寻找对病人最有价值的治疗方法。对于医学理论与病人的关系，布尔哈夫是一位折中主义者。他既利用化学学派的知识和观点，也不排斥物理学派。布尔哈夫著有多本著作，其所著的《医学原理》（Institutions Medicae，1708 年）是一部生理学著作，被多次印刷。《箴言》（Aphorisms，1709 年）再版多次，被译成多种文字。在他的《医学论文集》（Opera Medica Omnia，1766 年）中收录了关于化学、神经病学、眼科、梅毒和教学方法等内容。

布尔哈夫充分利用临床教学。在进行病理解剖之前，他尽量给学生提出临床的症候与病理变化的关系，这种形式就是以后临床病理讨论会（clinical pathological conference，CPC）的雏形。布尔哈夫也是一位化学家和解剖学家。他拥有广博的知识，并将这些知识与临床相结合，成为一名出色的临床医学家。他杰出的临床能力和个人魅力吸引了来自欧洲各地的学生，进一步扩大了莱顿大学临床医学教育的影响。哈勒评价布尔哈夫是全欧洲医生的师表。布尔哈夫在逝世后，遗体得到了王侯一般的待遇。他生前居住过的乡间别墅、城市住宅以及大学里的布尔哈夫实验室，今天都已成为崇拜者的参观地。布尔哈夫的影响通过他的学生传播到许多国家。

（四）拉什与 18 世纪的美国医学

拉什（B. Rush，1745—1813 年）是 18 世纪美国医学的代表者。这一点不仅体现在他在 18 世纪美国医学的领导地位上，也体现在对美国医学的深远影响上。这种影响一直到 19 世纪仍然存在。

拉什的成功得益于众多老师的影响。年轻的拉什曾经聆听到美国著名解剖学家希彭（W. Shippen，1712—1801 年）教授讲授的解剖课。在希彭的引导下，拉什进入费城医学院，开始系统学习医学。1766 年拉什赴英国爱丁堡大学学习，2 年后又赴伦敦继续深造。在伦敦他结识了许多医学界知名人物，如威廉·亨特、普林格尔、弗斯吉尔（J. Fothergill，1712—1780 年）、莱特森（J. Lettson，1744—1815 年）和富兰克林（B. Franklin，1706—1790 年）。1769 年他从欧洲返回美国，被任命为费城医学院的化学教授。1786 年他参与建立了费城免费诊所，1787 年倡议成立费城内科学院。拉什不迷信权威，他经常提醒学生过分迷恋伟大人物将导致医学出现专制倾向。他主张医学的进步要依靠研究自由。独立战争结束后，他积极转向人道主义改革，为监狱改革、禁酒、废除奴隶制及废除烟草而斗争。他曾在《独立宣言》上签名，他将政治活动、慈善活动和医学活动集于一身，赢得了"美国杰出医生"的声誉。

拉什做过军队医生，对部队的卫生状况有所了解，他提倡军营内应保持清洁，士兵的饮食要合理，帐篷内不要有太多的士兵而过于拥挤。他认为沐浴有助于健康，并建议士兵每周沐浴两次。他认识到胜利对士兵产生的心理作用是一般药物不能替代的。在一次讲演中他宣称：世界上仅有一种疾病，疾病的根本原因是血管的紧张，而缓解血管紧张的方法就是放血。

拉什是峻猛疗法的推崇者。他的处方中常出现"10 粒甘汞"（甘汞是一种汞化合物）的字样，是当时常规剂量的 10 倍。拉什还曾制作了一种名为"霹雳弹"或"雷声"的泻药，成分也包括甘汞、氯和球根牵牛（一种有效的催泻草药），含汞量甚至超过了 50%。拉什还热

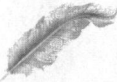

衷于放血治疗。他认为，只要脉搏保持"紧张"或"饱满"，就可重复多次地抽取10~20盎司（300~600毫升）的血液，"直到体内4/5的血液被抽走"。18世纪末，费城的黄热病大流行期间，拉什使用甘汞及致泻植物等组成通便方，同时使用放血以及冷水浴、冷饮和冷空气的冷却疗法。拉什认为医学发展的一个障碍是过度相信自然治愈力的作用，而对危重疾病需要采用极端治疗。他的峻猛疗法是18世纪美国医疗实践的代表风格之一，不过当时也招致了不少批评。

拉什是从18世纪的理性时代到19世纪科学时代的代表。他不满足已有的医学方法，敢于创新。拉什是一个热心的临床观察者，对病理学和实验室毫无兴趣。他被认为是18世纪美国最出色的医生，费城因他而大增光彩并逐渐成为美国的医学中心。1813年拉什去世时，人们称他为"美国的希波克拉底"。然而，作为一个过渡时期人物，拉什的荣耀是短暂的。他去世后10年，峻猛疗法开始动摇。去世后30年，峻猛疗法遭到普遍谴责。这种现象非常正常，因为医学在不断进步，过去有效的方法会被将来更有效的方法所代替。

三、产科学

16世纪，巴累对外科和产科进行了改革。17世纪，英国钱伯伦（Chamberlen）家族成员发明了产钳，但在此后的约100年中保守着产钳的秘密，直到18世纪初才与世人分享。18世纪中叶以后，改良的产钳得到普遍应用，这是产科的一大进步。当时，许多妇女仰赖接生婆接生。这些接生婆缺乏产科知识，不懂清洁。应该说，直到18世纪，妇女生产依然是很危险的事情。

法国医生鲍德洛克（J. Baudelocque，1746—1810年）提出了正常分娩机制理论，强调了骨盆测量方法及产前测量骨盆的重要性，研究了胎儿在子宫内的不同位置，以及针对孕妇的不同情况应采取的最适宜的分娩方式。他做的产科学讲演享有国际声誉，其著作《分娩原理》（*Principles des Accouchements*，1775年）多次再版。1777年，法国人斯格特（J. Sigault，1738—？）发明了耻骨联合切开术。雷巴斯（J. Lebas，1717—1797年）创立了剖宫产横切口方式。英国外科学家威廉·亨特也是一位著名的产科学者，对于妊娠后倾子宫做过研究。他的产科代表作是《人体妊娠子宫的解剖学》（*Anatomy of the Human Gravid Uterus*，1774年）。英国人斯麦里（W. Smellie，1697—1763年）在乡间行医20余年，首创了测量子宫内胎儿头颅的方法，对分娩机制、前置胎盘和子宫后倾也做了重要研究。1752年，斯麦里出版了《产科学》（*Midwifery*）一书。德国人罗德（J. Roederer，1726—1763年）对胎儿血液循环、胎位及分娩机制等问题进行了解剖学和生理学研究，《产科学大纲》（*Elementa Artis Obstetriciae*，1753年）是其代表作。

法国人莱瑞特（A. Levret，1730—1780年）以研究宫外孕、前置胎盘及不同胎产式而闻名。英国曼彻斯特的医生怀特（C. White，1728—1813年）早于霍姆斯（O. Holmes，1841—1935年）和塞麦尔维斯（I.P. Semmelweis，1818—1865年）发现了妇科手术和清洁检查问题。1773年他发表了《论孕妇和产妇的处理法》（*On the Management of Pregnant and Lying in Woman*），强调手术清洁法，注意到了产科清洁，以及隔离产褥热病人与健康产妇，从而改善了曼彻斯特医院的情况。怀特是英国北部很著名的外科医生，对于曼彻斯特医院的建立（1752年）和妇产医院的成立（1790年），他都是不可缺少的人物。

1737年德国医学院开始讲授产科学，18世纪50年代成立了第一所附属于大学的助产士学校。1760年意大利佛罗伦萨开办了第一个产科学讲座。

四、精神病学

皮内尔（P. Pinel，1745—1826 年）是 18 世纪精神病治疗的重要改革家。他的一位好朋友患有严重的精神错乱，因此遭到非人待遇。朋友的不幸促使皮内尔献身于精神病的研究。皮内尔相信分析方法是医学研究的正确方法，分析为病理学研究提供了科学哲学的基础。

皮内尔是第一个对各种精神病做完整病案记录的人。1801 年，他在著作《精神病的医学哲学论》（*Traite Medico-Philosophique sur L'alienation Mentalo*）中，指出精神错乱与其他疾病一样，必然有组织或器官的原因从而引发人心神狂乱。1793 年，皮内尔被任命为法国比塞特医院（Bicetre Hospital）的医疗主管。他和同事普辛（J-B. Pussin，1746—1811 年）去除了院内精神病病人的锁链。皮内尔认为治疗精神病病人最重要的方法是让每个能够工作的住院病人都有工作。这种方法是现代所谓职业疗法（occupational therapy）的雏形。他的学生艾思奎尔（E. Esquirol，1772—1840 年）和弗拉斯（A. Ferrus，1784—1861 年）极力推广了皮内尔倡导的方法。

在德国，瑞尔（J.C. Reil，1759—1813 年）发扬了皮内尔的观点，倡议兴建花园式疯人院，以促进精神病病人的康复。在英国，克努利（J. Conolly，1794—1866 年）取消了拘禁精神病病人的治疗，并于 1856 年出版了《不用器械禁锢治疗精神病病人的方法》（*Treatment of the Insane Without Mechanical Restraints*）。克努利率先在教友派疯人院试用了这种方法。

五、诊断方法及其他治疗手段

18 世纪虽然医学知识比以前进步了，但诊断器械依然没有大的改进。桑克托瑞斯发明的体温计和脉动计都不适合临床应用，直到 18 世纪后半叶，诊断学上才出现了叩诊法。

（一）叩诊法

叩诊法的发明人是奥地利医生奥恩布鲁格（L. Auenbrugger，1722—1809 年，图 3-12）。幼年时，他在父亲的酒店里做学徒。奥恩布鲁格看到父亲经常用手指敲击盛酒的木桶，根据声音推测桶内的酒还剩多少。这样做既方便，又可以防止打开桶盖使酒挥发掉。奥恩布鲁格一直对这个方法记忆犹新。从维也纳医学院毕业后，他就在维也纳圣三一医院工作。由于受到器官分类和找病灶思想的影响，奥恩布鲁格对于用叩击的方法来发现病理变化很感兴趣，于是他对叩击的声音开始研究。他发现叩击胸部得到的不同声音说明胸部有不同的病灶。经过多年的努力，仔细比较叩诊胸部声音的变化，终于在 1761 年发表了他的成果——《由叩诊胸部而发现不明疾病的新考察》（*Inventum Novum ex Percussione Thoracis Humani Interni Pectoris Morbos Detegendi*）。具体方法就是用四指末端轻轻叩击胸壁，仔细辨别声音的高低和轻重变化，以判断疾病的有无。当时他的方法并没有引起足够的重视，直到 19 世纪，在法国名医科维萨特（J-N.M. Corvisart，1755—1821 年）的大力推动下，临床上才普遍接纳了叩诊法。叩诊法与其后发明的听诊法几乎同时被用于临床。

叩诊法的发明与医生头脑中机械论的思想是分不开的。奥恩布鲁格发明的叩诊法与莫干尼找病灶的做法在思想方法上是一致的。他们突破了四体液学说，开始从身体器官寻找疾病的原因，这是医学发展史上一个很重要的突破。

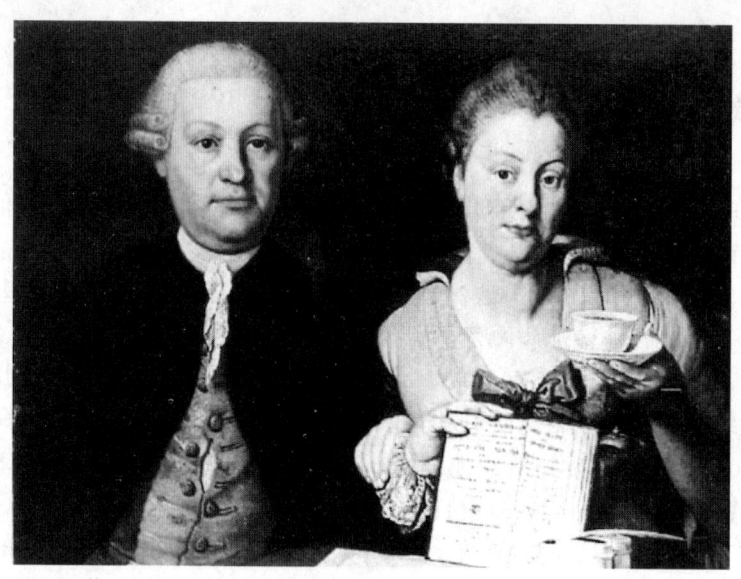

图 3-12 奥恩布鲁格及妻子

（二）治疗手段

从文艺复兴开始到 17 世纪，交通逐渐发展起来，尤其是海上运输日益发达。一些药用植物从海外传入欧洲，其中以阿拉伯和南美洲传入的药物为多，如金鸡纳（奎宁树）。1638 年，秘鲁的一位皇后患有间歇热，服金鸡纳治愈。后来金鸡纳又依次传入西班牙和欧洲各地。17 世纪时，金鸡纳还由传教士传入中国，为康熙皇帝治愈了疟疾。其他传入的药物还有依米丁（吐根素）等。18 世纪最常见的疾病是发热。诊断发热的重要标准是脉搏加快。最常用的治疗方法就是减液放血和灌肠导泻。减液疗法常用的药物是催吐剂和发汗剂。另外，人们也注意到与养生结合，主要是补充肉类和加强体育锻炼。

18 世纪时，麦斯麦（F. Mesmer，1734—1815 年）发明的麦斯麦术（Mesmerism）成为一种特殊疗法。麦斯麦曾在维也纳大学学习医学，并取得博士学位。他在学位论文中阐述了行星影响人体的观点。麦斯麦认为宇宙中存在无所不在的磁力。他的磁力疗法很简单，即医生将手置于病人的身体上，病人即可获得磁力。他还会营造神秘氛围，使用铜线、铜棒等组织病人围绕圆桌进行集体治疗。麦斯麦术在法国最为流行。麦斯麦也从病人那里获得了很多钱财。

然而，麦斯麦术遭到了医生的怀疑和反对。麦斯麦本人不敢在医学会上公开他的成就，后来被迫离开巴黎，隐居起来。虽然麦斯麦术有超自然的倾向，但因心理学原理的影响，麦斯麦也被视为催眠术探索的先驱。

第六节　预防医学的兴起

预防医学是以人群为研究对象，应用宏观与微观的技术手段研究影响健康的因素，从而制定公共卫生措施，阻止疾病的流行，达到预防疾病、增进健康以及提高生命质量的目的。18 世纪是预防医学兴起的重要时期。

一、传染病的流行

有人曾说流行病、战争和灾荒是 17 世纪人类的三大灾难。从 16 世纪开始，像中世纪那样大面积的麻风流行虽然停息了，但其他疾病仍频繁发生。法国国王路易十四曾把麻风病院改为慈善病院，可见麻风已被有效地控制了。梅毒也不如文艺复兴时期那样猖獗，因为已开始利用汞剂治疗梅毒了。17世纪除了梅毒和麻风以外，其他传染病如白喉、伤寒、天花、鼠疫和斑疹伤寒等还是很常见的。德国在1618—1648年暴发了一场"战争热"（war fever），可能就是斑疹伤寒。此外，痢疾、坏血病和鼠疫的流行也很广。据史料记载，当时流行病造成的死亡人数非常多。尤其是当时欧洲人还不知道种痘的方法，所以因天花而死亡的人数很多。17世纪，天花由亚洲大陆开始蔓延到了非洲北部和欧洲的全部，1660—1669年在英国大规模流行。鼠疫在中世纪欧洲泛滥成灾。到了17世纪，虽没有类似的大流行，但在小范围仍较频繁地流行，死亡率也比较高，例如，俄国在1601—1603年曾暴发一次鼠疫大流行，仅莫斯科一个城市就有12.7万人丧生。1603—1613年，德国、法国、荷兰和英国都有不少人因感染鼠疫死亡。1625年，荷兰因鼠疫死亡了7000人。类似数字不再一一列举。

二、统计学的应用

一直到17世纪，在传染病学方面还缺少足够的资料，也没有合理的记载。由于数学的进步，人们着眼于用数学的方法分析资料。最早采用这种方法的是英国人配第（W. Petty，1623—1687年）。他是一位很有才能的医生，并且热衷于政治。1665年，他与格兰特（J. Graunt，1620—1674年）合作，出版了《关于死亡公报的自然和政治的观察》（*Natural and Political Observations Made upon the Bills of Mortality*）。他们企图从这些复杂的材料中分析出人口死亡率、患病人数以及其与生命统计的关系。当时仅依赖几个人的力量来完成这项工作，结果并不理想。因此，他们认为政府很有必要成立专门机构从事统计研究工作。到了18世纪，更多的人喜欢上了统计学。比如，与牛顿同时代的棣莫弗（A. de Moivre，1667—1754年）在生命统计上运用了大量数学原理。1761年普鲁士人苏斯密尔茨（J.F. Sussmilch，1707—1782年）出版了《由人类之出生、死亡及繁殖证明人类变动中所存在的神的秩序》（*The Divine Order in the Changes in the Human from Birth, Death and Reproduction of the Sance*）。他的目的原本是要揭示生命统计的关系是不变的，统计数字体现了神的意志。不过，书中运用的新的统计方法使这本书成为科学史上颇有价值的文献。从此以后，人口统计的研究逐步发展。1801年，英国首先应用统计学进行国事调查，使统计学更为人们所接受。统计学家和社会学家凯特勒（L. Quetelet，1796—1874年）发表了《论人和人类的智力发展》（*A Treatise on Man & the Development of His Faculties*），对人的体力和智力进行统计研究，以后又发表了《论社会组织及支配社会组织的法则》（*Du Systeme Social et des Loid qui le Regissent*），其中运用了大量统计学方法，对统计学的发展有重要的推动作用。

三、预防医学的萌芽

预防疾病的思想和措施可追溯到古希腊、古罗马、阿拉伯以及中国的医学。那时人们已经注意到了天气、土壤、饮食、生活习俗和居住条件等生活环境以及心理、情感和社会环境等因素与疾病的关系。但是这些思想是直观和零散的，并没有形成完整的理论。16世纪以后，随着资本主义的兴起和思想上的变革，引起了人们对预防医学及其社会性的关注。

意大利医学家兰德斯（G. Landsi，1654—1720年）研究了疟疾的暴发和流行，认为疟疾可以传染，蚊子是传染媒介。意大利帕多瓦医生拉马齐尼（B. Ramazzini，1633—1714年）在

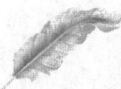

对手工业工人的健康和生活环境进行深入调查的基础上,出版了《论手工业者的疾病》(*De Morbis Artifican Diatriba*)一书。书中描述了52种职业工人的健康与疾病状况。马克思在讲到手工工场时期的职业病时曾引用了这本书。拉马齐尼深入研究了空气、水质和生产环境等因素对人体健康的影响,被称为"劳动医学之父"。

18世纪末公共卫生方面最杰出的人物是德国医生弗兰克(J. Frank,1745—1821年)。他在学生时代就决心调查研究民间急性流行病的原因,后来在德国、奥地利和俄国等地行医和讲学,并做了大量社会调查,提出了居民的悲惨生活是疾病的温床的观点。他在1779—1817年完成了六卷本巨著《全国医学监督体制》(*A System of Complete Medical Police*)。该书第一卷论述了生殖、婚姻、怀孕和分娩,提出了婚前检查和优生;第二卷论述了儿童卫生与性病等;第三卷论述了食物、衣着和居舍;第四、五卷论述了事故、犯罪和丧葬;第六卷论述了医学教育、医学实践和国家福利等问题。弗兰克设想通过国家的法规等监督措施来保护公众健康。他的思想和著作在欧洲和美国影响甚广,尤其是在传染病和环境卫生方面的认识被人们广泛接受。弗兰克一直被医学界公认为是预防医学和社会医学的先驱。

四、18世纪的预防医学

从18世纪开始,海军和陆军对预防医学重视起来。当时,军队范围内可以对受伤和生病的士兵进行监督、观察和疾病的统计。所以18世纪预防医学的发展开始于各国陆海军的军医。

在陆军方面苏格兰人普林格尔(J. Pringle,1707—1782年)是一位代表人物。他在英国军队中地位很高,因此他的建议也比较容易在军队中实现。1750年他发表了《腐败性和非腐败性的物质实验及其在医学上的应用》(*Experiments on Septic & Antiseptic Substances, with Remarks Relating to Their Use in the Theory of Medicine*),阐明了所谓的医院热与斑疹伤寒是同一种疾病,还呼吁改善军营供水和排水改良沼泽,增建军营中必要的卫生设施,适当修建兵营厕所,明确一些兵营卫生的规则。他还主张军队的医院应该保持中立,同时受交战双方的保护。普林格尔是布尔哈夫的学生,很大程度上承袭了老师的思想。

在海军方面,林德(G. Lind,1716—1794年)很有卫生经验。1753年他发表了一篇有价值的论文《论坏血病的研究》(*A Treatise of the Scurvy*)。当时在海上长期生活的人大多患有坏血病,常常不治而死。根据他的研究,常吃蔬菜和柠檬就可以预防坏血病。另外,在海上生活时淡水是一大必需品,林德想出了一种蒸馏海水的方法。为了预防海上传染病,他提出了一些预防规则。1757年,他发表了《论保持海员健康的最适当的方法》(*Essay on the Most Effectual Means of Preserving the Health of Seamen*)。他还发表过欧洲人在热带地方积累的关于疾病的知识,可以说这是研究热带病的开始。18世纪著名的探险家库克(J. Cook,1728—1779年)曾实行林德的主张而完成了伟大的探险事业。他历经了三年半的时间到大洋中探海,途中经历了无数艰难险阻。依照林德的办法,在110名海员中没有人因为坏血病而丧命,这个成绩在远洋航海史上是非常惊人的。

五、公共卫生改革

18世纪大规模兴建公共卫生设施的时机还没有成熟,把卫生学引入社会已经是19世纪的事了。但是出于人道,有人提出改善监狱卫生设施。英国人霍尔德(J. Howard,1726—1790年)终生致力于这方面的工作。他调查研究了德国、意大利、法国、荷兰、希腊和土耳其等国家的监狱设施、医院及海港检疫，写出了以改善监狱和医院的卫生状况为目的的著作，建议成立专门治疗热病的特殊医院。英国产业革命以后，城市人口逐渐增多，出现了一系列新问题，都市卫生在 18 世纪中叶以后开始有了改善。例如，在卫生法规实行方面，1765 年在伯明翰开始实行，1766 年在伦敦实行，曼彻斯特则于 1776 年实行。其他小城市以后效仿大城市卫生法规的实行，掩盖污水，修建街道，安设路灯，改良下水设施。尽管还有很多地方有待改进，但 18 世纪末英国所有的大都市在外观上都已具备了现代化都市的雏形。以今天的眼光来看，当时的给水设备还很不完善。即便是伦敦这样的大城市，用水也是从河水或者湖水中提取的。19 世纪初，伦敦每户居民每星期可以得到三次供水，每次供水的时间仅数小时而已，有时因为故障还不能保证供水。至于伦敦抽水式的便桶，是于 1830 年前后才出现的。那时下水常常污染河水，政府也无能为力。这些问题都是到了 19 世纪才得到解决。

18 世纪中叶以后，医院和药房建筑也有所改进。如伦敦医院于 1752 年改建，圣·巴托罗缪医院于 1753 年改建。在 1700—1825 年 100 多年的时间里，仅英国加以改建的医院和诊所就有 154 家。这些医院和诊所空气流通、医院设备都有所改进，不足的地方是护理力量欠缺。19 世纪以后，医院内的护理工作才有所改进。产业革命后，少儿健康得到了重视。据统计，1740 年英国不足 5 岁的幼儿死亡率占小儿死亡总数的 75%，1800 年以后死亡率下降到了 41%，20 世纪（1915—1925 年）死亡率又下降到了 14%。可以看出，18 世纪英国的少儿卫生水平是逐步提高的。在英国很多儿童患有佝偻病。在 18 世纪初死亡率还很高。产业革命后，死亡率下降了很多。其原因可能与营养有关，随着农业的进步，肉类产量增加了，从而改变了饮食结构，降低了患病率。

18 世纪时，曾有一部分卫生工作是由政府行政部门管理监督的，这就是海港检疫。海港检疫自中世纪实行以来，对传染病的流行起到了一定的预防作用，特别是有效地控制了鼠疫的发生。从 18 世纪末到 19 世纪初，在东欧和西亚地区仍有鼠疫发生，而且常常蔓延到欧洲各地。据记载，1709 年俄国因鼠疫而死亡的人数达 15 万。1719 年鼠疫泛滥到了欧洲。1720 年，马塞和土伦两地因鼠疫造成 9 万人死亡。实行海港检疫限制了鼠疫流行，因而促使海港城市成立了更多的检疫所。

六、牛痘接种

18 世纪欧洲天花流行严重，造成的死亡人数非常多，使人们陷入极度恐慌中。

在中国，大约在 10 世纪（北宋时期）就应用了人痘接种术，该技术最迟在 16 世纪（明代）广为流传。这种方法后来传到阿拉伯。欧洲人痘接种术的传播主要得力于英国驻土耳其大使的夫人蒙塔古（M. Montagu，1689—1762 年）的贡献。蒙塔古把在君士坦丁堡学到的种人痘的方法应用到她的孩子身上，效果良好。她又积极地宣传，把这种方法传到了英国和欧洲大陆。18 世纪后半叶，接种人痘已经较为常见，当时还出现了专门以种人痘为职业的人。在这种背景下，预防医学史上出现了一位不可忘记的人物——贞纳（E. Jenner，1749—1823 年）。

贞纳出生在英国的格罗斯特州（图 3-13）。贞纳发明种牛痘的方法，一来是受到了种人痘的启发，二来是他听说挤牛奶的女工一旦出过牛痘，再遇到天花流行时也不会被传染上。他急忙写信给老师约翰·亨特，提出是否可从中找到预防天花的办法。老师也很快回信，鼓励他去实践。1778 年，贞纳在挤奶女工不患天花这一现象的启发下，开始研究牛痘接种法。他首先将天花痂皮给患过牛痘的工人接种，以观察患过牛痘者对天花是否有免疫力。1796 年 5 月 14 日，贞纳开始了在人体上接种牛痘的实验。他从一个名叫内尔姆斯（S. Nelmes）的挤奶

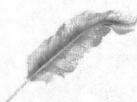

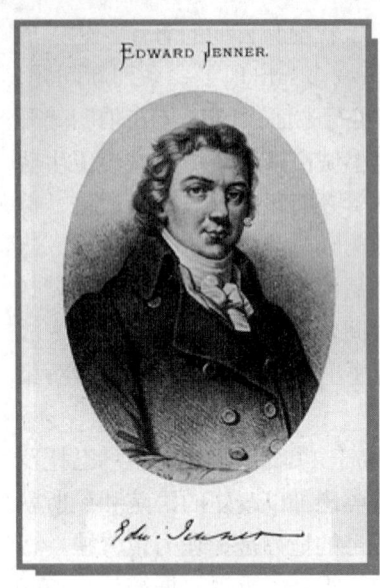

图 3-13 贞纳

女工手上的牛痘脓疱中取出痘浆，接种到一位叫菲浦斯（J. Phipps，1788—1853年）的8岁健康男孩的手臂上。接种后第7周又行人痘接种，结果小男孩安然无恙。1798年，贞纳出版了《牛痘之原因及结果之研究》（An Inquiry into the Causes and Effects of the Vaccinations）一书，介绍了牛痘接种法预防天花的成功经验。这一研究成果的取得历经了20年之久，其间他还做了许多实验并进行观察。

在贞纳以前，也有人试图采用种牛痘的方法预防天花，但都没能做出科学的实验。虽然牛痘接种法的成功推广经历了许多曲折，一度被抵制和嘲讽，但最终被世界各国所接受。作为一名乡村医生，贞纳将大部分心血耗费在种痘的研究中。晚年贞纳生活在伦敦。英国议会为了奖励他的成绩，拿出两万英镑支持他的研究。在他死后，英国伦敦为他立了塑像，以使人们永远记住这位普通而又不平凡的乡村医生。

自贞纳发明牛痘接种法起，全世界的医学工作者经过180多年的努力，终于在全球范围内根除了天花。1980年第33届世界卫生大会（World Health Assembly）宣告，天花已在全球范围内被完全消灭。

小　结

本章主要关注了文艺复兴时期和17、18世纪西方医学的发展情况。文艺复兴运动中对人的关注，对古希腊、古罗马等古典文化的回溯和再研究使医学焕发出新的活力。解剖学在16世纪得以确立和发展，为现代医学奠定了基础。17~18世纪，数理研究方法被引入医学，社会的发展和变革也给医学打开了更为广阔的视野，传统的四体液学说和治疗方法受到了挑战，医学的理论和方法经历重大的变革，生理学、病理学和临床医学各方面取得了一系列成就，预防医学也得到了发展。

SUMMARY

This chapter focuses on the development of medicine during the Renaissance and the 17th to 18th century. The pursuit of humanism and the rediscovery of classical cultures such as Greece and ancient Rome evoked the medical renaissance. Anatomy was established as a result which set the foundation of modern medicine. As mathematical and mechanical methods were brought into scientific and medical researches and the revolutionary political-social changes reshaped the environment of medicine in the following two hundred years, the theory of humorism and the treatment based on it were challenged, new theory, methodology and therapeutics emerged. The study of physiology, pathology, clinical medicine and public health advanced and flourished in the 17th and 18th centuries.

思考题

1. 帕拉塞尔苏斯和巴累等文艺复兴时期的医学家既敢于创新，又涉足炼金术、人鱼研究等"落后"和"神秘"的领域，如何理解他们身上的这种两面性？

2. 结合18世纪病理解剖学的发展及叩诊法的发明谈一谈你对西医学中"病灶"概念的认识。

3. 如何看待机械论对医学的影响？

（甄　橙　谷晓阳　孙轶飞）

第 4 章 生物医学体系的确立与发展

第4章数字资源

19 世纪是生物医学体系的确立和发展时期。在这一时期,医学科学的发展受到了三个方面因素的重要影响。首先,是工业化和社会民主运动。18 世纪中叶英国工业革命后,法国、比利时和德国等也相继发生了工业革命。这场席卷欧洲的工业革命在经济上使各国得到了空前繁荣,同时也有力地促进了各国科学技术的迅速发展。以法国大革命和美国内战为代表的社会革命,使自由、民主和科学的思想深入人心。其次,能量守恒和转化定律、生物进化论和细胞学说的建立,突破了 18 世纪以来机械唯物主义分析和认识事物的局限性。人们进而开始探索事物的运动和变化的规律。最后,随着物理学、化学和生物学的巨大进步,医学也从依赖经验的推理和形而上学的思辨转变为凭借物理、化学实验等理性分析探索生命的本质,并对疾病实体进行客观、细致的观察。

第一节 科学技术对医学的推动

随着资本主义制度在欧洲的确立以及工业革命的不断深入,欧洲各国陆续实现了从手工业向大机器工业的转变。生产力的巨大发展促进了社会经济和文化的繁荣。在资本主义的原始积累阶段,其对科学技术的直接依赖还较少,但经济的进一步发展要依靠科学技术的进步。许多国家认识到了这一点,所以自 17 世纪以来国家对科学技术的参与越来越多,科学家的研究工作也从以个体活动为主转变成更有组织的活动。

一、科学机构与科学活动

政府对科学活动的参与首先表现在由政府创建或支持的科学机构的出现。17 世纪以后,欧洲各国开始出现了由政府创办或支持的科学学会。这些组织大都是由科学家自发组织的科学社团发展而成的。有趣的是,欧洲科学中心的变迁与这些机构建立的先后顺序有某种巧合(表 4-1)。17 世纪初以前,科学中心在意大利。从 17 世纪中叶到 18 世纪中叶,英国取代了意大利成为科学中心。18 世纪中叶到 19 世纪初,科学中心又转移到了法国。19 世纪德国又逐渐成为欧洲的科学中心。这一现象说明,国家对科学技术的支持是促进科学技术发展的一个重要影响因素(图 4-1)。这些科学机构的建立和国家对科学活动的组织和资助,使欧洲的科学家之间建立了较为密切的学术交流和研究协作关系,对科学技术的发展和科学知识的传播起到了巨大的推动作用。与此同时,欧洲的高等教育也因得到国家的支持而迅速发展,为科学后备力量的储备做出了贡献。就是在这样一个越来越有利的环境下,近代欧洲自然科学得到了充分的发展,并取得一系列重大成就,其中也包括医学科学在内。

表 4-1　历史上的科学社团

成立时间	地点	名称
1657 年	意大利佛罗伦萨	西芒托学院
1662 年	英国伦敦	皇家学会
1666 年	法国巴黎	法兰西科学院
1700 年	德国柏林	柏林科学院
1724 年	俄国圣彼得堡	俄罗斯科学院
1739 年	瑞典斯德哥尔摩	瑞典皇家科学院
1863 年	美国华盛顿	美国国家科学院

二、自然科学的三大发现

19 世纪自然科学的三大发现是近代欧洲自然科学发展的必然产物。这些发现对于自然科学以及医学都具有重大的意义。自然科学的三大发现，即能量守恒与转化定律、生物进化论和细胞学说，充分地揭示了自然界的辩证关系，成为辩证唯物主义自然观的科学基础。

能量守恒与转化定律是自然界最普遍的规律之一。人类很早就认识到运动的守恒性，但主要是从哲学的角度提出的。直到 19 世纪，科学家克服了机械论否认机械运动向其他运动形式转化的局限性，抛弃了热素学说，从各个不同的角度证明了能量守恒定律的正确性，其中以迈尔、焦耳和赫尔姆霍兹的工作最为重要。德国医生迈尔（J. Mayer，1814—1878 年）是最早发现能量守恒定律的科学家之一。他是通过研究动物热而发现能量守恒与转化定律的。1840 年，迈尔担任前往爪哇海船的医生。当船驶到赤道附近时，他发现海员的静脉血液要比在欧洲时鲜红。由此他推论，在炎热条

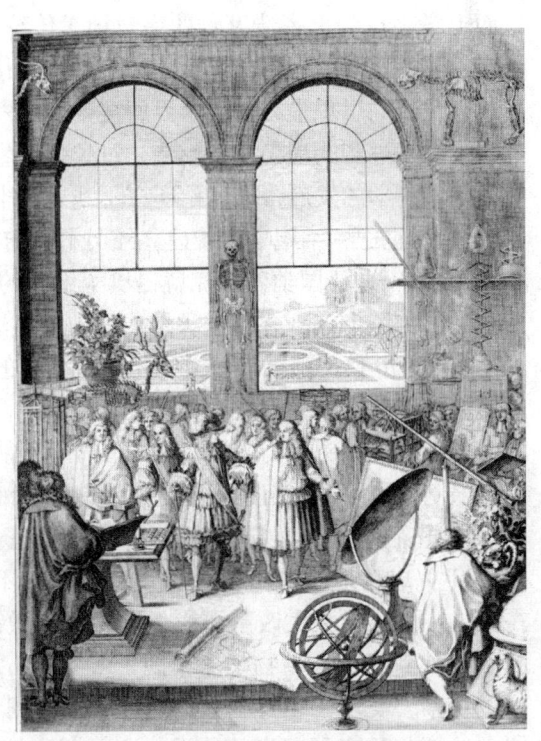

图 4-1　法国国王参观法兰西科学院

件下人体需要的热少，所以食物燃烧过程减弱，即体内耗氧减少，静脉血含氧量上升而导致颜色鲜红。这使他认识到食物中的化学能可以转化为热能。1841 年迈尔撰写了一篇题为《论力的量和质的测定》（On the Quantitative and Qualitative Determination of Forces）的论文，提出运动、热和电都可以归结为一种力（热量）的现象，并可按一定规律相互转化。他将文章寄给著名的《物理学和化学年鉴》主编。遗憾的是，由于该刊主编认为迈尔的文章思辨性太强，而未予发表。1842 年，迈尔又写了第二篇论能量守恒与转化的文章《论无机界的力》（Remarks on the Forces of Inorganic Nature），发表于《化学与药学年鉴》（Annals of Chemistry and Pharmacy）。1845 年，他又发表了第三篇论文《论有机体的运动以及它们与新陈代谢的关

系》(The Organize Movement in Connection with the Metabolism)。文章提出："物体的量守恒不变，这是一条最高的自然法则。它既适用于物质，也适用于力。"此后不久，英国物理学家焦耳（J. P. Joule，1818—1889年）通过实验精确地测定热功当量，从而使能量守恒定律得到确认。德国医学家赫尔姆霍兹（H. Helmholtz，1821—1894年）指出生理学中的活力论错误的实质就是把生物体看作永动机，但实际上不可能从任何物体中获得无限的力。恩格斯在与马克思讨论能量守恒定律时认为，应当把这条定律理解为物理学中各种力（能量）的相互转化关系。在19世纪70年代明确地将这条定律改称为"能量守恒与转化定律"，在表达上更加完善。

生物进化的思想在18世纪的法国就有了广泛的影响。拉马克（J. Lamarck，1744—1829年）坚信自然界总是循序渐进地产生各种生物。最先产生简单的生物，而后产生复杂的生物，从而形成一个由简单到复杂、由低级到高级的连续系列。他提出了"用进废退"和"获得性遗传"两条进化法则。达尔文（C. Darwin，1809—1882年）原本是怀疑拉马克的进化论的，但是当他在1831—1836年乘贝格尔号军舰环球考察后，就成为了进化论者。经过多年的实际调查和比较研究，达尔文证明了自然界的各种生物皆为自然选择的结果，指出自然选择（包括人工选择）是生物进化的唯一途径，"物竞天择，适者生存"是生物界发展的基本规律。1859年，达尔文出版了《物种起源》一书，建立起生物进化的理论。达尔文的进化论打破了物种不变的形而上学观点和上帝造万物的宗教神学传统，因而遭到了当时许多持传统学术观点的科学家和宗教界的反对。但是，真理的光芒是挡不住的，生物进化论揭示了生物发生和演化的客观规律，进化论的思想最终被科学界所接受。当然，达尔文的生物进化论也不是完美无缺的，如它夸大了繁殖过剩的现象及其影响，过于强调生存斗争而忽略了生存合作，重视渐变而否认飞跃等。随着科学的发展，进化论还在不断地被丰富和完善。

在19世纪，细胞学说的建立经历了从结构到功能、从简单到复杂的一个漫长的探索过程。早在1665年，英国学者胡克就提出了细胞的概念。他在《显微谱志》中首次描述了在显微镜下看到的细胞形态，并将这种结构称为"小泡"（cell）。1675—1683年，荷兰的列文虎克制造了能放大270倍的显微镜，并描绘出观察到的骨细胞和横纹肌细胞的图谱。显微镜的发明和应用使人类观察进入微观世界。但在此后的一百多年中，并没有太多进展，除了人们需要一段时间的思考之外，更重要的是那时的显微镜不能消除使物体形象失真的色差，分辨率和放大率都受到限制，因此，人们还不能更清楚地分辨细胞内部的结构。

19世纪初，光学显微镜技术得到了稳步发展。意大利学者亚米齐（G. Amici，1786—1863年）成功地制造出复合透镜，使各种不同透镜产生的误差大体互补。他又把实物浸泡在液体中，从而大大改善了影像。光学显微镜技术的日臻完善使人们有机会更细致地观察细胞。1831年，英国植物学家布朗（R. Brown，1773—1858年）对动物的一系列脏器和组织进行了观察，发现了动物细胞的内部构造。到19世纪30年代，人们对细胞的结构及其在生物体中的地位已有了相当的认识。1838年，德国植物学家施莱登（M.J. Schleiden，1804—1881年）出版了《植物发生论》(Contributions to Our Knowledge of Phytogenesis)一书，提出细胞是组成一切植物的基本单位。他明确指出："在每个单独的细胞中都存在着生命的本质，建立起这样的概念是必要的，并应以此作为研究生物整体的基本原则。"1839年，德国动物学家施万（T. Schwann，1810—1882年）出版了《关于动植物结构和生长相似性的显微镜研究》(Microscopic Investigations on the Similarity of Structure and Growth of Animals and Plants)，把施莱登的观点扩大到动物界。施莱登和施万认为，植物和动物的所有组织和器官都是由细胞组成的。动、植物的外部形态千差万别，但其内部构造是统一的。细胞是独立的、自己能生成和生长的单位。细胞学说揭示了动植物之间、高等生物与低等生物之间的联系，指出了生物体的发育过程是通过细胞的形成和生长来实现的，为生物学各学科的进一步发展奠定了基础。

三、三大科学发现对医学发展的影响和意义

三大科学发现对近代医学特别是基础医学的促进作用是十分明显的。

首先，能量守恒与转化定律的建立不仅证实了其在物理学机械运动领域的适用性，还进一步揭示了该定律同样适用于生物界，包括人类的物质代谢运动。在对定律的探索过程中，医学家和生理学家的实验和论证充分佐证了这一点，为生理学、生物化学等研究人类机能的有关学科指明了研究方向。19—20世纪，众多生理学和生物化学领域的成果均遵循了这一重要定律。

其次，生物进化论的建立揭示了人类的起源问题，使人类对自身有了更深刻的认识。这对于以人为研究对象的医学而言意义重大。继达尔文之后，德国科学家海克尔（E. Haeckel，1834—1919年）在研究有机体的胚胎发育时发现，生物的胚胎发育过程竟然重现了其种族进化的主要阶段。这一发现不仅成为生物进化论的重要证据，还有力地推动了胚胎学的发展。此外，进化论的确立将生物变量作为一个不争的事实呈现在人们面前，同时也提出了一个关键问题：生物变异是如何产生并遗传的？这一问题促使许多科学家进行进一步的研究，从而为遗传学的发展提供了动力。

最后，光学显微镜技术的发展和细胞学说的确立对促进基础医学发展的意义更为重大。从形态学的意义讲，它从大体解剖的研究深入到微观的细胞水平，从而分化出一些新的学科，如细胞病理学、病原微生物学、寄生虫学以及细胞水平的组织学等。细胞学说确立的意义不仅仅与有机体构造的学说有关，还与有机体发育的学说有关。在历史上，人类对自身的发育问题一直抱有浓厚的兴趣，19世纪以前在胚胎发育方面有着各种各样的观点，其中预成论是最有影响力的学说。古希腊时代的哲学家德谟克利特、恩培多克勒和柏拉图等人都是预成论的支持者。17世纪，列文虎克宣布他观察到了"精液中的小动物"。18世纪初，哈特索克（N. Hartsoeker，1656—1725年）宣布在显微镜下看到精子具有预成的微型人（即精源预成论）。他为此画了一张有名的微型小人草图。马尔比基（M. Malpighi，1628—1694年）则是卵源预成论的代表人物。他宣称在没有经过母鸡孵育的鸡蛋中看见了预成的小鸡。他的观点获得了著名生理学家哈勒的支持。直到1759年，德国人沃尔夫（C. Wolff，1733—1794年）才对这种学说提出了挑战。他通过对动物的观察和研究提出：肢体和器官在胚胎发育过程中是从简单的组织发展起来的，而不是一个预成的小人（或动物）的机械性扩大。然而，肢体和器官是通过什么途径由简单的组织发育而成的，当时还不能做出科学的解释，在人类发育问题上仍笼罩着一层神秘的面纱。细胞学说建立之后上述问题迎刃而解。19世纪50年代，德国医生雷马克（R. Remak，1815—1865年）和瑞士人克里克尔（A. Kolliker，1817—1905年）等人将细胞学说和胚胎学的研究结合起来，证明卵子和精子原来只是简单的细胞，在发育过程中细胞本身可以复制，这个复制过程称为细胞分裂，胚胎发育过程就是细胞分裂和分化的过程。

从上述可以看出，三大科学发现对医学发展的推动是明显的，近代医学的分科发展就是在近代科学和哲学的一系列成就的催化下进行的。

第二节　医院医学的诞生

现代临床医学是伴随着19世纪早期"医院医学"的出现而诞生的。法国大革命以后，医院逐渐成为医学教育和研究的中心、医疗体制的最重要机构以及医学权威的象征（图4-2）。

在以医院为核心的新的医学教育体系中，尸体解剖得到了法律的允许，从而逐步形成了以病理解剖为基础、以物理诊断为特征的医院医学。19世纪30—40年代，巴黎成为世界医学的

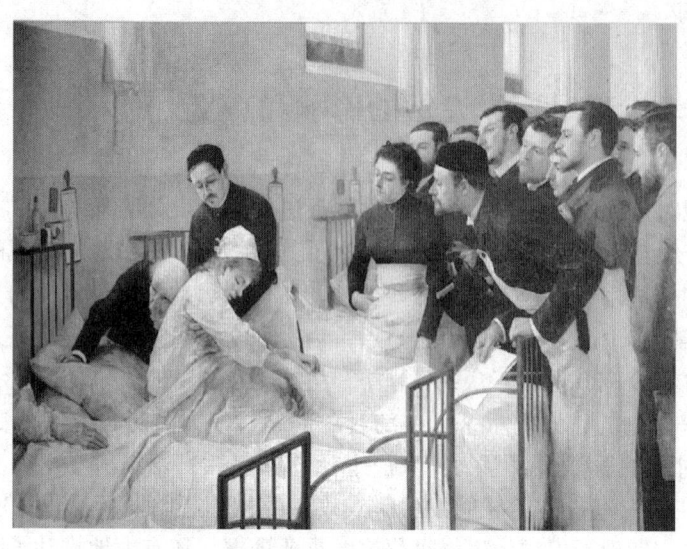

图 4-2 19 世纪的医院

中心。一批又一批学生从欧洲和北美洲涌向巴黎,仅雷奈克(R. Laennec,1781—1826 年)一人的外国学生就达 300 多人。这些学生回国后,许多成为了著名的医生。伦敦、费城和维也纳引进了巴黎的医院医学模式,很快也成为本国的医学中心。医院医学摆脱了单凭经验诊治病人的束缚,以更加客观的物理诊断为工具,采用数学分析的方法,极大地促进了临床医学的发展。

一、病理解剖学的深入:组织病理学

18 世纪以前,医学主要关注的是病症,而不是躯体和器官的损伤。18 世纪莫干尼的《论疾病的部位与原因》奠定了病理解剖学乃至近现代西方医学的逻辑基础。但是,该书巨大的篇幅和冗长的文字妨碍了它的传播。18 世纪末,法国年轻医生比沙(M. Bichat,1771—1802 年)为推动病理解剖学的发展发挥了重要作用。比沙的整个人生是短暂而紧凑的。在 20 多岁时他就已经是巴黎小有名气的外科医生了,不久又成为主宫医院的内科医生。比沙勤奋好学,不知疲倦地进行尸体解剖,做生理实验,治疗病人,以及讲课与写作。他在临床实践中观察了大量病人的临床表现,并解剖了 600 余具尸体。这样的工作量为他的组织学理论提供了充分证据。但是,过度疲劳损害了比沙的健康,他因为结核病在 31 岁去世(也有人说是从楼梯上意外摔下而导致死亡)。在显微镜技术不发达的时代,比沙在总结自己的研究工作时意识到,器官是由不同特性的组织(tissue)组成的,而并不是希波克拉底等人所说的体液。他将人体分成 21 种基本组织,如神经组织、脉管组织、黏液组织、浆液组织、结缔组织和纤维组织等。这些组织通过不同的组合形成了器官。1801 年,比沙出版了一部讨论这个问题的书——《普通解剖学》(General Anatomy)。他对组织的许多命名至今还在应用。比沙对机体组织的研究使他成为组织学的创始人。

在病理学上,比沙试图从组织层面上划分正常与异常之间的界限。在皮内尔于 1798 年在《哲学的疾病分类学》(Philosophical Classification of Diseases)中提出类似组织具有类似损伤观点的启发下,比沙提出疾病是组织的病变,器官的一种组织发生病理损害就会产生疾病。受到比沙的影响,医生注意到疾病的发生位置是在组织,从而将莫干尼的"器官病理学"推进到了"组织病理学"的新阶段。人们也开始使用"组织"这一概念进行病理结构的描述,如以"心包炎""心肌炎"或"心内膜炎"替代了"心脏的发炎",从而推动了组织病理学的发展。

二、诊断学的进步

视诊、触诊、叩诊和听诊是西医的四种基本物理诊断方法。在 19 世纪之前，医生也运用五官来进行诊断，如倾听病人诉说病症，观察舌头和尿样，以及把脉等，但他们很少直接进行躯体检查。18 世纪，奥恩布鲁格发明了叩诊法，但在很长一段时间并没有引起人们的重视。

19 世纪初，任法国巴黎慈善医院医生、巴黎医学院临床医学教授的科维萨特（J. Corvisart，1755—1821 年）认识到了叩诊法的诊断价值，于 1808 年将奥恩布鲁格的著作《新发明》译成法文，并附以长于原文 4 倍的详细评析。此外，科维萨特还出版了著作《论器质性疾病及心脏和大血管损伤》（*An Essay on the Organic Diseases and Lesions of the Heart and Great Vessels*），介绍和推广叩诊法在疾病诊断中的价值。他还设计制造了叩诊板与叩诊锤，发明了间接叩诊法。科维萨特曾是拿破仑的私人医生，在法国医学界享有很高的声誉。在他的推动下，叩诊法才得到医学界的广泛重视和应用。1838 年以后，叩诊的声学原理得到了合理的解释，叩诊的方法也得到了进一步的改进，即医生用左手指背作叩板，用右手中指叩击左手指背进行叩诊，此法一直沿用到今天。

法兰西学派的另一个重要贡献是听诊器的发明。听诊器是由法国巴黎医学院医生雷奈克（R. Laennec，1781—1826 年）发明的。在听诊器发明之前，医生是靠把耳朵直接贴着病人的胸部听诊来诊断胸腔疾病的。1816 年，雷奈克的病房里住进一位患心脏病的年轻肥胖妇女。直接听诊甚为不便，且效果不好。雷奈克想起在巴黎的卢浮宫广场看到孩子们在玩一种游戏。他们用一根针轻划木棒一端，用耳朵紧贴另一端就可以很清楚地听到声音。受此启发，他将一张厚纸卷成圆筒状，一端贴着耳朵，另一端放在病人的胸部。结果，他听到了比直接听诊更清楚的心音。此后，他将纸筒改制成木制空心圆筒，并命名为听诊器（stethoscope）。1818 年，雷奈克出版了《间接听诊或论肺部和心脏疾病的诊断》一书，描述了听诊法的改进及其意义，成为现代听诊法的基础（图 4-3）。

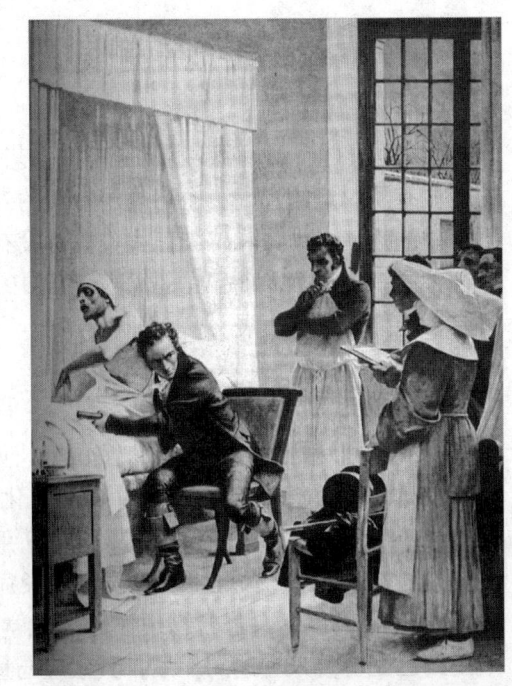

图 4-3　听诊

听诊器和叩诊法的发明奠定了现代物理诊断学的基础，此后又有一系列的物理诊断技术问世，例如，1868 年，翁德利希（K. Wunderlich，1815—1877 年）创用体温测量法并绘制体温曲线；1854 年，奥地利医生耶格（E. Jaeger，1818—1884 年）首先提出视力表；1862 年，荷兰科学家斯内伦（H. Snellen，1834—1908 年）改进了视力测定法并发明了视力表；1865 年，德索梅克斯（A. Desomeaux，？—1894 年）发明并应用了膀胱镜；19 世纪末，基利安（G. Killian，1860—1921 年）先后发明了直达式气管镜和胃镜。

此外，随着有机化学和分析化学的发展，临床医生开始利用化学分析的检验方法来协助临床诊断，如建立了血、尿、便三大常规检验方法等。其他成果还有：1827 年，德国学者格梅林（L. Gmelin，1788—1853 年）发明了尿的胆色素试验；1837 年，马格奴斯（H. Magnus，1802—1870 年）发明了血气定量分析方法；1841 年，特罗默尔（K. Trommer，1806—1879 年）发明了尿糖检查法；1846 年，英国外科医生休奇逊（J. Hutchinson，1828—1913 年）发明了肺活量计；1847 年，德国学者路德维希（C. Ludwing，1816—1895 年）制成水银血压计；1874 年，艾斯巴赫（G. Esbach，1843—1890 年）发明了尿蛋白定量法；1878 年，维罗特（K. Vierordt，1818—1884 年）应用光谱分析法分析血红蛋白、胆汁和尿液；1878 年，海耶姆（G. Hayem）发明了血小板计数法；1894 年，托波佛尔（G. Toepfer）发明了胃液酸度测定法。由于这些成果，19 世纪医生的诊断方法进一步增多，在诊断疾病上也更加客观、准确。

19 世纪诊断学上的另一个重要进展是 X 线的发现。1895 年，德国物理学家伦琴（W. Röntgen，1845—1923 年）在研究真空放电时发现在试验真空管里产生了新的光线。这种光线能在黑暗处使照相底片感光。他将这种性质不明的光线称为 X 线。几天之后，他应用 X 线拍下了世界上第一张人体掌骨的 X 线照片。照片清楚地显示出伦琴夫人的手掌骨和金戒指的轮廓。实验和照片发表后，在科学界引起了轰动。一个月以后，维也纳的医院就开始应用 X 线准确地显示出人体骨折的位置。1896 年，美国哥伦比亚大学的一位教授从一张 X 线照片中清楚地看到了肌肉中的弹片。从此，X 线不仅被用于骨折的定位，还被用于枪弹伤的检查。经过不断地研究和改进，X 线被医学界广泛应用，成为不可缺少的诊断手段。1901 年，为了表彰伦琴的发现，瑞典科学院将首次颁发的诺贝尔物理学奖授予他。

三、外科学的突破性进展

18 世纪以前，外科治疗仅是一种手艺，外科手术者也不准称为医生。18 世纪，外科医生的地位有了一定的提高，也出现了专门的外科医院，但外科的发展仍然缓慢，主要原因是外科手术中的疼痛、失血和感染三大难关都没有得到很好的解决。手术病人的死亡率很高，手术治疗往往是病人最后不得已的选择。直到 19 世纪，外科技术中的三大难关被相继突破，外科学才有了突飞猛进的发展。

（一）麻醉剂的发现及应用

麻醉药和麻醉法在古代的许多国家，如中国、印度、巴比伦和希腊等都有过应用的记载，但麻醉效果都不够让人满意。19 世纪，化学的发展促进了麻醉药物的研究和应用。1800 年，英国化学家戴维（H. Davy，1778—1829 年）首先发现了氧化亚氮（N_2O），即笑气的麻醉作用。他通过自己吸入氧化亚氮，发现其炎症部位的疼痛有所缓解，从而推测该物质可用于手术麻醉。1818 年，英国著名物理学家和化学家法拉第（M. Faraday，1791—1867 年）曾在著作中提到乙醚有致人昏迷的作用，其效应与氧化亚氮相似，但这些发现并未引起医学界的重视。1824 年，希克曼（H. Hickman，1800—1830 年）用二氧化碳、氧化亚氮和氧对实验动物进行麻醉，随后进行截肢手术并获得成功。此后，他要求进行人体试验，但未被允许。

19 世纪中叶，人们开始对氧化亚氮和乙醚的麻醉作用进行一系列的探索性实验，最终使这两种麻醉剂的麻醉效果为世人所公认。1842 年，美国医生朗格（C. Long，1815—1878 年）在乡村应用乙醚麻醉做颈部肿瘤摘除术获得成功，此后他继续用乙醚麻醉进行了其他小手术。但是，由于朗格居处僻地，其开创性功绩并不为世人所知。1844 年，美国牙医威尔斯（H. Wells，1815—1848 年）用氧化亚氮给他的一名学生进行麻醉拔牙实验，结果显示的确无痛。不久，他应邀到哈佛大学医学院进行氧化亚氮麻醉拔牙演示，但因麻醉深度不够而致演示失败。1846 年 9 月 30 日，美国医生莫顿（W. Morton，1819—1868 年）在英国化学家杰克逊（C. Jackson，1805—1880 年）的帮助下，应用乙醚麻醉拔牙获得成功。莫顿因此备受鼓舞，于是在同年 10 月 16 日赴波士顿麻省总医院，在著名外科医生沃伦（J. Warren，1778—1856 年）进行的一次割除颈部肿瘤的手术中进行乙醚麻醉演示。这次公开演示的成功轰动了世界，从此揭

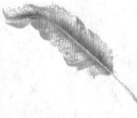

开了现代麻醉史的序幕（图4-4）。1868年，安德鲁斯（E. Andrews，1824—1904年）改进了氧化亚氮的麻醉方法，即在吸入氧化亚氮的同时吸入20%的氧，提高了麻醉的安全性和有效性。

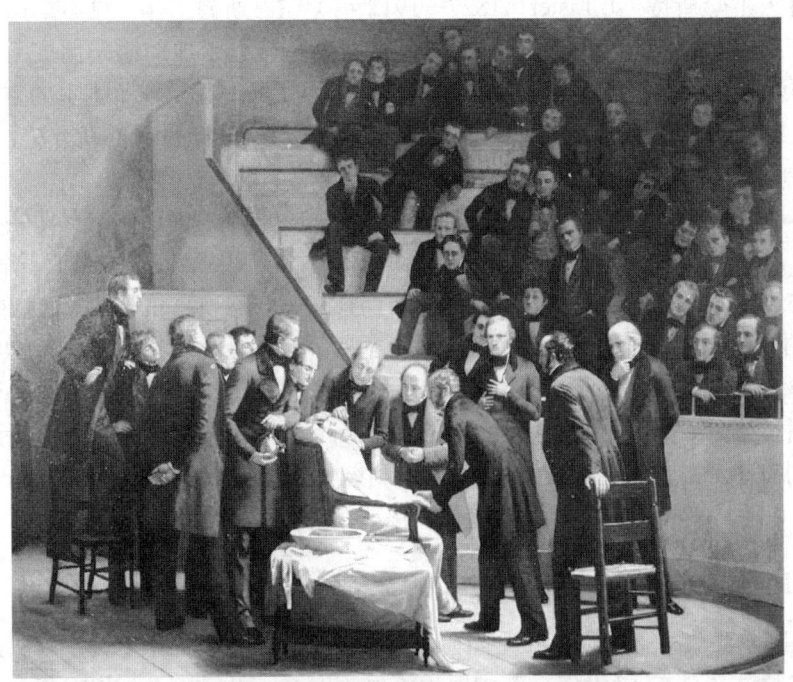

图4-4 莫顿在麻省总医院进行麻醉演示

除了乙醚和氧化亚氮外，其他麻醉剂和麻醉方法也在19世纪先后被发现。1847年，英国爱丁堡的妇科医生辛普森（J. Simpson，1811—1870年）首次应用氯仿作麻醉剂获得成功。1872年，欧莱（P. Ore，1828—1869年）应用静脉注射水合氯醛进行麻醉。虽然效果不佳，但开创了静脉全身麻醉的先例。1892年，德国医生施莱希（K. Schleich，1859—1922年）创用可卡因皮下注射，进行局部麻醉。由于可卡因的毒性强，而未能推广。1905年，在布劳恩（H. Braun，1862—1934年）将肾上腺素和可卡因合成普鲁卡因之后，这种局部浸润麻醉法才展现其实用价值。1898年，德国外科学家比尔（A. Bier，1861—1949年）试用可卡因进行蛛网膜下腔阻滞性麻醉并获得成功，并将此法推广应用于临床。各种麻醉剂和麻醉方法的应用消除了手术中的疼痛，提高了手术安全系数，扩大了手术范围，促进了外科学的发展。

（二）消毒防腐方法的发现

19世纪以前，外科医生习惯于用烧灼法或沸油冲淋法处理伤口，病人极为痛苦。19世纪以后，绷带包扎法逐渐代替了上述方法，却使感染率和死亡率升高。直到巴斯德和科赫建立起微生物学之后，人们才真正认识到化脓性感染是细菌入侵的结果，外科学也才真正建立起消毒防腐的观念。

19世纪初，在病原微生物学建立之前，奥地利医生塞麦尔维斯（I. Semmelweis，1818—1865年）对感染途径和感染原因就有所了解。1846年，他的一位同事对一具患有产褥热死亡的尸体解剖时，不慎割破手指而出现类似产褥热症状而死亡。塞麦尔维斯从中得到启发，推测产褥热是通过接产医生的手传染给产妇的。于是，他开始采用以下预防措施：接生前医生必须先用肥皂刷手，然后用漂白粉液洗手。对接生使用的一切器材，以及可能与病人接触的一切用品均用此法消毒。经过这些处理之后，产科死亡率由18%下降到1%。1861年，他出版了《产褥热的原因、概念及其预防》(*Etiology, Concept and Prophylaxis of Childbed Fever*)一书。书中详细地记录了他在产科学方面的改革。然而，他由于冒犯了保守的上司而被迫离开了医院，最后不幸地死在精神病院。塞麦尔维斯的贡献后来获得了人们的肯定，人们将他誉为"母亲的救星"。

英国外科医生李斯特（J. Lister，1827—1912 年）在巴斯德工作（见本章第四节）的启示下，认为创伤感染是微生物侵入所致。1865 年，李斯特施行了他的第一例抗菌手术。手术前他用苯酚（石炭酸）溶液清洗了所有的手术器材和手术用品，甚至连手术室的空气都用苯酚液进行了喷雾消毒。手术获得了成功。1865 年他发表了《治疗复杂骨折的新方法》，1867 年又发表了《论外科临床中的防腐原则》，从而奠定了外科消毒、防腐的基础。

1877 年，德国医生伯格曼（E. Bergmann，1836—1907 年）创用蒸汽灭菌法，奠定了无菌外科的观念。1883 年，法国医生泰利隆（O. Terrillon）倡导用煮沸、干热和火焰等方法消毒外科器械。1885 年，德国医生纽贝尔（G. Neuber，1850—1932 年）首创手术时穿手术隔离衣。1888 年，费伯林格（P. Furbringer）倡用氯化汞溶液和乙醇消毒术者的双手。1889 年，美国医生霍尔斯特德（W. Halsted，1852—1922 年）为了保护洗手护士而特制了橡皮手套，后来为全体手术者采用。1897 年，德国医生弗吕格（C. Flugge，1847—1923 年）用实验证明对着创口讲话会造成创口感染。同年，奥地利医生米库利兹·拉德凯（J. Mikulicz-Radecki）在弗吕格的启示下，倡议手术者用口罩将鼻、口遮住，以减少外科手术的感染。

（三）输血技术的突破

手术病人因术中失血过多而死亡是阻碍外科发展的一个重要因素。为了解决这一难题，人们曾做过许多尝试。早在 17 世纪，英国医生洛厄（R. Lower，1631—1691 年）就曾把羊羔的血抽出，输给一个精神病病人。十分侥幸，这个病人没有死亡。1677 年，法国医生丹尼斯（J. Denis，1625—1704 年）把羊血输给健康人，结果受血者因强烈的输血反应而死亡，可是丹尼斯认为死亡与输血无关。2 个月后，他又给一个男人输血，致使病人立即死亡。17 世纪，因输血造成病人死亡的事件时有发生，因此法国政府明令禁止输血治疗。19 世纪以后，又有人开始尝试人与人之间的输血。1818 年，英国妇产科医生布伦德尔（J. Blundell，1790—1877 年）在做了一系列狗与狗之间的输血实验之后，进行了人与人之间的输血。结果是既有成功也有失败，从而限制了输血在临床上的进一步应用。

1875 年，兰多伊斯（L. Landois，1837—1902 年）发现人与人之间输血出现输血反应，是因为两种血液混合后出现红细胞凝集现象。当时人们并不清楚凝集现象的机制。1896 年，奥地利医生兰德斯坦纳（K. Landsteiner，1868—1943 年）开始研究免疫机制和抗体的本质。在这一研究过程中，他于 1900 年发现了红细胞凝集反应的本质，并在 1901 年宣布人类血液可以分为三型，即 A、B、O 三型，以后又归纳为四型。他还推断血型可以遗传，并被后来一些学者的研究所证实。ABO 血型的发现导致输血时血型配合原则的提出，使输血成为实际可行的重要治疗措施（图 4-5），从而解决了因手术失血过多而死亡的问题，外科学也因此搬掉了一块阻碍其发展的拦路石。兰德斯坦纳也因此贡献获得 1930 年的诺贝尔生理学或医学奖。

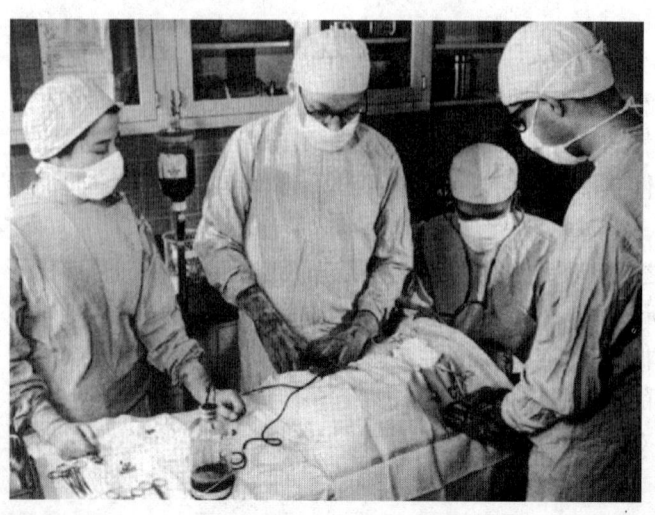

图 4-5　20 世纪的临床输血

四、治疗学的进展

药物治疗的发展是在药理学的独立和发展中实现的。从19世纪初起,人们开始用动物实验和化学分析的方法研究药物的化学成分、性质、药理作用及其毒性反应等。其发展可分为三个方面:一是用化学方法对一些植物药的有效成分进行提取。1804年,斯特纳(F.W. Sertürner,1784—1851年)首先从阿片中提取出吗啡,1817年又从吐根中提取了依米丁(吐根素)。随后,一系列药物被提取、纯化,如从马钱子中提取出士的宁(1818年),从金鸡纳皮中提取出奎宁(1819年),从咖啡中提取出咖啡因(1821年)等。有效成分的提取为阐明药理作用提供了前提。二是用实验生理学方法研究药物对各器官的作用,如1819年,法国生理学家马根济(F. Magendie,1783—1855年)通过实验确定了盐酸士的宁引起肌肉僵直的作用部位在脊髓。1856年,伯尔纳(C. Bernard,1813—1878年)利用蛙的坐骨神经腓肠肌标本确定了筒箭毒碱松弛骨骼肌的作用点在神经-肌肉接头。这一阶段对药物的作用及作用部位的研究取得了许多成果,但对药物的作用原理的研究还很不深入。三是用生物化学方法对药物在体内的代谢过程进行了研究,如对四乙基焦磷酶作为胆碱酯酶抑制剂的研究(1854年),就是从生物化学角度说明药物作用原理的最早范例之一。此外,随着化学工业和有机化学的进展,药物合成也迅速发展起来。以上这些进步不断地丰富了临床药物治疗的内容。特别是1853年法国学者普拉瓦兹(C. Pravaz,1793—1853年)发明注射器之后,药物注射法被广泛用于临床,使化学药物治疗在临床各科得到了普及和发展。

除了药物疗法外,由于物理学的发展,许多物理疗法也相继推广应用,如X线疗法和光能疗法,特别是电疗获得了很大的发展。总之,到19世纪末,临床治疗的手段比从前更加丰富和有效了。

五、其他临床学科的发展

除了上述学科之外,临床医学各学科都有了显著的进步。实际上,许多现代临床学科的分科就是在19世纪建立起来的。

1838年,法国医生里科尔(P. Ricord,1799—1889年)正确地区分了淋病和梅毒,使梅毒学成为皮肤病学的一个重要分支。1850年,赫尔姆霍兹(H. Helmholtz,1821—1894年)发明了检眼镜,开创了眼科学史上的新纪元。1854年,西班牙人加西亚(M. Garcia,1805—1906年)在巴黎发明了喉镜,为喉科学奠定了基石。1856年,奥地利医生黑布拉(F. Hebra,1816—1880年)出版的《皮肤病图谱》(*Atlas of Skin Disease*)是现代皮肤病的开山之作。1856年,德国医生卡斯帕(J. Casper,1796—1864年)出版的《实用法医学手册》(*A Handbook of the Practice of Forensic Medicine*)在相当长时期内是该专业的经典著作。19世纪下半叶,儿科学成为医学院的一门独立课程,泌尿学和矫形学成为外科学下独立的分支学科。随着麻醉术的发明,口腔学和牙科学建立了起来。1872年,哈佛大学设立了神经病学和精神病学教席。

第三节 实验医学的奠基

19世纪著名医学家伯尔纳(C. Bernard,1813—1878年)在《实验医学研究导论》(*Introduction to the Study of Experimental Medicine*)一书中指出:"我认为医院只是通往科学医

学的入口。它们是医生开始观察的第一场所,但医学科学真正的圣所是在实验室。只有这样,医生才能通过实验分析对正常状态和病态下的生命做出解释。"

实验室研究并不是19世纪的创新。但直到19世纪中叶,实验室才成为医学知识创造的中心。实验室中心地位的形成主要受到医学研究职业化的影响。随着医学科学的发展,这种情况在19世纪发生了改变,最早在德语地区出现了专门从"干"科学中谋得生计的人。他们从事实验研究,参加专业学会,在专业杂志上发表论文,并用部分时间将自己和同行的科学发现传授给学生。这些人被称为"科学家"。诸多分支学科的研究者也相应地被称为"物理学家""化学家""生理学家"或"细菌学家"等。科学实验研究成为医学知识创造的重要源泉。

一、生理学和生物化学研究的进展

19世纪中叶以后,德国的大学教育和科学研究发展迅速。许多大学相继建立了各类专科研究所,有力地推动了科学研究的深入,使德国跃升为欧洲科学的中心。

19世纪,由于物理学、化学及生物学等基本学科的迅速发展,科学实验和研究的手段日益先进,使与人体功能研究有关的生理学和生物化学取得了一系列成果,由此确立了这两门学科在基础医学中的重要地位。通过引入新的实验手段,发明新的实验仪器,科学家对神经、呼吸、消化及内分泌等系统的生理学和生物化学进行了深入研究,并取得了大量成果,特别是在神经和消化的研究方面令人瞩目。

在神经生理学领域,德国学者穆勒(J. Müller,1801—1858年)为阐明神经肌肉系统的反射活动做出了重要贡献。穆勒1824年毕业于波恩大学并成为该校的教师,1830年晋升为生理学教授。1833年,穆勒任柏林大学的解剖学和生理学教授。他对人和动物的感觉器官的功能和结构有着出色的研究。他通过实验证明,性质不同的刺激作用于同一器官可以产生同样的感觉,而同一种刺激作用于不同的感官则可引起不同的感觉。例如,光刺激眼引起光觉,机械压迫或电刺激眼也引起光觉;而电刺激视觉、听觉、嗅觉等感觉器官时,则分别引起光、声、气味等不同的感觉。由此,他认识到每一个感官都有其特殊的感觉,不同的感觉决定了不同感官的特有结构和功能,从而为感觉生理学研究奠定了基础。但他在解释感官为何具有感觉功能时,却得出感官具有不可知的"特殊神经能量"的错误结论,反映出认识事物的局限性。穆勒的《生理学原理》(Elements of Physiology)是19世纪一部最重要的生理学著作。作为德国最著名的生理学家,穆勒培养了许多学生,其中包括施万、赫尔姆霍兹和微尔啸等。

在神经生理的研究中另一位做出杰出贡献的科学家是英国人贝尔(S. Bell,1744—1842年)。贝尔是一位解剖学家和生理学家,同时也是一位著名的外科医生。1799年,贝尔进入皇家外科学院,后移居伦敦,教授解剖学,做外科医生,1836年回爱丁堡大学任外科教授直到逝世。贝尔在神经生理方面最重要的著作是1811年发表的《脑的解剖新论》(Idea of a New Anatomy of the Brain)。书中首先提出了脊髓神经根法则,即脊髓前根是运动神经纤维,后根是感觉神经纤维。这两种纤维可以混合在一根神经内,并且只在与脊髓连接时才互相分离。后来,贝尔又指明某些神经为纯感觉的,某些为纯运动的,某些则为两种的混合体。这一分类同样被用在对脑神经的阐述上。贝尔指出:第五对脑神经(即三叉神经)具有运动与感觉两种功能,而面神经是运动性的。所以当面神经受损伤时,可导致颜面瘫痪,后人称其为贝尔瘫痪(Bell palsy)。贝尔通过观察认为两种纤维在结构和功能上存在的这种差异,一定在脑和脊髓的不同区域有着相应的联系,而这些不同的区域控制着感觉和运动的不同功能。贝尔提出的这种运动神经和感觉神经的差异法则是现代反射及反射弧概念的基础。贝尔认为,每种神经都有其特殊的性质或能量。他在进一步说明肌肉运动的控制离不开肌肉的感觉时,又发现了"交叉兴

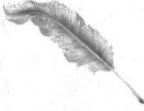

奋现象"。由于贝尔提出了许多神经生理学的基本概念，因而人们尊称他为近代神经生理学的先驱。

在穆勒之后，生理学研究侧重于两个方面：一方面是应用物理学的观点研究生理过程，另一方面是用化学方法研究机体的代谢过程。后者的著名代表人物是法国生理学家伯尔纳（图4-6）。伯尔纳出生在法国的一个贫苦的农民家庭，1834年进入巴黎医学院学习，1839年毕业。在参加毕业考试的29人中，他名列第26名，显然他不是一位出色的学生。然而，在逝世时，他已成为享誉世界的著名科学家。法国政府为他举行了国葬，以表彰他卓越的科学贡献。

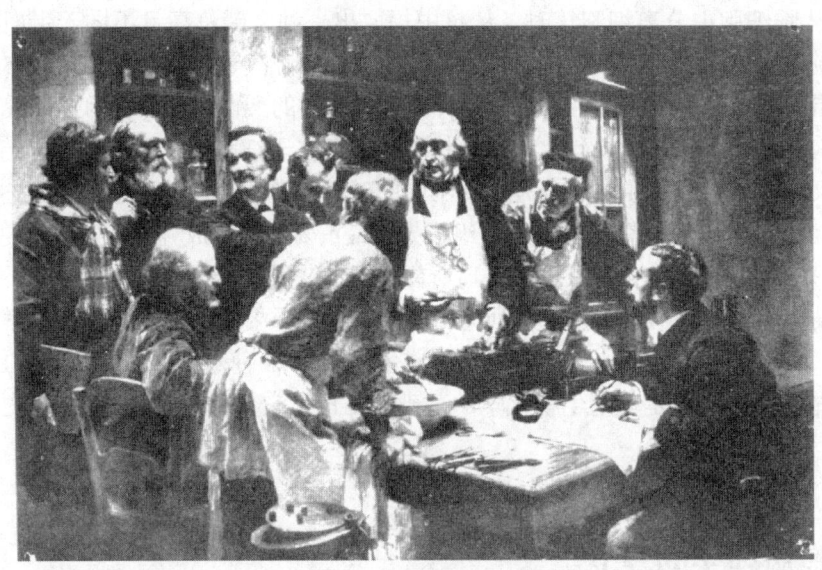

图 4-6　伯尔纳在实验室工作

伯尔纳的研究兴趣十分广泛。他研究了支配血管舒缩的神经，证明了交感神经的缩血管功能和鼓索神经（副交感神经的一个分支）的舒血管功能；他还提出了"内环境"及"内环境恒定"的概念。这一概念对现代生理学的发展具有重要意义。然而，伯尔纳一生中最辉煌的成就还是有关消化生理的研究。他通过实验阐明了唾液、胃液、肠液和胰液等一系列消化液在食物消化过程中的作用。他研究了糖原生成、输送、储存及代谢的全过程。1853年，他通过实验证明了血液将糖输送到肝，并以糖原的形式储存于肝细胞内。在实验中，伯尔纳发现实验动物在连续数日不进食含糖食物的情况下，肝静脉中仍有高浓度的糖原存在，说明其他物质在肝内也可转化成糖，从而发现了葡萄糖的异生作用。他还对神经系统对肝糖原形成的作用以及糖原与碳水化合物代谢的关系进行了研究，完成了著名的伯尔纳糖刺激试验（即糖耐量试验），证明了延髓中存在血糖调节中枢。伯尔纳对糖原的一系列研究开辟了消化生理学的新纪元。因为阐明新陈代谢中各个复杂的途径以及调节它们的酶、激素和神经因素等，至今仍然是生理学中一项庞大的未竟任务。1860年，伯尔纳因病回故乡休养，并于1865年写成了《实验医学研究导论》一书。这本书是生理学史上里程碑式的著作。

与其他基础医学学科相比，生物化学是一门较年轻的学科，直到1903年确立"生物化学"这一名词后，才成为一门独立学科。尽管如此，生物化学在19世纪就取得了许多基础性成果。

1824年，著名化学家李比希（J. Liebig，1803—1873年）在吉森大学建立了化学研究所，倡导以定量分析的方法研究生命体的化学组成。他通过检测摄入的食物、水、氧气与排出的尿素、水、二氧化碳等物质，推测出动物（或人）体内化学过程的大致情况。在他的鼓励下，研究人员对肌肉、肝等器官组织和血液、汗、尿液以及胆汁等体液进行了化学分析，测量有机体内食物、氧气消耗与能量产生之间的关系。李比希的工作奠定了生物化学的基础。

李比希的好友——德国化学家维勒（F. Wöhler，1800—1882年）打破了过去认为有机化合物只能在有生命的动植物体内合成的定论，并于1828年人工合成尿素。19世纪，人们对生物催化剂——酶也逐渐有所认识。1835年，瑞典化学家贝采里乌斯（J. Berzelius，1779—1848年）提出了催化学说，并建立了催化作用与催化剂的概念。此后，伯特兰（B. Bertrand，1815—1886年）等在研究生物氧化时发现，其作用过程也是酶促反应过程。1878年，伯特兰注意到酶促反应中还需要低分子物质（辅酶）的存在，为后来研究酶的化学本质提供了线索。19世纪还有一项成果，就是对核酸的初步研究。1868年，瑞士生物化学家米歇尔（F. Miescher，1844—1895年）在从脓细胞中分离细胞核时，从核中提取出一种含磷量高且不同于蛋白质的酸性物质，次年米歇尔将它命名为"核素"。1889年，德国学者阿特曼（R. Altmann，1852—1900年）从核素中将蛋白质部分分离出去，保留了一种不含蛋白质的酸性物质，称为"核酸"。1894年，科塞尔（A. Kossel，1853—1927年）证明，核酸普遍存在于细胞中，而且在不同的细胞中含量不同，其后又搞清了核酸的主要成分是四种不同的碱基、磷酸和糖。科塞尔因上述工作获得了1910年诺贝尔生理学或医学奖。19世纪对组成人体最重要的物质成分——蛋白质的研究也取得了不少成果。1836年，瑞典化学家贝采里乌斯首次提出"蛋白质"一词。1842年，德国化学家李比希在《动物化学》一书中将蛋白质列为生命系统中最重要的物质。此后，科学家对蛋白质的组成进行了一系列的研究。到19世纪末，组成蛋白质的22种氨基酸就被发现了13种。

以上这些成就被认为是奠定生物化学的基础性工作，它们促进了20世纪生物化学的确立和飞速发展。

二、细胞病理学的建立

随着人们对机体认识的不断加深以及光学显微镜技术的发展，特别是细胞学说的建立，形态学研究进入了一个更加微观的世界。代表这一进展的重要成果是细胞病理学的建立。1858年，在施莱登（M.J. Schleiden）和施万（T. Schwann）的细胞学说影响下，德国著名的病理学家微尔啸（R. Virchow，1821—1902年）（图4-7）出版了《细胞病理学》（Cellubar Pathology）。该书是1858年初他在新建成的柏林病理学研究所作系列讲座的讲稿。这个讲稿的很多内容实际上是对前人研究的梳理和总结。全书约14万字，附有144幅精美插图。书中对细胞病理学的基本观点做了简明的阐述，即所有的细胞均是由原有细胞分化来的；所有的疾病是由生命细胞发生自动或被动的紊乱引起的；细胞之所以能发挥功能，是因为其内部发生的物理和化学过程，显微镜能展现其中的某些变化；细胞结构的反常情况包括正常结构的退化、转化和重复。由此，"组织病理学"被推进到了"细胞病理学"的新阶段。

微尔啸在创立细胞病理学的过程中，创造性地将显微技术和细胞学的成果应用于病理形态学研究，使人类对机体结构和疾病形态改变的认识从组织水平深入到细胞层次，从而确认了疾病的微细生物基础，充实和发展了形态病理学，为病理学发展和临床诊断带来了革命性的改变。

微尔啸的《细胞病理学》对多种细胞病理变化有详细的描述。他提出的细胞肿胀、脂肪变性、淀粉样变、发育不全、异位症、褐黄病及其他许多病理概念至今仍

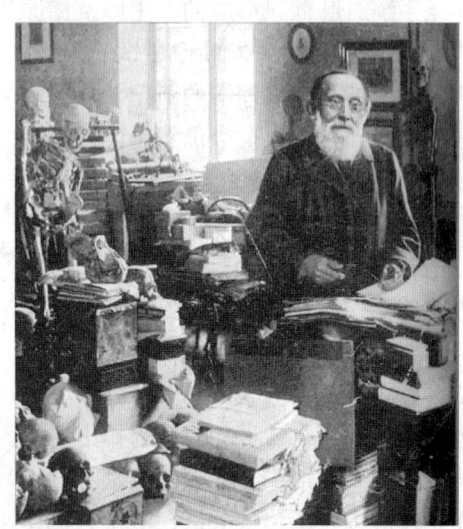

图4-7 微尔啸

在沿用。当然，微尔啸的理论也存在一定的局限性。他在强调局部病变的同时忽视了全身性反应、病理现象的发展过程，以及局部与全身的关系，这些都是机械唯物主义在理论概括中的反映。他把细胞视为基本自主的生命单位，但否认神经系统在机体中的主导作用，是对细胞作用的过高估计。尽管如此，他在形态病理学方面的贡献仍然是杰出的，其在近代医学史上的重要地位应当得到充分的肯定。

微尔啸对血液细胞病理学进行了尤为广泛而深入的研究。1845年，微尔啸借助显微镜发现某一类病人的血液成分中有很多无色或白色的小球体。这些小球体与白细胞有着明显的区别。1847年，微尔啸正式用德文"weisses blut"（希腊文译为"leukemia"）命名这种病，意思是"白色的血液之病"。随后，微尔啸通过一系列研究发现白血病至少有两种，一种是以脾肿大为特点，另一种则主要表现为淋巴肿大。1856年，他将白血病分为脾型和淋巴型。此外，他将各种血管内凝血的现象统称为"血栓形成"（thrombosis），并提出血管壁损伤、血流异常及血液成分异常是血栓形成的三大要素（后世称为 Virchow 三联征）。他发现身体某部位的血栓形成常常伴发肺脓肿，并推测血栓形成后会出现软化并脱落。这些脱落的碎片随血流移动到远端的血管。他将脱落的碎片命名为栓子（emboli），将这个过程命名为栓塞。

三、实验仪器和实验方法的更新

主张用物理学观点研究生理学的科学家在18、19世纪发明了许多新的实验仪器并改进了实验方法，为生理学和生物化学等学科的发展奠定了坚实的基础。18世纪末，意大利医学家伽伐尼（L. Galvani，1728—1798年）在实验中观察到了动物电现象。为了进一步研究生物电现象，1791年伽伐尼设计了青蛙的神经肌肉装置。他将一根铜棒与一根锌棒分别接触蛙腿与脊索神经。当实验者将这两根金属棒的游离端接触时，立即引起蛙腿收缩。伽伐尼又将蛙腿与脊索神经分别放置在铜箔上或浸在溶液内。当实验者用一根弯曲的金属棒的两端接触到铜箔或溶液时，也可引起蛙腿收缩。他的实验表明，将神经和肌肉以两种不同的金属连接起来，当这两种金属互相接触时，均可引起肌肉收缩。他认为蛙腿的收缩是由于神经肌肉组织呈现瞬时电流的缘故。当时人们认为这是一种"动物电"，称之为"流电"（galvanism）。但是，意大利帕维亚大学的物理学教授伏打（A. Vlota，1745—1827年）对此提出了异议。伏打是以1800年发明伏打电堆（valtaic pile）而闻名的学者。他认为"流电"与动物没有任何关系，肌肉的收缩乃电流刺激的结果。伏打虽非医学家，由于他发现对肌肉用电流刺激后，发生类似破伤风样收缩，于是他首先试用电流治疗疾病。伏打的友人斯巴兰萨尼也应用电流治病，此可谓物理治疗学的开始。直到1845年，柏林大学的雷蒙（D. Bois-Reymond，1818—1896年）设计了一种灵敏的电流计（图4-8）。证明神经在受刺激时，沿着神经冲动的方向确实发生了电位变化。雷蒙发明的感应电刺激器也在生理学教学实验中得到了广泛的应用。1879年，希司（W. His，1863—1934年）第

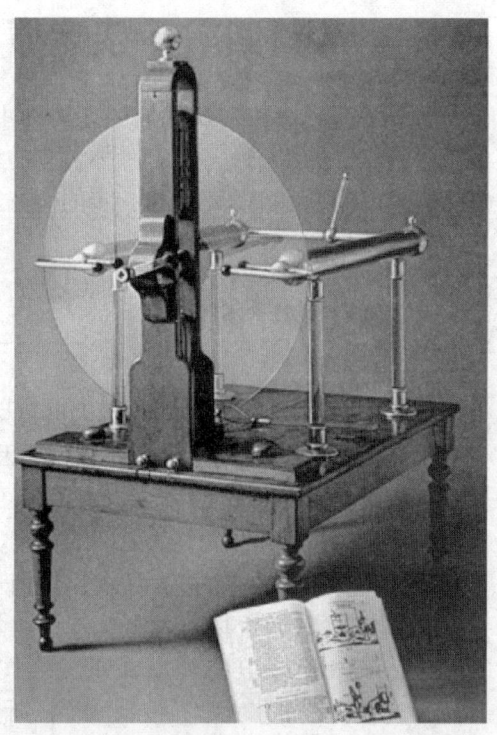

图4-8 电流计

一次记录到心脏电脉冲，证明心脏是人体内最强的发电机，伽伐尼的学说才得到令人信服的证实。

在德国，韦伯兄弟——恩斯特·韦伯（E. Weber，1795—1878年）、威廉·韦伯（W. Weber，1804—1891年）和弗里德里希·韦伯（F. Weber，1806—1871年）将物理学方法引进生理学研究，为德国生理学的发展做出了贡献。韦伯兄弟的功绩是将精密的近代数学、物理学知识应用到生理学研究中，建立了身体器官功能的新方法。恩斯特·韦伯和威廉·韦伯将物理学的波动论用于血流动力学的研究，描述了对脉搏波的速率测量，解释了脉搏波的形成及其传导，并完成了有关步行的机械学研究。弗里德里希·韦伯对肌肉的弹力和收缩力进行了精细的物理学研究。他首次指出一般的感觉可以分为内脏的和肌肉的不同成分，并且测量了痛觉、热觉、压力觉和嗅觉。韦伯兄弟最重要的合作研究成果是首次应用电磁装置刺激迷走神经，使心跳变缓以至停止，刺激交感神经时则可促进心脏搏动加速。这个实验对研究血液循环有重要的意义。他们还证明了神经的作用，对中枢神经系统出现的抑制作用进行了创造性研究。这不仅有助于理解心脏的活动，而且开辟了神经生理学的新领域。

德国生理学家路德维希（F.W. Ludwig，1816—1895年）不仅在生理学研究方面做出了杰出贡献，也是许多生理学实验仪器的创制者。1846年，他将气象学和物理学中使用的描绘记录法应用于生理学。他设计了用水银检压计在记纹鼓上记录血压变动的方法，为血液循环系统的研究创造了有利条件。后来记纹鼓成为生理学研究和教学的最常用仪器，如用烟熏纸记纹描记法描记呼吸曲线、血压和肌肉收缩等。

在研究手段上，19世纪的分析生理学研究往往将实验动物的器官从活体上分离出来，在人工条件下研究其规律，所以不一定能完全反映机体的真实情况。19世纪下半叶，出现了与分析生理相反的综合性生理学研究方法，即保持实验对象机体的完整，并在与外界环境统一的条件下研究其生理功能。在这方面做出杰出贡献的是俄国生理学家巴甫洛夫（I. Pavlov，1849—1936年）。他在消化生理和高级神经活动的研究中采用了这种综合性的研究手段，对后来的生理学发展产生了很大影响。

第四节　疾病原因：病原生物学的诞生

长期以来，人类对疾病原因探讨的主要依据是对病人症候的观察及猜测。18世纪以来，病理解剖学开始将疾病原因与人体器官的病变部位联系在一起。然而，为什么这些器官会发生病变？这一问题有待医学家进一步的研究。

一、微生物学的建立

病原生物学包括微生物学、寄生虫学及其他传染病基础理论的确立等内容。19世纪以前，人们对于有机物的腐败以及传染病的发病原因了解不多。17世纪的荷兰学者列文虎克在显微镜下观察到一些微小生物，如细菌、螺旋体和滴虫等，但仍处于对观察结果进行客观描述的阶段，并没有进一步研究这些小生物与人之间的关系。直到19世纪，由于自然科学一些基本学科的不断进步和显微镜技术的逐步改进，研究工作才日益深入。

19世纪，对微生物学做出奠基性贡献的一位学者是法国的微生物学家和化学家巴斯德（L. Pasteur，1822—1895年）。巴斯德（图4-9）早年毕业于巴黎高等师范学院，历任巴黎高等师范学院教授、里尔大学教授、斯特拉斯堡大学教授、巴斯德研究所第一任所长、法国科学院院士及英国皇家学会会员等职。在微生物学发展史上，巴斯德是一个里程碑式的人物。从他开始，微生物学由观察和描述阶段进入到培养和进行生理、生物化学研究的阶段。1856年夏天，巴斯德在里尔大学任教时，应一些酒厂主的要求，帮助他们解决酒变酸的问题。为了弄清发酵过程，巴斯德不断地去制酒厂进行实地调查，同时以牛乳为对象，多次进行实验。巴斯德用化学研究中的实验方法研究微生物在发酵过程中的作用，这标志着实验微生物学的开始。通过调查和实验分析，巴斯德认为所有的发酵过程都是由微生物引起的，腐败则是由有害微生物的侵入造成的。经过多次实验，巴斯德发现当把酒加温至特定温度时，可杀死酒中的有害微生物，而酒质不受影响。如此时将酒进行密封保存，则可在相当长的时期内不变质发酸。巴斯德的方法解决了当时威胁法国制酒业的最大难题，以后这个方法被称为"巴氏消毒法"，并被广泛应用于医学和酿酒等食品工业中。1862年，在进一步研究有机溶液腐败变质的原因时，他巧妙地设计了"S"形曲颈瓶。当外界空气进入"S"形瓶时，空气中的尘埃和微生物黏附在"S"形管上而不能到达内部液体中，因此瓶内的液体不发生腐败。如果把曲颈瓶倾斜，让培养液通过长颈，或者把瓶颈打断，则不久培养液中就会充满微生物。这项实验证明有机培养液不能自己产生细菌。在经过消毒并一直屏蔽外界污染时，微生物不可能存在，一切细菌都是由已有细菌产生的，从而彻底打破了当时盛行的"自然发生说"。巴斯德的这些成果对医学科学意义重大，为近代消毒、防腐法提供了科学根据。

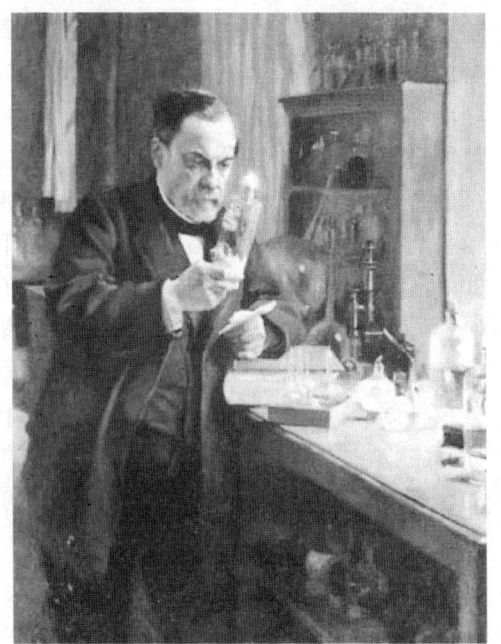

图 4-9　巴斯德

巴斯德将细菌与传染病联系起来，这对传染病学的贡献是很大的。早期人们关于疾病传染的概念实际上同微生物并无直接关系。"传染"（contagion）一词是指通过接触而传病的一般概念。虽然巴斯德并不是第一个提出传染病是由"微生物"（germs）引起和传播的学者，但他通过实验证明了这个理论。从1877年起，巴斯德开始研究高等动物和人类的疾病。他首先研究了炭疽病，对该病的致病因子进行了上百次的纯培养实验，确认炭疽杆菌是牛、羊炭疽病的致病菌。巴斯德还研究了鸡霍乱病，证明鸡霍乱和人类的霍乱病没有关联。

巴斯德关于细菌与传染病之间联系的研究为现代传染病理论的建立做出了巨大贡献。伴随着上述一系列研究，巴斯德在传染病的预防和治疗方面也取得了令人瞩目的成果（见本节"三、免疫学的发展"）。

19世纪，对微生物学的发展做出奠基性贡献的另一位学者是德国细菌学家科赫（R. Koch，1843—1910年）。科赫于1862年考入哥廷根大学，先学习了植物学、物理学和数学，后转学医学。毕业后科赫作为随军医生参加了普法战争。战争结束后，他来到东普鲁士的一个小镇当外科医生。科赫发现当地有很多牛感染上了炭疽病，这促使他开始了细菌学研究。1880年，科赫受聘到柏林帝国卫生局专门从事细菌学研究。1885年，科赫任柏林大学卫生学、细菌学教授和卫生研究所所长，1891年任传染病研究所所长，1897年被选为英国皇家学会会员，1902年被选为法国科学院国外院士。1905年科赫获诺贝尔生理学或医学奖。细菌学研究的许多基本原则和技术是由科赫奠定的，其主要功绩如下。

第一，在细菌学研究的手段和方法上做出了突破性的贡献。1877年，科赫发表了细菌显微技术方面的研究成果。他拍摄了第一张细菌的显微镜照片，是显微摄影法的开创人。之前，细菌的染色都是在细菌悬液中进行的，然后将这些染色的细菌悬液滴在玻片上并放在显微镜下检查。科赫首创了在玻片上制备干细菌膜并用亚甲蓝对其染色。细菌膜在空气中干燥后，用乙醇固定，染色后用盖玻片保护。这样制成的标本可永久性保存。科赫的这项技术使细菌标本资料能够保存积累，为研究工作提供了方便，一直沿用至今。科赫发明的研究方法中最重要的要算固体培养基的"细菌纯培养技术"。在科赫之前，细菌的培养都是在液体中进行的，因此细菌的分离和纯化很难做到。科赫发明的固体培养基及其画线接种法使获得单一纯种细菌变得简单易行。这种技术使细菌的培养发生了革命性的变化。科学家应用这一技术，在19世纪末和20世纪初短短的几十年时间几乎分离出了所有的常见致病菌。

第二，发现、分离和鉴定了许多细菌。由于科赫掌握了当时细菌学研究的最先进技术，因此在细菌的分离鉴定方面是当时成就最大的科学家。他先后分离出炭疽杆菌、伤寒杆菌、结核分枝杆菌、霍乱弧菌、麻风杆菌、白喉杆菌、破伤风梭菌、痢疾杆菌及鼠疫耶尔森菌等许多病原微生物，但他的研究并未停留在细菌的分离和鉴定阶段，对传染病的发病原理也进行了全面的研究。1879年，科赫发表了里程碑式的文章《外伤感染的病因学》，将不同的细菌区别开来，也将不同的疾病与不同的症状联系起来，从而解决了细菌是感染的原因还是结果的问题，为现代传染病学的发展做出了巨大贡献。

科赫对炭疽的研究就是一个经典性的例证。那个时代，许多学者都研究过炭疽，如巴斯德做过许多实验证明炭疽是由细菌感染所致，但是由于他们还不具备培养纯化菌株的先进技术，因此病菌说仍然是一个有争议的问题。科赫则不同，他在研究炭疽时，首先在死于炭疽的动物尸体上取得带致病因子的材料，经过10~20代的转移培养，得到了纯细菌的培养物，然后对小白鼠、豚鼠、兔和羊进行接种实验。结果所有的实验都表明这些注射纯实验室培养的培养物能传递炭疽。科赫首次提出证据，说明一种特定的微生物可以在动物身上导致某种特定的疾病，圆满地用病原学原理阐明了炭疽的发病机制。在此基础上，科赫提出了许多使动物和人免受疾病侵袭的预防措施。从炭疽的研究可以看出科赫进行的细菌分离和鉴定对医学的意义所在，即建立了一套现代微生物学研究的经典模式，极大地推动了刚刚兴起的微生物学的发展。

第三，提出了"科赫法则"。结核病是19世纪严重威胁人类生命的疾病之一。据统计，当时全世界有1/7的人患有结核病，死亡率极高。1881年，科赫开始研究这个威胁全世界的疾病。1882年，在柏林生理学年会上他宣布分离出了结核分枝杆菌，并在此后证明了人类的结核病是由结核分枝杆菌感染所致。科赫在研究结核病的过程中，系统地提出了明确鉴定某种特有微生物是引起某种特定疾病的"科赫法则"（Koch's postulates）。这是非常有价值的判断标准，疾病的细菌理论由此演变成一种学说，即以细菌来解释疾病的成因。由于科赫对结核病研究的这些成果，使他荣获了1905年的诺贝尔生理学或医学奖。

【小资料】

科赫法则

（1）这种微生物必须在某种疾病的每个病例中出现，恒定地同该疾病的病理症状有关。
（2）可以从寄主身上分离出这种微生物，并可以在培养基中得到纯培养。
（3）用这种微生物的纯培养接种健康而敏感的寄主，同样的疾病会重复发生。
（4）从实验发病的寄主中能再度分离培养出这种微生物来。

科赫在细菌学领域的开创性业绩为他赢得了许多荣誉，然而，他也因求胜心切草率地公布研究结果而饮恨终生。或许因为太急于攻克结核病的治疗难题，1890年8月，科赫在柏林第十届国际医学大会上，将还没有完成实验的结核菌素（tuberculin）作为一种新型抗结核药向

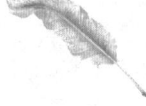

大会作了报道。医学界为这一成果欢欣鼓舞。许多医学家立即采用结核菌素作为结核病的治疗药物,结果导致不少人成为结核菌素的牺牲品。不久,进一步的实验证明结核菌素只能在结核病的诊断方面起作用,并无治疗价值。由此可见,由于科学家的失误而导致科学研究中的失败,在著名的科学大师身上也是难免的。面对挫折,科赫并没有一蹶不振,而是认真地吸取教训,到埃及和印度进行新的微生物学研究,不仅发现了霍乱弧菌,而且成功地找到了霍乱交叉感染的途径和有效的控制方法。图4-10所示为科赫和助手在非洲研究采采蝇。

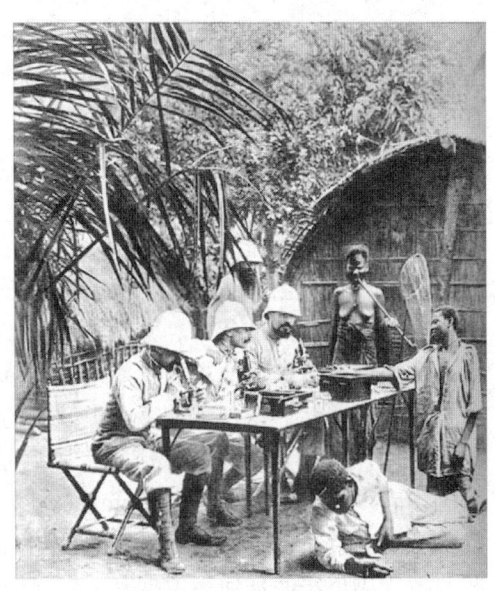

图 4-10 科赫与助手在非洲研究采采蝇

二、寄生虫学的建立

人体寄生虫,如蛔虫和绦虫等在中国、希腊和罗马的古代医书中均有记载。古代印度和阿拉伯的医生也对黑热病等寄生虫引起的疾病有过描述。但是,真正对寄生虫进行专门的观察和描述则始于17世纪。首先在显微镜下对寄生虫进行观察和客观描述的人是列文虎克。1681年,他在患腹泻时对自己的粪便进行了检查,发现了大量肠梨形虫。1684年,意大利医生雷迪(F. Redi,1626—1697年)发表了关于家畜和野生动物体内若干蠕虫的调查报告。1773年,丹麦生物学家米勒尔(O. Muller,1730—1784年)第一次描述了在人类唾液和齿垢中观察到的毛滴虫。不过,这些都只是初步的观察和研究。

关于寄生虫病研究的长足进步发生在19世纪。由于显微镜的改进和细菌学的发展,传染病的各种病原体相继被发现,其中许多与寄生虫病有关。1835年,法国医生欧文(R. Owen,1804—1892年)发现在人体肌肉中有旋毛虫幼虫寄生。1836年,法国医生多恩(A. Donne,1801—1878年)首次报道寄生于妇女阴道的阴道毛滴虫。1846年,美国医生利迪(J. Leidy,1823—1891年)发现猪肉中寄生的旋毛虫幼虫。1851年,德国学者比尔哈茨(T. Bilharz,1825—1862年)于埃及进行尸体解剖时发现了埃及血吸虫,澄清了长期以来人体不明血尿的病因。1852年,德国学者库奇梅斯特(F. Kuchenmeister,1821—1890年)用兔体内的豆状囊尾蚴喂狗,获得了豆状带绦虫成虫,再用其卵喂兔,获得了囊尾蚴。1855年,他用同样的方法在人与猪之间进行了猪带绦虫的实验并获得了成功。这种应用动物模型进行实验的方法极大地推动了寄生虫病的研究。1857—1859年,德国学者洛克卡特(R. Leuckart,1822—1898年)和微尔啸同时各自完成了旋毛虫生活史的研究。1870年,英国学者刘易斯(T. Lewis,1841—1886年)在人的粪便中发现了结肠阿米巴。

从19世纪70年代开始,出现了一个特殊的研究领域——热带医学。这反映了殖民主义时期的特点,那时强大的武力正在征服地球上未开化的区域。殖民主义扩张时所遇到的一大难题便是热带病。关于热带病的病因,传统的观点用"有毒的环境会导致疾病"来解释,认为炎热的气候容易使人发热,并易于产生腐败。关于热带病的新解释是在19世纪的下半叶出现的,其先行者是曼逊(P. Manson,1844—1922年)。曼逊是苏格兰人,1866年作为海关医官赴远东地区。在中国厦门度过的12年间,曼逊研究了当地的象皮病。这是一种慢性损毁容貌的疾病,由于淋巴回流受阻导致外生殖器和四肢水肿。曼逊证实此病是由一种被称为丝虫的寄生虫通过蚊虫叮咬传播的。这是第一个被证明是以昆虫为媒介传播的疾病。

在寄生虫病研究中最精彩的一幕是对疟疾的研究。这项研究历经近20年的时间，在地理上涉及了欧、亚、非三大洲，参加研究的学者有法国、意大利和英国等国的众多专家，最终在19世纪末才完全阐明该病的机制。第一次从疟疾病人的血液里观察到寄生物的是法国军医拉弗兰（A. Laveran，1845—1922年）。当时他在非洲的阿尔及利亚工作。1880年，他发现当时被称为"黑血病"的病人在血液中存在一种黑色颗粒，而且看见了过去不为人知的一种小体。他推测这些小体可能是"黑血病"的病原体。到1884年，拉弗兰积累了480例标本，并将疟原虫在人体内的各个发育阶段的主要形态都描绘下来。1894年，他推测蚊子可能是疟疾的传播媒介。在此后的9年中，意大利组织学兼病理学家戈尔基（C. Golgi，1843—1926年）完成了人类血液系统中疟原虫发育周期各细节的研究工作，并阐明了病人的发热高峰期与疟原虫裂殖生殖的相关性，认识到危害人类健康的至少有三种疟原虫，同时他还证实了奎宁对疟原虫的治疗作用。1890年，他拍摄了第一张疟原虫照片，为疟疾的进一步研究创造了条件。1891年，俄国学者罗曼诺夫斯基（D. Romanovsky，1861—1921年）在研究技术上获得了重要进展。他找到了一种新的染色法来证实血涂片上的疟原虫。这一技术解决了当时疟原虫观察困难的问题。罗氏染色法使任何一位拥有一台显微镜的医生都可以诊断疟疾。由于当时已有奎宁类药物能有效治疗疟疾，这种诊断方法为病人带来了迅速确诊和及时有效治疗的福音。

对疟原虫进行流行病学调查是由在印度工作的英国医生罗斯（R. Ross，1857—1932年）完成的。1892年，罗斯在印度开始致力于疟疾研究。1894年，曼逊使他相信疟疾是由蚊虫叮咬引起的，罗斯回到印度后决定验证这个假说。经过几年的努力调查，他在1897年首先证明了鸟类疟疾是由蚊子传播的。不久他又深入非洲西部，在按蚊的胃肠道内找到了人类疟原虫的卵囊，证实人类的疟疾是由按蚊传播的。1910年，他将自己的研究成果写成专著《预防疟疾》（*The Prevention of Malaria*），在书中他提出了灭蚊是预防疟疾的有效措施。罗斯因此而荣获1902年诺贝尔生理学或医学奖。

在19世纪，经过众多学者的努力，寄生虫学成为一门独立学科。1894年，英国利物浦热带医学学校开设了寄生虫学课程，由罗斯任教，同时还创办了《热带医学及寄生虫学》年刊。此后欧洲各国也先后创办了研究热带医学与寄生虫学的院所，为20世纪寄生虫学的发展奠定了基础。

三、免疫学的发展

免疫学是伴随病原微生物学发展起来的一门学科。人类对自身免疫能力的探讨甚至比病原学更早。这是因为人类在没有认识瘟疫的原因之前，首先面临的是大量病人死亡的现实，治疗和预防是更优先的问题。这也反映了人类对复杂事物认识过程的曲折性。公元4世纪，中国人就用狂犬脑敷治被狂犬咬过的伤口。16世纪，中国人发明了人痘接种术，这无疑是免疫学史上的一项创举。18世纪末，英国医生贞纳介绍了牛痘接种法预防天花的成功经验，然而他对其中涉及的科学机制所知不多。关于人体免疫机制的研究开始于19世纪。伴随着微生物学的进步，医学家们才真正开始了免疫学这一全新领域的研究，其中三大领域的研究是19世纪免疫学发展的核心。这些领域的研究成果为20世纪免疫学成为医学发展的前沿学科打下了坚实的基础。

（一）关于人工减毒疫苗的研究

人工减毒疫苗的研究开始于巴斯德。1880年，巴斯德为了获得人工自动免疫进行了第一次推理性尝试。他在这方面的工作开始于一系列失败了的实验，当时巴斯德正在研究鸡霍乱的病理学。那年夏季，经过培养他得到了纯鸡霍乱的病原菌，并将这种纯培养物注射入健康鸡的体内，成功地诱发了鸡霍乱病。暑假来临，巴斯德将没有来得及继续使用的这种菌的肉汤培养物锁在实验室，就去度假了。当他度假后回到实验室时，又将保存了一个暑假的肉汤培养物继续注入鸡体进行实验，然而结果与前面的实验相反，所有被注射的鸡都安然无恙。面临这一明显的失败，巴斯德重新设计了两组实验：第一组，他把从天然感染该病的鸡中重新分离的新菌株分别给从市场买来的新鸡和感染而未发病的鸡进行接种注射；第二组，他把实验室保存的旧培养物也分别给上述两种鸡进行接种注射。实验结果是，第一组中的新鸡生病死亡，而注射过旧培养物的鸡没有被感染，第二组中的两种鸡均未发病。经过对上述实验的认真分析，巴斯德证明：旧菌株不能使任何鸡生病是由于培养细菌的毒力减弱了，而新菌株不能使注射过旧菌株的鸡生病，是因为这种鸡产生了抵抗力的结果。在这一分析结果的基础上，巴斯德继续研究导致毒力降低的因素，发现了毒力降低与两次传代培养之间的时间间隔有关。时间越长，减毒程度就越大。巴斯德在报告这一发现时特意提到，这一现象与90多年前贞纳的牛痘接种法的原理相似，其中涉及的免疫学原理这个悬而未决的问题终于被巴斯德解开了。巴斯德把鸡霍乱的这种减毒菌株称作"疫苗"（vaccines）。这一名称一直沿用至今。

巴斯德用公开实验成功地证实了炭疽疫苗的价值。1881年5月25日，他给24只绵羊、1只山羊和6头牛注射了疫苗，3周后重复了一次，2周后给试验组和未注射过疫苗的对照组同时接种了炭疽杆菌。6月2日，检查时发现，所有免疫过的动物都很健康，而对照组的动物不是死去，就是奄奄一息。1885年，巴斯德又发明了抗狂犬病疫苗。尽管当时还无法观察和分离病毒，但巴斯德还是用他出色的工作成功地预防了这种危险的疾病。到了1885年，所有疫苗都是活的减毒制品，制造这种疫苗价格昂贵，花费时间又长。1886年，美国细菌学家沙门（D. Salmon，1850—1914年）和史密斯（T. Smith，1859—1934年）首次研制成功了死疫苗，经实验证明与活疫苗一样有效，同时生产成本低，可进行标准化批量生产，而且能较长期保存，可以大批量地用于人和动物，以预防各种传染病的传播。

（二）血清学研究和体液免疫理论的建立

减毒疫苗的成功使细菌学家开始对这种免疫的获得是由什么机制形成的问题发生了兴趣。最早的研究工作是1888年由英国细菌学家纳托尔（G. Nutall，1862—1937年）进行的。他把已知数量的炭疽杆菌加入到无细菌的血清中，观察到只要细菌数量不太多，就会被血清杀死。这一研究有两个特点：一是血清取自未经免疫的动物，因此血清的作用是非特异性的；二是使用方法与现代相反，即血清量保持恒定，加入的细菌是变的。现代的方法是：细菌量是恒定的，然后用能杀死固定数量细菌的血清极限稀释度来表示结果。1889年，法国学者查林（A. Charrin，1856—1907年）等提供了特异性免疫血清的第一组实验。他们先用铜绿假单胞菌（即绿脓杆菌）人工感染动物，当动物康复后再取其血清。再将铜绿假单胞菌放入被感染和未感染的两种动物血清中，发现产生了不同结果，在被感染动物的血清中细菌培养后形成凝块并沉淀；在未感染的动物血清中，细菌培养后则呈弥散性生长。这是血清中存在特殊抗菌物质的第一个证据。

在上述研究的工作基础上，19世纪的最后10年间血清学和免疫理论得到了飞速发展。1890年，德国细菌学家贝林（E. A. von Behring，1854—1917年）第一次报告获得了特异性免疫抗体，这是用梅氏弧菌豚鼠进行实验性感染研究的结果。此后，他与日本微生物学家北里柴三郎（1852—1931年）合作，在豚鼠中诱导出对破伤风和白喉毒素的人工自动免疫力。并进一步证明，通过注射取自免疫动物的血清，可以把这种免疫力被动转移给其他动物，使其在接受致死量的细菌后仍存活。这些研究为血清疗法奠定了基础。他们还为免疫动物血清中这种能中和毒素的特殊物质创造了"抗毒素"一词。在这项成果取得的第二年，即1891年，柏林的一家医院应用抗白喉血清治疗首例白喉患儿并获得成功。此后，血清疗法逐渐流行。除了白喉

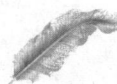

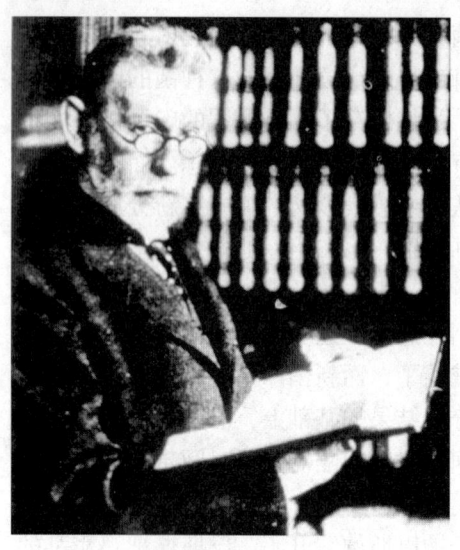

图 4-11　埃利希

外，科学家还研制出了破伤风、肺炎、鼠疫和霍乱的抗毒素。1901 年，为了表彰贝林在抗毒素血清疗法方面的贡献，瑞典卡罗琳医学院向他颁发了首届诺贝尔生理学或医学奖。

与贝林同时，德国医学家埃利希（P. Ehrlich，1854—1915 年，图 4-11）通过血清学研究建立起体液免疫理论。埃利希一生的研究工作可以分为三个阶段。第一阶段为 1878—1890 年，主要研究各种染料对人体和病菌的作用，目的是找到能制服病菌的"神奇子弹"（魔弹），这也是他青年时代的构想；第二阶段为 1891—1900 年，主要从事免疫机制的研究和免疫理论的建立；第三阶段为从 1901 年到 1915 年逝世，主要研究化学疗法。埃利希对免疫学最重要的贡献集中在他第二阶段的研究上，他也因此荣获 1908 年度诺贝尔生理学或医学奖。

1891 年，埃利希发表了他的第一篇以免疫学为主题的论文。论文中最重要的部分就是把贝林和北里柴三郎对破伤风和白喉的研究进行了科学的概括，从理论上阐明了主动免疫和被动免疫这两类免疫的普遍性意义，这是埃利希的第一个贡献。他在免疫理论上的第二个贡献是提出了有机体和周围化学物质（食物、药物等）结合的学说——侧链学说。他阐明了疟原虫对甲基蓝的亲和性，并运用费雪（E. Fischer）等有机化学家的立体化学思想，提出了"侧链"概念来解释抗原与抗体的作用机制。他认为抗原具有一种结合基或"侧链"，或称为"结合簇"。抗体是机体细胞受抗原刺激后产生的物质，也具有"侧链"或"结合簇"，并能与抗原的"结合簇"特殊结合。他将抗体称为"受体"，并进一步推论机体细胞受抗原刺激产生受体后抗体不断地进入血液，在血流中与抗原结合以保护机体。埃利希是最早应用化学反应解释免疫过程的人，也从分子视角提出了药理学上"魔弹"存在的可能性。这也是化学疗法的最终目标。他的第三个贡献是发明了为生产临床使用的标准化血清所必需的定量技术。1897 年，埃利希发表了他的《白喉抗血清的标准化及其理论基础》（*The Essay of the Activity of Diphtheria-Curative Serum and Its Theoretical Basis*）的论文，提出了"无毒限量"和"致死限量"两个定量概念。这两个概念连同一系列的标定技术使标准化的检验方法的建立成为可能。今天抗毒素血清的国家标准或国际标准都是从埃利希的最初创意发展而来的。

（三）吞噬现象的研究与细胞免疫理论的建立

吞噬现象在 19 世纪曾被许多研究人员注意到。1870 年，朗格汉斯（T. Langhans，1839—1915 年）观察到白细胞具有清除伤口内红细胞的能力。1872 年，德国病理学家勃契 - 赫斯费尔德（F. Birch-Hisschfeld，1842—1899 年）发现注射到血流内的球菌被白细胞摄入。1876 年，科赫也描述了接种到蛙背淋巴囊的炭疽杆菌可被囊内细胞所吞噬，同一现象在马体内也被观察到。1874 年，丹麦病理生理学家帕纳（P. Panum，1820—1885 年）提出吞噬现象可能是摧毁细菌的一种方式。然而这一系列的研究当时并没有引起人们的重视。

对吞噬现象进行深入研究，并由此建立免疫学理论两大支柱之一的细胞免疫理论的是俄国生物学家梅契尼科夫（E. Metchnikoff，1845—1916 年）（图 4-12）。梅契尼科夫早年留学德国，并在那里完成博士论文，1868 年回彼得堡并获动物学博士学位。1882 年，他由于遭受沙皇的迫害而被迫逃亡到意大利。在意大利，他继续研究腔肠动物和棘皮动物的消化系统，发现最原始的消化器官不是腔囊状或管状的，而是肠内细胞对食物的直接吞噬。他在实验中将玫瑰刺刺入透明的海星幼体内，观察到玫瑰刺周围聚集着变形细胞。他为这些吞食外来物质的细胞取名为"吞噬细胞"，由此他推测高等动物体内也可能具有这种细胞。他在兔子身上的实验证明了这一推测，发现白细胞能够攻击和吞噬病菌，于是他将白细胞称作"抗感染卫士"。1883年，他建立了吞噬细胞理论，次年发表了《机体对细菌的斗争》一文，震动医界。巴斯德对梅契尼科夫的研究产生了兴趣。1888年，梅契尼科夫应邀到巴斯德研究所继续研究工作。此后，法国成了他的第二故乡。他在此发展和完善了细胞免疫理论。1908年，他因此而荣获诺贝尔生理学或医学奖。

梅契尼科夫的细胞免疫理论在法国科学大会上获得一致好评，但与此同时，也受到了体液免疫学派的质疑。科赫对细胞免疫理论产生了怀疑，贝林和埃利希指出血清的免疫能力比白细胞更强。因为实验证明免疫动物的血清能够破坏细菌，给动物输入免疫动物的血清可以使它们获得免疫力。1888年，巴斯德的两位学生鲁

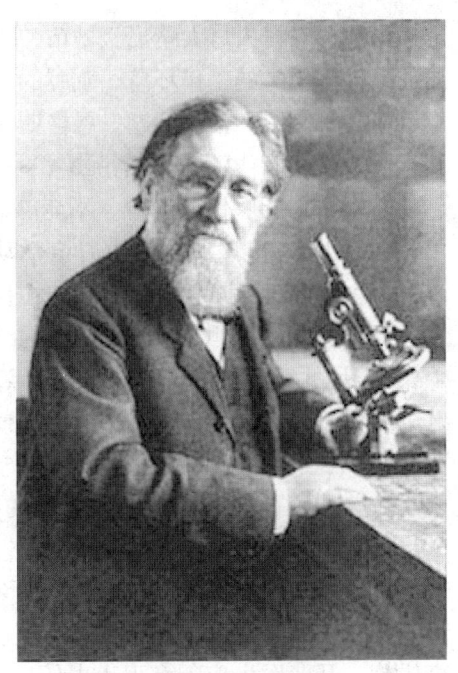

图4-12　梅契尼科夫

克斯（E. Roux，1853—1933年）和耶尔森（A. Yersin，1863—1943年）也发现了滤过的白喉杆菌的培养液比白喉杆菌毒性更强。这提示引起疾病的白喉杆菌本身毒性并不大，而其制造的化学毒素具有强烈的致病作用。体液免疫和细胞免疫这两大学派相互论战了20多年，直到1903年赖特（A. Wright，1861—1947年）和道格拉斯（S. Douglas，1871—1936年）在研究吞噬作用时发现了被称为"调理素"的血清因子，证明在其辅助下白细胞才能发挥吞噬作用，从而使人们认识到这两种理论的互补作用，由此两大学派才统一起来。

第五节　预防医学的发展

有史以来，人类在生产和生活实践中积累了许多防病保健知识和经验，然而作为一门以广大公众为对象的预防疾病、保护健康的科学，即现代预防医学，应该说发源于工业革命的起始国——英国。预防医学从预防观点出发，研究人类健康和疾病的发生、发展规律，研究消除人体内外环境中对健康有害的因素和利用有益的因素，从而达到防止疾病发生、增进身心健康、提高劳动能力、延长人类寿命的目的。预防医学从其诞生之日起就具有明显的社会性，因此，预防医学与社会医学是两门不可分割的学科。预防医学和社会医学的兴起和发展是近现代医学科学发展的极其重要的标志之一。

19世纪以来，疫苗的诞生、抗生素的发明和应用、计划免疫的实施、环境的改善、健康教育的开展、医疗卫生服务的普及、人们生活水平的提高等多方面因素使许多传染病、寄生虫病和营养缺乏性疾病得到了有效防治，人类的预期寿命和总体健康水平得到了显著提高。这一系列医学成就被称为"预防医学的第一次革命"。

一、卫生调查与研究

预防医学和社会医学的创立与资本主义的发展密切相关。18世纪下半叶，在工业革命的推动下，欧洲和北美出现了工业化、都市化的热潮。工业化社会的兴起使大城市和大工业中心

迅速形成，农村人口大量涌入城市，城市人口数量骤增。与资本主义都市化相伴随的是拥挤的居住条件、恶劣的工作环境、肮脏的街道、周期性的饥馑、营养不良和食品污染以及流行病的广泛蔓延等一系列社会问题。恩格斯在《英国工人阶级状况》一书中深刻地揭露了英国各城市工人阶级生产和生活状况后指出："一个生活在上述条件下并且连最必需的生活资料都如此缺乏的阶级，不能够保持健康，不能够活得很长。"城市劳动阶层的这种恶劣生存状况逐渐引起了社会有识之士的重视，一些社会活动家积极开展对城市居民生活状况的调查研究，并提出了改善卫生条件、消除有害于健康的不利因素的建议。

1831年，英国政府成立了卫生委员会，其他相应的卫生主管机构也陆续建立，这是世界上设立卫生行政机关的开端。1834年，英国律师查德维克（E. Chadwick，1800—1890年）被选为新济贫法委员会的秘书长。他在几位医生的协助下，对伦敦、曼彻斯特和格拉斯哥等城市的贫民窟进行了系统调查，研究了贫困、不良生活环境与疾病之间的关系。1842年，他发表了《关于英国劳动人口卫生状况的报告》（Report on the Sanitary Condition of the Labouring Population of Great Britain）。这篇报告不仅分析了疾病的社会和经济代价，而且提出了改进贫民的卫生状况及限制工厂童工等多方面的建议。1854年，英国卫生学家西蒙（C. Simon，1824—1876年）公布了《论伦敦市的卫生状况》的报告，建议改善城市下水道，成立卫生检查机构，开业医生应负有卫生责任，并将防治疾病列为国家的主要任务之一。19世纪，欧洲空想社会主义者傅立叶（C. Fourier，1772—1837年）和圣西门（Saint Simon，1816—1904年）等社会活动家收集和公布了关于工人阶级状况的大量真实资料，为争取工人阶级的利益做了许多有意义的工作。

资产阶级在工人阶级和社会舆论的压力下，出于维护自身生存和生产发展的需要，也开始把兴办公共设施、建设城市供水排水系统、改善街道住宅、注重劳动卫生和实行防疫措施等问题提到了议事日程。正如恩格斯所指出的："霍乱、伤寒、天花及其他流行病的反复不断肆虐，使英国资产者懂得了，如果不愿自己及自己的家人一起成为这些疾病的牺牲者，就必须立即改善自己城市的卫生状况。"19世纪30年代，霍乱暴发，英国成立了研究霍乱的特别委员会。疫情造成的恐慌和破坏引起了英国民众的普遍不安，从而间接地促成了一系列重要的卫生改革。在这场疫情中，蜗居在贫民窟中的穷人成为最主要的受害者。公共卫生学的先行者因而坚信，环境卫生工程是解决疾病和健康隐患的出路。1840年，英国国会对城市卫生尤其是工人住宅区的卫生状况进行了一系列调查，并采取了许多加强城市卫生建设的措施。1847年，英国利物浦任命了第一个卫生官，之后，其他城市也开始委任医学官员。1848年，议会通过了第一部重要的国家卫生法——《公共卫生法》。1850年，国家卫生局成立，有关童工、女工、孕妇、职业病和卫生保健的法规也逐渐颁布。1833年，《工厂法》在英国生效，其中限定了纺织厂童工的工作时间，并指定了官员专门负责法规的监管、报告和执行。1867年修订的《工厂法》将童工的保护范围从纺织厂扩大到所有工厂的童工。其他许多卫生法规也陆续被通过，如《清除污害法》《食品掺假法》《卫生法》等。1875年，一部综合了多项卫生和卫生设施法规的《公共卫生法》问世，它使英国拥有了当时世界上最先进的国家卫生体系。

法国在19世纪初也成立了一批国家卫生机构：1802年，在马赛城成立了欧洲第一个卫生委员会；1810年，法国通过了一系列的调节工人劳动的法律，并成立了疾病自愿保险委员会；1822年，法国成立了最高卫生委员会。由于受到霍乱和黄热病等瘟疫流行的触动，美国各城市从19世纪初开始任命长期负责隔离检疫的官员。1866年，纽约成立了美国第一个市属卫生委员会。1869年，马萨诸塞州建立了美国第一个州立卫生委员会。到19世纪末，美国大多数城市相继建立了各种形式的卫生机构。欧美的其他国家也先后采取了相应措施。虽然有的机构只是名义上的，却牢固地确立了政府对公共卫生负有责任这一原则。

19世纪80年代以后，一些国家相继成立了卫生研究机构，如1885年在柏林、罗马和巴

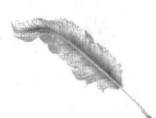

黎成立了卫生研究所，1891年成立了李斯特研究所，1898年成立了利物浦热带医学院，1899年成立了伦敦热带医学院。这些机构在广泛开展卫生保健和流行病学调查的同时，也十分注重实验研究方法在预防医学和社会医学领域中的价值，从而促进了这些学科的形成和独立发展，有力地推动了现代预防医学和公共卫生的发展。

二、公共卫生学的建立

19世纪，卫生学成为预防医学体系中一门最重要的学科，而数理化等基础学科的迅速发展更是推动了卫生学研究方法的发展。实验卫生学的奠基人——德国学者皮腾科费尔（M. Pettenkofer，1818—1901年）完成了使卫生学成为精密科学的一些最出色的实验工作。皮腾科费尔具有良好的化学素养，通晓理化研究方法，对空气、水、土壤与人体健康的相关关系进行了实验研究。他还研究了住舍的取暖、通风、防湿、卫生设备、供水排水系统以及水源污染与霍乱、肠伤寒病流行的关系等问题，为现代实验卫生学奠定了基础。他与弗以特（C. Voit，1831—1908年）共同研究了人体的营养和物质代谢，测定了空气中二氧化碳的含量及其卫生学的意义，研究了住宅的通风与供暖设备。1882年，他与人合作出版的巨著《卫生学指南》堪称实验卫生学的里程碑。皮腾科费尔是现代卫生学的主要奠基人之一。他的研究为当时城市卫生状况的改善提供了科学依据，促进了预防保健事业的发展。但是，皮腾科费尔过于注重自然因素在卫生学方面的作用，忽视了社会因素的价值，存在一定的片面性。

这一时期，自然环境与疾病的关系也受到了人们的关注。芬克（L. Finke，1747—1837年）出版了第一部医学地理学专著。1830年，纽约医学会的一个委员会提出了"本洲医学地志学调查"的计划，指出医学地理学的主要研究对象是"确定气候、土壤、不同职业以及心身原因对疾病发生和发展的影响"。在这个时期，探讨自然地理学、地区自然学以及流行病和地方病的专著、期刊和文章陆续问世。

在劳动卫生学方面，许多卫生学专家对不同职业与疾病的关系进行了多方面的研究，如开展了对缝纫、烟草、火柴及炼铅等行业工人的职业病研究、职业中毒和粉尘的研究、肺结核对不同职业人群影响的研究等。德国学者洛伊布舍尔（R. Leubuscher，1822—1861年）根据这些研究提出了减少危险工作日、改进工作环境的卫生设备、采用无毒材料预防工业中毒等方面的建议。劳动卫生学在这一时期发展较快，逐渐从卫生学中分化出来成为独立的学科。

19世纪中叶以后，欧洲的一些国家开始关注学校卫生问题。从1890年起，伦敦教育委员会制定规划，委派官员和医生对小学新入学的儿童进行体格检查，并逐渐开展了定期复查。在20世纪初，许多学校陆续设立了保健护理站、诊疗所和校医院，对儿童的眼、耳、鼻、喉、齿等器官的病症进行预防和诊治。学校的取暖、照明和通风等条件也逐渐得到了改善。

大规模的排污和公共卫生设施工程，以及公共场所环境的改善等一系列公共卫生运动在提高公众健康水平方面取得了显著成功。在这一时期，人们认识到，要调查研究社会生活状况与健康问题的关系，有赖于可靠的统计数据。于是，卫生科学研究工作开始向定量方向发展。数理统计方法随着这一时期人口、疾病、死亡、寿命调查的需要被引入了卫生保健领域。由于缺乏早期的人口普查资料，教区和家谱记录对于估计期望寿命及其他研究就显得特别重要，因为这些记录提供了出生与死亡之间的联系。在17世纪，配第与格兰特根据伦敦教区出生与死亡的统计，于1662年写出了《对伦敦死亡表的自然与政治考察》，这是人口统计学的开创性著作。1786年，著名数学家拉普拉斯（P. Laplace，1749—1827年）提出了估计法国人口出生率的方法，提出了可信区间的概念，为概率论的建立和定量分析群体卫生问题做出了重要贡献。1798年，英国社会学和经济学家马尔萨斯（T. Malthus，1766—1834年）在他的《人口论》一

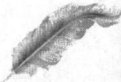

书中首先提出了资本主义社会的人口问题。比利时的凯特莱把概率论引入人口统计研究，为人口统计的分析方法奠定了科学基础。英国的法尔（W. Farr，1807—1883年）鉴于死亡统计中的混乱状况提出拟定国际统一的疾病分类表。他的建议得到了欧洲各国的普遍重视。英国自19世纪中叶以后，公民登记资料就十分准确，其中包括死亡原因和有限的社会经济数据。美国的马萨诸塞州也在19世纪开始实行登记制度，一些城市还出版了当地的丧葬记录。在联邦政府的敦促下，其他州也陆续开始采用登记制度。在统计方法上，平均数、正态曲线方程、相关和回归、卡方检验、方差分析等数理方法和实验设计基本原则先后被运用到卫生调查和医学研究中，对预防医学的发展和医学研究的进步起到了极大的推动作用。

三、传染病学和流行病学

长期以来传染性疾病的流行一直是人类健康和生命的最大威胁，尤其在资本主义社会的发展早期，人口集中、城市管理不力以及卫生设施落后更加剧了传染病的蔓延。鼠疫、天花、伤寒和霍乱等烈性传染病的暴发以及猩红热、水痘、麻疹和疟疾的流行造成了数以百万计的人病残和丧生。人们主要依靠中世纪以来沿袭的隔离方法控制传染病的流行，对于传染病的病因、传播途径和发病过程的科学理论尚未建立起来。

自希波克拉底时代以来，医生就将传染病的出现归咎于大气因素。16世纪中期，帕多瓦大学教授伏拉卡斯特罗曾提出传染病的流行是由于某种"微粒子"（seminaria）自感染者移行到被感染者所致，但是他的观点并未被多数人接受。在17、18世纪，医学界盛行的观点认为瘴气（miasmata）是导致疾病流行的根本原因。于是，传染论者与瘴气论者经历了长期的论争。19世纪40年代，包括德国化学家李比希在内的一些科学家提出，传染粒子和瘴气其实都是"酵素"，由能够自我复制的微粒组成。几乎与此同时，德国医学家亨勒（J. Henle，1809—1885年）出版了《瘴气与传染病》一书，把传染病的流行分为三类：①瘴气所致的流行病，即疟疾。②大多数常见的传染性疾病：他认为这些疾病最初是由瘴气所致，而后由活的微粒侵入人体内生长、繁殖，其行为与寄生物相似，还可以通过感染把疾病传至其他人。③梅毒与疥疮：这种疾病单独流行和传播。他还提出了关于疾病与寄生物之间因果关系的三条法则：寄生物在病人身上持续出现；寄生物可在异质混合物中被分离出来；分离出来的寄生物传染其他动物后会复现这种疾病。在病原微生物和寄生虫学说形成之前，亨勒提出的这些原则对于医生诊断和鉴别疾病具有一定的价值。

这一时期，为了控制传染病的流行，许多医学家在传染病的病因、病原体、传播途径以及预防治疗措施方面做了大量调查和研究工作。直至19世纪80年代，由于巴斯德和科赫等人在生物体内发现了致病的病原微生物，并证实它们就是传染病的病因，从而奠定了近代传染病学和流行病学的科学基础。

由于微生物学、免疫学和药物学的进步，使人们对传染病与流行病的预防和治疗取得了很大进展。18世纪末，贞纳发明了牛痘接种法；19世纪末，巴斯德发明了炭疽杆菌疫苗和狂犬病疫苗；1890年，莱特和哈夫金制成了预防霍乱和肠伤寒的特种疫苗；1889年，法国人鲁克斯在研究白喉杆菌和破伤风梭菌时发现了细菌毒素；1890年，德国医生贝林和日本学者北里柴三郎发现了白喉及破伤风抗毒素，制成了预防白喉抗毒血清；1923年，法国人卡尔梅特（L. Calmette，1863—1931年）和介林（C. Guerin，1872—1961年）发明了卡介苗，为新生儿结核预防提供了有效的方法。传染病的预防方面出现了一系列革命性的变化，大大增加了人类预防和战胜疾病的能力，使许多传染病得到了有效的控制，挽救了无数人的生命。

四、社会医学的兴起

社会医学是伴随着近代预防医学的出现而兴起的。很早人们就注意到，医学实践总是同一定人群的政治和经济条件紧密相连的，但从理论上对此加以总结是在19世纪。1838年，罗舒（I.A. Rochoux，1787—1852年）首先提出了"社会卫生学"（social hygiene）的概念。他指出，"人类是凭借社会才能生存的一种社会动物"，并将卫生学划分为个人卫生和公共（社会）卫生两大类。社会卫生学刚刚诞生时，关于这个学科的内容和性质一直存在着争论，常常与社会医学混用。通常认为，社会医学是医学的分支，主要研究各种社会因素对健康的影响，范围包括治疗和预防两方面，且侧重于理论方法上的探讨。社会卫生学则是卫生学的分支，主要侧重于预防医学活动和改善人们的健康状况、卫生条件的实践活动。

盖林（J. Guerin，1801—1886年）积极倡导社会医学，呼吁为了公众的利益应采取相应的措施，建立新的社会医学体系。他把医学监督、公共卫生和法医学等学科归于一个有机整体——社会医学（social medicine），并把社会医学分为四个部分：研究人群的身体和精神状态以及其与法律、社会组织制度、风俗、习惯等的关系；研究健康和疾病的社会问题；研究增进健康、预防疾病的措施；制定治疗措施和采取其他手段来对付社会可能遇到的不良因素和其他情况。盖林把社会医学看成是当时卫生改革中最重要的一个议题，号召医生自觉地运用社会医学的观点去观察和解决社会的卫生问题。后来，人们将盖林称为"社会医学之父"。

在英国的大宪章运动中，激进的社会民主主义者倡导广泛的社会改革。面对当时霍乱流行严重的局面，人们认识到单凭医生和医院的努力是无法控制疾病流行的，必须采取社会措施才能解决一系列卫生问题，必须从个体防治转向社会防治，从单纯的技术控制转向综合性的社会控制。英国随之开始制定有关保护母亲和儿童的卫生法规，建立规范化的城市供水体系。

效仿英国成功的经验，19世纪中叶以后，德国的社会医学得到了迅速发展。许多医学界人士提倡进行卫生改革运动，旨在解决由工业化带来的一系列问题。这一运动的发起人和主要倡导者是德国著名细胞病理学家微尔啸、医学家纽曼（S. Neumana）以及精神病学家洛伊布舍尔等人。他们主要强调社会经济因素对健康和疾病的重要作用。1847年，纽曼在《论公众保健和财富》一文中提出："医学科学的核心是社会科学"。他认为一个民族的健康是社会直接所关切并负有义务的事情，而社会环境和经济状况对健康和疾病起着十分重要的、而且往往是决定性的影响。1848年，微尔啸也提出"医学是一门社会科学"的观点。他认为，流行病就是社会和文化失调的现象。微尔啸亲自到斑疹伤寒暴发流行区进行调查，认为它的流行既有生物因素和客观原因，也有社会、经济和政治原因，因此，单靠医疗保健，不搞社会预防是不够的。他还创办了《医学改革》（*Medical Reform*）报纸，积极推动医学改革，要求政府采取行动改革社会的卫生保健。微尔啸指出：每个穷人都有得到医疗保健的权利，这应当是民主国家宪法的组成部分。1849年4月，纽曼起草了公共卫生法并提交给柏林内外科医师协会，积极倡导政府采取行动改善穷人的医疗保健。在工业卫生方面，工厂、矿山等危险的生产环境和恶劣的劳动条件使大批工人的身心健康备受摧残。洛伊布舍尔制定了一份工业卫生草案，强调用法律形式限制一定的工作时间，严格规定企业医生的活动，建立起考核制度，尽快建立国家卫生部等。微尔啸等人发起的社会改革运动标志着社会医学在德国的建立。他们并没有把活动局限于学术圈内，而是积极从事政治活动并坚持不懈地宣传他们的主张。

虽然德国的医学改革没有达到预期的目的，但唤起了人们对改善社会卫生状况的普遍关注。在医学家和社会各界人士的努力下，限制工作日、禁止雇用14岁以下的童工、保护孕妇、改善工作环境以防止职业中毒和事故等措施被政府逐步采纳。同时，德国还采取措施改善了卫

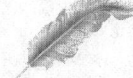

生行政，加强了国家对卫生行政的管理和监督作用。1837年，德国成立了卫生部，1867年正式开始行使职权。这是德国统一公共卫生组织的开始。1860年以后，德国的公共卫生改革运动进入了一个新的高潮，医生和法官们联合起来，很多城市改善了供水排水系统，同时兴建了许多大型的医院、专门的屠宰场，以及按照卫生条件设计的学校教学楼和洗澡设施等。1881年，德国颁布了《工人伤残、疾病、养老社会保险纲要》，1883年颁布了《疾病保险法》，并在世界上首次建立起了健康保险制度。1899年，柏林举行了"社会服务工作年度训练"等活动，把社会服务性工作纳入卫生工作范畴。

除了法、英、德之外，欧洲其他国家和北美各国的社会医学都有一定的发展。1865年，比利时军医迈勒（A. Meynne）提出了一个完整的社会医学体系模式。在其所著的《比利时医学地志》中，他分析了一些比较重要的疾病所涉及的因果关系和社会因素。《比利时医学地志》是这一时期社会医学方面的重要著作。在意大利，政府颁布了抗疟法令，政府划出疟疾区，统一管理奎宁，由基层行政机构免费发放给病人。美国的马萨诸塞州也建立了卫生总理事会，负责监督涉及家庭、工厂、公共场所、浴室、疯人院、种痘、隔离和生命统计等多项事务。

随着城市社区生活的组织程度逐渐提高，除了专业卫生人员外，许多民间组织和志愿者也开始积极加入到社会卫生服务中来。他们主要针对社区卫生问题，或特定人群（如妇女儿童、老年人和黑种人等）的福利和健康问题等做了许多工作。19世纪后期，随着传染病的控制逐渐步入正轨，婴儿的高死亡率成为备受关注的社会问题。英国和法国的一些民间组织创办了儿童保健门诊部。美国纽约的慈善家开设了向穷人提供免费或低价牛奶的站点。这个做法被美国其他城市效仿并很快传到西欧。后来，这些奶站逐渐演变成婴儿门诊和妇幼保健中心。

人们已认识到传染病的流行是对世界各国的共同威胁，公共卫生事业的成功需要整个国际社会的团结协作。1851年，欧洲各国在巴黎举行了第一次国际卫生大会，制定了共同的检疫措施以防止鼠疫、霍乱和黄热病的传播。1892年，在威尼斯举行的国际医学会议制定了防止霍乱的国际公约。

19世纪，在微生物学、免疫学、卫生学和社会医学等学科的创立及发展下，在各国政府和民众不同程度的参与下，预防医学无论是作为一门学科还是一项实践活动的初步格局就基本形成了。人们已认识到传染病的流行是对世界各国的共同威胁，公共卫生事业的成功需要整个国际社会的团结协作。

第六节　现代医学体系的形成

一、现代医学教育的奠基

在法国大革命所引发的诸多改革中，医学教育的改革颇为成功。1794年，通过立法，法国的医学教育被整合为单一体系。过去那种五花八门的专业、学园、学院、学校以及大学并存的局面已不复存在，取而代之的是在巴黎、蒙彼利埃和斯特拉斯堡建立起的三所新型"卫生学校"（不久后更名为医学院），并形成了以"医院医学"为特征的"法国学派"（French School）。"法国学派"强调临床教学的重要性。医学教育的改革者福克罗伊（A. Fourcroy, 1755—1809年）提出：在新型的医学院里，学生们将"读得少而看得多，做得多"，旧的医学教育所缺乏的"实践这门技艺"如今将成为教学的主要内容。

法国还率先建立了全日制带薪教师和国家奖学金制度，这意味着教授及助手可以专门从事医学教学，外地的贫苦孩子能够通过考试或会考制度到巴黎求学。1802年，法国为杰出学生和新毕业生在巴黎医院设置了实习期和实习医师的职位。此后，当过实习医师成为今后行医的先决条件。在不到 10 年的时间里，法国的医学教育就形成了自己的结构。这种结构贯穿了 19 世纪，其基本特征时至今日仍然可见。扎根于医院的法国医学教育体系极大地推进了临床教学的发展，并使法国成为当时欧洲医学的中心。

19 世纪上半叶，来自欧洲其他国家和北美的学生大量涌入法国。这些在巴黎学习的年轻人回国后，树立了法国医学的旗帜。伦敦、日内瓦、维也纳、费城、都柏林和爱丁堡的信奉者跟随在法国人的后面，强调物理诊断和病理的相关性，还经常带回法国人在基础科学（如化学与显微镜）方面的知识和技能。

依照法国的模式，各地的医学教育变得更加系统化和科学化。在曾留学巴黎的教师力促之下，英国的医学教育颇受法国的影响，医学教育随之扩大。从 1830 年起，除了伦敦大学设立医学院外，一些著名的医院也建立了医学院，如盖仑医院、圣玛丽医院和圣托巴斯医院，从而形成了一个较大的医学科学中心。19 世纪下半叶，爱丁堡大学已成为当时世界一流的医科大学。

19 世纪 50 年代后，日耳曼国家的医学得到了迅速发展。在奥地利的维也纳，罗基坦斯基（C. Rokitansky, 1804—1878 年）访问巴黎后，将医院医学引入奥地利，并将病理解剖列为必修课程。他十分重视尸体解剖的教学，他本人就做过不下 6 万次的尸体解剖。德国也开始了医学教育改革。不久之后，德国和奥地利的医学发展迅速赶上了英国和法国。德国的医学教育不仅吸收了法国医学的长处，而且将临床教学与实验室的实际操作相结合。德国人提出，医学教育不仅是培养医生，而且应当培养既能从事临床工作，又能进行科学研究的医学科学家。这种教育与实验的结合，终于发展成为一种临床研究方式，它比单纯的临床观察更为精密。在 19 世纪下半叶，德国成为了世界医学的中心。

在美国，正规的医学教育于 18 世纪就在大学的基础上兴起了，可是后来被私立的医学校所压倒。这类学校大多采用"讲课、测验"填鸭式的一套方法，学期短，费用低，教授随意任命，没有学院间的联系，学生不参加考试也能获得学位。在 19 世纪 80 年代美国实行医师执业执照制度之前，任何人都可以自称为医生。这些医生一般在师傅手下担任三年学徒。师傅为他们提供书籍和设备，最后颁发证书。在当学徒的前半段时间，学徒阅读基本的医学教科书，后半段陪着师傅一起出诊。从 18 世纪中期开始，美国已设立医学院校，但院校的学制只有两年，有些学校连解剖课和实习的机会都没有。这些学校实际上是"文凭制造厂"，美国的医学教育落后于欧洲半个多世纪，以至于美国学生多去往欧洲留学，如去爱丁堡、巴黎、维也纳和柏林等地的医学院学习。

19 世纪末，美国开始进行医学教育改革。哈佛大学和宾夕法尼亚大学等开办了医学预科，延长本科学习年限，从国内和国外请来优秀的教师，充分利用外国先进的教学方式，并且国家给予大量财政支持。这一切为后来医学教育的巨大发展提供了条件。1893 年，约翰·霍普金斯医学院建立，并引入德国的教学-临床-科研模式，开创了美国医学教育的新局面。

二、医学团体和医学期刊的发展

在 19 世纪，医院成为发展医学科学的主要场所。随着科学革命的深入，医学逐渐脱离传统的经验性和个人实践，开始向更为系统化和学术化的方向发展，医疗空间的转变有助于形塑新的医学专业。19 世纪开始出现了新型的医生社团和学会，以促进医学研究教育和实践标准的建立。它们承袭了古代学院派的科学倾向，但更为灵活，更易于接受新观点和新发现，医学会亦成为医学家、教师以及开业医师共同参与科学讨论的园地。

1832 年创立的英国医学会（British Medical Association, BMA）每年都召开年会，以交

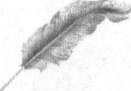

流临床经验和科学发现,标志着医学职业开始走向专业化和规范化。英国医学会是全国性学会,在英国各自治领地都设有分会,学会还促进了医学知识的传播。1840年,英国医学会创办了《英国医学杂志》(*British Medical Journal*,BMJ)。该杂志与1823年创办的《柳叶刀》(*Lancet*)杂志一起有力地推动了英国医学的进步。《柳叶刀》杂志创办人瓦克利(T. Wakley)宣称:"柳叶刀犹如拱形窗口,让光亮透入,亦是锋利的手术刀,以切除陈杂,我意谓《柳叶刀》赋有上述双重含义。"世界上著名的四大综合性医学期刊的成立时间见表4-2。这些期刊为医生和研究人员提供了一个发表研究成果、分享病例和讨论医学问题的平台。随着期刊的增多,同行评审制度逐渐得到重视和发展,尽管尚未成熟,但正在成为学术发表的标准之一。

表 4-2 著名的四大综合性医学期刊

期刊名称	国家	创刊时间	备注	周期
《英国医学杂志》	英国	1840 年	隶属于英国医学会	周刊
《美国医学会杂志》	美国	1883 年	隶属于美国医学会	周刊
《新英格兰医学杂志》	美国	1812 年	1928 年起隶属于美国马萨诸塞州医学会	周刊
《柳叶刀》	英国	1823 年	不属于任何医学或科学机构	周刊

1847年,美国医学会(American Medical Association,AMA)成立(图4-13),全国几乎所有的医生都是其会员。不过在19世纪之前,美国各地已成立了市医学会和州医学会。该学会出版的周刊《美国医学会杂志》(*Journal of American Medical Association*)对医学生的各个方面都有着重要的影响。在医学会起初的半个世纪里,它的主要任务是推动医学教育的改革和提升医学实践的标准。

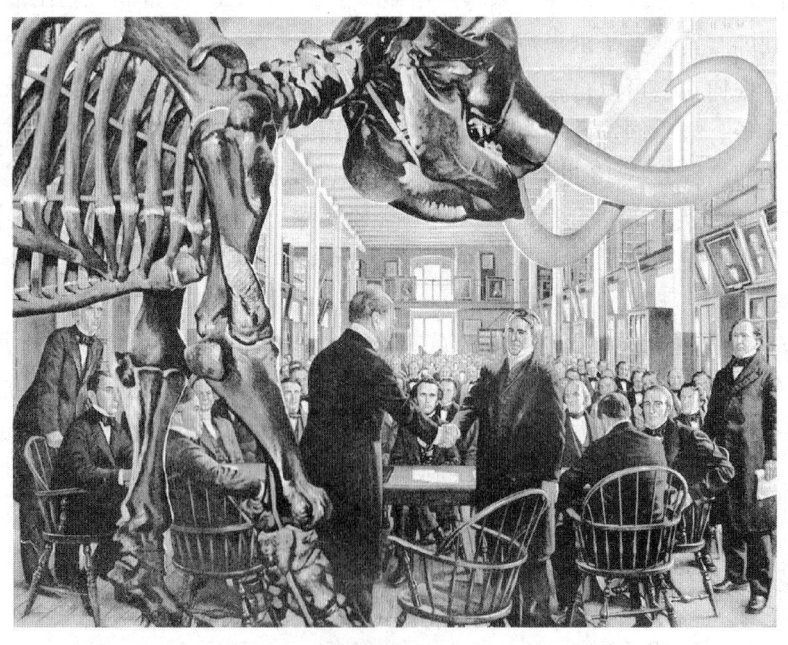

图 4-13 美国医学会成立

1812年沃伦(J. Warren,1778—1856年)博士创办了《新英格兰医学与外科期刊》。该期刊为季刊。1828年改为周刊,同时更名为《波士顿医学与外科期刊》。1928年,马萨诸塞州医学会以1美元的价格象征性地"购买"了这个杂志,并将其改名为《新英格兰医学杂志》(*New England Journal of Medicine*)。

此外,《美国医学科学杂志》(*American Journal of the Medical Sciences*)和《纽约医学杂

志》(New York State Journal of Medicine)等都是最具影响力的医学期刊，大多延续至今。德国、法国、意大利等欧洲国家也组织了自己的医学会，创办了医学杂志。

虽然不同的民族在思想和生活中必然会保留其原有的某些习性和文化倾向，有时甚至得到强化，但由于文化和医学期刊的广泛传播、通信的日益便利以及政治变革所带来的各国人民频繁接触，这个时期西方医学的民族特性已大为减弱。重要的科学潮流在意大利和维也纳之间相互交汇，新兴观念和改进的技术从法国传到了英国、意大利和德国，并从德国传到了美国及世界各地。因此，19世纪也是国际医学交流和合作逐渐加强的时期，国际大会不仅是知识交流的平台，也是国际医学合作的重要标志。1867年，第一届国际医学大会在巴黎举行，此后每两年举行一次，成为国际医学界交流的盛会。此外，医学各学科的国际会议也相继举行，并创建了一系列国际医学组织。医学期刊的国际化不仅丰富了学术内容，也为不同文化背景下的医学实践提供了多样的视角，极大推动了现代医学在世界各国的发展。

三、医学职业

作为一种关系到他人的健康与生命、并能知其隐私的职业，对于医生总是需要有一个可行的道德标准。早在古代就有《汉谟拉比法典》规范医生的行为。英国医生托马斯·珀西瓦尔（T. Percival，1740—1804年）在19世纪和20世纪奠定了职业医学伦理学的基础。他在1792年制定了一个医生的道德规范，1803年将其修订更名为《医学伦理学》(Medical Ethics)出版（图4-14）。"医学伦理"这一术语也是由他首创。他在1794年将该书修订为《医学法学》(Medical Jurisprudence)。该书后来成为美国医学会在1847年订立医学道德准则的蓝本。

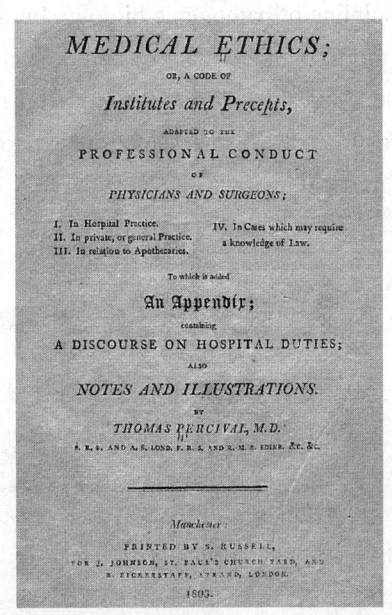

图4-14 珀西瓦尔所编写的《医学伦理学》

与其他行业一样，医学界也常有不道德的行为发生，但是高尚的医生总是真挚地对待病人和同行，有时毫不顾及经济上的损失。这些医生坚持履行他们替病人保密、不与同行争病人、对贫富病人一视同仁的誓言。随着医学专业化和专科化的趋势日趋明显，医学的专业身份逐渐被认可。因此，19世纪的医生在社会中处于比较重要的地位，他们受到政府和病人两方面的尊重：政府对他们委以重要职责，病人则越来越多地希冀医生的帮助。这反过来又影响着医生的社会地位和经济地位。在欧洲和北美，医生常常在国家文化和政治生活中起着重要的作用。他们常跻身于最高政治机构并成为文化潮流的领袖，在经济上他们也获得了很大成功。许多医生已具有充足的收入和舒适的生活条件。

小 结

19世纪是生物医学体系确立与发展的时期。病理解剖学深入到了组织病理学层面，突破了器官的限制。诊断学的进步显著，听诊器与之前叩诊的发明奠定了物理诊断的基础，一系列物理诊断技术和化学分析方法相继问世，加上X线在医学中的应用，使诊断更加客观、准确。

疼痛、感染和失血三大难关相继被攻破，外科学得到了突破性进展。科学实验研究成为医学知识创造的重要源泉。巴斯德和科赫等的研究将微生物与疾病联系起来，促进了病原生物学的诞生。人工减毒疫苗、体液免疫理论和细胞免疫理论的建立为免疫学的发展打下了坚实的基础。预防医学和社会医学的兴起和发展成为现代医学科学发展的重要标志之一。随着现代医学教育、医学团体、医学期刊、医学职业和医院的发展，现代医学体系已基本形成。

SUMMARY

Biomedicine was established and developed in the 19th century. Pathoanatomy had been extend into the level of tissue pathology, penetrating the barrier of organ. Diagnosis has been advanced significantly, invention of stethoscope and earlier percussion has laid groundbreaking foundation for physical diagnosis, followed by a series of technologies and methods of chemical analysis used in this area, particularly X-ray in clinical use. Diagnosis had become more objective and accurate as a result. Empirical lab research became the major source of medical knowledge making. Scientists, such as Pasteur and Koch found the linkage between germ and disease, which gave birth to the discipline of pathogenic biology. Immunology has also grown based on artificial attenuated vaccine, humoral immune theory, and cellular immune theory. Emerge of preventive and social medicine is also a milestone during the modernization of medicine. The system of modern medicine was basically constructed with the institutionalization of medical education, professionalization, and development of medical journals and hospitals.

思 考 题

1. 19世纪的主要医学成就及意义有什么？
2. 19世纪，外科学攻破了哪几大难关而取得了显著发展？
3. 简述病原生物学诞生的过程和意义。
4. 现代医学体系的形成主要包括哪些方面？

（张大庆　陈　琦　苏静静　吴海江）

第5章

西方医学的传播及其对传统医学的影响

世界历史进入近代以后,人类的医学体系发生了重大变化。伴随着欧洲的科学革命、工业革命和社会革命,西方医学也发生了革命性的变化。以自然科学为基础的近代西方医学[也称科学医学(scientific medicine)或生物医学(biomedicine)]迅速发展,涌现了大批杰出的医学家,取得了许多突破性的成就。西方近现代医学的影响也急剧扩大,特别是19世纪以后,其在全球范围内加速传播,并取得了主导地位,而其他国家或地区的本土传统医学,如中国和印度等国,则被排挤到了边缘,成为民间医学或替代医学,甚至面临在本国被取消的境遇。

第一节 西医的传播

医学的发展从来就不是孤立的,它始终与人类社会经济、政治、思想文化的变迁息息相关。西方医学在世界范围内的传播是与欧洲各强国在近代获得的巨大进步相联系的,是欧洲文明所取得的世界霸权的一部分。它之所以取得了全球范围内的人类医学体系的主导地位,固然是由于西方医学科学本身的诸多成就,也得益于以欧美文明为内容的所谓"现代化"世界潮流。

从文艺复兴开始,西方医学进入了新的时期。受到科学革命的影响,科学特别是自然科学成为医学的核心。17世纪,欧洲发生了影响整个人类发展的社会革命,此后又经过了工业革命,社会经济、政治和文化有了飞速的进步。欧洲列强在全球的殖民扩张,一方面给医学发展带来了新的社会需求和发展动力;另一方面,西方医学也随着欧洲文明全球化的步伐走向世界的各个角落。

一、西方医学的全球化进程

(一) 工业革命与医学革命

18世纪,欧洲各国进入资本主义时代,纷纷开拓商品贸易,从而刺激了技术革命。到了19世纪,英、法、德、俄及美等国相继完成了产业革命,促进了社会发展和生产关系的变革。工业革命促进了生产力的飞速发展,带来了巨大的社会财富,人口迅速增长并向城市转移,随之而来的是对医疗保健和公共卫生的需求。同时,以精密机械制造业和化学工业为代表的现代化大工业生产也为医学发展提供了医疗器械、实验室设备及药物等必需品,成为西方医学发展不可或缺的物质前提。

近代西方医学取得的突破性革命成果离不开工业革命所提供的物质基础。在一定程度上,现代医学和现代医生是欧洲工业化社会的产物。新技术、新药物及新设备等都离不开发达的工

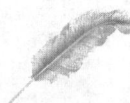

业文明。例如，对于阿司匹林等药物的合成精制，如果没有工业化大生产，根本不可能满足数以万吨计的社会需要。19世纪重要的新药的出现是有机化学工业发展的重要成果。许多临床诊断需要的精密器械，如照明装置和光学器械，也同样是工业产品。可以说，如果没有必要的工业基础，医学科学的重大发现是难以实现的。

西方医学科学走向世界也与工业文明的全球化紧密相连。19世纪以后，面对殖民压迫，为了生存，落后于西方的其他各国不得不走工业化的道路，引进西方国家的发展模式，西方医学的传播因此水到渠成。当然，医疗器械和药品等工业产品也成为以西方主导的国际贸易的组成部分。这种巨大的物质实力上的差距，使得其他国家和民族的医学在与西方医学竞争时已经不可避免地处于劣势地位。

（二）医学科学与殖民扩张

近代西方医学的传播与欧洲列强的海外殖民扩张有着密切的联系。近代医学的发展为欧洲殖民者的冒险活动提供了必要的生命保障。在殖民扩张进程中，疾病是欧洲殖民者致命的困扰。例如，非洲热带地区的疾病曾经使非洲在19世纪末以前被称作"白人的坟墓"。此外，欧洲经济的发展离不开繁荣的海洋贸易。为了商贸、探险和军事扩张，需要船只长时间远航，由维生素C缺乏引起的坏血病等对海员来说是灾难。这些都需要医学的发展来解决。

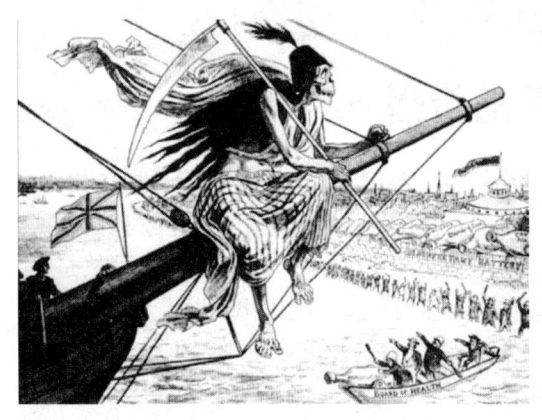

图 5-1　殖民贸易与瘟疫的宣传画

另外，殖民者也将欧洲人的疾病，如天花和麻疹，带给当地土著人。由于土著人对这些疾病没有免疫力，从而导致他们大量患病，造成当地人口急剧减少，甚至造成土著民族的灭绝和社会结构的解体。例如，美洲瘟疫肆虐导致了印第安文明的衰落。对于这些疾病的控制关系到了殖民者统治的稳定，这也是西方医学要解决的问题，从而刺激了医学科学的研究与传播（图5-1）。

作为医学的载体，医生是欧洲殖民扩张队伍中的重要成员。医生照顾了殖民探险者的健康，为殖民者提供了必要的医疗服务。在西方医生中也不乏医德高尚者，特别是传教士医生。他们往往用从欧美国家募集的资源为病人提供免费治疗。当他们遇到不熟悉的疾病时，也愿意与当地医生交流治疗经验，用当地的药物来改善治疗效果，同时丰富自己的储备。西方医学也从这种交流中得益颇多。有时本土药物和治疗方法也可能被欧洲人接受，通过交流使其进入欧美地区。虽然不发达国家和民族医生的生存受到了西医的威胁，但他们中的开明者也往往愿意向西方医生学习医学知识，其中外科技术和合成药物更是被奉为西医的特长。

同时，为了巩固和拓展在世界各地的殖民势力，欧洲各国也不断推动医学相关领域的研究。殖民者将欧洲的环境卫生和公共卫生措施引入殖民地和势力范围，并加强了对非洲、印度、东南亚和拉丁美洲地区疾病的研究。例如，一个新的医学分支——热带医学的创立和发展就与殖民地有关。欧洲列强在殖民地开展了对各种寄生虫和传染病的研究。而这些领域医学的新进展，特别是流行病学的突破性成就，以及公共卫生理论与措施，对于欧美各国的殖民统治起到了重要作用。

医学科学因其所具有的治病救人的社会效用，更易为落后国家人民所接受。拥有良好医术和医德的西方医生往往能够得到当地民众的爱戴。与武力和贸易相比，医学科学所形成的文化软实力，对于欧美强国在不发达国家扩大其影响有着不可低估的作用。西方医学在落后国家所取得的成果也会回馈给欧美国家，同样促进了发达国家医学科学的发展。

二、西方医学在中国的传播

近现代医学科学是西方先进文化的重要组成部分,它在中国的传播不仅使中国的卫生医疗体制发生了重大变革,还改变了国人的生活方式乃至思想观念。西方医学科学被传入中国以后,由于它与中国传统医学是在不同的社会历史条件下产生和发展的医学体系,两者之间不免产生矛盾。从近代中国历史发展的总体进程来看,西方医学,主要是近现代医学科学,在中国的传播是比较顺利的,最终被中国社会各界普遍接受。从20世纪初开始,西方医学取代了中国本土传统医学的原有地位,反客为主,成为中国现代医学的主体部分。

西方医学在中国的传播,最早可以追溯到唐太宗年间传入的景教(聂斯托里派)。景教是基督教的一个支派。据记载,唐代景教寺院的僧人多擅长医术,施舍医药,"病者疗而起之,死者葬而安之"。元代的回族药物院和广惠司等官方医疗机构中都曾经有基督教医生任职。罗马教廷派遣传教士来华,为了传教的目的,他们也从事医学活动。

(一)传教士与中国近代医学

西方医学在中国的传播是与贸易和传教紧密联系的,其中传教士起了主导作用。1514年,葡萄牙商船到达中国,之后他们从中国采购大黄、樟脑和桂皮等药材运回欧洲。中国商人也通过他们进口大量苏木和胡椒等香料药物。16世纪中叶,葡萄牙人在澳门设立了西式医院和麻风病院,这是近代西医输入中国的源头。明末,天主教传教士再次来华。最早的是意大利的利玛窦(M. Ricci,1552—1610年)。他在《西国纪法》中介绍了西医的神经学说,指出决定记忆功能的是人的脑部。这一观点在当时的中国知识界影响很大。

最早在中国行医的是瑞士传教士邓玉函(P. Terrenz,1576—1630年)。他于明代天启元年(1621年)到达澳门行医,后来在北京翻译校阅了《人身说概》(与罗雅谷和龙华民合译)及《人身图说》这两部西医解剖学著作。康熙年间,传教士医生还进入宫廷,成为御医。但是,当时的西方医学与中国医学相比并无明显的优势,影响范围也很狭窄。后来,由于清王朝奉行闭关锁国的措施,西方医学更是一度式微,局限在广州一地。

1805年,英国东印度公司来华医生皮尔逊(A. Pearson,1780—1874年)在广州施行了贞纳种痘法,并招募多名中国员工,向他们传授技术。这是西方近代医学技术在中国传播的开端。

英国传教士医生郭雷枢(T. Colledge,1797—1897年)最早建议英美教会派遣传教士医生作为来华传教的先遣队。美国传教士伯驾(P. Parker 1804—1888年)于1834年到达广州,1835年在广州开办了"眼科医局"。1842年该医院重建,后改名为"博济医院",成为在华历史最久的西医院。伯驾因为业绩斐然而被在华教会组织称誉为"以一把手术刀打开了中国大门"的传教士医生(图5-2)。

1838年,外国各在华传教会组织成立了中华医学传教会(Medical Missionary Society in China)。

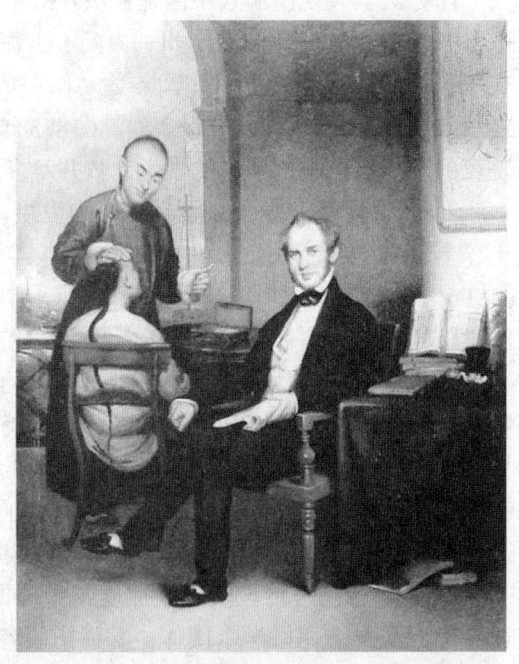

图5-2 伯驾

教会宣称自己的宗旨是：通过行医推动基督教慈善与服务；传播西方科学技术的好处；最重要的是培育信仰和友善，在异教徒地区引入基督的福音。这些传教士医生出于布教和慈善的目的，通常能够做到对病人不分贫富贵贱一律施救。这对于当时缺医少药的下层民众而言很有吸引力，树立了良好的社会形象，有助于西方医学在中国的传播（图5-3）。

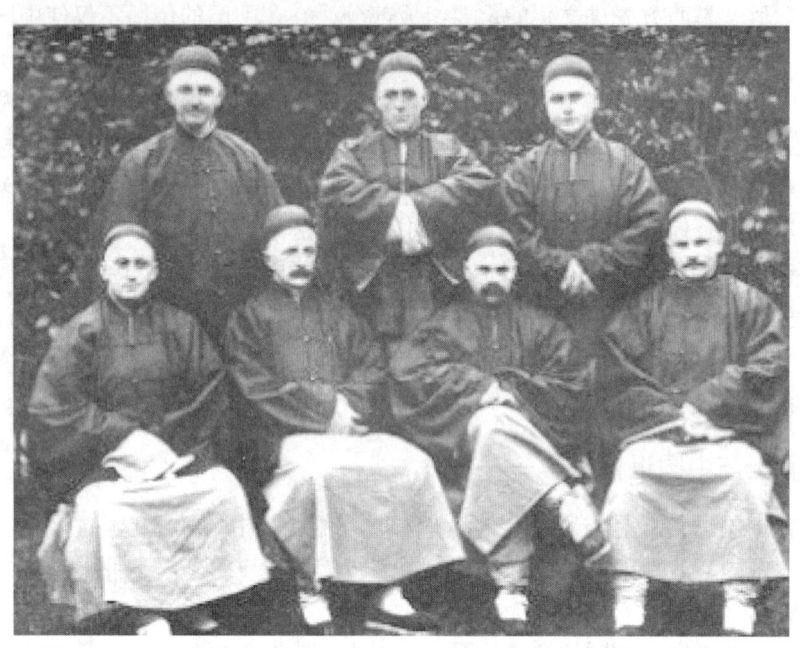

图5-3 清末的传教士医生

西方传教士还为中国培养了第一批本土西医。如广东人关韬拜伯驾为师，是中国近代第一位西医。关韬曾经于第二次鸦片战争期间在清军中任职，成为中国首位西式军医，后来在广州行医，以其医德与医术促进了西方医学在华传播。另一位广东人黄宽于1839年在澳门马礼逊学堂就读，1846年随美国传教士布朗赴美留学，1850年考入英国爱丁堡大学医学院，1857年获博士学位以后回国行医，是中国第一个正规的西医毕业生。

西方医学大规模输入中国是在鸦片战争之后。清王朝战败后，传教士的医学活动得到了不平等条约的保护。他们在广州、厦门、上海、宁波和福州五个通商口岸很快建立了教会医院。在华医学传教会还开办了医学院校。第一所教会医学校是广州的博济医学校，创办于1866年，之后陆续开办的有苏州医院医学校（1883年）和上海圣约翰书院医学系（1896年）。这些医学院校的规模比较小，培养的学生人数并不多。

20世纪以后，教会医学教育大力发展。在1900—1915年已建立教会医学院校23所，护士学校36个，其中有影响力的院校有广州夏葛女子医学校（1902年）、北京协和医学堂（1906年）、成都华西协合大学医学院（1910年）、长沙湘雅医学院（1914年）、上海震旦大学医学院（1903年）以及山东齐鲁大学医学院（1911年）等。

传教士医生在医学知识传播上也起到了积极作用。他们编译医学著作，出版中文医学刊物，合信（B. Hobson，1816—1873年）翻译的《全体新论》《西医略论》《内科新说》和《妇婴新说》等西医著作对中国医学界有很大的影响。1868年，嘉约翰（J. Kerr，1824—1901年）在广州编印了《广州新报》，1884年改名为《西医新报》。这是中国最早的西医刊物。据统计，从19世纪50年代到辛亥革命前，有100余种西方医学译著在中国传播。

1886年，在华传教士医生成立了中国博医会（China Medical Missionary Association）。该会是中国最早的西医学术团体，翻译出版各类医学书籍，传播西方医学科学成果，于1932年合并于中华医学会。1887年，该会在上海创办了《博医会报》。这是当时中国唯一的西医学术刊物，把许多西方临床进展和诊断治疗的方法介绍到中国。

虽然这些外国在华传教会组织带有浓厚的宗教和殖民色彩，服务于维护列强的在华利益，但它们为中国培养了不少西医人才，对西医在中国的传播和发展以及中国的卫生保健事业客观上起了积极的作用。

（二）日本医学近代化与对中国的影响

日本医学的近代化道路对中国发生了很大的影响。德川幕府初期（1603—1715年），荷兰医学开始传入日本，被称为"兰学"。1823年，德国学者西博尔德作为荷兰东印度公司的医官来到长崎的荷兰商馆任职。他利用自己所擅长的外科和眼科技术为日本人诊疗，并为日本医学界培养了最早的西医队伍，成为日本西医教育的创始人。1858年，德川幕府下令："探访各国所置，医术亦当兼学西洋。"从此解除了对西医的禁令。

日本被美国以武力打开国门后，西方医学得到了迅速传播。1868年"明治维新"后，日本政府决定引进西医作为现代化改革的一部分。在日本曾经非常兴盛的汉方医学就此没落，虽然没有被禁止，但不再受到政府的支持。随着西医的发展，汉方医学逐渐边缘化为民间医学。

1875年，政府颁布了医师开业规则，所有未经医学校毕业的医师必须经过考试才准开业行医，而所有的考试科目全系西医课程。这给汉方医学造成了严重的冲击。1883年，政府颁布了医师考试规则和医师执照颁发规则，汉医学校被取缔。

中日甲午战争后，中国开始注意学习日本崛起的先进经验，赴日留学生迅速增加。到日本学习医学的人员有很多，鲁迅和郭沫若也是其中成员。日俄战争后，日本的国际地位大大提升，成为当时中国效仿的新榜样。清末从日本辗转引进西医知识的方式盛行，其中名医丁福保编译的《丁氏医学丛书》中就翻译了68种日文医学书籍，受到了社会的广泛欢迎。著名医史学家陈邦贤指出，"日本明治维新以后，医学为之一变，现已有登峰造极之势。中国要改良医学，设假道于日本，当较欧美为便利。"

日本政府以西方医学取代传统汉方医学的做法，对于中国近代医学也产生了重要的影响。民国初年，北洋政府在参照日本学制制定的《壬子癸午学制》（1912—1913年）中，就效仿了日本政府的做法，把中医教育完全排斥在外，企图实行从教育上取缔和消灭中医的措施。积极主张废除中医的余云岫、汤尔和及褚民谊等人都曾经留学日本。

此外，日本在对中国的殖民侵略过程中也把医学教育作为重要内容，特别是在中国的东北和台湾地区都有很大影响。其中，最具代表性的是日本南满洲铁道株式会社（满铁）于1911年在沈阳建立的南满医学堂。该学堂后来于1922年升格为满洲医科大学。该校名义上是与中国政府共同管理，办学目的是号称要"普及医道"，自夸"对日中两国融合乃至文明的输入都起到了极大的推动作用"，在客观上也培养了一批中国当地的医学人才，对于东北医学的发展有所贡献，但实际上是服务于日本在东北殖民地经营的需要。

（三）清末改革与近代医学

清朝末年，统治集团中的开明人士出于"经世致用"的目的，对西方科学技术产生了兴趣。著名官员和学者阮元（1764—1849年）支持"中西异同，今古沿革"，且"旁稽载籍，博问通人"，被称誉为"博观古人之书，兼明西洋泰西之说"。晚清学界颇负盛名的桐城派大家吴汝纶在致友人的书信中，对西医理论和诊疗方法深表佩服："今西医盛行，理精凿而法简捷，自非劳瘵痼疾，绝无延久不瘥之事。而朋好间至今仍多坚信中国含混医术，安其所习，毁所不见，宁为中医所误，不肯一试西医，殊可悼叹。"

受到鸦片战争失败的刺激，在"师夷长技以制夷"思想的指导下，清廷内部具有经世之学思想背景的开明之士发起了学习西学、自强图存的洋务运动。洋务派官员开始兴办新式学堂，向欧美派遣留学生，引进和传播西方近代科学技术，而具有巨大实用性的西方医学自然受到了他们的重视。

1865年，北京同文馆开办医科，聘请英国医生德贞（J. Dudgeon，1837—1901年）任教，请他主讲解剖学和生理学。1881年，直隶总督兼北洋大臣李鸿章首先在天津开办医学馆。这是中国第一所官办医学校，1893年改为"北洋医学堂"，后又改称"北洋军医学堂"。

著名改良派思想家郑观应对西方医学非常赞赏，在其所著的《盛世危言·医道》中，较全面地将中西医加以比较。他认为西方医学在关于人体脏腑器官的认识、诊断手法、药物炮制和外科器械等方面都胜于中医。他在《中外卫生要旨》（1890年）一书中介绍了西方的公共卫生观念与管理制度。李鸿章也提出了汇通中西医的观点，指出："倘学者合中西之说而会其通，以造于至精极微之境，与医学岂曰小补！"

戊戌变法时期，维新派非常强调学习西方医学对于中国社会发展的重要性。维新派思想家认为救国首先必须强民。他们强调要从身心两方面提高国民的素质，提出了医学救国的主张。梁启超指出："不求保种之道则无以存中国。保种之道有二：一曰学以保其心灵，二曰医以保其身躯。"他提出发展医学是变革图强、追求人类社会文明进步的重要组成部分，"凡世界文明之极轨，惟有医学""医者，纯乎民事者也，故言保民，必自医学始。"康广仁在澳门创办的《知新报》中特辟了西医专栏，宣传医学维新论。刘桢麟在该报发表了《富强始于卫生论》，称："欲治天下必自治国始，欲治国必自强民始，欲强民必自强体始。强体之法，西人医学大昌，近且骎骎乎进于道矣。"光绪皇帝自己多次延请西方使馆医生，或懂得西医的中国医生入宫会诊和治疗。

维新变法虽然失败，但是中国学习西方医学的大势依然。1902年，袁世凯也在天津开办了"北洋军医学堂"。1903年，清政府在京师大学堂添设"医学馆"，1906年改为"京师专门医学堂"。

（四）近代中国医学科学体系的形成

自20世纪初起，中国近代医学体系逐渐形成，北京、江苏、浙江、湖北、河北和山西等地分别创办了国立、省立或私立医学校，为发展中国的西医而培养人才。

在1903年清末教育改革中，中国传统医学式微，西方医学科学转为主流之局已现端倪。著名开明派重臣张之洞与张百熙在当年制定的"癸卯学制"中，将医科大学作为新学制的重要组成部分。虽然中医学仍列29门医学科目之首，但是其他28门科目皆属于西医门类。民国期间，北洋政府在1912—1913年颁布的新学制中，规定医学课程48门，药学课程31门，全部都是西医学科。中国传统医学就此被排除在国家医学教育体制之外。

1915年，具有西医背景的中国医生在上海成立了自己的学术组织——中华医学会。它以"促进医学科学在中国的传播，唤起民众对于公共卫生和预防医学的兴趣"为宗旨，下设生理、病理、解剖、微生物、内科、外科、妇产科、眼科、精神病、皮肤性病及医史等专业委员会，并同时出版了《中华医学杂志》。截至1947年，它在全国各地已有30多个分会，3000余名会员。此外，其他主要医学团体有：沈敦和等人在1904年创办了中国红十字会；1907年，留日学生在日本东京发起成立了中国药学会；中华护理学会的前身是中国护士组织联合会，1909年由8位外籍护士在江西庐山发起成立，1922年成为国际护士会的会员，1920年发行了《护士季刊》。这些学会和团体延续至今，团结了广大医务工作者，促进了医药学术的交流和繁荣。

中国医生也开始自己创办医学刊物，如中国国民卫生会创办了《卫生世界》（1907年），梁慎余创办了《医药卫生报》（1908年），陈继武创办了《卫生白话报》（1908年），汪惕予创办了《医学世界》（1908年），顾实秋主编了《上海医报》（1910年），医药学会创办了《医学卫生报》（1910年）等。

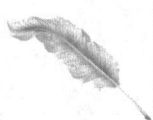

作为国家医学体系的主导部分，中国近代卫生管理制度自清末开始逐步建立起来。1905年，清政府在巡警部下设立卫生科。这是中国政府第一个专管公共卫生的机构。1906年巡警部改为民政部，设立卫生司，下设保健科、检疫科及方术科，管理国家医疗卫生事务。1907年，清廷陆续制定新刑律、民法等法典，其中写入了医药卫生法规。1911年，在著名医学家伍连德（1879—1960年，图5-4）的倡导下，疾病预防制度在东北最早建立。当年4月，伍连德在沈阳主持了国际鼠疫大会。这是我国历史上第一次国际学术会议。这次会议及其提议建立的北满防疫处对于公共卫生和预防医学在中国的创立具有重要的历史意义。

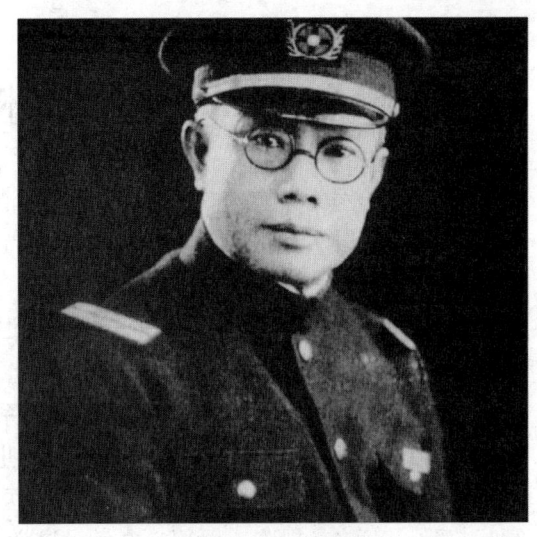

图5-4　伍连德

1928年11月，南京国民政府设立了卫生部，下设总务、医政、保健、防疫及统计五司，另设审议机构，后来又陆续增设了中央医院、中央卫生试验所、西北防疫处、蒙绥防疫处、麻醉药品经理处、公共卫生人员训练所及海关检疫所等机构。同年12月，南京政府公布了《全国卫生行政系统大纲》，规定各省设卫生处，市县设卫生局，各大海港及边境重要口岸设立海陆检疫所。自此中国国家卫生行政制度初步确立，比较完整的近代医学体系基本形成。

第二节　中国传统医学的成熟与创新

明清之际，中医学发展总体处于一种传统延续与创新并存的时期。明代统治集团体恤百姓，在政治、经济上采取一系列鼓励垦荒、减轻赋税等措施，以促进社会恢复发展。至明代中期，中国进入一个开放的早期工业化社会时期。政治稳定、经济发展带来的是文艺、科技、思想等各个领域的发展，医药学也取得了许多成就。明清战争本已消耗大量物力、人力，清朝经过很长时间才渐渐恢复，康乾盛世的局面在一定程度上推动了科技文化的发展，其间名医大家辈出、著作丰富、医药学派林立，然而清代统治者对思想上的严重制约无形中也使得医者转向考据学的研究。复古思想的盛行，导致清朝的医学发展总体来说有前进，但较缓慢曲折。

明清时期中医学依靠"金元医学"的惯性继续发展，儒、道、佛融合渗透，程朱理学、陆王心学及一些思想家的实学与经世致用、尊经风气等复杂地交织在一起，对中医学理论的建构、思维方法、诊治模式及医德修养等诸方面产生了深远影响。对中医经典的深入研究、辨证论治纲领的完善、命门学说的形成、伤寒与温病的学术争鸣、中药学与方剂学的进步标志着中医学理论体系已臻于成熟。临床各科进一步充实和发展，诊治水平明显提高，温补学说盛行，尤其是温病辨证论治体系的确立，对治疗传染性热病，在降低死亡率及预防传染上起到了积极的作用。

科学技术的进步、明清的学风、明末清初的思想解放及乾嘉朴学的考据训诂分别从不同的方面对中医学术的发展和理论建构产生了深刻的影响。明清医学发展的特点展现出了多方面的优势：①医学人才素质提高，医学知识进一步普及；②整理医学典籍，医学知识得以系统化、理论化；③中医八纲辨证学说进一步发展完善；④医学活动空间扩大，理论和实践不断创新；⑤出现多项医学创造和发明，例如，创立了戾气学说和温病学说，并发明了人痘接种术等。

一、医学著述、医学杂志和学术团体

1. 最早的医学杂志——《吴医汇讲》 清代名医唐笠山（？—1801年）为江苏苏州人，以编纂《吴医汇讲》而闻名于医林。本书共11卷，合订为一册，共有41位作者、94篇文章，为我国最早的医学杂志性质刊物。

2. 最早的民间医学团体——一体堂宅仁医会 在徐春甫的领导下创立了我国第一个医学民间组织——一体堂宅仁医会。该学会成立于明穆宗隆庆二年（1568年），其时集直隶顺天府（今北京市）的名医高手46人。这46人均系福建、四川、湖北、安徽等省的名医，其中新安医家占12人，著名的有歙县名医巴应奎、儿科名家支秉中等。学会的宗旨是：穷探《黄帝内经》、四子（张、刘、李、朱）之奥，切磋医技，取善辅仁。对会员的要求有22项：诚意、明智、格致、审政、规鉴、恒德、办学、讲学、辨脉、处方、存心、体仁、忘利、自重、法天、医学之大、戒贪鄙、恤贫、自得、知人、医箴、避晦疾。学会着重强调治学态度与学术指导思想，提出了治学方法及内容要点，提倡良好的医德医风和端正服务态度，在当时的历史条件下实属难得。

3. 医学著述 这一时期医学著述种类繁多。现存规模最大、体例完善的古代类书是清政府诏修的《古今图书集成》，其中的《医部全录》多达520卷，约950万字。其他的还有清朝太医院院判吴谦奉旨"御纂"《医宗金鉴》90卷，这是教材性、普及性医学丛书；明朝王肯堂辑、吴勉学所校的《古今医统正脉全书》为较早汇刻的重要医学丛书；明朝嘉靖年间名医徐春甫编撰的《古今医统大全》有100卷，达140万字，为综合性医学巨著；明朝万历年间王肯堂编撰的《证治准绳》广涉各科。

二、本草学（药物学）的发展

（一）综合性本草

1.《本草集要》 本书由明朝王纶撰于弘治九年（1496年），共3部8卷。上部（1卷）为总论，辑录《神农本草经》序例及金元医家论说，论述了药性、气味、制方用药之法等内容。中部（5卷）论述药物545种，每药简述君臣、性味、阴阳、良毒、归经、反畏等，次列功效主治，后录单方，末加按语，讨论药理、配伍运用等。对于药物之编排，此书一改以玉石为首之旧例，而以草为首，又以"人为万物之灵"，故列人部于最后，此后《本草蒙筌》等书多仿其编例。下部（2卷）为药性分类，分治气、寒、血、热、痰、湿、风、燥、疮、毒、妇、儿等12门予以阐介。《本草集要》属于简要性本草，有提要式按语，简明扼要，易于检寻。共载药545种，按药性所治，分气、血、寒、热、痰、湿、风、燥、疮、毒、妇、儿12门，每门又分成2~4类，发展了陶弘景的通用药分类法，对临床用药制方起到易于检寻的作用。

2.《本草品汇精要》 本书由明朝刘文泰领衔，撰成于明弘治十八年（1505年）。全书42卷，目录1卷。参与编修者近30人，多为太医院御医、医士及少数中书科儒士，王世昌等8名画师绘制彩图。该书共载药1815种，其中新增48种。诸药分为10部（玉、石、草、木、人、兽、禽、虫鱼、果、米谷、菜），与《证类本草》相似。各药体例一反《证类本草》旧例，将药物内容归于24项（名、苗、地、时、收、用、质、色、味、性、气、臭、主、行、助、反、制、治、合治、禁、代、忌、解、赝），涉及药物形态、产地、采收季节、鉴别、性味功

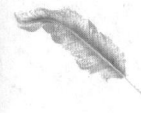

治、配伍、炮制、禁忌等。全书有彩图 1358 幅，原书注明为新增药图 366 幅。多数药图是据《证类本草》中墨线图敷色重绘，亦有据实物重绘者。本书是明朝唯一的官修大型综合性本草，也是中国古代最大的一部彩色本草图谱。

3.《本草蒙筌》 由明朝陈嘉谟编撰。陈嘉谟，字廷采，号月朋，安徽新安人，本书为其历经 7 年"五易其稿"而成，"颇有发明，便于初学"。本书收载药物 742 种，绘有药图。本书的特色有：用骈体编写，如紫苏条，"气味香窜者甚美，五月端午日采干。发表解肌，疗伤风寒甚捷；开胃下食，治作胀满易差"；参考前人而不泥古，如当归多为血药，提出"血中气药"；鉴别易混淆药物如白前、白薇，重视药物产地"地胜药灵"，首载特效药如消食鸡内金，行气解毒消肿青木香，介绍药物储藏法，如"人参须和细辛，麝香宜蛇皮裹"等。

4.《本草纲目》 明万历年间，《本草纲目》的问世打破了明朝前中期的平淡局面，为北宋《证类本草》之后 500 年来最有影响的综合性本草著作，达到了我国古代本草学高峰。作者李时珍（1518—1593 年），字东璧，号濒湖，湖北荆州人，出生于世代行医的家庭，自幼便喜爱医学。然而年轻时，其父要求他走仕途之路。在父亲的坚持下，他数次参加科举考试，但都落第了。于是他决意放弃功名仕途，继承祖辈的事业，他向父亲表明了自己决心："身如逆流船，心比铁石坚，望父全儿志，至死不怕难。"父亲终于同意了，并精心教导他。几年后李时珍果然成为很有名望的医生。

李时珍经过近 30 年的辛勤耕耘，终于于 1578 年完成了《本草纲目》的编写工作。全书约 190 万字，52 卷，载药 1892 种，记载了 11 096 个医方，附图 1109 幅。书中对每一种药物都说明了其产地、形状、颜色、气味和功用。这部书系统总结了我国明朝中期以前药物学的巨大成就，对药物学的发展起到了很大的作用。达尔文称赞它是"中国古代的百科全书"。

这部巨著集古代本草学之大成，有诸多超越前人的创见，有以下特色。

（1）总结了 16 世纪以前我国的药物学。《本草纲目》载药 1892 种，比宋代《证类本草》增加了 100 余种，其中还包括了从亚、欧、非等国家和地区传入的一些药物。李时珍"书考八百余家"，认真总结前人经验，系统地进行文献整理。同时，他躬身实践，走出书屋，足迹遍及湖北、湖南、广东、河北、河南、江西、安徽及江苏等省，虚心向药农、野老、樵夫、猎人和渔民请教，跋山涉水，亲自采访和考察，补充了许多新的药物资料。《本草纲目》对 16 世纪以前我国的药物学进行了全面的总结，是我国药学史上重要的里程碑。

（2）采用先进的方法对药物进行分类。李时珍按"物以类从目随纲举"的原则，以部为纲，以类为目，将药物依自然属性归纳，把药物分为水、火、土、金石、草、谷、菜、果、木、服器、虫、鳞、介、禽、兽、人共 16 部为纲，在各部之下又分若干类。其基本原则是"从微至巨""从贱至贵"，即从无机到有机，从低等到高等，建立了古代先进的药物分类体系。书中以物种作为药物条目总纲，纲之下列目，纲目体系贯穿全书。这些创见对世界植物学乃至进化论都产生了积极的影响。

（3）科学地论述了药物知识。《本草纲目》对药物的记述包括了名称、产地、品种、形态、修制、性味、功效及主治等。在"修制"一项，不仅记载了前人和当时的药物炮制经验，还提出了自己多方面的见解。书中积累了丰富的宝贵经验，至今仍是重要的炮制学参考资料。尤其是"发明"一项，主要是李时珍本人对药物的观察、研究以及实际应用的新发现、新经验和新见解，着重探讨了药性的疗效及用药要求。李时珍治学严谨、实事求是，不迷信古人，敢于"发现前人未到之处"。每种药物之下，几乎都列有"正误"一条。他不回避矛盾，不论是经典还是一般性著作，只要发现错误，必定指出。书中对药物品种的考订精详，纠正了前人的许多错误，对实为两药而混为一物或本为一物而误为两药的情况，都一一进行了校订和修正。他的创造性勘误大大提高了中国药物学的研究水平。

（4）批判了服石长生不死的荒唐思想。对于以往记载服食水银、雄黄和金石可以成仙的

说法，李时珍进行了严厉的批判："血肉之躯，水谷为赖，何能堪此金石重坠之物，久在胃肠乎？求仙而丧生，可谓愚矣。"李时珍对《神农本草经》以及包括葛洪在内的炼丹家所提倡的服石、追求长生不死的观念进行了有理有据的分析和批评。他依据医学和药物学原理，指出其荒谬性，力图拨开宗教神学及迷信方术的迷雾，发展医药科学。

（5）记载了丰富的自然科学资料。《本草纲目》辑录了16世纪以前大量的文献资料，许多古代佚书的资料幸由《本草纲目》得以记载而存留。《本草纲目》不仅对药物学有巨大贡献，还反映了与人体生理、病理、疾病、卫生预防以及与药物形态、生态环境密切相关的大量自然科学知识。李时珍"脑为元神之府"的著名观点颇具有创新意义，认识到大脑在人的精神思维及中枢神经等方面的重要作用。《本草纲目》不仅是一部药物学著作，同时也是一部古代自然科学知识的百科全书式巨著，它涉及了植物学、动物学、矿物学、物理学、农艺学、天文及气象等诸多领域。《本草纲目》从多个领域、多个方面大大丰富了世界科学宝库。《本草纲目》于1596年第1版刊行后，屡经再版，世代相传，对祖国医药学产生了深远的影响。由于本书卷帙浩繁，其后不少本草学著作以此书为蓝本进行补遗、节要和改编，使之方便、实用。

《本草纲目》很早就流传到朝鲜、日本、越南及印度等国，先后被全译或节译成日、朝、拉丁、英、法及德等多种文字。李时珍是国际公认的杰出科学家，他的著作和学术思想饮誉世界。然而，限于历史条件及当时的医疗水平，《本草纲目》也存在某些错误，如相信"烂灰为蝇""腐草为萤"及孕妇食兔肉"令子缺唇"等，赞成"古镜如古剑，若有神明，故能避邪魅忤恶"；对药物药性的认识出现少数失误，如将有毒的番木鳖认为无毒，而将无毒的黄瓜认为有小毒；所引载文献也有注释错误的情况。

5.《本草纲目拾遗》 由于医药学的发展，人们发现了《本草纲目》中的一些不足，随后赵学敏编著了《本草纲目拾遗》，对其进行了补充和完善。《本草纲目拾遗》简称《纲目拾遗》，为清代本草代表作。作者赵学敏在广泛地收集民间用药和注意研究外来药的基础上撰成此书。初稿成于1765年，定稿于1803年。全书共10卷，载药921种，其中新增716种，创古本草增收新药之冠，极大地丰富了本草学的发展，还保存了大量今已散佚的方药书籍的部分内容，具有很高的实用价值和文献价值。

6.《植物名实图考》《植物名实图考》为植物学著作，共38卷。清代吴其濬（瀹斋）撰于19世纪中（约1841—1846年），书未成而作者逝，初刊于道光二十八年（1848年）。该书考订植物名实，然涉及药用植物甚多，共载植物1714种，仿《本草纲目》分谷、蔬、山草、隰草、石草、水草、蔓草、芳草、毒草、群芳、果、木12类。附图1805幅，绝大多数系写生而成。书中一般一物一图，图文对照。其文字内容介绍文献出处、产地、形态、颜色或性味、用途等。所收植物以见于前人本草者居多，亦收有新增品519种。作者辨认植物，注重实际比较、观察及采访民间辨药经验，故对近现代考求植物品种甚有价值。其图形精美，据此常可鉴定植物科属。书中亦收载众多采访所得之植物功用，内涉及医药者较多。

（二）食疗本草：《救荒本草》

本书由明朝朱橚（明成祖朱棣之弟）著。朱橚，明太祖第五子，洪武三年（1370年）封为吴王，洪武十一年（1378年）改封周王，洪武十四年（1381年）就藩开封府。其谥号为定，故又称周定王。

朱橚"好学能文，留心民事"，同时又是一位植物学家。朱橚的领地开封府是著名的黄河泛滥区，而利用野生的可供食用的植物可以救济灾民。永乐元年（1403年），朱橚把400余种植物种于府内，并召画工将植物绘图成书，名《救荒本草》。

《救荒本草》共记有植物414种，其中276种是以往本草书所未收载者，详细描述了各种植物的形态、产地、生境、可食用部位和食用方法等。《救荒本草》不仅在救饥方面起到重大作用，而且开创了野生食用植物的研究先河。《救荒本草》既是15世纪初我国一本食药两用的植物学著作，也是一本植物学图谱，在植物学与农、医方面均有很大价值。本书出版后，在明代多次翻刻，在国内外产生一定影响。

三、方剂学的发展与新探索

方剂学和本草学的发展一直是相辅相成的，明代不仅本草学大盛，方剂学同样获得了巨大成功。这一时期的方书既有搜罗广博、规模宏大的官修巨著，即我国古代规模最大的方剂大全《普济方》，又有集约的袖珍良方；有的以收集前人用方为主旨，有的则以记录时下验方和个人心得为侧重；有的着意于释方训义，出现了第一部方论专著——吴昆的《医方考》；有的立足于追溯诸方的衍化源流，如施沛的《祖剂》。整个方剂之学，不仅体现在方书卷帙之浩繁、方剂数目之巨大，而且论方质量提高，理、法、方、药日臻成熟，更加融为一体。

1.《普济方》 为明代大型方书，426卷，由朱橚、滕硕、刘醇等编于洪武二十三年（1390年）。本书博引历代各家方书，兼采笔记杂说及道藏佛书等，汇辑古今医方，包括方脉、药性、运气、伤寒、杂病、妇科、儿科、针灸及本草等多方面内容。据《四库全书总目》统计，凡1960论，2175类，778法，61739方，239图。本书采摭繁富、编次详析，是我国现存最大的方书，保存了极为丰富和珍贵的医方资料。本书编于明初，旧籍多存，所引方书不下150余种，其中许多医书现已亡佚。同期编纂的大型类书《永乐大典》素称浩博，本书所引古医籍不见于《永乐大典》者，有50余种。因此，"古之专门秘术，实借此以有传"。《普济方》对于辑佚古书，尤其是宋元医籍亦有重要价值。该书注意选择名方、效方，讨论方剂源流传变，重视方剂的分类、功效及方解等方剂学理论。方剂学理论进入成熟和规范阶段，选方日益趋向实用化和简约化。

2.《医方考》（1584年） 明朝吴崐编著，吴崐，安徽歙县人。全书共6卷，以讨论方解为主要内容。本书收集历代常用方700余首，按方剂主治病证分列中风、伤寒、感冒、暑湿、瘟疫、大头瘟等72门，"取古昔良医之方七百余首，揆之于经，酌以心见，订之于证，发其微义"。每门前设有小叙，对本门重点和病名所出给予提要。每个方证后面引经据典，附以或师说，或己验。这种体例具有条理清楚、易学易记的特点。每门下列一证，先论病因，次列诸家治法，再汇集名方。每方下列药物组成、功效、适应证及详细的方义分析，条理清晰，便于应用。如中风门，列有乌梅擦牙关方、稀涎散、通顶散、苏合香丸、二陈汤、四君子汤加竹沥姜汁方、四物汤加桃仁红花竹沥姜汁方、八味顺气散、乌药顺气散、牵正散等方。每方"考其方药，考其见证，考其名义，考其事迹，考其变通，考其得失，考其所以然之故"，从方剂的命名、组成用药、功效、适应证、配伍意义、加减运用、禁忌等各个方面进行了详细的考证阐释。其方论既参考经典医籍与历代医家之说，又有独到的见解，为后人准确理解与应用这些方剂提供了重要帮助。全书选方精确、论理清楚，是学习方剂学的重要参考书。

3.《医方集解》 为清代医家汪昂编写的中国汉医方书类著作，全书共21卷。书成于康熙二十一年（1682年）。此书按方剂的功用分为21门，载正方320则，附方更多。本书摘录前人对方剂配伍的解释，并叙述每一方剂的适应证、用药配伍及加减法，书末还附有救急良方等。该书内容丰富、流传甚广，是一部非常有影响力的方剂专著。

在《医方集解》方剂的基础上，汪昂还撰有《汤头歌诀》。《汤头歌诀》采取七言歌诀形式，便于学者诵读和记忆，为良好的初学者入门读物，扩大了《医方集解》在医学界的影响。费伯雄在《医方论》中介绍："当时之医，每以《医方集解》一书奉为枕秘。"1761年，吴仪洛以《医方考》和《医方集解》为蓝本，撰《成方切用》。1865年，费伯雄鉴于《医方集解》

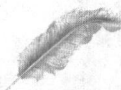

的广为流行，从中选取 355 方，对各方逐一分析评论，并撰有《医方论》。1904 年，南京名医张秉成禀承汪氏思路，仿《医方集解》体裁，撰著《成方便读》。

四、对传染病的认识

（一）人痘接种术的发明及传播

天花，中医称痘疮，是一种由天花病毒引起的烈性传染病，严重危害人类尤其是幼儿和青少年的健康并危及生命，其病毒主要是通过接触和飞沫传播方式在病人和健康人之间迅速传播感染。

我国的记载显示，我国古代无天花一病，到汉代由国外传入，东汉光武"于南阳击虏所得，乃呼为虏疮"是最早的记述。《肘后备急方》载："比岁有病时行，乃发疮头面及身，须臾周匝，状如火疮，皆戴白浆，随决随生。"这是天花最早的病状叙述，并认为"剧者多死"。天花还称豌豆疮、斑痘疮、浸淫疮、登豆疮、疱疮、虏疮或百岁疮等。

明清时，我国的人痘接种术成为对其治疗最有效的措施。关于中国何时开始种痘，说法不一。较可靠的说法为在 16 世纪明朝隆庆年间，人痘接种术就已在我国被发明和应用。清雍正五年（1727 年），俞茂鲲所著的《痘科金镜赋集解》记载："近来种花一道，无论乡村城市，各处盛行……又闻种痘法，起于明朝隆庆年间宁国府太平县，姓氏失考，得之异人丹家之传，由此蔓延天下……"张琰的《种痘新书》载有"余祖承聂久吾先生之教，种痘箕裘，已经数代"。1742 年，《医宗金鉴》对人痘接种术作了详细介绍。《种痘新书》载"种痘者八九千人，其莫救者，二三十耳"，由此证明了人痘接种术的确切效果。

据清代医家张璐的《张氏医通》和吴谦的《医宗金鉴》记载，明清时期的人痘接种术共有四种形式。

1. 痘衣法　取天花患儿的贴身内衣，给健康未出痘的小儿穿两三天，以达种痘目的。小儿一般在着衣 9~11 天时始发热，为种痘已成。此法成功率低。若成功者，发热、出痘证候较缓，不致发生危险。

2. 痘浆法　将天花患儿的新鲜痘浆，以棉花蘸后塞入被接种对象的鼻孔，以此引起发痘，达到预防接种的目的。这种方法因可能染上重型天花而后被淘汰。

3. 旱苗法　取天花痘痂研成细末，置于曲颈银管的一端，对准鼻孔吹入，以达种痘预防天花的目的。一般至 7 日时而发热，为种痘已成。此法以其简便而多用，但因刺激鼻黏膜造成鼻涕增多，往往冲去痘苗而无效，后多不用。

4. 水苗法　取痘痂 20~30 粒，研为细末，和净水或人乳 3~5 滴，调匀，用新棉摊薄片，裹所调痘苗在内，捏成枣核样，以线拴之，塞入鼻孔内，12 小时后取出。通常至 7 日发热见痘，为种痘成功。此法为我国古代人痘接种术中效果最好的，可达到预防天花的目的，即便发病，亦可减轻病情，避免发生危重的病情。

中国的人痘接种术为阻止天花在中国的传播起到一定的预防作用。清康熙二十七年（1688 年），俄国医生来到北京学习种人痘的方法。不久人痘从俄国又被传至土耳其，随后传入欧洲各地。18 世纪中叶，人痘接种术已传遍欧亚大陆。1744 年，中国医生李仁山到达日本长崎，将中国的人痘接种术首次带到日本。1763 年，在朝鲜人李慕庵的信札中记载了中国的人痘接种术。1790 年，朝鲜派使者朴斋家、朴凌洋到北京，回国时带走大型医学丛书《御纂医宗金鉴》。书中"幼科种痘心法要旨"介绍了人痘接种术的方法和注意事项。

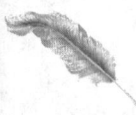

（二）温病学说的形成与发展

1. 明朝以前有关温病的载述　宋元以前，温病与伤寒一向没有分开。"温病"首见于《素问·六元正纪大论篇》，"民疠温病"。《难经·五十八难》载："伤寒有五，有中风，有伤寒，有湿温，有热病，有温病。"将温病归入伤寒。《伤寒杂病论》说："太阳病发热而渴，不恶寒者，为温病。"《巢氏病源》论述温病34候，指出其"转相染易"的特点。《备急千金要方》及《外台秘要》载有许多治疗温病的方剂。

宋元时期，出现温病脱离伤寒体系的趋势，例如，刘完素倡用疾病初起时寒凉法，突破了历来常用辛温解表或先表后里的实践方法。明初王履的《医经溯洄集》明确提出"温病不得混称伤寒"，在理论上开始对伤寒和温病进行区分。

2. 吴有性的"戾气说"　吴有性（1582—1652年），字又可，号淡斋，江苏吴县人，明末清初医家。吴氏的生活时代正值明末战乱，疫病流行。病人甚多，甚至延及全家。由于医家当时用一般治疗外感病的方法，致使枉死者不可胜数。吴有性潜心钻研、认真总结，提出了一套新的认识，使其与伤寒病分开另论，为温病学说的形成与发展做出了贡献，并著有《温疫论》，提出了"戾气说"。

"戾气说"对温病学形成独立的体系具有重大作用。如"邪伏膜原说"和"时疫感久而发说"，及其所创饮服梨汁治法，成为后来温病理法方药的先驱。

3. 温病四大家对温病学说发展的影响

（1）叶桂与《温热论》：叶桂（1666—1745年），字天士，号香岩，江苏吴县人。叶桂出生于世学医家，幼得家学，10年间先后师从17位有名望的医生，终生忙于诊治，擅治时疫和痧痘。晚年其文章由门人顾景文整理成《温热论》。他提出"温邪上受，首先犯肺，逆传心包"的温病基本规律（总纲），提出卫、气、营、血四个由浅入深的病变层次，为具体辨证纲领，还发展了察舌、验齿及辨别斑疹等诊法。

（2）薛雪与《湿热条辨》：薛雪（约1681—1770年），自号一瓢，又号扫叶老人，江苏吴县人，曾学诗，著有《一瓢诗话》。另外，他擅长画兰花，且常练拳击、枪戟、骑马，博学多通，是当时颇负盛名的风雅之士。薛雪后习医，更为精熟，并有许多独创之见，与同乡叶桂齐名，而稍逊于叶桂。薛雪不仅能治疗杂病，而且善于治疗瘟疫湿热病。《湿热条辨》为湿热病专著，开温病学专门病证研究之先河，较全面地论述了湿热病的病因、证候、发展变化特点及诊治法则，为温病学的深入发展做出贡献。薛雪十分重视脾胃盛衰在湿热病发病过程中的作用，指出脾虚湿盛是湿热病产生的内因条件。薛雪对湿热病的研究突出了湿邪与热邪相合为病的特点，抓住了湿热二邪轻重不同的要害，并结合脏腑、三焦、表里等辨证方法，使之融为一体，解决了湿热病的证型辨析，有利于临床应用。

（3）吴瑭与《温病条辨》：吴瑭（1758—1863年），字鞠通，江苏淮阴人，清代著名医家，清代乾隆、嘉庆时期名医。吴瑭为温病学派的重要代表人物之一，对温病学说有重大贡献。19岁时父亲因病去世，吴瑭因此立志学医，师承叶桂，乾隆四十八年（1783年）应朝廷聘请在京负责检校《四库全书》中的医书。乾隆五十八年（1793年）北京大疫，吴瑭奋力抢救，名声大振。他的境遇与汉代张仲景感于宗族数百人死于伤寒而奋力钻研极其相似。吴瑭发奋读书，精究医术，终成温病大家，代表了温病学派的最高成就。《温病条辨》以三焦为纲，病名为目，论述了风温、温热、温疫、温毒、暑温、湿温、秋燥、冬温、温疟九种温病的证治。三焦辨证称："温病由口鼻而入，鼻气通于肺，口气通于胃。肺病逆传，则为心包。上焦病不治，则传中焦，胃与脾也。中焦病不治，则传下焦，肝与肾也。始上焦，终下焦。"他提出清络、清营、育阴三项治则，并创制清络饮、清营汤及增液汤等有效方剂，使温病学更加系统、完整。吴瑭还提出温病不同阶段的治剂：在卫，用银翘散、桑菊饮；入气，服白虎汤、承气汤；

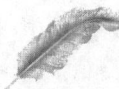

在营，施以清营汤、清宫汤等；入血，则饮犀角地黄汤等。

（4）王士雄与《温热经纬》：王士雄（1808—1868年），字孟英，浙江海宁人，清朝医家，温病学派重要代表人物，居于杭州，世为医。咸丰年间，杭州陷落，王士雄转徙上海。当时因战乱，疫病大作，经他治疗的病人大多全活，名震吴越。他继承了吴有性、叶桂、吴瑭等的学说，著有《霍乱论》《温热经纬》及《随息居饮食谱》。《温热经纬》一书集温病学之大成，溯本求源，纲举目张，汇编温病文献，被认为是学习温病学的入门必读之作。《温热经纬》以《黄帝内经》和张仲景的理论为经，取叶桂、薛雪等诸家之说为纬，结合自身实际诊病体会而成。该书明确提出"新感""伏邪"两大辨证纲领，重视审同察异、灵活施治，充实并发挥了温病的发病机理和辨证施治理论。王氏主张治温病宜用轻质平淡之法，认为"此论温病仅宜轻解，况本条所列，乃上焦之治，药重则过病所"。吴菱山云凡气中有热者，当行清凉薄剂。吴瑭亦云"治上焦如羽，非轻不举也"，此说对后世治温热病影响深远。王氏对暑症亦多有论辨，认为对当时的"暑必兼湿"之说不可过于执信。

五、中医临证各科的充分发展

（一）内科学

明清时期内科的特点主要是围绕医学理论与古代医家经典学说及医疗经验，出现了不同学术流派的论争。不少医家对内科病证论治进行了总结，医著空前增多。内科温补学派的主要代表为明代的薛己、张介宾和赵献可。他们反对刘完素及朱丹溪以寒凉药攻伐肾阳的主张，强调温补肾阳在治病与养生方面的重要性。清代的医家则对温补学派的医学主张提出了强烈的反对意见，学术争鸣十分热烈。

1. 医家

（1）薛己（1488—1558年）：字新甫，号立斋，江苏吴县（今苏州）人。他的著述甚多，其《内科摘要》一书是我国医学史上第一本以内科命名的书籍，其学术思想注重脾胃虚损，重视肾中水火与脾胃的关系，主张脾肾并举，力主温补，以补中益气汤和肾气丸为治。薛己兼通内、外、妇、儿、眼及口齿等科，他的许多医著后来被编辑为《薛氏医案》。

（2）张介宾（1563—1640年）：字景岳，号通一子，浙江山阴（今属绍兴）人。他针对朱震亨"阳常有余，阴常不足"的观点，提出了"阳非有余，真阴不足"以及"人体虚多实少"等论点，主张温补肾阳，慎用寒凉与攻伐方药，创制了左归丸和右归丸，以加强补肾之力，对后世产生较大影响。他编撰的《景岳全书》（1624年）共64卷，包括医论、论治、各家评议、治则方药及作者的观点和见解等。张介宾提出了五行互藏、五行颠倒的观点，认为五行之中，每一行兼具其他行的属性；五行颠倒则不同于传统生克顺序的生克联系，旨在说明脏腑之间联系的多样性。他把卒中"中风"和外感"中风"区别开来，认为"卒倒"非风所致，"多由昏愦，本皆内伤积损颓败而然，原非外感风寒所致。而古今相传，咸以中风名之，其误甚矣"。他认为此证主要由真阴亏损、元气虚脱所致，治疗时"只当培补元气为主"。与他同时代的著名学者黄宗羲评赞张氏"作古方八阵，释古人立方之意。作新方八阵，析古方之某药，为某经之用，不相凌夺……介宾博学，于医之外，象数、星纬、堪舆、律吕，皆能究其底蕴。"

（3）李中梓（1588—1655年）：字士材，又字念莪，著有《医宗必读》。在李杲、薛己及张介宾的影响下，李中梓提出"肾为先天之本，脾为后天之本"和"气血俱要，补气在补血之先""阳阴并需，而养阳在滋阴之上""乙癸同源，肝肾同治"等概括性论断。"治先天根本，则有水火之分。水不足者，用六味丸，壮水之主以制阳光；火不足者，用八味丸，益火之源，

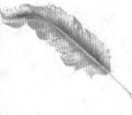

以消阴翳。治后天根本，则有饮食劳倦之分。饮食伤者，枳术丸主之；劳倦伤者，补中益气丸主之。"李中梓重视脾肾互济同治，其学说有较大的理论意义和实践价值。

（4）赵献可：字养葵，浙江鄞县人，是力倡温补的又一位医家。他十分推崇薛己的温补学说，尤其发挥命门学说，强调"命门之火"的重要。其代表作《医贯》（1617年）把保养"命门之火"的论点贯穿于养生与治疗等诸多问题之中。其用药多采用六味丸及八味丸等补阴补阳方剂。然而，他过分强调温补命门，不免失于片面。

（5）徐大椿（1693—1771年）及陈修园（1753—1823年）：他们对温补派的医学主张持反对观点，抨击温补派使用辛热峻补的做法。徐大椿特撰《医贯砭》一书，对赵献可的温补命门说给予猛烈的攻击。陈修园仿效徐大椿，撰写《景岳新方砭》，对张介宾的温补学说进行激烈的批评。徐、陈对温补派评述，对纠正滥用温补的偏向起了一定作用，但也难免有门户之见。

（6）虞抟（1438—1517年）：浙江义乌人，私淑朱丹溪，受祖父医学经验的影响。为"使后学知所适从，而不蹈偏门以杀人，端本澄源"，以《黄帝内经素问》《难经》为依据，参考各家学说，结合40年临证经验，著成《医学正传》。《医学正传》首列"或问"50条，阐明前人未尽之意，然后分门先论证，次脉法，次方治，并附以家传方、亲验方、验案及心得。虞氏推崇朱丹溪，但认为朱氏"不过发前人所未发，补前人所未备耳。若不参以诸贤所著而互合为一，岂医道之大成哉？"他把"阳常有余、阴常不足"加以发挥，阐发气血关系，认为阳有余是气中之阳有余和血中之阳有余，阴不足是指气中之阴不足和血中之阴不足；人参和黄芪作为补血必备，谓其寓气而生血，熔李杲、朱震亨之学于一炉。

2. 医著 明清时期有关内科的综合性著述如下。

（1）虞抟的《医学正传》（1515年）：本书论述病证近百种。作者推崇朱丹溪，论病每以朱丹溪观点及其方剂冠首，次则选刘完素、张从正、李杲和作者本人及其他医家之方。然其书并不尽囿于朱丹溪，每有作者的独到见解。书中对肠痈的叙述与近代西医阑尾炎的描述基本相同。

（2）王纶的《明医杂著》（1549年）：王纶通过对内科学术思想的总结，主张外感法仲景，内伤法东垣，热病用完素，杂病用丹溪，对内科理、法、方、药的发展有一定的指导意义。

（3）王肯堂的《证治准绳》（1608年）：为作者以十年之功编撰而成，包括杂病、类方、伤寒、疡医、幼科及妇科共六科，又称《六科证治准绳》。其中《杂病证治准绳》论述了黄疸、咯血、便血、腹泻、眩晕、头痛、狂、癫、疠风、目痛及雀盲等各种内科杂病，对狂、癫、痫病证的鉴别有很高的临床价值。全书以证治为主，每证引《黄帝内经》《伤寒杂病论》及金元医家学说，结合己见论述，内容丰富，条理清楚，议论持中，选方精审，颇为临床医生所喜爱。

（4）龚廷贤的《寿世保元》（1615年）：共10卷。卷一介绍了诊断和用药基本知识，其余各卷分述内、外、妇、儿各科及病证的诊治，并对急救、杂治、灸疗以及一些疾病的预后都有论述。龚氏论内伤病多有新见，对中风的防治，其论述颇为精当。本书还记载了"延年良箴"等老年病学的内容。

（5）缪仲淳的《先醒斋医学广笔记》（1622年）：涉及内、外、妇、儿各科证治。书中对外感热病及内科杂病治疗的见解有不少独到之处，最著名者即所论吐血治疗三要法，"宜行血不宜止血，宜补肝不宜伐肝，宜降气不宜降火"，深得治血要领，有过人见识。再如，认为"阴无骤补之法""阳明以津液为本"，慎用苦寒降火及汗、下两法，擅长用石膏及白虎汤治疗阳明及暑病温病等，颇多发明，有其独到之处。

（6）秦景明的《症因脉治》（1641年）：全书编撰整理历时30年。此书评价了前人证因误治及证因各别治法的不同，依次叙述各病。每个病证首分外感和内伤两大类，然后再分述其症、因及脉治，并有方药的加减运用。书中对中风、咳嗽、呃逆、胃脘痛、腹痛、便秘、泄

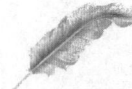

泻、呕吐及黄疸等常见病记述颇详,有较好的实用价值。

(7)李用粹的《证治汇补》(1687年):本书参考历代医家论述,并结合作者自己的经验,记述了80余种病证的辨证论治。其特点是对每个证候的定义和病因都从理论上进行分析综合,书中引文和方剂均有出处。作者本人之言则标为"汇补"。本书推重朱丹溪关于气、血、痰、郁的论述,并以此为基础加以发挥。

(8)李中梓的《医宗必读》(1637年):本书也是内科学的一部名著。本书明白晓畅,较详细地论述了医学源流及业医时应有的知识、脏腑经络的生理病理及35种内科杂病的诊治用药。

(9)汪绮石的《理虚元鉴》(约1644年):提出虚劳"三本二统论"。"三本"即指肺、脾、肾,治法为清肺、调脾、补肾。将虚劳的阴虚、阳虚两类病证分统于肺、脾两脏,即所谓"治虚二统"。本书对后世治疗以痨瘵为主的虚损病证深有影响。

清代尤怡的《金匮翼》(1768年)论内科杂病,简明清晰,切于实用。林佩琴的《类证治裁》(1839年)主要结合作者自己的临床经验,讨论各种病证的证治,酌以介绍其他医家的论述,其书也颇具特色。

明清时期内科学发展的另一特点,是在内科专病治疗上,于虚劳和痨瘵论治者为多。两者慢性迁延,多年不愈,属内科难治之证,故引起医家重视,出现了一批反映不同医家经验的文献。龚居中的《红炉点雪》(约1630年)为诊治痨瘵专著。汪绮石的《理虚元鉴》是虚劳诸书中影响较大者。胡慎柔的《慎柔五书》(约1636年)亦是关于虚劳证治专著。书中将虚损和痨瘵相区别,各立专篇论述,以脉验证,因证立法,由法定方。后世治虚劳者多宗之。

此外,较著名的专论内科杂病专书还有:卢之颐的《痎疟论疏》(1657年),是总结前人有关疟疾经验的专书;熊笏的《中风论》介绍了养阴清热治疗中风的经验;喻昌的《医门法律》中关于腹水症状及其病因论述颇为精到;王清任的《医林改错》(1830年)强调补气活血与活血逐瘀两个原则,他创立的补阳还五汤、血府逐瘀汤、膈下逐瘀汤及通窍活血汤对治疗各种瘀血症疗效显著,至今仍被广泛用于中风后遗症和冠心病等的临床治疗。

(二)外(伤)科学

明清时期的外(伤)科主要成就有三:一是日益重视外科理论的探讨,形成不同的流派,有"正宗派""全生派"和"心得派";二是发明了一些外科手术与伤科医疗用具;三是对外科诊疗经验进行了较为系统的总结,并出现了认识和防治麻风与梅毒的专著。明清外科学的多种学术流派主要围绕对疮疡脓肿是否应切开引流,或仅用药物内治,或手术治疗等展开争论。一些医家反对刀针手术,主张保守治疗,强调疮疡外发皆本于内。主张外科内治的医家有汪机、陈士铎、王维德和高秉钧等。他们用温药内托以治寒疽等法提高了外科内治的水平。而陈实功、王肯堂、申拱辰、祁坤和顾世澄等医家主张内治与手术并重,并以他们的多种外科手术技能及外用丹药的经验和成就为外科学的发展做出了重要贡献。

外(伤)科中以明代陈实功《外科正宗》(1617年)为代表的称为"正宗派"。陈实功(1555—1636年),字毓仁,号若虚,崇川(今江苏南通)人。陈氏对100余种外科常见病证作了较为系统的论述。每一病证之下,先述病因、病理,再述症状、证候,次论诊断、治法,接着分析成功或失败的病案病例,最后选列处方。在外科治法上,陈实功强调内外并重,"消、托、补"三法结合,内服药与外治法兼施。外治常用腐蚀药,或用刀针去腐、放脓或扩疮引流,使毒外出,并设计了一些简单有效的器械以提高外科水平。陈氏在前人学术成就的基础上颇具创造性。他的书中记述了多种外科手术疗法,如痈疽切开引流、鼻息肉摘除术、脓胸穿刺排脓术、骨结核死骨剔除术、咽部异物剔除术、气管及食管吻合术、气管缝合术、截趾术及下颌关节脱臼手术复位等,对痔漏采用枯痔、洗痔、熏痔、脱管及挂线等一整套行之有效的外治

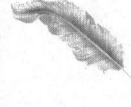

方法。本书最早对颈部恶性肿瘤的原发与转移进行了详细记载,对良性和恶性肿瘤的鉴别和认识颇有独到见解。陈实功治学严谨务实,与当时的空疏学风形成鲜明的对照。

以王维德的《外科证治全生集》(1740年)为代表的称为"全生派"。王维德,字洪绪,江苏吴县人。他把外科病症分为阴阳两类,认为痈为阳,疽为阴,反对寒凉清火法治疗阴证,主张对阴证当以"阳和通腠、温补气血"为法,并创立了"阳和汤"及"犀黄丸"等名方以治阴证。他用于消肿散结的小金丹疗效确切,现今的小金片就是由小金丹减味制成。然而,他反对用刀针和腐蚀药治疗痈疽等外科疾病,当属片面。

以高秉钧的《疡科心得集》(1805年)为代表的称为"心得派"。高秉钧,字锦庭,锡山(江苏无锡)人。高秉钧强调"虽曰外科,实从内治",常从内科角度论述和治疗外科疾病,如疔毒走黄,采用紫雪丹、至宝丹及犀角地黄汤等。这一时期医家在外科疾病的认识和手术治疗上有很大的进步。王肯堂的《疡医证治准绳》(1608年)记载了多种外科手术的方法,其中许多是中医外科史上的最早记载,如气管吻合术、耳郭外伤整形术、唇舌外伤整形术,以及头颅、肩胛、颈部、胸腹、腰、臀及脊柱等外伤的急救手术与药物。祁坤的《外科大成》(1665年)对已溃脓肿的排脓法与近代西医纱布条引流术相类。申斗垣的《外科启玄》(1604年)描述的"羊须疔"就是近代西医所记载的面部"危险三角区"疖子所引起的败血症。顾世澄的《疡医大全》(1760年)所记病症十分丰富,为后世保存了许多珍贵资料,特别是手术资料,如唇裂修补术、断指(趾)再植术及断鼻再植术等。

较早的麻风专书是沈之问撰著的《解围元薮》(1550年),是经其祖孙三代相继努力而成。书中着重论及了麻风的传染性与预防方法,记述了较丰富的防治方药,如介绍用大枫子治疗麻风,纠正了以往认为多服大枫子将致失明的误解。薛己的《疠疡机要》(1529年)也是较早论述麻风的专书。书中论述了麻风的本证、变证、兼证及类证的证治与方药,并有验案介绍。

较早的梅毒专书是陈司成的《霉疮秘录》(1632年)。梅毒大约于15世纪或稍早从国外经广东传入我国,最初称为"广疮"。因其外观似杨梅,又称"杨梅疮"。本书认识到此病主要由性接触传染,还可间接传染及遗传。书中述及梅毒的预防方法,记述了梅毒不同阶段的临床症状,提出了用朱砂和雄黄等含砷的药品进行治疗。这是世界医学史上最早应用砷剂治疗梅毒的记载。

(三)妇科学

明清时期在妇产科领域积累了不少新经验,现存有100余种专篇、专著,较著名的有:①薛己的《女科撮要》(1529年),载30论,收验案183则,在学术上注重脾肾,长于温补。②万全的《万氏妇人科》(1549年),论述了90余种妇产科常见病症,论理精当,所列方药多为家传秘方和作者多年临证经验方,并附有验案,简明实用。③王肯堂的《女科证治准绳》(1607年),以宋代《妇人大全良方》为基础,广集历代50多位医家的有关论述及方药。④武之望的《济阴纲目》(1620年),将妇产科病证分为13门,每证有论有方,加以注释。所用方剂既有经方、时方,又广集单方、秘方,便于临床应用。⑤张景岳的《景岳全书·妇人规》(1640年),主张妇女以血为主,首重调经,强调补脾滋血养肾。⑥萧埙的《女科经纶》(1684年),列妇产科病证163种,引证各家论述,对妇产科知识的普及做出了贡献。

《傅青主女科》(1827年)是清代妇产科名著,系后人将傅青主有关女科病证的证治经验和其他医家论述辑录而成。傅山(1607—1684年),字青主,号朱衣道人,阳曲(山西太原)人。他博览经史百家,工于诗文书画,擅医,在中国文化思想史上享有很高的声誉。《傅青主女科》详论了带下、血崩、种子、妊娠、正产、小产及难产等病证。全书有162方,处方药味精练,理法谨严,用药简易平和。傅氏对妇科的见解颇具创意,如提出"带下俱是湿证"。本书在肝郁的辨证立论、平肝和胃理脾的治疗方法以及生化汤治疗产后诸疾的加减变化等方面都

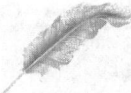

颇有创意。其所创制的完带汤、易黄汤、清经散和两地汤等均为妇科名方。此书成于康熙年间，道光七年（1827年）才首刊于世，先后刊行60余次，影响深远。

亟斋居士的《达生篇》（1715年）专论产科，以简要而通俗的文字记述了产前事宜和产后要旨，毓胎避忌以及胎产、临产和产后等诸病的治疗方药和调养方法。本书特别提出了临产时的"睡、忍痛、慢临盆"六字诀，可谓经典之论。本书广为流行，先后刊行版本达130余种。

（四）儿科学

明清时儿科名家多为世医。薛铠、薛己父子为医，万全数世家传，夏鼎两代行医"七十余年"。这些家学深厚的儿科医家积累了十分丰富的治疗经验。

薛铠撰有《保婴撮要》（1566年），后由其子薛己整理增补刊行。薛铠重视乳母对婴儿身体与健康的影响，强调"大抵保婴之法，未病则调治乳母，既病则审治婴儿，亦必兼治其母为善"。

《万密斋医书十种》的撰著者为万全（1495—1580年）。万全，字事，又名全仁，号密斋，湖北罗田人。万全出身于世医之家，祖父和父亲都精于儿科。万全总结了祖辈及自己的医疗经验，所撰《万密斋医书十种》中的《育婴秘诀》《片玉心书》《幼科发挥》《痘疹心法》及《片玉痘疹》等专为儿科立论。万全认为小儿气血未定，易寒易热，肠胃软脆，易饥易饱，主张"调理但取其平，补泻无过其剂""当攻补兼用，不可偏补偏攻"。书中记述了急、慢惊风的病因各有三种，并观察到瘫痪和失语等惊风的后遗症，认为"疳证虽有五脏之不同，其实皆脾胃之病也"。万全以三代世医的经验，总结了100多首验方。玉枢丹最早出于此书。此外，书中对婴幼儿的护理与疾病的预防也有不少正确的论述。

王肯堂的《幼科证治准绳》（1607年）以五脏为纲，论述了儿科各种疾病，并突出了麻、痘、惊、疳四大症，内容非常丰富。书中还记载了婴儿先天性肛门闭锁的开通手术。同时，对儿科文献的整理也是本书特色之一。

夏鼎的《幼科铁镜》（1695年）所载多为夏氏家传儿科经验，以"望颜色、审苗窍"辨脏腑的寒热虚实为特色，反对指纹望诊。治疗上除了药物外，亦喜用推拿、灯火及艾灸等法，以"祛邪"为其特色。

陈复正的《幼幼集成》（1750年）是一部集大成的儿科名著，汇集及整理了清代以前的儿科理论与临床经验。该书对儿科病证的治疗主张"保元扶正，慎施攻伐"，以"顾护元气，扶补脾胃"为要务。陈氏认为，小儿惊风主要为小儿伤寒所致之痉病惊风、杂病致搐及竭绝脱证三种，总称为"搐"，并分论其证治，颇有见地。书中还创立了不少适合小儿的外治法，如按摩、热敷贴药、针挑、刮痧、吹药及密导等。在诊断方面，本书对指纹的诊断价值有较为中肯的评价。书中还记载了不少民间经验，颇为实用。

庄一夔的《福幼编》（约1777年）是一部辨治小儿慢惊专书，以温补见长。庄氏认为，急惊与慢惊相反。急惊小儿壮实，多为实热，治宜清热；慢惊则气血不足，虚极生风，多属虚寒，应治以温补。本书曾经多次刻印，现存刊本200余种。

（五）五官科学

1. 眼科学　现存的中医眼科专著主要成书于明、清两代。早期著名眼科专著如《眼科龙木论》及《银海精微》约为宋元间人编集，刊行于明代。

倪维德的《原机启微》（1370年）是现存较早的眼科专著。书中将眼病按病因分为"风热不制之病"等18类，论眼病附方46首。所载方剂，如黄连羊肝丸、拨云退翳丸及羚羊角散等一直为后代医家所推崇。

王肯堂的《证治准绳·七窍门》（1602年）对肉眼结构如神膏（玻璃体）、神水（房水）、

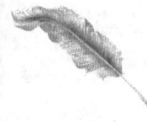

神光（视功能）的形质和功能均有论述，弥补了前人在肉眼认识上的不足。本书列眼病178证，尤以对黑睛和眼外伤等病证的认识有较高水平。

《审视瑶函》（1644年）又名《眼科大全》，为傅仁宇及傅维藩父子编撰。本书是一本有较大影响的总结性眼科专著。书中对眼科理论、辨证方法和用药心得等均有阐发，对眼科针灸、针拨白内障、割胬肉攀睛手术以及眼药的制备都有详细介绍。全书有396方，部分为傅氏自制，如祛风散热饮子、坠血明目饮及正容汤等，均为眼科名方。

黄庭镜的《目经大成》（1741年）共3卷23万字，卷一载眼科理论；卷二论症，症因脉治，纲目井然；卷三为类方，载眼科方剂229首，并收外治方19首，颇切实用。书中对金针拨障术记载甚详，很有临床价值。

《银海指南》成书于清代嘉庆年间，由名医顾锡生编著。此书着重从病因、病机和脏腑认识眼病，详细叙述了六淫及七情的眼部表现，以及气血痰食郁和脏腑在眼病中的重要地位。本书在遣方用药上注重补益肝肾，治有章法，用药灵活。

2. 口齿与耳鼻喉科学　《口齿类要》（1528年）由薛己撰著，论述了喉舌口齿诸病，附有验案，简明实用，是现有咽喉口齿专书中较早的著作。《尤氏喉科秘书》（1667年）由尤乘撰著，论述了喉证的基本要点和治疗原则，介绍了口、牙、舌、颈、面、腮等部位的常见病证治法及有效方药，其治法及方药均切合临床实用。

乾隆年间，著名喉科专著《喉科指掌》及《重楼玉钥》问世。此时喉痧和白喉流行，专论喉疫的《喉白阐微》《疫痧草》《白喉全生集》《白喉治法忌表抉微》《痧喉正义》和《白喉条辨》等数十种著作先后刊行，其中以郑宏纲的《重楼玉钥》（1838年）成就和影响最大。

《重楼玉钥》由郑宏纲撰著。郑宏纲（1727—1787年），字纪元，号梅涧，安徽歙县人。该书简要介绍了咽喉的解剖生理，着重论述了白喉、烂喉痧等急性疫喉证治预后。"喉间起白如腐一症，其害甚速。乾隆四十年前无是症，即有亦少。自二十年来，患此症者甚多，惟小儿尤甚，且多传染，一经误治，遂至不救。虽属疫气为患，究医者之过也。按白腐一证，即所谓白缠喉是也。诸书皆未论及，推《医学心悟》言之……经治之法，不外肺肾，总要养阴清肺，兼辛凉而散为主。"本书不仅详细分辨喉症表里虚实鉴别，附方养阴清肺汤为治疗喉症著名方剂，还对针灸治疗咽喉部疾病专门进行论述，是切于实用的喉科医籍。

（六）针灸科学

明清时期出现了不少针灸总结汇编性著作，也有一些专论经络腧穴的著作，如徐春甫的《经穴发明》及李时珍的《奇经八脉考》等。综合性医书中也有一些重要的针灸等内容，如楼英的《医学纲目》、朱橚等的《普济方》及张景岳的《类经图翼》，其学术价值在有些方面甚至超过了针灸专书。明代医家重视针刺手法的研究，形成了多种复式补泻手法。灸法在清代有较大的发展，由艾柱烧灼法转向艾卷温热灸法。后来又在艾卷中加进了某些药物，辨证施灸。明清时期出现了大量针灸歌赋和简便易行的灸法，为针灸普及的趋向。

明代徐凤的《针灸大全》以介绍历代针灸文献资料为重点，并编选了一些短小精悍、实用性强的针灸歌赋，有很高的文献价值。汪机的《针灸问对》（1530年）据证列法，法随证变，特色较为显明。而代表明代针灸学成就的著作当推高武的《针灸聚英》和杨济时的《针灸大成》。

高武（生卒年不详，约生活于16世纪初），字梅孤，鄞县（今浙江宁波）人。高武学问渊博，曾考中武举。其晚年精研针灸，曾设计铸造男、女和儿童铜人各一座，作为定穴标准。其著作《针灸聚英》（1529年）是一部针灸的汇编著作，引录文献十分丰富，并结合自己的经验详细论述了进针的方法和进针后的各种辅助手法，以及各种手法的具体应用和治疗作用。本书还附有由这些手法组成的复合手法，如"烧山火"和"透天凉"等。全书记载内、外、妇、儿

各科疾病113种。此书是腧穴主治病证的一次全面总结。

杨济时（1552—1620年），字继洲，浙江三衢（今衢县）人。其祖父曾任职太医院，杨济时由儒入医，于嘉靖、隆庆及万历三朝任医官达46年。他在祖传《玄机秘要》的基础上，结合自己的临证经验，于1601年编撰《针灸大成》。此书全面总结了明以前的针灸学经验，选穴简要，重视补泻手法，论述了经络、穴位及针灸手法与适应证，介绍了应用针灸与药物综合治疗的经验，且兼及导引、按摩和药物治疗。此书至今有各种版本50多种，并被译成德、法、英、日等文字，在国内外影响很大，受到世界上许多国家医学界的重视。清代中期，统治者以"针刺、火灸究非奉君之所宜"为名，于1822年下令"针灸一科，着永远停止"，使针灸疗法受到很大的冲击，但在民间仍广泛流传应用。

（七）推拿按摩科学

明代前中期，太医院将按摩科设为医政十三科之一，按摩术得到长足发展。明代以按摩术与导引相结合，形成了一套较为系统的养生学体系。《臞仙活人心法》（朱权撰）、《医学入门》《医学正传》及《本草纲目》等著作都收录了不少按摩手法。明隆庆年间（1571年），太医院改组，取消了按摩科，按摩术不得不改变受术对象，而转向婴幼儿。此后涌现了大量儿科按摩文献。这一时期的按摩有两个显著的特点：一是按摩逐渐演称为推拿，二是形成了小儿推拿的独特体系。1601年，我国第一部小儿推拿专著《小儿按摩经》问世，作者署"四明陈氏"。此后龚云林的《小儿推拿方脉活婴秘旨全书》（1604年）刊出。该书简称《小儿推拿秘旨》。"推拿"一词首见于此书。该书以民间"推筋""掐惊"等手法为基础，升华为较系统的小儿推拿按摩术。书中记录了作者丰富的临床经验和见解，以歌诀形式写成，易懂易记，流传颇广。周于蕃的《小儿推拿秘诀》（1605年）则详细介绍了"身中十二拿法"的穴位和功效，绘有周身穴图。这些著作从辨证、手法、穴位和治疗等方面使按摩推拿逐步独立完善，自成体系。按摩推拿在养生方面的应用也相当突出，《遵生八笺》《保生秘要》《医学入门》及《古今医统大全》等大量医籍均述及按摩推拿。

清代医学分科数次变动，太医院未设置推拿专科，但按摩推拿无论在理论总结还是临床实践上都得到一定的发展。清代许多医家继承创新，著述迭出。张振鋆的《厘正按摩要术》介绍的"胸腹按诊法"为其他医书所少见。骆如龙的《幼科推拿秘书》、熊应雄的《小儿推拿广意》、钱怀邨的《小儿推拿直录》、夏云集的《保赤推拿法》以及推拿专书《推拿易知》《推拿指南》及《推拿捷径》等不仅促进了小儿推拿按摩的发展，还推动了推拿按摩的整体进步。《医宗金鉴·正骨心法要旨》则对正骨推拿手法进行了总结，提出了手法操作的要领，归纳了摸、接、端、提、按、摩、推、拿八法，以及对骨伤和脱位的手法诊治，不仅有整复作用，同时有康复价值。吴尚先的《理瀹骈文》（1864年）也将推拿列为外治方法，使膏摩和药摩得到了较大发展。

（八）气功与养生科学

中医气功与养生学起源很早，在长沙马王堆汉墓和江陵张家山汉墓出土的帛简医书中，就有《导引图》《引书》《却谷食气》及《养生方》等气功养生文献。道教产生之后，以养生研究为目的的道士更加关注导引气功。明清时期，中医养生学体系进一步丰富和完善。气功养生学著作林林总总，现择其要者简述如下。

1.《修龄要旨》（1442年） 作者冷谦，字启敬，武林（今浙江杭州）人，精音律，擅绘画。该书注重季节气候与健康长寿的关系，用按摩与导引结合方法防病治病。书中以歌诀形式通俗地介绍了四季养生、起居调摄及延年益寿等方法。书中记载的叩齿、运目、掩耳等八段锦、十六段锦导引法，以及"嘘、呬、呵、吹、呼、嘻"六字延年诀，至今在健身防病中有一

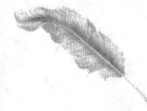

定的影响。

2.《遵生八笺》（1591 年） 撰者高濂（1573—1620 年），字深甫，钱塘（浙江杭州）人，工诗曲，通医理，擅养生。该书共 19 卷，分为 8 目：《清修妙论笺》《四时调摄笺》《起居安乐笺》《延年却病笺》《饮馔服食笺》《燕闲清赏笺》《灵秘丹药笺》及《尘外遐举笺》等。该书汇集了明以前的养生文献，以养生保健为主体内容，旁及山川游历、花鸟虫鱼、琴棋书画、笔墨纸砚及文房器玩鉴赏等知识修养。全书从身心调摄、卫生保健、气功修炼、艺术游乐及性情陶冶等各个方面详细论述了养生延年、益寿却病的知识和方法。本书对研究古代的老年医学有一定的参考价值。

3.《寿世青编》（1667 年） 撰者尤乘，吴县（江苏苏州）人，先儒后医，师承李中梓。书中提出修养性情是"却病良方、延年好法"，所载"十二段动功"和"小周天法"在民间流传颇广。作者重视食疗，认为"食疗不愈，然后用药"。提出睡眠要"先睡心，后睡眼"。该书的养心、养肝、养脾、养肺及养肾学说为五脏调养的完善做出了一定的贡献。

4.《老老恒言》（1773 年） 作者曹廷栋，嘉善（浙江嘉兴）人。全书 5 卷，书中在提出"养静为摄生首务"的同时，又十分重视动以养生的重要作用。该书讲了八段锦、华佗五禽戏和天竺按摩诀等多种导引法，并创了卧功、坐功和立功三项，以供老年人锻炼之用，强调了动静结合的重要性。书中载有散步专论。作者针对老年人脾胃虚弱的特点，编制药粥配方百余首，可谓集食养保健粥之大成。

明清养生学强调静养心神。有关导引养生术的著作也很流行，特别是明末清初由陈玉廷创造、杨露禅等发展的太极拳，成为后世民间历久不衰的健身方法。把养心、养形、食疗和药物结合进行全面综合调理的思想也在这一时期形成。除了上述养生学著述之外，较有影响的还有万全的《养生四要》（1549 年）。本书从寡欲、慎动、法时和却疾四个方面论述了养生之道和方法，提出养生需要屏嗜好、适寒温、顺喜怒、调滋渗，故名"四要"。周履靖的《赤凤髓》（1578 年）以图文并举的方式介绍了内功、动功、五禽戏和八段锦等。陈继儒编撰的《养生肤语》（1606 年）论述了气功导引在养生和治病上的作用。陈修园的《平人延年要诀》（1803 年）、石成金的《石成金长生秘诀》以及清宫内府所藏的《三合集卫生汇录》等书也有一定的影响。

（九）人体解剖学

1. 解剖学在明清的沿革 明王肯堂在《证治准绳》中提出：正骨科医生要了解人体骨骼解剖结构知识。17 世纪末，法国传教士巴多明的《钦定格体全录》用满文译述人体解剖学，遭反对并被收藏于禁宫内。晚清医家王学权及其曾孙王士雄对传入的西医解剖、生理学亦持开明态度。对解剖学做出切实探索并取得一定成绩的明清医家则首推王清任。

2. 王清任与《医林改错》 王清任（1768—1831 年），又名全任，字勋臣，直隶玉田县人。王清任自幼习武，青年时曾考取武秀才，后捐资得千总衔。之后改习岐黄，以医为业。于北京开设药铺"知一堂"，渐渐地"名噪京师"。王清任是清代著名的革新派医家，曾亲见瘟疫灾区儿童尸体 30 多具，又数次前往刑场，观察死刑犯的尸体内脏位置，将其所见绘制成《亲见改正脏腑图》并著《医林改错》（1830 年）。王清任阐发了"灵机记性不在心在脑"，认为耳、目、鼻、舌等的功能都与脑相关。他认为"著书不明脏腑，岂不是痴人说梦？治病不明脏腑，何异盲子夜行"。梁启超称王清任为"中国医界极大胆之革命者"。

《医林改错》全书不到 10 万字，约 1/3 篇幅为解剖学内容，根据自己所见绘制 13 幅解剖图，以改正前人之错。《医林改错》描述了大网膜、小网膜、胰腺、胰管、胆总管、肝管、会厌、胃、肝胆、肠、肾、膀胱等器官的形态与毗邻关系，且大体正确，如载"人胸下膈膜一片，其薄如纸，最为坚实"。本书在中医学史上第一次描述了膈肌，但对许多器官的命名及其

功能认识，与当时已比较成熟的西医解剖学不符。本书反对遵经崇古，提倡大胆创新，如否定天花的病因是"胎毒"，反对"胎在子宫，分经轮养"之说，赞同"脑主神明"新观点，明确指出"灵机记性不在心在脑"。王清任的最大成功在于观察尸体时，看到停留在全身各处的瘀血，认为这是产生多种疾病的病因和病机，并且根据瘀血所在部位，创制一系列活血化瘀方剂，如通窍活血汤、血府逐瘀汤、少腹逐瘀汤及补阳还五汤等。由于作者毕竟只是尸体观察者而非解剖者，故也有一些见解是出自错误的观察，如认为"心不主血，而主气""肝不藏血"，以及"血府"在胸腔等。

六、医事制度与医学教育

（一）医事制度

1. 明朝的医事制度 在明朝医学归属礼部，其组织机构和职官设置大体沿袭宋、元旧制而有所损益，在各个时期医事制度也有所变化。在中央医药机构上，太医院（南京、北京太医院）仿元制设全国性医药行政管理机构——医学提举司。太医院设大方脉科、妇人科、伤寒科、小方脉科、针灸科、口齿科、咽喉科、眼科、疮疡科、接骨科、金镞科、祝由科、按摩科13科，与元制大体相同。太医院的职能主要是为宫廷及贵族提供医疗保健服务，任免和派遣地方医官。宫廷医事机构是御药局、御药房、东宫典药局及王府良医所。地方医事机构为惠民药局以及各种社会福利组织，如养济院和安乐营等。

2. 清朝的医事制度 清朝的医事制度与明朝相似，但更趋简化。鸦片战争以前，清朝医事制度多沿袭明朝旧制。顺治元年（1644年），设太医院为独立的中央医事机构。太医院的分科不断简化、合并，最后为五科。御药房是供应宫内所需药物的炮制及各型成药加工制备的机构，设于顺治十年（1653年）。药库即生药库，从医士中选任二人管理和买办药材，两年一换。清朝的地方医事机构及社会福利组织均仿明制。

（二）医学教育

1. 明朝的医学教育 明朝的医学教育基本上沿袭元制。除世医承继以培养医生外，官方医学教育也占有重要地位。明朝官方的最高医学机构为太医院。它除为皇室服务外，还兼管医学教育。太医院有完善的教学方法和严格的考试制度。明朝设有医生考选制度，还通过外访保举医官和医士，以补充太医院。明朝对地方医学教育比较重视。弘治十七年（1504年）规定，府、州、县均设医学，主管地方各级医药行政和医学教育，在一定程度上促进了地方医学教育的发展。明朝的民间医学教育主要采用家传或师徒传授的形式，造就了不少医学世家。

2. 清朝的医学教育 在鸦片战争以前，清朝设教习培养医官人才，分为内教习与外教习两种。在医学分科上不断精减，曾改制3次。顺治年间分为大方脉科、小方脉科、痘疹科、伤寒科、妇人科、疮疡科、针灸科、眼科、口齿科、咽喉科、正骨科11科。嘉庆二年（1797年），痘疹科并入小方脉科，口齿科、咽喉科合为一科，使分科成为9科。至嘉庆六年（1801年）和道光二年（1822年），又分别减为8科和7科。同治五年（1866年），改为大方脉科（伤寒科、妇人科并入）、小方脉科、外科（即疮疡科）、眼科、口齿咽喉科5科。教学内容主要是《黄帝内经》《本草纲目》《伤寒论》《金匮要略》，以及与本科相关的医书，后来又增习《医宗金鉴》，并渐以之为主要教科书。清朝在地方虽也开办医学，并规定了考试制度，但规模较小。府设正科，州设典科，县设训科，名额各为一人，俱未入流。

医德教育为中国历代医家所重视。至清朝时，医德规范大体可以归纳为：①不图名利；

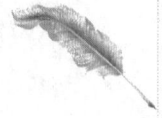

②急病人所急；③贫富一视同仁；④珍重人的生命；⑤谦虚谨慎，互相学习。

第三节　世界传统医学的演变

一、亚洲传统医学

亚洲的传统医学大多与古代中医学一脉相承。无论是韩国、日本、蒙古，还是东南亚诸多国家，其传统医学在医学理论、治疗方法、技术以及用药等方面都有颇多相似之处。然而，因不同的自然条件、人种体质、生活习俗及历史文化，亚洲各国的传统医学于共性之中亦有不同的发展与创造。

（一）日本

早在 5 世纪，即有中国的医学知识经由朝鲜辗转传至日本。一般认为，562 年，吴人知聪携医方、本草及针灸典籍赴日本，此为中国医学正式传入日本的开端。自隋唐始，日本派出大量遣唐使或留学"僧"来到中国，逐步促进了佛教僧侣医学的形成。至安土桃山时代（1573—1603 年），佛教思想渐从医书中隐去。伴随着西方医学的传入与儒学在日本的复兴，日本进入了近世医学的辉煌时期。医学思想与教育的兴盛成为医家各流派诞生的土壤，彼时，带有日本特色的"汉方医学"已基本定型。除中国医学传播的影响外，自江户时代（1603—1867 年）开始，兰医在日本的蔓延也预示了其后废止汉方医学、全盘西化的潜在未来。黑船来航强势打开了日本的国门，明治政府不得不迅速探索出向西方看齐的新国策。而在医学方面，则选择了德国医学知识体系为改革的方向，并以法律形式限制汉方医学的发展。

第二次世界大战结束后，在日本汉方医学又趋复兴。其中，以古方派为代表的汉方医学得到了迅速发展，形成了以《伤寒杂病论》处方制剂为主的汉方药物特色。进入 20 世纪 80 年代后，汉方医学发展迅速，有 44 所公立或私立的药科大学或医科大学的药学部建立了专门的生药研究部门，20 余所综合性大学设有汉方医学研究组织。在汉方医学教育方面，文部省正式下文，成立了世界上第一所正规的针灸大学，使传统医学开始进入国家教育行列。由于汉方医学的迅速发展，临床使用汉方药的医生日趋增加。据《日经》杂志的一项调查，日本有 69% 的临床医生使用汉方制剂。长期以来，日本汉方药材大约有 85% 依赖进口（主要来源于中国）。此外，以个体经营模式为主的针灸诊所在日本广泛分布，作为具有辅助医疗性质的保健与治疗方法而备受推崇。

（二）朝鲜和韩国

由于地理位置相邻，中国文化很早就传到了朝鲜半岛，医学也不例外。在与中国和日本交流的基础上，加之本土的民间医学，朝鲜于三国时代（公元 427—660 年）传统医学已基本具雏形。朝鲜传统医学融合了中国医学，并在此基础上形成了"东医学"。16 世纪，由许浚（1546—1615 年）编著的朝鲜医学经典著作《东医宝鉴》成书，融汇了中国诸多医学典籍，成为朝鲜传统医学中应用得最广泛的医书。虽然东医学受中国传统医学的影响显著，但其亦有自身的再创造。例如，19 世纪李济马（1837—1900 年）在其所著的《东医寿世保元》一书中，依据"太极原理"提出了"四象医学"理论，认为人体的脏腑结构也是由阴阳虚实所形成，可根据五脏六腑的机能、强弱、大小，分类为太阳人、少阳人、太阴人、少阴人四种类型，体现了在临床诊疗理论上的创新性。

19 世纪末，西方医学传入朝鲜。东、西两种医学体系各自独立发展，形成了东医学、西

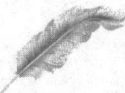

医学两大系统并立之势。第二次世界大战后,朝鲜半岛分裂为南北两个国家,南部为大韩民国(韩国)。韩国改东医为"韩医"。朝鲜仍称其为"东医"。朝鲜和韩国是世界上为数不多的正式将传统医学列入法定医疗体系的国家。在教育方面,朝鲜和韩国与中国相似,都施行双系统教学体系,即传统医学与现代医学教学并行。

目前朝鲜的中央医院以及市、郡的治疗及预防机构都设立了东医科。为了更好地开展东医学的研究工作,朝鲜建立了国家东医科学研究院及一些研究所。此外,还在各医学研究机关增设了东医研究室。在全国范围内,广大的保健工作人员,包括东医、西医以及药剂师,都参加了继承与发扬东医学遗产的研究工作。朝鲜以评定资格的方法,授予全国各地的东医以国家医师资格。随着朝鲜东医工作的不断发展,朝鲜东医学界与世界各国,尤其中国开展了各种学术交流活动,如曾先后选派东医干部到中国的广州、南京、北京等地的中医院校进修,学习中医学。朝鲜使用的草药主要来源于野生和人工栽培。草药的栽培符合世界卫生组织(WHO)的良好农业规范(Good Agriculture Practice,GAP)标准,栽培面积逐年增长,品种已达到500多种。但由于地域限制,朝鲜有一部分常用草药仍依赖进口。

韩国的传统医学原称"东洋医学"或"汉医学"。1986年,韩国修订了医疗法后,将"汉医学"更名为"韩医学"。传入韩国的中国医学与其本国的治疗方法相结合,逐渐发展成有自身特色的韩国传统医学。韩国在近20所大学成立了韩医学部,经普通或专科韩医学大学毕业,并通过国家医师资格考试者,可获得韩医师资格,并承担诊疗、遣方用药、针灸和理疗等工作。只有韩医师才能运用韩医学为病人进行治疗。

(三)印度

印度传统医学历史悠久,可追溯至公元前5—6世纪。在成形初期的印度医学著作中,多以咒术疗法为主,这也是世界各地普遍的医学原始雏形。其后,印度医学逐渐巫医分离,形成了独特的人体观,并构建了"阿育吠陀"(Ayurveda)生命思想与医学体系。"阿育"代表生命,"吠陀"即知识。在此期间,诞生了两部阿育吠陀医学的经典著作——《阇罗迦集》和《妙闻集》。这两部书均陈述了医学的思想与治疗方法,其中《妙闻集》更是记载了早期印度的外科疗法。

阿育吠陀派医学善于用草药给人治病,使用的药物有600种之多,而且在很多药物的用法上与中药治病相似。在药物的剂型方面有汤剂、散剂、膏剂和片剂等。

除阿育吠陀之外,印度传统医学体系中还有尤纳尼医学(Unani Medicine)和悉达医学(Siddha Medicine)。尤纳尼医学传自希腊,在吸收埃及、伊拉克、叙利亚、印度及中国等其他国家传统医学的基础上发展起来。尤纳尼医学在治疗上强调发挥人的自愈能力,从而改善人体的失调状态,其治疗手段主要是草药。悉达医学理论与阿育吠陀医学体系相似。悉达医学还开创了一套长寿理论,特点是用矿物药治病,其中又以汞剂为最常用的药物。这些矿物药的制备过程与西方的炼金术有相似之处。

在印度传统医学中还有一些特殊的治疗方法,比如油疗法与蒸汽疗法。油疗法是用植物油涂抹全身皮肤,治疗时病人仰卧、裸身,用布遮盖眼睛和下腹。治疗者在病人的前额、胸腹和四肢烧油,再配合全身按摩1~2小时。治疗结束后用温水冲洗全身。该方法对治疗头痛、腰痛及坐骨神经痛等疾病疗效显著。蒸汽疗法则是让病人躺在用木板制作的治疗箱内,只有头部暴露在治疗箱外。治疗者向木箱内通入热蒸汽,熏蒸一定时间。蒸汽疗法的适应证很广,呼吸系统病和代谢性疾病都可用这种方法治疗,多用于对疑难杂症的疗愈。

印度传统医学的研究者对植物药的热情很高。他们认为植物药的不良反应小,有效且安全,比现代医学药物具有优势。20世纪50年代,著名的降血压药物利血平就是从印度草药蛇根草中发现的蛇根碱研制的。利血平的出现使人们对基于植物药的新药开发充满了信心。

随着印度卫生行政部门对传统医学的重视,传统医学在印度的地位也相应得到提升,全印

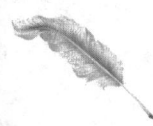

度共有传统医学院校 100 多所。设立在勒克瑙的印度中央药物研究所（Central Drug Research Institute，CDRI）是印度规模最大、设备最先进的研究机构。这个研究所在传统植物药的研究方面投入甚多。该研究所建有一个规模十分庞大的动物室，其中猴房可以容纳 1000 多只猴子。因为猴子与人类亲缘关系较近，所以研究所倾向于用猴子进行各种医学实验研究。现今，印度传统医学倾向采用现代科学方法开展研究，并且在孟买建立了印西结合协会。

二、欧美传统医学

在现代科学医学诞生之前，世界各地都有自己的经验医学探索阶段，欧美国家亦不例外，且其早期医学理论与诸多传统医学都有相似之处。自文艺复兴以来，特别是 1543 年维萨里（A. Vesalius，1514—1564 年）发表《人体的构造》之后，西方医学虽然逐渐摆脱了古代医学传统，开始了近代医学的历程，但在长达 400 余年中，仍然以自然疗法和天然药物为主。到了 20 世纪，随着激素、维生素、抗生素等三大类药物相继问世，使化学合成药逐渐取代天然药物成为主流。在此情形下，传统医学在欧美大部分国家失去了法律保护，被归入补充与替代疗法，而现代医学则在欧美各国的卫生保健体系中取得了正统地位。尽管如此，西方固有的传统医学仍然在欧美一些国家流行，受到民间保护，成为当地人自我保健和辅助医疗的手段。

（一）草药疗法

在世界各地，早期人类医学探索的过程中，都有利用草药来治疗疾病的尝试。西方也有悠久的运用草药的历史。考古发现，欧洲从新石器时代就开始用草药治病，意大利在公元前 8 世纪就已栽培八角茴和芫荽等药用植物。从希波克拉底到盖仑，及至基督教修道院医学都曾采用过大量的天然药物治病。欧洲大学兴起后，许多大学的医学院开设了药用植物学，建立了药用植物园。1640 年，金鸡纳树皮从秘鲁传入西班牙，很快作为退热的特效药传遍欧洲。1672 年，吐根被用于治疗痢疾。1535 年，中国的土茯苓传入欧洲，用于治疗梅毒，中国的大黄和当归更是闻名遐迩。大黄被收入 1914 年版的英国药典，当归则被德国的默克药厂于 1899 年制成流浸膏，称作"优美露"（Eumenol），畅销世界各地，因而很多欧洲人和民间医生至今仍把草药治病视为正规医疗体系的一部分。

在意大利山区，植物药知识作为世袭智慧代代相传。佛罗伦萨一家有数百年历史的新圣玛丽亚药店经营"祖传秘方"配制的成药，得到了意大利文化部的保护，由于疗效确切而受到包括王室在内的社会各界的器重。米兰有数家草药店，照方配药，既有本国草药，也有进口药物。英国在 20 世纪 40 年代建立了一所草药医学学院和两家草药师培训中心。草药师曾受到国会法律的保护，但 1968 年的《药品法》对草药师及草药制品进行了限制。总之，在 20 世纪，大部分欧洲国家虽然使用草药治病，但规模很受局限，未进入主流医学。

（二）自然疗能法

希波克拉底提出："自然力是疾病的医生"（《论瘟疫》第 6 册）。他认为治愈是通过自然力实现的，而施行治疗实际上是为了帮助自然的治愈力。17 世纪，希波克拉底学派的这种自然疗能学说在治疗学中占统治地位。这种学说被后世临床学家，如 17 世纪的西顿哈姆、18 世纪的布尔哈夫所继承，认为医生的治疗原则是提高身体的自然治愈力，不去干预疾病的演变。当然，也存在与此相反的观点，拉什和霍夫曼不承认自然疗能法，主张积极的治疗性干预是必要的，对慢性病病人尤当如此。施塔尔则信奉期待疗法，认同希波克拉底提出的痊愈是一种自然过程，并影响了法国学派。维也纳学派则依循布尔哈夫的学说，把希波克拉底的原则作为治疗

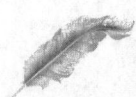

的基础。蒙彼利埃学派主张活力论，善用自然疗能法。皮尼尔建议医生巧妙地利用自然疗能的疗效，并且能够区分治疗有危险的疾病与治疗简单、收效快的疾病。德国和意大利的医学家也有这种倾向。美国的怀特（E.G. White，1827—1915年）和克里格（J.H. Kellogg，1852—1943年）认为可以通过自然疗能法，如新鲜的空气、阳光、锻炼、纯净水、适当休息、良好膳食和健美身姿等恢复和保持健康。

（三）水疗法

18世纪的治疗学显现出重视自然疗法的倾向，天然矿物水治疗得到了响应。这些方法在中古时代曾为帕拉塞尔苏斯欣赏。18世纪，由于化学的进步，可以对矿物水做进一步的分析，阐明矿物水的适用范围。化学家霍夫曼就曾对不同种类的矿物水进行分析研究。因而，曾经在古老的希波克拉底时代和文艺复兴时期盛行的水疗法又再次兴起。此外，西里洛（Cirillo）推荐冷水浴，使之成为英国的时髦疗法，见于弗洛耶（J. Floyer）所写的《关于在英国适当使用热浴、冷浴和温浴的研究》中。在德国，哈恩（J.S. Hahn，1664—1742年）创立了一套冷水疗法，即依靠冷水浴和饮水进行治疗。19世纪，美国的休（J. Shew）、特尔（R. Trall）和尼古拉斯（M.G. Nichols）等人是水疗法的积极倡导者。在美国和英国，水疗法疗养院遍布各地。一直到20世纪，法国国家卫生保险体系中都包括了温泉疗法等水疗。

（四）顺势疗法

希波克拉底在公元前400多年曾提出："通过相同者，疾病产生；通过相同者，疾病被治愈。"这一思想于1796年被德国医生哈尼曼发展为顺势疗法（homeopathy）学派的基本理论。

哈尼曼（C.F.S. Hahnemann，1755—1843年）早年在莱比锡大学学医，后转入维也纳大学。1779年毕业后，他开始了行医生涯。1790年，他把库仑的著作《草药治疗》译成德文。书中描述了秘鲁的金鸡纳树皮可以治愈疟疾，认为金鸡纳树皮有收缩纤维和甘苦的性味，能够增强胃的功能。哈尼曼不同意这种见解。为了找到真正的答案，他开始在自己身上做实验。他每天服用两次金鸡纳树皮，持续多日，竟然出现了类似疟疾的症状，于是得出结论：金鸡纳之所以能治愈疟疾，是由于它所能引起的症状与疟疾症状完全相同。1805年，哈尼曼在新作《出自经验的医学》（Practical Medicine Through Experience）一书中强调，相似原则是顺势疗法的关键。另外一点就是药物剂量，一个受损器官只需要少量的相似药物就可治愈。依据他的观点，大剂量的药物需稀释后方可应用，于是采取降低药物毒性、增强药效的稀释步骤，每次稀释后都用力振荡。哈尼曼发现稀释和振荡的次数越多，药效反而越强。多次稀释的药液化学元素或物质的量已很少，这样的药物是否还能有效曾经引起长期争论。哈尼曼对约100种药物进行了实验，声称均验证了"无穷稀释和振荡后作用加强的规律"。

哈尼曼总结了顺势疗法关于疾病与健康的三个核心观点：第一，生命活力来源于精神动力；第二，情感是维持健康的重要因素；第三，身体反映的症状是疾病最表层、最低级的表现。因此，疾病的治愈过程是从心灵反映到皮肤，在治疗过程中要保持最佳的精神状态，治疗目的是使病人自由地享受健康。

在美国，赫尔坎贝（W. Holcombe）、戴维斯（F.A.W. Davis）及赫林（C. Hering）等人使用和推广了顺势疗法。20世纪初，美国约有40所顺势疗法医学院，还有顺势疗法医院、诊所、学会、杂志和专业医生。但到了20世纪20年代，顺势疗法渐趋衰落。然而时至20世纪七八十年代，随着人类疾病谱的变化，替代医学兴起，顺势疗法再度唤起人们的热情。

（五）整骨与按摩疗法

整骨疗法最早由美国医生斯蒂尔（A.T. Still，1828—1917年）发明。由于自己的三个孩子都死于脊髓脑膜炎，斯蒂尔对当时的正统医学感到失望。于是，基于自己早年间的私下解剖经验与医学知识，斯蒂尔形成了"人体是一架机器"的认识观念。他认为，运用机械杠杆原理操纵骨骼，就可以释放神经和血管上的压力。由此，他提出整骨疗法，即通过调整人体机械结构，以保证既有各类治疗行之有效。1892年，斯蒂尔在密苏里州开办了美国整骨疗法学校。到20世纪70年代，整骨疗法师在美国各州获得合法行医资格。

伴随着整骨疗法的流行，也开始出现了以按摩疗法为代表的效仿者。1895年，美国医生帕尔默（D.D. Palmer，1845—1913年）宣称，他通过旋推脊柱棘突复位的方法治愈了一位耳聋病人和一位心脏病病人。后来他经过多年经验总结，提出了系统的按摩理论。他认为脊柱是人体的控制器，一旦大脑和躯干之间的神经冲动出现传导障碍，就可能导致疾病发生，而通过旋转脊椎进行手法复位，就可以治愈疾病。1897年，帕尔默创立了帕尔默治疗学校，教授有关按摩疗法的课程。按摩疗法取得了很大成功，并逐渐分化出不同流派，其中只使用脊柱调整方法者被称为"纯粹派"，在使用脊柱调整方法的同时，配合按摩、营养性治疗、灌肠法和药物治疗者则称为"混合派"。

然而，自帕尔默治疗学校成立以来，美国医学协会一直对该疗法进行抵制。直至1974年，按摩疗法教育委员会采纳了国家标准，并于次年批准美国所有按摩治疗学院为合法机构。1987年，联邦法院判定美国医学协会进行的抵制按摩疗法的活动为非法，按摩疗法得到了法律的保护。

三、其他地区的传统医学

（一）拉丁美洲

拉丁美洲的传统医学有着悠久的历史和独特优势，特别是民间草药，代表性国家有巴西、墨西哥、秘鲁和智利等。这些国家种族众多，属于热带地区，自然条件优越，气候潮湿，雨量充足，是植物资源最丰富的地区之一。拉丁美洲有5000种草药，仅墨西哥就有2500种。墨西哥是美洲大陆印第安人古老文明的中心，是玛雅文明、托尔特克文明和阿兹特克文明的摇篮。这些早期文明都有传承已久的独特医药知识与治疗经验，比如玛雅文明对烟草和可可的运用；阿兹特克文明重视城市公共卫生，并善用蒸汽浴来驱逐疾病、退热、解毒；他们还建设了动物园和植物园，以便对不同植物和动物进行研究。占墨西哥总人口10%的印第安人仍在使用流传下来的传统医药，利用天然植物、动物和矿物防治疾病。

欧洲殖民活动对拉丁美洲的传统医药产生了深远影响。一方面，通过长达几个世纪的探索与征服，美洲大陆上发生了史无前例的大规模民族、植物、动物和病菌的迁徙与流动，甚至西班牙征服者曾有意分发天花感染者的毯子，从而把天花传遍美洲，以削弱土著人的势力，种种行为造成了疾病谱与治疗方法的变动；另一方面，本土医学融合了欧洲传统医学对人体与疾病的认识理论，从而出现了一些古老经验、民间传说与希波克拉底理论相结合的新理论，并沿用至今，形成了康复师、巫师、治疗者等实施传统疗法的群体。尽管传统医药在城市或经济发达地区市场所占份额较小，但在印第安人生活区以及经济水平欠发达地区仍有广泛运用。墨西哥国家卫生部卫生计划与发展司下设传统医学处，负责传统医学管理、政策制定、科研培训和传统医药应用等。目前，墨西哥只有瓦哈卡州及恰帕斯州的卫生部门设有传统医学管理机构，因为这两个州的印第安人数量较多。除了传统印第安医药外，以针灸为代表的中医在墨西哥也有较好的发展。

（二）大洋洲

以澳大利亚和新西兰为主的大洋洲，其传统医学史中亦有极深的殖民活动影响，且这些地区遭受殖民征服的时间极短，迅速成为白人为主的移民社会。如今，大洋洲大部分地区的主流医学和常规保健方式都是采用现代医药，传统医学基本上处于补充疗法的地位。

在澳大利亚，传统医药、顺势疗法、整骨疗法以及自然疗法等被列为补充与替代医学范畴。其中，传统医药包括中医药、印度医药和澳洲土著民间医药。中医药为澳大利亚传统医学的主流，于19世纪中叶伴随淘金热传入澳大利亚，但当时应用范围比较局限，直到近20年才开始迅速发展。澳大利亚原住民有较好的民间医学经验积累，使用的药用植物多达1500种，其中大部分为温带和寒温带植物。

在新西兰传统医学中，以中医药及针灸疗法和当地土著民间医药为主体，其中相对来说，对中医药的认同度高于土著民间医药。印度医学、希腊与阿拉伯传统医学在这里没有十分明显的影响力。但传统医药在新西兰一直处于"不认不禁"的法律状态，尚不在相关医事和药品法规的管辖范围。

在巴布亚新几内亚及太平洋三大群岛（密克罗尼西亚群岛、美拉尼西亚群岛和波利尼西亚群岛）的国家和地区中，太平洋土著人占总人口的90%以上。在土著群体中，民间医药仍有较广泛的使用，特别是在农村和偏远山区。比如在斐济，据统计接受民间医药的人口达到60%~80%。这里的民间医药仍处在经验疗法和巫术混杂的阶段，植物药和体表疗法是主要的治疗手段，并由专职的民间医生施行。除了当地民间医药外，在人口较多的岛国还有少量针灸医生开业行医。

第四节　传统医学的困境

一、"中医危机"的由来

近代西方医学科学的飞速发展让传统医学在根本上面临着动摇和解构的危机。而近代中国内忧外患的局面以及西方医学与中国传统医学的冲突，使中国传统医学的发展乃至生存遭遇了前所未有的危机。

（一）科学进步对传统医学的冲击

自从1543年意大利的维萨里出版了《人体的构造》之后，西方医学从欧洲古老的传统医学中破茧而出，走上了近代医学的历程。经历了16—17世纪的奠基，18世纪的系统分类，近代医学在有关人体的解剖、生理和病理研究方面取得了很大的进步。尤其是19世纪下半叶，人们在显微镜下发现了细菌和其他病原微生物，发明了疫苗，对病因的认识有了突破性的进展，对疾病的防治有了充分的信心。短短几十年的研究工作，为20世纪上半叶现代医学的产生奠定了坚实的基础。在西方国家殖民化的过程中，东方一些国家的传统医学，如印度医学和阿拉伯医学已日益衰落。日本经过明治维新之后，有着上千年历史的汉方医学也被政府取消，代之以西医。在整个世界都处于近代化潮流的冲击下，传统医学中最具有实力的中医陷入了困境之中，面临着危机和挑战，不断地在寻找新的出路。

（二）对中国传统文化的否定

中医学是在中华民族传统文化的土壤中萌生和成长的，是传统文化不可分割的一个组成部分。中医学作为中国的传统医学,数千年来一直被人们所信奉,曾为中华民族的繁衍生息做出了不可磨灭的贡献。但近百年来,中医的发展出现了危机,在近代甚至面临被取缔和消灭的境地。

伴随着新文化运动,近代中国的百年屈辱历史使得人们认为中国传统文化是导致近代中国落后挨打的主要原因,包括中医药理论在内的中国传统文化被纳入"旧学"之列而遭到批判。中医危机就是在这样的大环境下产生的。因此,中医的危机从根本上说就是中国传统文化的危机。

(三)中医的"生存危机"

19世纪初传统西方医学向现代医学不断进化,同时也开始传入中国,因其来自西方国家,故被称为西医。而中国传统医学便被称为中医(民国时期多用"国医"),在此之前是没有中医的概念的。自西医传入中国后,便开始有了中西医之争,时至今日始终存在,其中甚至出现废除中医之争。

在西医传入时期,最早对中医提出质疑的是清末国学大师——浙江儒学保守派人士俞樾(1821—1907年)。1879年,俞樾发表《废医论》,明确地提出了废除中医的主张,他提出"中医可废,而药不可尽废"。在此期间,出现了全盘吸收、全面拒斥、会通融合三种主张,其中以主张中西医融合的汇通派影响最为广泛,但当时的中国中医还处于绝对的统治地位。

北洋政府时期,以中西医"致难兼采"为由,在1912年和1913年颁布的《中华民国教育新法令》中没有把"中医药"列为教育学科,而只提倡专门的西医学校,这就是近代史上著名的"教育系统漏列中医案"。这一时期中医界为争取中医的合法地位及权利同北洋政府进行斗争,同时与西医界的"废止中医"思想进行学术争论,中医内部也产生出如何发展中医的不同看法。

1925年,中医界再次向国民政府请愿,申请将中医课程纳入医学校规程,建议设立中医院校或在西医院校内设中医科,未获批准。

反对中医言辞最为激烈的是余岩。余岩(1897—1954年),字云岫,浙江镇海人,早年赴日本大阪学医,1916年毕业。回国后,他曾任公立上海医院医务长、南京国民政府中央卫生委员会委员、内政部卫生专门委员会委员及《中华医学杂志》主编等职。1917年,余岩发表《〈灵素〉商兑》一文,以西医标准衡量中医理论,认为《黄帝内经》"无一字不错"。余岩主张"废医存药",认为日本近代医学的兴盛是废止汉方医学的结果,只有废止中医,中国的医药卫生事业才能发展。

1929年2月23日至26日,南京国民政府召开第一届中央卫生委员会会议,会上讨论的与废止中医相关的提案有4个。其中,余岩的提案为《废止旧医以扫除医事卫生之障碍》。最终,会议合并4个提案,通过了《规定旧医登记案原则》,即"废止旧医案",其内容主要来自余氏提案。"废止旧医案"的主要内容为:旧医登记限至民国十九年底为止;禁止旧医学校;其余如取缔新闻杂志等非科学医之宣传品及登报介绍旧医等事由,卫生部门尽力相机而行。

"废止旧医案"遭到了全国中医药界的强烈反对,其抗议得到了商联会、国货会等社会团体的支持和声援。1929年3月17日,全国医药团体代表大会在上海召开,喊出了诸如"提倡中医就是救国主义""中医中药团结起来,一致抵制经济侵略"等口号。大会推选谢利恒、随翰英、蒋文芳、陈存仁、张梅庵组成赴京请愿团,张赞臣、岑志良为随行秘书,赴南京请愿,要求撤销"废止中医提案"。面对强大的舆论压力,卫生部门为了平息纷争,最终批示:"撤销一切禁锢中医法令。"中医界为纪念这次活动,将3月17日定为"国医节"。

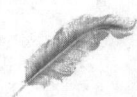

二、传统医学的变革

面对西方医学的强势进入和迅猛发展，当时的诸多人士，特别是中医界人士，不甘心自身被废黜及中国传统文化的衰微，做出了很多努力，对中医在新形势下的发展和创新做了积极探索。

（一）中西医汇通派

清朝晚期，西医和近代科学大规模传入中国，在这种与东方文明完全不同的知识体系面前，有的人采取民族虚无主义的态度，一概否定中国的传统文化，而"洋务派"在对待中西医关系的问题上，还是采取了较为慎重的态度。作为洋务派首领之一的李鸿章在1890年为《万国药方》所作的序中，虽然极力推崇西医的优点，但也提出应当"合中西之说而会其通，以造于至精极微之境"。这是最早关于"中西医汇通"的提法，直接成为当时医界"中西医汇通"的理论依据。另一位洋务派首领张之洞则提出了一个著名的口号——"中学为体，西学为用"，并且将其作为废科举、兴学校、引进西学的指导思想。这种改良主义的观点深深地影响了中医队伍中有改革精神的人。

中西医汇通派的主要代表有四川彭县的唐宗海、广东南海的朱沛文、江苏武进的恽铁樵和河北盐山的张锡纯。他们都有深厚的中医学术修养和文化自信，通过以西医的解剖学、生理学等知识印证中医的古典医理，或以中医的有关理论印证西医的某些知识，这种思路和做法比起全盘否定中医药或是拒绝接受包括西方医学在内的新知识来说是一个进步。但是在旧中国，由于时代的局限，汇通中西医的工作在思想方法上还是有一定的片面性，也有牵强附会的迹象，成果有限。

唐宗海（1846—1897年），字容川，少年时习儒，因为父亲患血症屡治不效，故兼研医学。他将《黄帝内经》《伤寒论》等中医经典与西医相互参照，著有《中西汇通医书五种》（包括《中西医汇通医经精义》《金匮要略浅注补正》《伤寒论浅注补正》《血证论》和《本草问答》），并经官方批准刊印。他首提"中西汇通"，认为"西洋剖视，只知层析，而不知经脉；只知形迹，而不知气化。与中国近医互有优劣"，即认为中医西医原理相通，力图证明中医并不是不科学，主张"损益乎古今""参酌乎中外，以求尽善尽美之医学"。他的著作涵盖了中医理、法、方、药各方面，广为流传，使得中西医汇通的思想在中医界产生了很大影响。总的来说，他有厚古薄今、重中轻西的倾向，因此，很难客观地评价中西医的长处和不足。

朱沛文（约生于19世纪中叶），字少廉，又字绍溪，出生于中医世家，在苦读中医经典的同时也学习了西医著作，还到西医院观看人体解剖。经过20余年的努力，朱沛文撰成《华洋脏象约纂》（又名《中西脏腑图像合纂》）（1892年）。该书将《黄帝内经》《难经》《医林改错》中有关的人体解剖和脏腑图像内容与西医的生理解剖知识和图谱相互参照，论述了五脏六腑的形态、部位和功能，眼、耳、鼻和骨骼的结构和功能，以及十二经脉、气血营卫的生理作用等。他认为，中医"精于穷理而拙于格物"，西医"长于格物而短于穷理"。他认为中西医之间有可通也有可不通之处，应"通其可通，而并存其异"，力图客观地看待这两种医学。这种观点无疑是公允的、实事求是的。

恽铁樵（1878—1935年）是中医界第一个站出来与余岩展开论战的人。他知识渊博、学贯中西，对这两种医学的本质特征都有深刻的理解。在《群经见智录》中，他明确提出："今日中西医皆立于同等位置"，并阐述说："西医之生理于解剖，《内经》之生理于气化""盖《内经》之五脏，非解剖之五脏，乃气化之五脏""故《内经》之所谓心病，非即西医所谓心

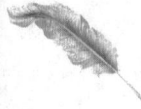

病""西医之良者,能愈重病,中医治《内经》而精者,亦能愈重病,则殊途同归也"。他还提出,"如云治医学不讲解剖,即属荒谬",那么"谓治医学不讲四时、寒暑、阴阳、胜负之理",同样"即属荒谬"。在当时的条件下,他能够敏锐地认识到:西医的理论是建立在解剖的基础之上,着重研究的是病灶和细菌;中医的理论是建立在对人体功能状态的考察方面,着重研究的是人与自然的关系。他在充分肯定《黄帝内经》的基础上,还在《伤寒论研究》中提出"中医而有演进之价值,必能吸收西医之长,与之化和",对中医的演进发展充满信心。在这些认识的基础上,他形成了自己所主张的中西医汇通特色,即"六经关系以《内经》形能为准,生理关系以西国书为准,各方配合变化以临床经验为准"(《伤寒论辑义》)。这些论断精辟地揭示了中西医不同的本质特征,对于中西医汇通,乃至对现在的中西医结合都有一定的启发作用。

同时,他反对当时的中央国医馆统一病名"以西洋译名为准而罢旧名的做法",指出"西洋医法以病灶定名,以细菌定名,中国则以脏腑定名,以气候定名,不可强合而为一也"。他在自己的医疗实践和著作中努力兼采中西医之长,并以临床实际效果为标准,取得了一定的成功。如他写的《保赤新书》,分析疾病时采用西医为主,治疗疾病时采用中医处方为主,说理清楚、疗效突出,实用价值很高,为时人所称道。

张锡纯(1860—1933年),字寿甫,近代杰出的中医临床家、教育家和理论家。他终身未脱离临床,又勤于著述,一生成就收录在共计80余万字的《医学衷中参西录》中。他所力举的"衷中参西"的医学思想是十分明确的:即以中医理论和治疗方法为本,并参考西医的知识和药物,借以提高自己的学识和临床治疗水平。在学术研究和临床治疗中,他始终如一地做到了这一点。例如,他在研究高血压中风时,参考了当时的西医知识,认为脑充血就是《黄帝内经》中的"大厥":血之与气,并走于上,则为大厥,厥则暴死,气复反则生,不复反则死。从西医要用降压的方法治疗,他领悟到中医应平肝潜阳,引气血下行,故发明了镇肝息风汤。因此,他从理论到临床弄清了中风的发病机制,找到了有效的治疗方法。他在书中收载了许多常用的西药,并介绍了每种药的用途。在开中医药处方时,他偶尔也参用西药,以提高疗效。他尝试将中西药合在一起,组成新药。例如,中药石膏清里热的作用很大,但解表发汗之力不足;西药阿司匹林发汗退热很快,但作用不持久。他把两种药按比例配在一起,取名"石膏阿司匹林汤",用于临床,获得了预期的疗效。这种用药的思维方法已被目前的中西结合临床所继承和发展。

张锡纯对中医传统理论也有新的发展,例如,他提出"凡人元气之脱,皆脱在肝"。他发明了用大剂量山茱萸等收敛肝阳,以挽回元气之脱,为中医临床提供了一条治疗危急重症的新思路。他所创制的方剂多达100余首,大部分仍在临床上使用,疗效很好。他喜用生药和香药,并大剂量用药,这有利也有弊。他留下的大量医案体例完善、内容详尽、辨证明晰、方药齐全,对后人很有参考价值。他在沈阳创建了"立达中医院",在天津开办了国医函授学校,对扩大中医影响及培养中医人才做出了贡献,可以说他是近代最有影响力的中医临床家。

(二)中医科学化

继中西汇通派产生后,在中医界相继有人提出过"改良中医""中医科学化"及"创立新中医"等主张。这些人出自中医阵营,站在维护中医利益的立场上,面对着国民政府坚持"废止中医"政策的压力,急于借助近代医学知识来改良或改造中医,促使中医体系变革,早日实现"科学化"。提出"中医科学化"口号的一派医家不仅目标明确、人数众多,而且至今仍有很大影响。

最早明确提出这个口号的是丁福保(1874—1952年)。丁福保是一个通晓古今中外的博学家,编译出版了大量中西医书,多达160余种,对传播医学知识贡献不小。他还创办了中西医学研究会和医学刊物。1939年，他在为《国药新声》创刊号写的发刊词中说道："中西医药沟通之呼声逾四十年，吾人主张沟通中西医应自中医科学化始亦四十年。""然所谓科学化者非仅徒脱空言，必求之实际。即医说必循生理、病理学之正轨，方剂须循理化学、生物学之原则。""至少限度，吾新中医界在理论方面应接纳传染病学说、内分泌说、维他命说，在治疗方面应采取各种特效疗法。"很明显，他认为中西医沟通的前提是中医向西医看齐，才能实现中医的科学化。

在这个时期，许多著名中医都赞同"中医科学化"的主张，如陆渊雷、谭次仲、施今墨、时逸人、高德明、叶橘泉、杨医亚、何云鹤及梁乃津等。这些人在学术上有很高的造诣，为继承与发展中医做过许多贡献。有的在新中国成立以后还担任过中医界、中医教育界的领导职务。大部分主张"中医科学化"的人认为，中医的经验是宝贵的，但是理论是不科学的，应当用当代科学方法来整理中医，使得它的理论系统化、科学化，经验集中化、实验化，药物生理化、化学化，等等。

在近代历史潮流的冲击下，具有古老传统的中医应当改革、提高和进步。因此，有的人提出"中医科学化"的主张本来是无可厚非的，但在20世纪上半叶，中医正处于极大的危机之中，"废止中医派"正是以中医不科学为由，试图消灭中医。加上与西医相比，当时中医在临床疗效方面仍然占有较大的优势，更由于西医人数较少，大部分疾病的治疗仍由中医担负。种种因素，使得"中医科学化"的口号没有得到中医界的广泛拥护。

（三）中医建制化

西医传入中国后的不到100年时间里，就在中国建立了以医院、医学校、医学组织、医学刊物等为基础的建制系统。西医之所以得到迅速发展，离不开它的社会建制化。在中医学面临严峻挑战和严重危机的时候，中医界进步人士启动了中医专业化、体制化的行动，主动对中医进行科学建制化改造。

1. 成立各种中医社团　为了改变传统中医之间相互诋毁、影响发展，以及西医在卫生机构中占据主导地位的局面，中医仿照西医组成各种医学团体。1912年成立的中华医药联合会、神州医药总会和1921年成立的上海中医学会并称为上海三大中医社团，兼具职业和学术双重性质，在中医学术发展、中医师职业地位维护、中医合法性争取、社会慈善救济等方面做了大量开创性的工作。

2. 兴办现代中医学校教育　1885年由陈虬在温州府瑞安县城东创办的"利济医学堂"是中国近现代第一所中医专门学校，这是一所现代学制的新式中医学校，是清末维新运动的产物。1916年，"孟河医派"创始人丁甘仁创办了上海中医专门学校，成为中国第一所正式中医教育机构。1931年更名为私立上海中医学院，1946年因国民党当局勒令停办，一直坚持到1948年8月最后一批学生结业才停止。从民国建立到1937年抗日战争爆发之前，是中医学校开办的高潮期。当时的中医学校主要集中在大城市里，如仅上海就出现了20余所中医学校，但大多为时不长。直到新中国成立后，随着1955年中国中医研究院的成立，一批中医药高校相继建立。

3. 成立卫生行政机构　1930年初，在著名中医教育家时逸人的提议下，中央国医馆获得政府批准成立，这是民国时期首次设立管辖全国中医药事业的卫生行政机构。该机构开创了中医药医政管理的先河，为维护中医药的合法地位与传承做出了贡献，也是国民政府时期中医存废之争终结的标志。

4. 设立现代中医院　具有现代性质的中医院其实在清末已经出现，最早出现在港澳地区。1872年创立的香港东华医院是已知近代最早的新式中医院。与之类似，1872年创办的澳门镜湖医院及1899年创办的广州城西方便所都是具有社会慈善性质的医院，也都是早期只用中医，

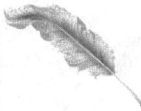

后来中西医并用，到最后则演变成西医为主体。民国时期，因当时政府不扶持中医，中医界为自救，创立了很多私立中医院，比较知名的中医院有：奉天立达医院（张锡纯，1916年）及上海沪南、沪北广益中医院（丁甘仁，1917年）等。在民国后期，国立中医院得以陆续建立。1921年，阎锡山任会长的山西中医改进研究会参照西医医院体制，设立了附属中医院，也是山西医学专门学校的实习医院。山西中医改进研究会附属中医院较早引入计量方法进行医学研究，医院的体制和管理制度均具备了现代医院管理模式。

5. 出版中医学术刊物　发行中医药期刊始于清末，中医药界有志之士为维护和保存中医药，结社办学，创办中医药期刊，以此来振兴中医。《利济学堂报》被认为是中国第一份医学院校校报，陈虬任主编。1904年，中国医学会创立的《医学报》是近代中国第一份全国性的中医期刊，为半月刊，曾领导中国医学界的舆论数年，前后6年共出刊154期，全盛时在国内16个省市发行，还远销东南亚诸国。此外，还有何廉臣与绍兴医界同仁创办的《绍兴医药学报》及丁福保创办的《中西医药报》等。这些早期中医药期刊的创立和发展对中医药的传承和发展起到了重要作用。

小　结

明清时期，中国传统医学达到成熟与鼎盛阶段，基础理论和内、外、妇、儿、针灸、推拿按摩等临床各科都有了长足的进步和发展。本草学以李时珍的《本草纲目》为代表，本书对医药学的分类和总结具有划时代意义。温病学从传统的伤寒学中分离，形成了温病学派，发展了中医外感病学理论。人痘接种术的发明与传播对人类预防天花做出了重要的贡献。随着西方医学进入全面繁荣的时代，医疗技术飞跃发展，在全世界迅速传播，各国传统医药学受到现代医学的强势冲击，日渐式微。西医传入中国后，在与传统医学和文化的碰撞中，至20世纪初叶，中国近代医学科学体系基本形成。

SUMMARY

During Ming and Qing dynasties, Chinese medicine grew into prosperity and maturity in different ways, such as theoretical construction, disciplines of acupuncture and massage therapy as well as various specialties. *Compendium of Materia Medica* of Li Shizhen has been regarded as a cannon and of epochal achievement of Chinese herbal medicine. Doctrine of epidemic febrile Disease, derived from traditional theories on exogenous febrile disease, became a significant school of thought, based on which exogenous pathology was developed. The invention and spread of variolation were an influential contribution to global efforts against smallpox. With the flourishment of western medicine, the development of medical technology was greatly accelerated and widely overwhelmed the space that was occupied by traditional or folk medicine before, and the latter gradually faded away. The introduction of western medicine/scientific medicine in China also went through a tense clash with traditional medicine and culture, and got institutionalized by the early 20th century.

思 考 题

1. 近代西方医学产生和传播的社会历史背景是什么?
2. 中国近代医学科学体系是如何形成的?
3. 简述明清时期中医药学发展的特点及其创新和突破性成就。
4. 请结合所学内容,探讨中医药未来的发展方向。

(陈 琦 杜 华 陈 光 姜 姗)

第 6 章 现代医学的发展

20世纪是一个科学的世纪,是人类科学地认识世界、运用科学技术改造世界的世纪。它以遗传定理的再发现为开始,以人类基因组图谱绘制完成而辞别,凸现出生命科学和现代医学发展的强劲趋势。20世纪也是中国现代医学的确立与发展时期,尤其是新中国成立后,中国的现代医学体系逐渐完善,医学技术和医疗保健迅速发展。

第一节　科学技术革命对医学的影响

在20世纪,医学科学取得的成果比以往任何一个时代都要多,医学的学科门类也从过去的寥寥几门增加到目前的百余门,而且学科之间的分化和综合还在不停地发展,研究领域也在不断地开拓和扩展,医疗保健的现代化程度日新月异。现代医学之所以能取得如此重大的进步,一个重要原因就是现代科学技术的许多重大成果不断地在医学中得到应用和推广,从而导致现代医学从基础到临床、从理论到应用都发生了重大的变化。

现代物理学革命、现代化学的变革以及现代生物学革命是推动现代医学发展的主要动力。在20世纪,现代医学逐渐建立起比较完善的知识体系,源自物理学和化学的实验和定量的研究方法逐步被应用到医学研究领域,医学的研究对象也由原来的宏观向微观发展,为全面深入到分子水平做好了准备。在DNA双螺旋结构发现之后,分子生物学逐渐成为人类认识自身和疾病本质的主要工具。

一、现代物理学革命

从20世纪初到第二次世界大战结束,现代物理学经过近半个世纪的深入发展,形成了以量子论、相对论和核物理这三大分支为主流的现代物理学体系。从20世纪20年代末,量子论开始向物理学、化学乃至生物学的基础理论的许多分支渗透,从而孕育并产生出物理学、化学和生物学中的许多重要的基础理论,其中对生物医学的发展有明显的推动作用的是核物理的发展。

核物理主要属于现代物理学革命时期的实验物理学成果。

伦琴(W. Röntgen,1845—1923年)1895年发现X线、贝克勒尔(A. Becquerel,1852—1908年)和居里夫妇(F. Joliot-Curie,1900—1958年;I. Joliot-Curie,1897—1956年)1896—1898年发现放射性和放射性元素、汤姆逊(J. Thomson,1856—1940年)1897年发现电子,可以看作是实验物理学领域直接拉开现代物理学革命序幕的三大杰出发现。核物理的发展是以原子物理的发展为前提的,因此,可以把现代物理学革命时期的核物理学史划分为下述

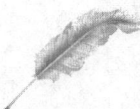

两个发展阶段：即以原子物理学为主体的发展阶段和以原子核物理学为主体的发展阶段。从汤姆逊发现电子的1897年起，到卢瑟福最初实现人工核反应的1919年为止，这一阶段即是以原子物理学为主体的发展阶段。原子物理学在这一阶段所取得的主要成就，是原子核的发现以及由此引起的原子结构模型的变革。从卢瑟福最初实现人工核反应的1919年起，到美国研制成功原子弹的1945年为止，这一阶段即是以原子核物理学为主体的发展阶段。核物理学在这一阶段所取得的主要成就包括人工核反应的实现、核结构模型的建立、中子的发现、重核裂变的发现以及轻核聚变的发现。核物理的发展对核医学的建立和发展奠定了基础，同时，由核物理研究而开启的工程技术也广泛应用于现代医学的各个领域，如X线检查、MRI及CT技术等。

物理学的发展也促成了电子显微镜的出现。1926年，德国数学家和物理学家布什（H. Busch，1884—1973年）及其同事发明了磁力电子透镜，成为电子光学领域的先驱，为电子显微镜的发明奠定了理论基础。后来美国制成静电型和磁力型电子显微镜。电子显微镜比普通光学显微镜在分辨率上提高了数百倍，使科学家能够观察到细菌的微细构造和病毒的形态与构造，对微生物学和病理学的发展起到重要的推动作用。

二、现代化学的变革

在现代物理学革命的同时，现代化学也发生了相应的变革。限于篇幅，本书只对与医学发展关系较为密切的分析化学、有机合成化学、生物化学等分支进行介绍。

（一）分析化学

分析化学在19世纪初期即已成为一个相对独立的基础化学分支，但直到20世纪初期，由于现代物理学革命成果的渗透，分析化学才在光学分析、电化学分析和色谱分析方面发生相应的科学变革，并因此形成现代分析化学的基础。与此同时，吸收光谱分析也取得了相应的进展。在电化学分析方面，电解分析、电容量分析、极谱分析和库仑分析等主要电化学分析方法也在这一时期有了显著发展。特别是极谱分析法的兴起，可以说是电化学分析在这一时期内取得的最重大成就。在色谱分析方面，俄国植物学家茨维特（M. Tsvet，1872—1919年）在1906年发明的色谱分离技术可以说是现代色谱分析法的发端。1931年，奥地利化学家库恩（R. Kuhn，1900—1967年）进一步发展了色谱分析法，此后，离子交换分离法、分配层析法、电泳层析法等新的色谱分析法问世，又进一步推动了色谱分析法的发展。至此，分析化学的现代基础在20世纪初期基本形成。

（二）有机化学

有机合成是在19世纪初期即已兴起的有机化学的一个重要分支。有机合成化学的发展主要体现在两个方面：原料路线和产品结构。在原料路线方面，美国化学家威尔逊（T. Willson，1860—1915年）于1892年发明了以石灰和煤为原料在电炉中加热制取电石这一新的生产工艺，从而使乙炔的工业化生产得以实现。乙炔是塑料、橡胶、纤维、树脂以及其他有机材料合成的基本化工原料，从此"电石-乙炔"这一新的原料路线建立起来了，这使得近代有机合成中的原料主角煤焦油被逐渐取代。在有机合成的原料路线上所发生的这场变革，又直接推动了产品结构的变革。在化学产品方面，主要是合成染料、合成农药、合成医药这三大领域取得了长足的进步。20世纪初期，以"606"和"914"的合成为先导，以磺胺药和抗菌素的合成为主体的合成药物的发展对现代医学具有重要意义。

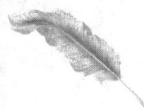

(三)生物化学

生物化学虽然早在 19 世纪中期就已经出现萌芽,但作为一个相对独立的化学分支,直到 20 世纪初期才进入全面兴盛的发展时期。20 世纪以前,生物化学研究成果包括核酸的发现、血红蛋白的分离、连接相邻氨基酸的肽键形成的证实、简单多肽的化学合成、酶的发现和酶学基础的奠基。从 20 世纪初开始,生物化学学科蓬勃发展,在 20 世纪生物化学研究可分为两个阶段,首先是实现了对人体主要物质代谢的动态研究,其次是全面研究各种生物大分子在人体生命活动中的作用。例如,在营养方面,研究了人体对蛋白质的需要及需要量,并发现了必需氨基酸、必需脂肪酸、多种维生素及一些不可或缺的微量元素等。在内分泌方面,发现了各种激素。许多维生素及激素不但被提纯,还被合成出来。在酶学方面,萨纳(J.B. Sumner,1887—1955 年)于 1926 年分离出尿酶,并成功地将其做成结晶。在物质代谢方面,由于化学分析和同位素示踪技术的发展与应用,已基本确定生物体内主要物质的代谢途径,包括糖代谢途径的酶促反应过程、脂肪酸 β 氧化及尿素合成途径等,胃蛋白酶及胰蛋白酶也被相继做成结晶。这样,酶的蛋白质性质就得到了肯定,对其性质及功能才能有详尽的了解,使体内新陈代谢的研究易于推进。自此以后,生物化学工作者逐渐具备了一些先进手段,如放射性核素示踪法,能够深入探讨各种物质在生物体内的化学变化,故对各种物质代谢途径及其中心环节的三羧酸循环已有了一定的了解。在生物能研究中,提出了生物能产生过程中的 ATP 循环学说。关于生物能的研究是生物无机化学与生物有机化学交叉的一个重要领域,众多生物化学家对三磷酸腺苷的结构和功能进行了深入的研究。1929 年,德国生物化学家罗曼(K. Lohmann,1898—1978 年)等发现了三磷酸腺苷(ATP)。1941 年,美籍德国化学家李普曼(F. Lipmann,1899—1986 年)初步揭示出 ATP 在生物能中的中心环节作用,即 ATP 是生物所特有的贮存和传递生物能的分子。由于 ATP 的结构和功能的发现在现代生物化学史上具有重要意义,因此它被英国著名生物化学家希尔(A. Hill,1886—1977 年)称为肌肉生理研究史上的一次革命。

生物有机化学是 20 世纪初生物化学的一个重要分支。它的基本研究对象是生物化学中的有机生物化学问题,如蛋白质、核酸、碳水化合物、生物碱等生命物质的基本成分、结构及功能问题。其中以蛋白质为主要研究对象的蛋白质化学和以核酸为主要研究对象的核酸化学,是 20 世纪初期生物有机化学发展史上成就最突出的两个分支。

在蛋白质化学方面,生物化学家在 19 世纪中后期即认识到氨基酸是蛋白质的基本成分,并已在 19 世纪末以前已经发现了 12 种氨基酸,但探讨蛋白质的结构则开始于 20 世纪初。1902 年,德国化学家费歇尔(E. H. Fischer,1852—1919 年)和霍夫迈斯特(F. Hofmeister,1850—1922 年)同时提出了蛋白质结构的多肽链学说。这一模型假说认为:蛋白质的结构是多肽链结构,即蛋白质分子是由许多氨基酸以肽键为化学键连接起来的长链。以这一模型假说为理论基础,费歇尔在 1907 年首次成功地合成了 18 肽的长链,为多肽链假说提供了初步的实验证据。更为重要的是,它的成功终于使人类在蛋白质的人工合成道路上迈出了第一步。尽管如此,由于当时大多数生物化学家深受蛋白质是一种胶体的传统理论影响,因此科学界仍然拒绝接受费歇尔等人提出的多肽链假说。直到 1925 年,当德国高分子化学家施陶丁格(H. Staudinger,1881—1965 年)证明天然橡胶大分子是一种长链聚合物之后,大多数蛋白质化学家才逐渐改变对费歇尔假说的态度,开始接受蛋白质是多肽链的结构理论。1953 年,英国科学家桑格(F. Sanger,1918—2013 年)首次测定了胰岛素氨基酸序列,随后用这一方法,数以千万计的不同种系的蛋白质氨基酸序列被揭晓。1977 年,桑格发明了测定 DNA 序列的技术"直读法",并被广泛应用于对核酸中 DNA 碱基序列的测定。1951 年,鲍林(L. Pauling,1901—1994 年)和科里(R. Corey,1897—1971 年)预测出能够稳定存在的 α- 螺旋结构,并得到实验证实。他们提出符合肽键不转而其他各键可自由旋转的最简单的多肽链构象是螺旋结

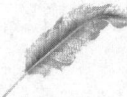

构，称之为 α- 螺旋。他们还提出了 α- 角蛋白的两股链形成超螺旋的卷曲螺旋结构。

在核酸化学方面，尽管瑞士生物化学家米歇尔（J. Miescher，1844—1895 年）早在 1869 年就发现了核酸，但直到 20 世纪初，核酸化学家才在有关核酸的成分、类别和结构方面取得重要进展。首先，在核酸的成分方面，德国生物化学家科赛尔（A. Kossel，1853—1927 年）等在 20 世纪初年最先发现：组成核酸的基本成分是四种不同的碱基、磷酸和糖。其次，在核酸的类别上，科赛尔的学生，美籍生物化学家列文（P. Levene，1869—1940 年）等于 1930 年在美国最先识别出核酸的两种类型：一种是核糖核酸，另一种是脱氧核糖核酸。再次，在核酸的结构上，列文等人在 1930 年发现，核酸是由核苷酸组成的，而核苷酸则是按碱基、核糖和磷酸的顺序组成的。虽然列文当时以此发现为基础提出的错误的"四核苷酸假说"曾对后来进一步揭示 DNA 的结构起过阻碍作用，但列文对核酸类型的识别和核酸结构的初步研究为此后分子生物学的诞生奠定了直接的实验基础。

1946 年，美国科学家鲍林（L. Pauling，1901—1994 年）提出酶催化反应过渡态时，酶与底物处于最适的相互作用状态。他还提出过渡态类似物的概念，认为相比底物而言，过渡态类似物能更紧密地与酶结合。这一理念在后来被广泛地应用于新药设计。

三、现代生物学革命

20 世纪初，当现代物理学革命蓬勃发展时，现代生物学革命也在兴起之中。这场革命的主体是现代遗传学的兴起，而生物进化论的变革和神经生物学的兴起则是它的两翼。20 世纪 50 年代后的现代生物学革命则是以分子生物学的兴起为主体的。这里只对现代遗传学、神经生物学和分子生物学的发展史做简单介绍。

（一）现代遗传学

现代遗传学的兴起在分子生物学兴起之前，现代遗传学的兴起和发展大体上经历了四个阶段，即以孟德尔定律的重新发现为主要标志的个体遗传学发展阶段；以摩尔根学派的兴起为主要标志的细胞遗传学发展阶段；以比德尔学派的兴起为主要标志的生化遗传学发展阶段；以艾弗里小组的发现为主要标志的细菌遗传学发展阶段。

1866 年，孟德尔（G. Mendel，1822—1884 年）以其进行了 8 年的豌豆杂交实验为基础，发表了《植物杂交实验》这一实验报告。在这篇杰出的实验报告中，孟德尔论述了他的两大杰出发现：孟德尔因子以及分离定律和自由组合定律。孟德尔的这两大发现是生物学史上具有划时代意义的杰出发现，但是，孟德尔的研究在当时并未受到应有的重视。

1895—1899 年，荷兰生物学家德弗里斯（H. de Vries，1848—1935 年）以月见草、罂粟、曼陀罗等为实验材料，德国生物学家柯伦斯（C. Correns，1864—1933 年）以玉米为实验材料，奥地利生物学家丘歇马克（S. Tschermark，1871—1962 年）以豌豆为实验材料，分别同时进行了类似于孟德尔的豌豆杂交实验的育种实验。通过上述实验，他们三人同时重新发现了早已为孟德尔发现过的遗传因子和遗传定律。在互不知晓的情况下，三人在 1900 年大体同时发表了他们的实验报告。这样，现代生物学革命就以孟德尔定律的重新发现在 1900 年正式拉开了序幕。1902 年，英国胚胎学家贝特森（W. Batson，1861—1926 年）最先创用遗传学这一学科名称。1909 年，丹麦植物学家约翰森（W. Johannsen，1857—1927 年）最先把孟德尔因子称为基因。在此期间，遗传学在理论遗传学和实验遗传学两方面得到了迅速发展。在理论遗传学方面，德弗里斯创立的突变理论和约翰森创立的纯系理论是这一时期的两项突出成就。而在实验遗传学方面取得的最重大的成就，可以说集中表现在染色体行为与孟德尔因子行为的平行

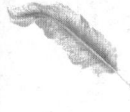

关系的发现上。德国细胞学家鲍维里（T. Boveri，1862—1915 年）与美国细胞学家萨顿（W. Sutton，1877—1916 年）各自独立地发现了这一关系。

鲍维里和萨顿虽然发现了染色体行为和孟德尔因子行为之间的平行关系，但在解释这种关系时遇到了困难。这是因为每一种生物细胞中的染色体数目都远远少于其遗传性状的数目。在这个问题上，美国细胞学家和胚胎学家摩尔根（J. Morgan，1866—1945 年，图 6-1）及其研究小组做出了卓越的贡献。1905 年，摩尔根开始以果蝇为实验材料进行实验遗传学研究，以进一步探讨德弗里斯的突变理论，以及萨顿等人发现的染色体行为与孟德尔因子行为的平行关系问题。通过对果蝇的白眼和红眼性状在遗传过程中的表现进行一系列实验，摩尔根在 1910 年发表了有关基因连锁定律发现过程的实验报告，随后其一个助手斯图提万德（A. Sturtevant，1891—1971 年）在 1913 年发表了果蝇的 X 染色体基因连锁图。自此之后，基因连锁和互换定律就被称为遗传学的第三定律。基因连锁和互换定律的发现以确凿的实验事实表明：基因是在染色体上。1915 年，摩尔根及其助手斯图提万德、布里奇斯、穆勒等人共同出版了遗传学史上的一部划时代著作——《孟德尔遗传学机理》（The Mechanism of Mendelian Heredity）。1919 年，摩尔根出版了另一重要著作《遗传的物质基础》（The Physical Basis of Heredity）。1926 年，摩尔根出版了现代遗传学的奠基性著作《基因论》（The Theory of the Gene）。正是在这些著作中，摩尔根学派建立起了作为现代遗传学理论基础的基因论，这是摩尔根学派对理论遗传学的重大贡献，为现代遗传学的发展指明了方向。

摩尔根学派的一系列重要论著出版之后，以染色体行为和基因行为为实验基础的细胞遗传学便迅速成为现代遗传学的主流，揭示基因的生化机制成为当时遗传学家和生物化学家共同关注的中心课题。在这一领域，以美国遗传学家、生物化学家比德尔（G. Beadle，1903—1989 年）为代表的生化学派进一步推动了现代遗传学的发展。比德尔与另一位生化学家泰特姆（E. Tatum，1909—1975 年）通过对链孢菌孢子突变的研究提出了"一个基因一个酶"的假说。尽管这种假说存在缺陷并在后来被很大程度地修正了，但包括这一假说在内的生化遗传学为后来分子生物学的兴起奠定了直接的生化遗传学基础。

在生化遗传学发展的同时，与生化遗传学密切相关的细菌遗传学也在迅速发展之中，而且正是在细胞遗传学与生化遗传学相互促进的基础上，美国细胞遗传学家和生化遗传学家艾弗里（O. Avery，1877—1955 年）及其学派最先做出了染色体中的脱氧核糖核酸

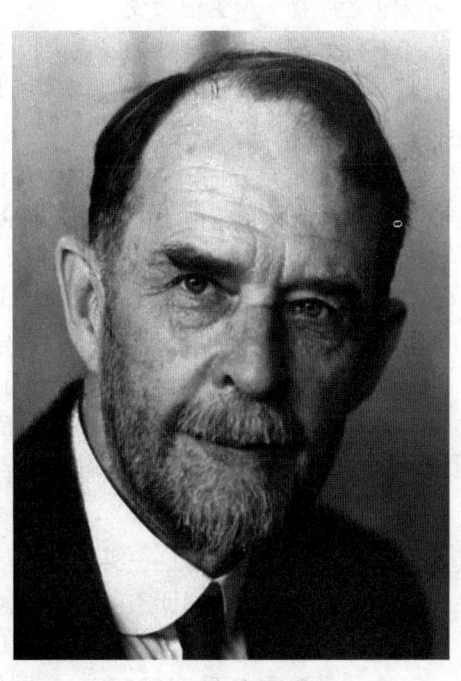

图 6-1　摩尔根

（DNA）即是基因的物质载体这一重要发现。DNA 是基因的物质载体的发现，首先源于 20 世纪初生物化学的迅速发展，特别是源于这一时期蛋白质化学与核酸化学的迅速发展。美籍俄国生物化学家列文（P. Levene，1869—1940 年）及其实验小组在 1903 年对核糖核酸（RNA）和脱氧核糖核酸（DNA）这两种核酸的识别，对于推动遗传学的发展具有重要意义。此外，细菌遗传学的初步发展，如 1928 年美国医学家格里菲斯（F. Griffith，1877—1941 年）对肺炎球菌研究，也对这一发现起了一定的促进作用。艾弗里及其小组把生化遗传学与细菌遗传学结合起来，通过对肺炎球菌的实验研究，得出了基因就在 DNA 分子上，DNA 就是基因的物质载体的结论。

综上所述，经过个体遗传学、细胞遗传学、生化遗传学和细菌遗传学这样前后相继的四个

发展阶段,以摩尔根学派为主要标志的现代遗传学的实验基础和理论基础已经建立起来。特别是作为这一时期现代遗传学发展终结的艾弗里学派的细菌遗传学的实验成果,更为分子生物学的兴起奠定了直接的实验基础。这表明,现代生物学革命史上一个以分子生物学的兴起为主要标志的历史新阶段即将到来。

(二)神经生物学

神经生物学的兴起是从19世纪后期开始的,一些生物学家开始对神经系统的结构进行显微观察,结果发现神经细胞不仅是组成神经系统的单元,而且神经细胞本身还有细胞体、树状突和轴状突等细微结构。根据这一发现,人们开始把由这三部分组成的神经细胞称为神经元。瑞士神经解剖学家希斯(W. His,1831—1904年)在1889年最先提出了神经系统结构的基元理论,即后来通常所说的神经元理论。这一理论认为,神经系统是为数众多的独立的神经细胞构成的。西班牙神经组织解剖学家卡哈尔(S. Cajal,1856—1934年)为神经元理论的确立做出了重要贡献。继卡哈尔之后,谢灵顿(C. Sherrington,1857—1952年)对卡哈尔发现的神经细胞之间的复杂结构进行了研究。1897年,谢灵顿最先把细胞交接区的复杂结构命名为突触。1905年,显微解剖学家赫尔德最先观察到了突触小体。由于卡哈尔等人的不懈努力,同时也由于一些显微解剖学家相继观察到突触小体的存在,到了20世纪30年代初,神经元理论才为神经生物学家普遍接受。

神经元的发现和突触的发现可以说是神经元理论建立的两大实验依据,而神经元理论又是此后神经传导理论和大脑功能学说的基础。因此,神经元理论在科技史上被视为20世纪初期神经生物学发展的起点。

在神经传导方面,主要是两大理论(电流递质理论和化学递质理论)取得了显著的进步。德国生理学家杜布依雷蒙(E. Dubois-Reymond,1818—1896年)早在1848年就曾观测到神经组织的电流。1902年,杜布依雷蒙的学生——德国神经生理学家伯恩斯坦(J. Bernstein,1839—1917年)进一步提出了膜电位假说。1924年,德国神经病理学家柏杰(H. Berger,1873—1941年)从当时的心电研究方法中受到启发,设想可以把用于心电研究的心电图记录仪转用于脑电图的观测。经过几年的努力,柏杰终于在1929年成功地记录下了第一张精神病病人的脑电波形图。同年,他发表了神经生物学史上第一篇人体脑电图的论文,此后,柏杰又对脑电记录仪做了进一步改进,在他儿子的头部记录到了第一张正常人的脑电图。1933年,美国生物物理学家科尔(K. Cole,1900年—?)和生物学家柯蒂斯(H. Curtis,1906年—?)等人对乌贼的神经组织进行了电阻实验。这一实验使伯恩斯坦在20世纪初年提出的膜电位假说初步得到证实。脑电图的发现和膜电位的证实可以说是这一时期在神经传导的电流递质方面取得的两大重要进展。自此之后,神经传导的电流递质研究以及脑电学便成为神经生物学中一个引人注目的新兴分支。

在化学递质方面,1905年,英国剑桥大学的青年神经生理学家埃略特(T. Elliott,1877—1961年)在实验中发现,用电刺激交感神经所引起的反应与肾上腺素的作用非常相似。基于这一实验发现,埃略特大胆地提出了肾上腺素可能是神经传导的化学递质的假说。1921年,奥地利神经生物学家洛伊(O. Loewi,1873—1961年)为研究神经传导递质进行了著名的蛙心实验,并提出在神经传导中有两种化学递质存在。继洛伊之后,美国哈佛大学的神经生物学家坎农(W. Cannon,1871—1945年)在1931年证实,交感神经的化学递质是甲基肾上腺素。英国神经生理学家戴尔(H. Dale,1875—1968年)等人在1932年证明,迷走神经的化学递质是乙酰胆碱。这两种重要化学递质的发现,不仅奠定了神经传导递质研究的基础,而且也为后来其他化学递质的发现提供了科学借鉴。

大脑功能的研究,特别是人体大脑功能的研究,是现代神经生物学的核心。虽然人类在古代和近代对大脑功能已进行过长期的探索,但作为大脑功能研究的实验和理论基础直至20世纪初才真正建立起来。奠定大脑功能学说的三大基石是神经系统反射学说的建立、大脑功能定位学说的建立以及脑电活动规律的发现。

早在17世纪，法国著名科学家和哲学家笛卡尔就曾提出过有关神经功能现象的反射概念，不过笛卡尔的反射概念主要是一种哲学猜测，并没有确凿的实验基础。直到19世纪，一些神经生理学家才开始就笛卡尔的假说进行实验研究，并且取得了初步成果。在19世纪中期，英国神经生理学家谢灵顿、俄国神经生理学家谢切诺夫（I. Sechenov，1829—1905年）和巴甫洛夫（I. Pavlov，1849—1936年，图6-2）等人建立了神经系统的反射学说。谢灵顿的贡献主要是：在1892年描述了运动神经通道，在1894年证实了肌肉中感受神经的存在，在1898年基本弄清了脊髓后根的皮肤分布。以这些实验发现为基础，谢灵顿在1906年出版了《神经系统的整合作用》这一重要著作，比较全面地阐述了他的反射学说。谢灵顿的反射学说是以感觉神经元、运动神经元和中间神经元连接起来的反射弧概念为理论起点的，其主要内容是整合作用理论，即一个个体的神经综合，从其外表来看，似乎是共生器官的聚合，但实际上是反射动作的协调。几乎与谢灵顿同时，俄国神经生理学家谢切诺夫也在研究神经系统的反射问题。不过，谢灵顿的研究重点是脊髓这一中枢神经系统的低级部位的反射机能，谢切诺夫的研究重点则是大脑这一中枢神经系统的高级部位的反射机能。虽然谢切诺夫生前未能建立起有充分实验基础的大脑反射学说，但他为大脑反射学说的建立奠定了初步的理论基础。俄国著名生理学家巴甫洛夫继承和发展了谢切诺夫的大脑反射学说。巴甫洛夫早年的生理学研究方向是血液循环生理学和消化生理学，从1902年起转入神经生理研究。巴甫洛夫将消化生理实验和神经生理研究结合起来，建立起有关大脑功能的条件反射学说。巴甫洛夫的条件反射学说不仅初步揭示了大脑功能与大脑活动的基本规律，而且初步揭示了物质与意识的内在联系，因此为现代脑科学的兴起奠定了最初的理论基础。

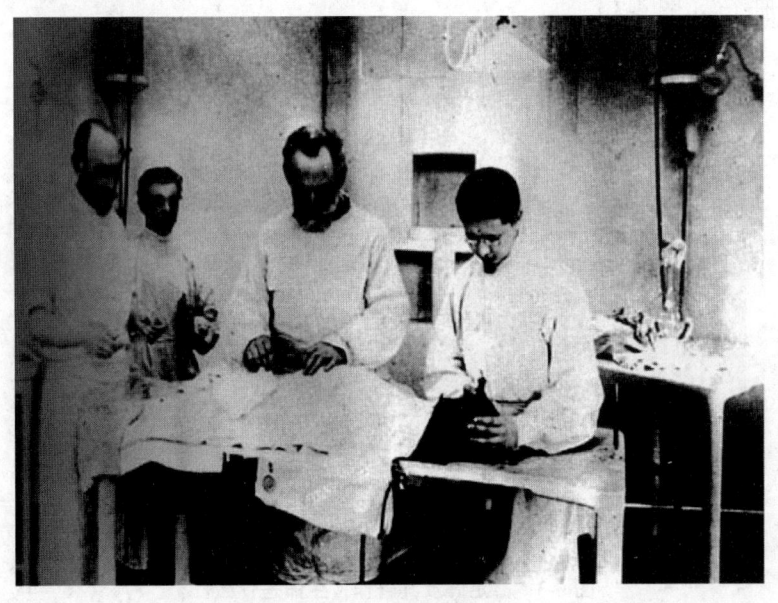

图6-2　巴甫洛夫

继神经系统的反射学说建立之后，大脑功能定位学说也建立起来。大脑功能定位研究始于19世纪初。1811年，奥地利医学解剖学家加尔（F. Gall，1758—1828年）根据他对人脑的解剖研究，提出了最初的大脑功能定位假说，即认为大脑皮质的不同部位分管身体各部位的感觉。1861年，法国医学解剖学家布洛卡（P. Broca，1824—1880年）在对两名失语症病人进行大脑解剖时，发现其大脑皮质有相应的缺损，这说明大脑皮质的确有相应的语言区存在。布洛卡发现的这一与语言有关的区域后来被称为"布洛卡三角区"。布洛卡三角区的发现曾给定位假说以有力的支持。20世纪初，德国神经外科医生福斯特（O. Foerster，1873—1941年）最先把电刺激法引入大脑功能定位研究。继此之后，加拿大著名神经外科学家潘菲尔德（W. Penfield，1891—1976年）在1928—1947年运用电刺激法对近400例开颅手术的清醒病人的大脑皮质进行了定位研究。在此期间，潘菲尔德首次获得了大脑皮质功能定位的系统实验证据，并绘制出了第一张大脑皮质功能定位图。这样，有关大脑功能定位关系的大脑功能与皮质定位学说也就在20世纪40年代基本建立起来。

（三）分子生物学

20世纪40年代初期，由于现代物理学革命向各学科领域的全面渗透，同时，由于现代化学变革的深入，使得现代物理学与现代化学的科学思想、科学理论及其科学方法进一步向生物学渗透。而作为这两大学科向生物学渗透的结果，一是推动了生物物理学的兴起，二是推动了生物化学的发展。再加上现代遗传学中的信息学派、生化学派和结构学派这三大学派的形成，共同构成了分子生物学革命兴起的直接条件。

在生物物理学方面，以丹麦著名理论物理学家玻尔（N. Bohr，1885—1962年）和奥地利著名理论物理学家薛定谔（E. Schrödinger，1887—1961年）为代表，曾相继有一大批物理学家转入现代遗传学研究，并因此开创了生物物理学这一新兴的边缘学科分支。1945年，薛定谔出版了《生命是什么？》（*What is Life*）这一现代生物物理学的奠基性著作。在这一著作中，薛定谔以量子力学为理论基础，从理论上论证了基因结构的稳定性和突变发生的可能性，并首次提出了著名的基因大分子假说。这一假说认为：基因大分子是由同分异构体的连续体构成的非周期性晶体，这种晶体中含有数量巨大的以排列组合形式构成的遗传密码。薛定谔的这一著作出版之后，立即在现代遗传学界产生极大的反响。薛定谔的这部著作被人们赞誉为"唤起生物学革命的小册子"（图6-3）。

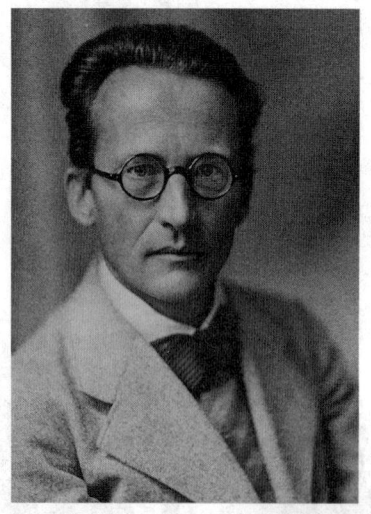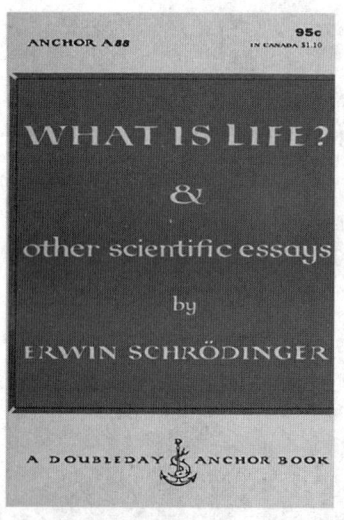

图6-3　薛定谔及其著作《生命是什么？》

由于现代物理学和现代化学通过生物物理学和生化遗传学这两个新兴的边缘学科迅速向现代遗传学领域渗透，在现代遗传学领域即相继形成了三个著名的学派：信息学派、生化学派和结构学派。

信息学派的主要代表人物是著名的量子物理学家玻尔、薛定谔以及美籍德国物理学家德尔布吕克（M. Delbrück，1906—1981年）。玻尔从其量子力学理论的互补原理出发，认为在遗传学中不可能存在与已知的物理定律和化学定律完全不相容的特殊的生物学定律，生物学定律也不可能简单地还原为物理定律和化学定律，而应当在物理定律、化学定律和生物定律之间建立起一个互补的理论框架。只有这样，才有可能真正揭开遗传的实质。德尔布吕克认为：由于有生命系统与无生命系统存在着很大差异，因此，基因分子虽然具有传统的物理和化学中的分子的某些特征，但它们可能不是传统的物理和化学中的那种分子。薛定谔则认为，基因分子是一种非周期性晶体，在基因分子的这种非周期性晶体中含有以原子或原子群的排列组合方式为基础的微型密码。这些微型密码可能正是基因的遗传信息。由于薛定谔的基因信息论最具有代表性，因此这一学派则以信息学派著称。

生化学派的主要代表人物是美国著名生化遗传学家比德尔、泰特姆、莱德伯格（J. Lederberg，1925—2008年）等人，其主要理论是比德尔和泰特姆等人提出的"一个基因一个酶"的理论假说。

结构学派的主要代表人物是美国著名化学家鲍林（L. Pauling，1901—1994年）、英国化学家佩鲁茨（M. Poruze，1914—2002年）和肯德鲁（J. Kendrew，1917—1997年）等人。该学派主要以结构化学为理论基础，特别是以蛋白质的构型分析为实验基础，认为以蛋白质为代表的生物大分子都具有其专一构型。由于这一学派根植于结构化学而长于结构分析，因此这一学派即以结构学派著称。

上述三个学派的基因大分子理论虽然各有特色，但都有一个共同点，就是都试图推动物理学和化学与遗传学的进一步相互渗透和相互结合，以揭示基因的实质。正是这三个学派的相互切磋和彼此渗透，直接推动了分子生物学在20世纪50年代初的兴起。

（四）DNA双螺旋结构的发现

DNA双螺旋结构的发现早在20世纪50年代初，一批生物物理学家和生物化学家已在DNA的分子结构研究中取得不少成果。这些成果主要来自英国和美国两组科学家的努力。在英国，晶体学家威尔金斯（M. Wilkins，1916—2004年）于1950年曾取得过DNA分子晶体结构的一些分析数据及实验照片。此后，英国女晶体学家弗兰克林（R. Franklin，1920—1958年）也曾在1951年独立地获得过类似的实验照片和分析数据。在美国，著名化学家鲍林在1952年已基本弄清了DNA的晶体结构，并从理论上提出了DNA分子的三螺旋结构模型假说。此外，奥地利生物化学家查可夫（E. Charguff，1905—2002年）也在1952年测得DNA分子中的四种碱基的含量及其两两相对的实验数据。在此基础上，查可夫最先提出了碱基配对的概念，查可夫所提出的这一概念曾给沃森（J. Watson，1928年—）和克里克（F. Crick，1916—2004年）以直接的理论帮助。沃森和克里克在1953年4月提出了双螺旋结构的分子结构模型。

1953年5月，沃森和克里克以"核酸的分子结构"为题，在《自然》（Science）杂志上发表了他们的研究报告。在同期《自然》杂志上，还发表了威尔金斯和弗兰克林等人有关DNA分子结构的实验报告。同年，沃森和克里克在美国冷泉学术讨论会这一当时遗传学的世界最高学术会议上报告了他们的理论研究成果（图6-4）。

后来，由于隧道扫描电镜的发展，人们得以用这种最先进的表面观测仪对DNA的结构进行观测。1989年初，美国劳伦斯·利弗莫尔国家实验室（Lawrence Livermore National Laboratory）的研究人员首次直接观察到DNA的双螺旋结构，从而使沃森和克里克提出的DNA的双螺旋结构模型获得了最直接的实验证据。

（五）遗传密码与中心法则

早在1945年，薛定谔就在其《生命是什么？》这本论著中提出了遗传密码的概念假说。沃森和克里克于1953年夏在美国冷泉学术讨论会上作了有关DNA的结构模型报告之后，遗传密码的破译问题即成为分子生物学界新的中心课题。

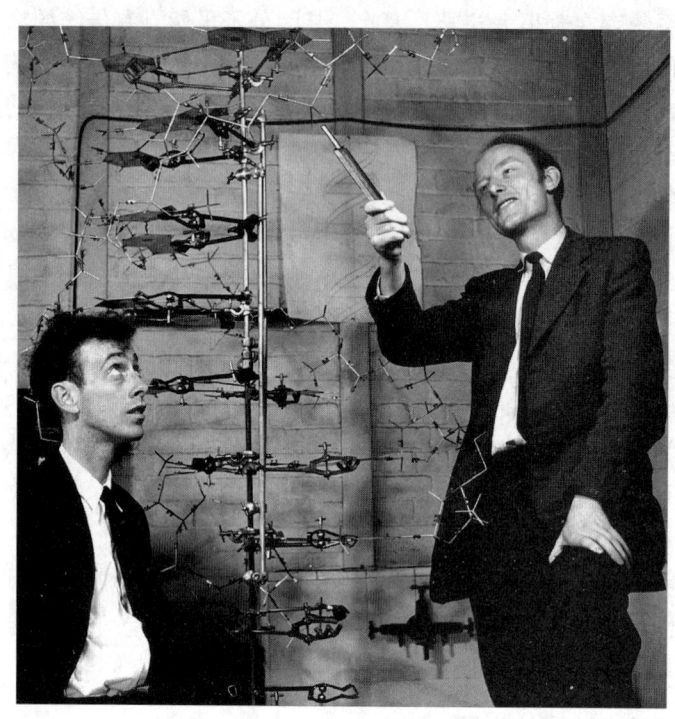

图 6-4 沃森、克里克与他们建立的 DNA 双螺旋结构模型

美籍俄国物理学家伽莫夫（G. Gamov，1904—1968 年）通过对 4 种核苷酸与 20 种氨基酸的相互关系的分析，在 1956 年提出了一个有关遗传密码的假说。这一假说的基本论点是：遗传密码的 4 种核苷酸中的任意 3 种核苷酸排列组合成任何一种氨基酸的三联体。也就是说，每种氨基酸都是 4 种核苷酸中的某 3 种核苷酸的三联体。因此，伽莫夫提出的这一假说通常也被称为遗传密码的三联体假说。

1961 年，克里克等人以噬菌体的突变体为实验材料，试图进行基因的重组实验，并试图以此指示遗传密码的结构顺序及其翻译机制问题。克里克等人的实验虽然未能实现最初预定的进行基因重组这一目的，但他们的实验初步证实了伽莫夫所提出的三联体假说，即遗传密码确实是 4 种核苷酸中的任意 3 种核苷酸组成的三联体形式，有些氨基酸确实可能有几个密码。

1961 年，美籍德国生化学家尼伦伯格（M. Nirenberg，1927—2010 年）也在实验方面取得重大突破。尼伦伯格与德国生物化学家马太在美国国家卫生研究院实验室进行有关实验时，发现苯丙氨酸的遗传密码就是核糖核酸上的尿嘧啶（UUU），即尿嘧啶的一个三联体。在确认上述发现之后，尼伦伯格等人又以尿嘧啶提取液的自我复制与蛋白质合成实验进一步证实了上述发现。

苯丙氨酸的遗传密码的破译立即轰动了生物学界乃至整个科学界。自此之后，其余的氨基酸的遗传密码的破译实验在许多实验室竞相进行。到 1963 年，20 种氨基酸的遗传密码已全部被测出。到 1969 年，64 种遗传密码的涵义全部被破译。

在遗传密码被破译之后，基因通过什么途径来传递遗传密码信息的问题即成为分子生物学中新的中心课题。这一新的中心课题的初步解决的结果，即是直接导致了遗传中心法则的发现。早在伽莫夫提出遗传密码的三联体假说之初，克里克就曾在 1957 年提出过遗传中心法则的假说。这一假说的基本内容是：在 DNA 和蛋白质之间，RNA 可能是中介物；遗传密码的传递途径可能是 DNA—RNA—蛋白质。到了 1958 年，克里克又进一步发展了这一假说，认为在作为模板的 RNA 和蛋白质之间，可能还有一种中介物。根据这一发展，克里克认为遗传的中心法则是：DNA 把遗传信息传给中介物 RNA；RNA 再通过另一中介物调节和控制氨基酸进行蛋白质的合成。克里克认为，遗传信息的这一传递过程是不可逆的。

克里克的遗传中心法则假说提出之后，不久即为美国的一些生物化学家所证实。他们在实验中发现，克里克所预言的 RNA 和蛋白质之间的中介物是一种转移核糖核酸（tRNA），而且每一种氨基酸都有相应的 tRNA。

1961 年，法国分子生物学家雅可布（F. Jacob，1920—2013 年）和莫诺（J. Monod，1910—1979 年）在实验中发现，在 DNA 与蛋白质之间的第一种中介物，是一种被称为信使 RNA（mRNA）的多核苷酸链。

克里克提出的遗传中心法则假说及其两种中介物相继被证实，使人们在 20 世纪 60 年代基本弄清了 DNA 通过两种中间受体调节和控制蛋白质合成的全过程。这样，一个有关 DNA 和蛋白质之间的遗传密码信息的传递过程与传递规律的基本法则，即遗传中心法则，也就被完全揭示出来。此后，美国生物化学家特明（H. Temin，1934—1994 年）和巴尔蒂摩（D. Baltimore，1938 年—）在 1970 年各自独立地发现了逆转录酶。这一发现修正了克里克在其中心法则中提出的不可逆性理论，从而使遗传中心法则更加完善。

（六）生物大分子的合成

在遗传密码破译问题提出之后不久，美籍印度化学家霍拉纳（H. G. Khorana，1922—2011 年）于 1958 年即开始进行 DNA 的人工合成研究。经过数年的努力，霍拉纳在 20 世纪 60 年代相继合成了 4 种核苷酸的三联体的 64 种可能的遗传密码。这一实验成就不仅对当时遗传密码表的问世起了重要作用，而且直接推动了核酸的人工合成研究。

在核酸的人工合成研究取得初步进展时，蛋白质的人工合成研究也在 20 世纪 60 年代中期取得重大进展。1965 年，以钮经义（1920—1995 年）为首的中国的一个生化实验小组最先合成了一种具有生物活性的蛋白质，即一种含有 51 个氨基酸的牛胰岛素。在此稍后，欧美也有两个生化实验小组成功进行了同样的合成。此后，又有一些蛋白质相继被人工合成。

以牛胰岛素为代表的一些蛋白质的人工合成的成功，反过来又推动了核酸的合成研究。1972 年，霍拉纳实验小组成功地合成了酵母丙氨酸 tRNA，即一个含有 77 个核苷酸的 DNA 长链。1976 年，他们又成功地合成了第一个具有生物活性的基因——大肠埃希菌酪氨酸 tRNA 前体基因，即一个含有 206 个核苷酸的 DNA 长链。1981 年，上海生化研究所也成功地实现了酵母丙氨酸转移核糖核酸的合成。与此同时，日本的一个生化小组也进行了同样的合成。

当前，核酸和蛋白质的某些大分子的人工合成研究仍在迅速发展之中。生物大分子的人工合成正在进一步推动分子遗传学以及整个分子生物学的发展。

此外，现代生物学还取得了其他一些成就。在细胞生物学领域，以细胞膜结构的研究、染色体和线粒体的研究等为代表的亚细胞结构研究使人类对生命结构的认识更加深入。20 世纪 50 年代，建立在分子生物学基础上，在细胞水平和分子水平直接改造生物物种及其功能的生物工程技术陆续在基因的重组、复制、剪切等方面取得突破，从而为医学研究提供了有利的手段。

（七）基因学与人类基因组计划

人类基因组计划（HGP）于 1990 年正式启动，其主要内容包括人类基因组遗传图、物理图和序列图的绘制，发展与之相应的技术，以及与之有关的伦理、法律和社会问题研究。中国于 1999 年 9 月加入人类基因组计划，负责测定人类基因组全部序列的 1%，也就是 3 号染色体上的 3000 万个碱基对，使中国成为继美、英、日、德、法之后第六个国际人类基因组计划参与国。1998 年 5 月，一批科学家在美国罗克维尔组建塞雷拉（Celera）公司，目标是到 2001 年绘制出完整的人类基因图谱，与国际人类基因组计划展开竞争。1999 年 12 月 1 日，国际人类基因组协会宣布，他们完整地译出人类第22对染色体的遗传密码，这是人类首次成功地完成人类染色体基因完整序列的测定。2001年2月12日，人类基因组研究的两大组织——国际人类基因组协会和美国Celera公司分别宣布完成了人类基因组的测序，并分别在英国《自然》（Nature）杂志和美国《科学》（Science）杂志上公布了人类基因组精细图谱及其初步分析结果。其中，政府资助的人类基因组计划采取基因图策略，而Celera公司采取了"鸟枪策略"。至此，两个不同的组织使用不同的方法都实现了他们共同的目标：完成对整个人类基因组的测序的工作，并且两者的结果惊人地相似。2003年4月15日，参与这项跨世纪研究的科学家共同宣布，整个人类基因组测序工作正式完成（图6-5）。这一成就为人类生命科学开辟了一个新纪元，它为我们提供了最全面、完整的基因组信息，对生命本质、人类进化、生物遗传、个体差异、发病机制、疾病防治、新药开发、健康长寿等领域，以及对整个生物学都具有深远的影响和重大意义，标志着人类生命科学一个新时代的来临。

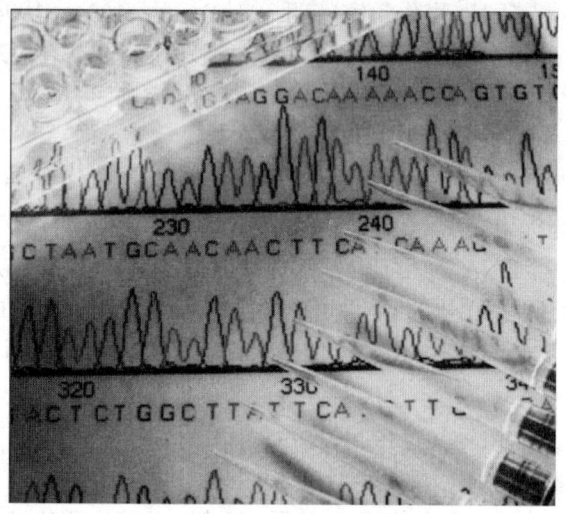

图6-5　人类基因组测序

第二节　现代医学体系的建立与完善

由于现代科学技术的推动，现代医学已发展为精密、定量、高度分化与综合的庞大科学知识与技术体系。随着自然科学和社会科学的发展，医学学科之间互相促进、互相渗透的趋势增强，医学与其他科学之间的互相交叉、互相渗透、互相联系增多，从而形成了现代医学比较完整的科学体系。另外，医学深入地融于社会之中，它的研究和实践有广泛的社会影响，同时，又受到社会环境，包括政治、经济、文化、宗教、舆论等方面的制约，这使现代医学发展起系统的社会体系。

一、医学科学体系

为了清晰地描述现代医学科学体系的轮廓，我们从基础医学、临床医学、预防医学、军事医学与法医学四个方面介绍现代医学科学体系的结构。

（一）基础医学

要将基础医学与现代生物学的研究做明确的分界非常困难，特别是现代基础医学研究成果很多是以对动、植物生理生化遗传特性的研究为基础。本节所谈的基础医学是以《学科分类与代码》(标准号：GB/T 13745—2009)中基础医学中二级学科名称为依据，叙述部分二级学科方向的发展概况，第一节涉及的内容不再重复。

1. 人体解剖学 19 世纪后期以来，人体解剖学的发展主要经历了从正常结构到异常结构，从大体水平到微观水平的过程。对人体形态结构的研究是从解剖学开始的。医学的发展不断向形态结构研究提出新的要求，因而解剖学的研究范围也在逐渐扩大与深入，例如，按各系统（如消化系统、呼吸系统等）研究该系统器官的形态结构称系统解剖学，对各系统还可分别有骨学、肌学、内脏学等；按各局部（如颈部、胸部、上肢、下肢等）研究各器官在该局部的位置、毗邻和联属等关系的称局部解剖学；研究不同年龄人体形态结构特征的称生长（或年龄）解剖学；应用 X 线来研究人体形态特征的称 X 线解剖学；结合体育运动研究人体形态结构的则称运动解剖学。

研究手段的进步也促进了形态研究的进步，很多新学科是在新技术的促进下产生的。早先研究解剖学，主要是用刀剖割和肉眼观察，根据研究对象的不同而分为动物解剖学和植物解剖学等，研究人体结构的即称为人体解剖学。随着科学技术的发展，研究形态学的手段也不断改进，形态学方面积累的知识也不断丰富，逐渐超出了肉眼观察所得知识的范围，因而分化出了一个又一个新的学科。例如，随着显微镜的发明，运用显微镜观察器官组织的微细结构，才有显微解剖学的形成。其中研究组织结构的称组织学，研究细胞形态结构的则称细胞学。又如，随着电子显微镜及放射性核素的应用和新技术的发展，从而使研究细胞内的超微结构成为可能，乃有超微组织学、组织化学等新学科的形成。另外，还有研究从受精卵发展到成体的过程中形态结构的发生解剖学或胚胎学等。

从广义上讲，这些学科都是研究生物体的形态构造，应该都属于解剖学，但其内容宏大，各有独特的范围，故已独立成新的学科，从解剖学中分出去了。现时常称的解剖学，实际上是指狭义的解剖学，指用肉眼观察大体形态的大体解剖学。不过，分科只是适应开展研究的需要，它们之间又是不可截然分割的，比如，胚胎学的研究既包括微体形态，也包括大体构造。

20 世纪末以来，传统的形态学研究由于不断与物理等其他学科进行交叉，同时不断向机能研究渗透，又产生了一些新的研究领域，例如，应用生物力学研究骨骼，结合流体力学研究血管形态。因此，对形态学的研究决不能停止在肉眼观察，而应与功能相联系，同时注重学科交叉。

解剖学的研究和教学非常依赖充足的尸体来源，但受宗教和文化的影响，人的尸体完整性在许多国家非常看重，解剖学的发展乃至医学教育受到一定的制约。自 19 世纪中期各国开始了对尸体来源和解剖尸体的立法。1832 年英国颁布《解剖法案》；1865 年美国内战结束后，大多数州也对解剖进行了立法；欧洲大多数国家在 19 世纪后期颁布了相关法律；中国在 1912 年颁布了人体解剖的法令；日本则直到 1983 年才有法案规范人体解剖。19 世纪末解剖学家开始建立自己的协会，1887 年英国解剖学会成立，1903 年国际解剖学家联合会（International Federation of Associations of Anatomists）成立。在 20 世纪不同时段，多数国家纷纷建立起自己的解剖学会。学会成立使得解剖学家能方便地同国内外同行开展学术交流并发表自己的研究成果。

2. 人体生理学 19 世纪末 20 世纪初，医学教育和生理学教育结合起来。生理学家和医生彼此互相依赖：生理学家需要临床医生的帮助去保持实验动物的存活；医生需要生理学家的实验作为他们临床实践的科学依据。在从 1901 年开始的诺贝尔生理学或医学奖中，生理学和医学也被紧密地联系在一起。20 世纪早期，荷尔蒙和维生素被认为是生命的酵素，前者是由机体自身产生的，后者则需要依靠额外补充。20 世纪早期，在生理学各分支中，对循环系统的研究是最全面的。斯塔林（E.H. Starling，1866—1927 年）等人开展了心肺制备，使"离体心脏"成

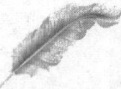

为更好的持久的研究材料。1918年,斯塔林提出了"心脏定律",指在一切神经都被切断的情况下,血充的越多,则心脏收缩力就越大。如果充血超过了限度,就会发生心脏衰竭。克罗格(A. Krogh, 1874—1949年)阐明了静脉回流的调节原理,并在1912年与林哈特(J. Lindhard, 1922—1997年)一同提出了借呼吸交换以衡量心输出量的原理,从此现代临床测量血流的方法开始兴起。

1944年,艾弗里(O.T. Avery, 1877—1955年)确认核酸是有遗传性的化学物质,这将遗传学研究建立在了分子基础上。1950年以后,心理学家和精神病学家越发重视生理学,因为知觉和运动都可以被描述为机械术语,因而可以被测量和操纵。镇定剂的发明使得精神分裂症病人能掌控他们的行为,这进一步验证了人类的思维过程受化学因素操控的理论。生理学学科逐渐壮大,从国际生理学大会的与会代表人数中也可窥一斑。1889年,第一届会议有18个国家的124名代表参加,1968年则有来自51个国家的4300名代表。到20世纪后期,生理学的各个分支建立起各自的专业领域。这些分支有循环、呼吸、生殖、消化和神经生物学。1967年,"神经科学"第一次被用在医学文献的标题中。20世纪70年代,许多神经科学协会建立并组织年会。由于基础科学和新技术的迅速发展,人体生理学的研究有了很大的进展。一方面,研究深入到细胞各亚微结构的功能和细胞内生物分子的各种物理和化学变化。这种细胞和分子水平的研究主要是利用了细胞分离和培养技术、生物电子学技术、超微量测定、电子显微镜、组织化学及放射性核素技术等。这部分研究可称为细胞与分子生理学。另一方面,对整个人体功能活动的研究也有了很大进展。人们在劳动、运动时,或处于高空、高原、潜水等条件下,人体的功能活动特征和变化、人体与环境的关系以及各系统之间的相互关系等都是研究人体生理学的主要着眼点。随着生物电子学的发展,遥控、遥测及体表无创检测等技术日益完善,特别是电脑技术的应用,使得各种特殊条件下的人体生理学研究有了很大进展。

3. 病理学　19世纪寄生虫病的研究和微生物学的建立使得人们认识到病原微生物是许多感染性疾病的病因,20世纪初细菌、螺旋体、衣原体等多种微生物的发现更证实了这一理论。在感染性疾病的治疗上,医学界的思路主要是杀灭这些病原微生物。在此基础上,磺胺类药物和多种抗生素在20世纪前期相继被发明。

19世纪末20世纪初,营养学研究发现了维生素对维持生命和保持正常生理功能的意义,人们发现缺乏某种维生素会导致某些疾病或症状。由此在感染性疾病之外,医学界认识到营养缺乏性疾病的存在和治疗方法。

还有一些疾病,如血友病等明显地表现出家族的特征。1900年,孟德尔的遗传定律被医学界用于解释这类疾病的遗传现象。1901年,兰德斯坦纳(K. Landsteiner, 1868—1943年)发现人的ABO血型是按照孟德尔定律遗传的。1902年,加罗德(A. Garrod, 1857—1936年)研究了黑尿病,提出该病是一种先天性代谢缺陷,表现为隐性遗传。1903年,萨顿(T. Sutton, 1862—1915年)和鲍维里(W. Boveri, 1877—1916年)都注意到孟德尔遗传因子的行为与生殖细胞和受精过程中染色体的变化一致,因此他们分别提出遗传因子就在染色体上的观点。1909年,约翰森将遗传因子命名为"基因"。1949年,鲍林(L. Pauling, 1901—1994年)发现一种异常血红蛋白HbS可能是引起贫血的原因,并提出了分子病的概念。1954年,英格拉姆(V. Ingram, 1924—2006年)通过氨基酸序列分析证明HbS是由于珠蛋白β链第6位谷氨酸转变为缬氨酸所致,分子病的概念得以确认。

1953年沃森和克里克提出DNA的双螺旋结构后,医学家开始从分子遗传的水平探讨疾病的机制,从基因层次上揭示了许多疾病的原因或影响因素。医学界将遗传病划分为染色体病、单基因病、多基因病、线粒体遗传病和体细胞遗传病五大类。疾病的基因理论也受到了挑战,医学界认识到不是每个具有遗传异常的人都会出现疾病,某些被认为是基因突变引起的疾病不仅仅与基因有关,环境因素也有一定影响。直到解决了遗传多态性、遗传突变的不完全外显以

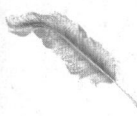

及环境因素对疾病病因学的影响等问题后，我们才能评估伴随某种特殊的基因变异的不良后果的概率。

4. 人体免疫学 早在16世纪中国就发明了人痘疫苗预防天花，1796年英国医生贞纳又发明了牛痘疫苗，为预防传染病提出了人工免疫的可能性。19世纪80年代，巴斯德减毒菌苗的发明为实验免疫学建立了基础。20世纪后，一系列疫苗研制成功，对于控制许多传染病取得良好效果。在20世纪初期得到推广的是血清疗法，20世纪中后期比较引人注意的是脊髓灰质炎疫苗和乙肝疫苗被研制出来。

19世纪90年代，贝林（E. A. von Behring，1854—1917年）和北里柴三郎（1852—1931年）又将被动免疫法用于临床。但在免疫学发展的过程中，由于之前抗感染免疫概念的影响，使人们对机体免疫性的认识存在很大的片面性。1904年，多纳特（Donath）和兰德斯坦纳（Landsteiner）在阵发性血红蛋白尿病人身上发现了抗自身红细胞的抗体。1938年，多梅什克（W. Domeshek，1900—1969年）发现自身溶血性贫血时，提出自身免疫可能是极为平常的现象。1942年，孔斯（A. Coons，1912—1978年）发明了免疫荧光技术之后，可以证明病人血清内自身抗体的存在。自1945年免疫耐受现象发现之后，免疫学逐渐从抗感染免疫的经典概念中解脱出来。

1945年，欧文（R. Owen，1915—2014年）发现异卵双生的两只小牛体内存在着抗原性不同的两种血型红细胞，称之为血型细胞镶嵌现象。这种不同型血细胞在彼此体内不引起免疫反应的现象称为天然耐受。同时提出一个重要问题，为什么在胚胎期接受异型抗原刺激后不引起免疫反应，而产生免疫耐受现象呢？1949年，伯纳特（F. Burnet，1899—1985年）从生物学角度提出一种假说，认为宿主淋巴细胞有识别自己和非己的能力。1953年，麦德维尔（P. Medawar，1915—1987年）将遗传系不同的纯系小鼠的淋巴细胞注入另一纯系胚胎鼠内，小鼠出生后可接受供体的皮肤移植，不产生移植排斥现象，成功地进行了人工诱导耐受实验。自此，经典免疫学的观点受到严峻的挑战。1958年，伯纳特在人工诱导耐受成功的启发下，又提出关于抗体形成的细胞系选择学说，其基本观点是把免疫耐受现象建立在生物学基础上。但是免疫耐受现象是由更复杂的机制引起的，不只是免疫细胞系被排除，因此科学家们后来又提出一些对其进行修正或在内容上发生重大变化的学说。

1956年，怀特贝克（Whitebeky）建立了多种自身免疫损伤的动物模型。20世纪50年代，有学者发现胸腺与免疫有关，免疫球蛋白的结构也得到阐明。1965年，克莱因（J. Klein，1936—2023年）和怀特（White）发现了淋巴细胞和B淋巴细胞。1966年，克莱曼（H. Claman，1930—2016年）和他的同事证明必须借助这两种细胞的合作才能产生抗体，这一事实说明细胞免疫和体液免疫共同构成机体的免疫系统。1975年，英国剑桥大学的科赫尔（G. Köhler，1946—1995年）和米勒斯特（C. Milstein，1927—2002年）发明了制备单克隆抗体的方法，为免疫学开辟了广泛的前景。这些成果以及从天然耐受现象的发现到细胞选择学说的提出，使免疫学从抗感染免疫的概念发展为生物机体对自己与非己的识别，阐明了免疫抗体的多样性来源于免疫细胞基因的多样性和可变性，免疫系统与神经、内分泌系统内的递质、激素、免疫因子、受体等大分子密切相关，从而对人体的整体功能达到了更深刻的认识，免疫学已经成为影响生物学与医学的重要基础学科之一。1971年，世界免疫学会一致认为免疫学应从生物学中分离出来，独立成科。免疫学包括免疫化学、免疫生物学、免疫遗传学、免疫病理学、临床免疫学、肿瘤免疫学和移植免疫学等。

5. 医学微生物学 进入20世纪，由于显微镜的改进，使比细菌还小的微生物也被展现在人们眼前。在20世纪前期被发现的微生物包括病毒、螺旋体、立克次体、衣原体等，医学界明确了多种疾病的病因并为探究这些疾病的疗法提供了方向。

（1）病毒：自从19世纪巴斯德和科赫发现细菌是许多疾病的原因后，多数科学家逐渐相

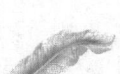

信找出所有疾病的原因只是时间问题。许多细菌被发现，如霍乱弧菌、白喉杆菌、鼠疫杆菌等，但还有一些疾病的病因令科学家疑惑，如巴斯德本人就苦苦寻找狂犬病的病因，尽管他发明了预防狂犬病的疫苗，但未能分离出其致病媒介。他推测是因为这种媒介太小以至于他发现不了。在细菌学研究早期，科学家发现可以用过滤器来分离目标细菌。1892年，俄国植物学家伊万诺夫斯基（D. Ivanovsky，1864—1920年）在研究烟草斑点病时发现有致病微生物能够穿过过滤器，他推测这种疾病的病因是微生物产生的毒素或者更小的微生物。后来，荷兰植物学家拜耶林克（M. Berjerinck，1851—1931年）在研究这种疾病时，提取病烟草植株的汁液，将其加热到90℃，发现汁液不再致病。如果致病微生物是细菌，加热后它应该可以存活，他推测是一种新的致病微生物导致了烟草斑点病，他将之称为"可溶的活菌"（contagium vivum fluidum），"病毒"（virus）的名称来源于此。1898年，德国两位科学家吕夫勒（F. Loeffler，1862—1915年）和弗洛奇（P. Frosch）研究口蹄疫时发现口蹄疫也是由"可溶的活菌"引起。1917年，能感染细菌的病毒噬菌体被发现，但科学家一直没有观察到病毒的存在。20世纪20年代，美国科学家里弗斯（T. Rivers，1888—1962年）领导的洛克菲勒研究所附属医院成为病毒研究的中心。他在1928年出版的教科书《可滤过的病毒》中总结了病毒学领域的已有知识，自此病毒学成为一门独立的学科。1931年，借助电子显微镜科学家第一次观察到病毒，自此病毒学迅速发展，科学家鉴别出绝大多数引起人类疾病的病毒。

由于病毒学研究，医学界能够对付一些以前无法有效控制的疾病，其中黄热病就是一个典型。1900年在北美军队占领古巴的时候，美国人芬利（C. Finlay，1833—1915年）证实蚊子是黄热病传播的中间媒介，并用携带黄热病病原体的蚊子叮咬人诱发出黄热病的事实证明了这一点。1918年，野口英世（1876—1928年）在南美黄热病病人的血液中发现了螺旋菌，认为螺旋菌就是黄热病的病原体并进行人工培养，还用猴子做动物试验，获得了治疗血清。1928年，在研究黄热病时野口英世不幸感染黄热病去世。1929年，美国科学家蒂勒（M. Theiler，1899—1972年）分离出黄热病病毒，后来他又利用鸡胚制造出有效的黄热病疫苗。黄热病疫苗在第二次世界大战中大量生产供给美军使用，使得美军在战争中没有出现黄热病感染。蒂勒也获得1951年诺贝尔生理学或医学奖。

事实上，病毒的进化速度是人类的4000万倍。它们结构简单，基因组复制时缺少严格的校对机制，常出现差错而发生变异。从漫长的进化历史来看，我们对病毒不仅是攻防，人与病毒之间也有共生关系。研究显示，约3/4的新兴病毒来自动物，而后传染给人类。病毒选择宿主也受到限制，它们外壳上的受体结合蛋白就像钥匙，通过"解锁"寄宿者的细胞膜，侵入细胞。一把钥匙只能开一把锁，但病毒突变会使"钥匙"变身，能突然打开其他物种细胞的"锁"。动物携带的病毒便突破物种界限，传染至人。从人类开始驯服动物，到集中化的养殖和频繁的贸易流动，都为病毒物种跨界和传播打开了通路。人体通常可以通过接种疫苗获得对DNA病毒的长期免疫力，但很难获得对RNA病毒的长期免疫力。这也是打一次乙肝疫苗可以维持很长时间，但每年都需要接种流感疫苗的原因。新药与疫苗研制的速度很难跟上病毒变异的速度。病毒种类多，共性少，很难找到广谱的抗病毒药物。这就决定了，对绝大多数病毒感染，人类尚没有特效药。

（2）梅毒螺旋体：1905年，肖丁（F. Schaudinn，1871—1906年）和霍夫曼（E. Hoffmann，1868—1959年）在梅毒性下疳的分泌物中发现了梅毒螺旋体。1911年，日本人野口英世完成了梅毒螺旋体的人工培养。梅毒螺旋体的发现使得医学界对梅毒治疗方式的探索方向发生重要转变。在此之前主要是对症治疗，以消除皮肤表面的创口为主，之后人们寻找能有效杀灭梅毒螺旋体的药物。1910年，德国科学家艾利希（P. Ehrlich，1854—1915年）宣布发现了一种砷化合物——洒尔佛散。

（3）立克次体：第一次世界大战期间，斑疹伤寒和战壕热曾肆虐一时。1915年塞尔维亚近 31 万人死于斑疹伤寒，1917—1921 年苏俄发生 2500 万例斑疹伤寒，在法国北部的军队中战壕热的发病人数约占各类疾病总人数的 1/3。第二次世界大战期间，侵苏德军中再次发生战壕热，在东南亚及西太平洋战场发现数万恙虫病病人，欧洲及近东战场多次暴发 Q 热流行，可见立克次体病与战争关系密切。人类在 20 世纪初期才逐步认识到立克次体和立克次体病。

第一个被证明的立克次体病是美国落基山斑点热。1906 年，美国人立克次（H. Ricketts，1871—1910 年）将落基山斑点热病人的血液接种到豚鼠及猴子体内，使动物获得感染，同年证实蜱很可能是这种病的传播媒介。1907 年，立克次发现安氏革蜱存在自然感染，蜱卵可传递病原体。1910 年，他通过交叉免疫试验将落基山斑点热与斑疹伤寒区别开来。

（4）衣原体：随着多种病原微生物的陆续发现，科学家逐渐发现导致沙眼、鹦鹉热及婴儿肺炎等疾病的病原微生物不同于细菌和病毒。它们比细菌小，比病毒大，在细胞内寄生，自身不能合成维持其生命和繁殖所需的能量，主要由宿主细胞提供。它们也能通过细菌过滤器，开始时被误认为病毒。早在 20 世纪 30 年代，沙眼的病原体就被发现，到 1957 年，中国科学家汤飞凡（1897—1958 年）第一次将其分离出来。1970 年，国际上将介于细菌与病毒之间的、又对抗生素敏感的微生物命名为衣原体。

19 世纪末 20 世纪初，医学界对疟疾这种热带病的认识取得巨大突破。1880 年，法国医学家拉弗朗（C. Laveran, 1845—1922 年）发现疟疾是一种寄生虫病，后来美国人曼逊（P. Manson, 1844—1922 年）提出疟疾是通过蚊子传播的，以后证实传播疟疾的蚊子是按蚊（anopheles sinensis）。此外，常见的热带病还有睡眠病，在非洲流行广泛。1901 年福德（R. Forde）发现睡眠病病人的血液中含有的病原体为冈比亚锥虫，1903 年布鲁斯（D. Bruce）等人确定采蝇是睡眠病的传播媒介。

到 20 世纪中期，大部分致病细菌和病毒已被人类发现。在人们的努力下，许多病原微生物引起的疾病得到了有效的控制。然而，20 世纪 70 年代中期后，随着军团病、艾滋病、莱姆病、埃博拉病、西尼罗病毒病及新型冠状病毒肺炎等新传染病的出现，一些新的病原体又被陆续发现。环境的变化、交通的便利增加了病原体在世界范围内传播的机会和速度。恐怖分子用生物武器人为制造致命病毒的威胁也不能排除。1989 年 5 月，科学家在华盛顿聚会，试图说明地球上的致病微生物远远没有被击败，相反，正在对人类构成越来越大的威胁，世界各国都需要时刻警惕。2020 年 1 月 31 日，世界卫生组织将新型冠状病毒肺炎列为国际关注的突发公共卫生事件（PHEIC）。

（二）临床医学

在现代医学的结构与体系中，临床医学属于应用科学的范畴，这是因为临床医学需要在基础医学所取得的知识基础上诊治病人。然而还应看到，不仅基础医学的研究目的是为了认识人体的生命活动的奥秘，发现其中的规律，临床医学同样也担负着重要的认识生命活动的任务。

1. 临床分科的细化　现代临床医学体系形成主要是对传统体系的细化。细化的标准各不相同，从而形成了今天临床医学庞大而纷杂的结构状况。一般来说，主要是按照以下标准划分：治疗手段、治疗对象、解剖部位及病种等。此外，各类辅助诊断医学也是临床医学的重要组成部分。

按治疗手段建立的学科有人们最熟悉的内科学、外科学、放射治疗学、核医学、营养治疗学、心理治疗学等。按治疗的对象建立的学科有妇产科学、儿科学、老年病学、围生期医学、危重病医学等。后一种分类方法对病人较便利，因其不受治疗手段的限制，也便于对疾病进行全面系统的观察研究，因此对临床医学的发展有一定好处。按人体的系统或解剖部位建立的学科包括口腔科学、皮肤性病学、眼科学、神经病学、耳鼻喉科学及内分泌学等。按照解剖部位建立学科，可使研究的目标更为集中，自然有利于这些专业的发展。但是这类学科在研究与应

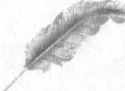

用中特别要注意整体观念,因为局部的病变往往是全身疾病的表现。若只见局部而忽略整体,就会出现认识和处理上的差错。

按病种建立的学科有传染病学、结核病学、肿瘤学、精神病学等。这类学科研究的对象只是一种或一组疾病,这些疾病多涉及多个系统,对其的诊断与治疗又往往需要整合内科、外科、妇科、儿科甚至预防医学等多个学科。这些疾病对社会的危害比较大,有的还需采取隔离措施,因此医学界常常组成专业化的队伍来研究其防治。某一方面的经验积累多了,加以系统化,便成为一个学科。所以这类学科的建立通常是因地制宜的,并无一定之规。这类学科的建立有利于综合各学科的知识与技术,攻克一些严重威胁人类健康的疾病。

临床医学的各个学科对诊断都有所研究,其中有些疾病的诊断需要特殊的设备与技术,而又需要多个学科共同诊断,则可按其检查的手段建立学科,在中国这类学科称为辅助学科,也称医技科室,主要的有临床病理学、检验学、放射诊断学、放射性核素及超声诊断学等。其中病理学和检验医学又称桥梁学科,这是强调它们对于基础医学和临床医学都有重要意义。

2. 外科学的发展　　在医学史上,20世纪可以被看作是外科的世纪。随着病理解剖学、麻醉学和无菌术的发展,与外科有重要联系的许多进步蜂拥而至。从19世纪下半叶起,外科医生将其注意力从肿瘤和感染转向阻塞或狭窄,最为重要的是消化道、呼吸道和泌尿道的狭窄。这些阻塞可以经造瘘和切开而缓解甚至治愈。这种新的手术包括气管切开术以及对肿瘤所致肠梗阻的姑息术。随着直肠癌的根治、疝的根除以及对急性阑尾炎和慢性结肠炎症的治疗等多种新方法的出现,腹部外科也有了发展。

除了医学本身的进步之外,现实需求也推动了外科手术技术的进步。两次世界大战给人类带来巨大的灾难,各种先进武器造成的伤亡也促进了外科技术的发展。外科医生需要处理各种复杂、严重的创伤,在实践中摸索出了多种处理复合骨折的方法,这也推动了整形外科的发展。大型手术对输血的需求也促成了血液库和血浆库的兴建。1938年西班牙内战时期发明了储存血液的技术以及通过输液瓶间接将血液输注给病人的技术。这些技术在第二次世界大战中得到完善,输血技术至此变得安全起来。药物学的进步也为外科手术提供了保障。磺胺类药、青霉素等一系列抗菌药的发现和制造为外科学的发展开辟了一个新时代。有了抗菌药,以前存在很大感染风险的病例也可以通过外科手术得以治疗。

20世纪50年代,外科学进入新的迅速发展时期。各种新技术在外科学中得以应用,外科治疗也从以切除为主转向关注重建。20世纪中期的低温麻醉和体外循环技术为心脏直视手术开辟了道路。20世纪60年代,显微外科技术的发展推动了创伤、整复和器官移植外科的前进。70年代以后外科疾病的诊断和治疗更是有了显著进步,超声、核素扫描、扫描CT、MRI、数字减影血管造影、正电子发射断层显像等检查和影像三维重建技术不仅可以准确地确定病变的部位,还能帮助确定病变的性质。对免疫排斥的研究解决了器官移植的一大技术障碍。1954年,美国外科医生穆雷(J. Murray,1919—2012年)在波士顿的一对同卵双胞胎之间进行的肾移植获得了成功,病人的健康状况得到改善,并存活了8年,这是人类首例器官移植成功的案例。外科医生开发了许多技术,以控制和重建心、肺、肾和体液平衡的功能。1959年首例人工器官移植手术成功实现,瑞典医生森宁(A. Senning,1915—2000年)将一台心脏起搏器移植入病人体内。20世纪60年代以后,医学界陆续发现了许多有临床实效的免疫抑制药物,使得器官移植取得重大突破,器官移植的种类也越来越多,肾移植、肝移植、肺移植、心脏移植等在多个国家开展起来。近年来,微创外科学开始兴起,1987年法国医生莫雷(P. Mouret,1950年—)在做腹腔镜胆囊切除术时第一次完成微创手术,自此微创外科技术快速发展,也成为21世纪外科发展的主要方向之一。

3. 循证医学的兴起　　随着人类社会的发展,要求人们在医学实践中不能单凭临床经验或过时和不够完善的理论知识处理问题,而必须遵循科学原则和依据处理医学的问题。1971年,

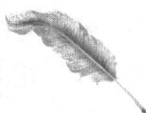

英国医生科克伦（A. Cochrane，1909—1988年）提出："由于资源终将有限，因此应该使用已被恰当证明有明显效果的医疗保健措施。"后来他进一步提出："应根据特定病种与疗法，将所有相关的随机对照试验联合起来进行综合分析，并随着新的临床试验的出现不断更新，以便得出更为可靠的结论。"在此基础上，加拿大学者萨克特（D. Sackett，1934—2015年）于1992年提出了循证医学（evidence-based medicine，EBM）的概念，即遵循证据的医学。

中国循证医学中心（中国Cochrane中心）自1996年7月正式在华西医科大学附属第一医院（今四川大学华西医院）开始筹建，1997年7月获卫生部的认可，1999年3月31日经国际循证医学协作网指导委员会正式批准注册成为国际循证医学协作网的第十四个中心。

4. 康复医学 康复医学是20世纪中期出现的一个新的概念。体育疗法是现代康复医学的重要内容和手段。康复医学是为了康复的目的而应用有关功能障碍的预防、诊断和评估、治疗、训练和处理的一门医学学科。在现代医学体系中，已把预防、医疗、康复相互联系，组成一个统一体。康复医学起始于第二次世界大战之后，原以残疾人为主要服务对象。第二次世界大战导致了大量伤员的出现。为使伤员尽快返回前线，康复工作者在物理医学的基础上采用多学科综合应用的康复治疗，如物理治疗、心理治疗、作业治疗、语言治疗，以及使用假肢和矫形支具装备等，大大提高了伤员的康复效果。20世纪70年代以后，康复医学在医疗、科研、教育等方面有了快速发展。世界各地先后建立了集运动治疗、作业治疗、语言治疗、心理治疗、康复医学工程为一体的大规模康复中心。社区康复新途径的提出，使康复服务的范围更广了。1970年国际康复医学学会（International Rehabilitation Medicine Association，IRMA）成立，促进了世界范围内的康复工作者的交流。

中国的康复医学事业虽然起步较晚，但发展很快。中国残疾人的康复工作始于20世纪50年代，以伤残军人疗养院、康复医院及荣军疗养院等为载体。中国康复事业的蓬勃兴起是在20世纪80年代以后，并开始从原先的经验医学转向循证医学。1984年3月，中国残疾人福利基金会成立。与此同时，经国务院批准，中国康复研究中心开始筹建。1986年4月，中国残疾人福利基金会康复协会（后改名为"中国残疾人康复协会"）成立。1988年3月，中国残疾人联合会成立，同年10月中国康复研究中心成立。在中央和地方各级部门的领导下，从白内障复明、小儿麻痹矫治、聋儿语训的"三项康复"，扩展到低视力康复、精神病防治和康复、智力残疾康复以及社区康复工作、残疾人用品用具供应服务等，再到以健全和完善康复医疗服务体系，加强康复医疗人才培养和队伍建设，提高康复医疗的服务能力，以创新康复医疗服务模式为主，我国的康复医学得到快速发展，康复医疗服务能力稳步提升，服务方式更加多元化，康复医疗服务领域不断拓展。

（三）预防医学

预防医学是医学的重要分支，但它成为现代医学相对独立的组成部分只有100多年的历史。从19世纪开始，预防医学和保障健康的医学决策已逐渐成为部分西方国家立法和行政的问题。一些先进的社会事业家开始从事对工人阶级的社会调查，促成卫生设施的配备。他们搜集并公布了关于工人阶级生活和工作状况的真实材料，同时也开展了环境卫生学以及流行病方面的工作。英国于1818年设立卫生总务部，颁布了一些预防疾病的法令。1856年在英国大学第一次开设了公共卫生课程，使预防医学从医学中独立出来，建立起一套比较完整的理论和方法，使公共卫生成为一门新兴的学科。从这一阶段开始，预防医学进入了以环境卫生为主的阶段。上述两个阶段也可称为预防医学上的第一次革命，或称卫生保健上的第一次革命，其主要目标是防治急、慢性传染病和寄生虫病。

19世纪末20世纪初，病原微生物和寄生虫的发现，病因-环境-宿主疾病流行模式的建立，以及维生素等必需营养成分的阐明，为传染病、流行病和营养缺乏病的防治奠定了科学基

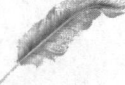

础。20世纪上半叶,人们认识到疾病的发生、发展是破坏了宿主、环境和疾病三者之间的相互平衡,因此在改善环境的同时,还要保护宿主,控制病因。由于免疫、杀菌、灭虫等技术的进步,广泛开展预防接种、疫源地消毒、消灭病媒昆虫、传染病病人隔离等措施,明显地降低了传染病的发病率和死亡率。同时,通过定期体检,能早期发现、早期诊断疾病。由于对营养缺乏病的认识加深,并防治得法,降低了各种疾病和营养不良的病死率,从而提高了个人和人群的健康水平。这一阶段预防医学的主题是个人预防。

在近代,人口在全世界的流动比古代要频繁得多,传染性疾病也更容易跨地区、跨国家传播,这对人类造成巨大的威胁。在19世纪后半期,一些发达国家,如英国、法国、美国等陆续建立起卫生检疫制度。在这些国家内部,卫生行政机构也纷纷建立起来并逐步完善。在20世纪,卫生检疫制度在全球各个国家和地区建立并发展起来。尽管对很多疾病人类目前仍未有彻底的治疗方法,但是卫生机构和检疫制度使得这些疾病对人类的影响受到部分的控制。世界卫生组织(World Health Organization,WHO)成立以后,它致力于在全球进行医疗卫生的普及和疾病的防治,特别是对落后国家和地区提供大量帮助,对人类防控疾病和瘟疫做出了巨大贡献。人类在20世纪70年代消灭了天花,脊髓灰质炎、麻风病等在全球绝大多数国家和地区也被消灭。

20世纪50年代初,随着药物学的进步和多种疫苗的研制成功,许多疾病特别是烈性传染病得到了控制,人类的疾病谱构成发生改变,心脏病、脑血管病、恶性肿瘤和意外伤亡(车祸、自杀等)成为主要死因。这些疾病的特点是不可逆转,由多因引起,老年人多见,病程较长,不易根治且用传统的药物和手术等方法疗效不佳,用对付急、慢性传染病的办法对它们难以奏效。概括起来,这些疾病主要是由饮食、行为习惯和环境(以社会环境为主)不良所致,多数属于生活方式引起的疾病,单纯用生物医学手段难以解决,必须用社会、心理和行为等措施,并动员社会上的各种力量才能有效防治。预防医学的重点就从医学(生物)预防进入社会预防阶段。这是人们的认知从生物层次深入到社会层次,从分析到综合、又从综合到系统认识的飞跃。这次改变被称作是预防医学的第二次革命,或称卫生保健的第二次革命。

20世纪70年代以后,预防医学又出现了新的发展重点,这就是社区预防。随着疾病谱的改变,生活方式类疾病和地方性疾病在现代疾病谱中的地位日益突出,新的烈性传染病的暴发对人类社会带来巨大冲击。通过社区预防,人们加深了对这些疾病特征的认识和防治手段的了解,从而降低了发病率。这是预防医学第二次革命的深入发展。

(四)军事医学与法医学

1. 军事医学 军事医学是运用一般医学原理和技术,研究军队平时和战时特有的卫生保障的科学。其成果通过卫生勤务的实施,以维护部队健康,提高野战医疗及防疫水平,巩固与增强部队的战斗力。因此,军事医学实际上包含了临床医学和预防医学两方面的内容。

在古代,各个国家的军队中就有卫生组织和医生为官兵医伤治病,但在很长时期内军事医学处于经验医学阶段,19世纪以后才上升为科学的军事医学。现代军队在作战和训练中常常遇到许多社会上少见的医学问题,需要专门研究,这就促进了军事医学的发展。军事医学实践的效果主要取决于两个因素:医生所掌握的医学知识和军队救治受伤士兵的组织机构。就组织机构而言,到19世纪末,世界上主要大国的军队中已基本上建立起现代军队卫勤体系的初始形态。而在19世纪初期,世界上没有任何一个国家的军队中有这样完备的卫勤体系。在20世纪前半期,这样的卫勤体系又继续完善,摩托化后送方式极大地缩短了伤员后送时间,使伤死率大大降低。

20世纪人类经历了两次世界大战。第一次世界大战战场上大约死亡1000万人,伤2000万人;第二次世界大战战场上大约死亡4000万人,伤5000万人。这两次世界大战无疑给人类造成极大的灾难，但另一方面，战争又使得外科尤其是战伤外科有了较大的发展。在此基础上，为战争服务的军事医学逐渐变得成熟起来。

军事医学的发展动力主要来自于战争的需要。常规武器的发展和新式武器的出现，产生了性质或程度不同于以往的创伤，需要研究治疗和防护的方法，提高救治率。例如，弹速增快，加重了伤情；集束弹导致多处伤；普遍使用燃烧弹造成大批严重烧伤；核武器扩大了杀伤范围，增加了辐射损伤和复合伤；出现了强毒性的神经毒剂伤和传染性生物战剂等。军事装备的改进，对操纵人员提出了特殊的体格和心理上的要求，需要从医学上研究选拔这类兵员的特殊条件，以便更好地掌握新式武器和装备。战争规模的扩大，有更多的重伤员需要快速后送，要求大力研究战伤病理学和战伤外科学，实施最合理的阶梯治疗，使伤死率降到最低。野战的特殊条件，要求研制轻便、适用、便于携带的医疗技术设备，以适应部队机动作战的需要。由于军种、兵种增多，军事作业种类、强度不同，需要解决各种不同的营养标准与战时应急口粮、野战饮水卫生等问题。

19世纪以后，医学与科学技术的发展为军事医学的迅速发展创造了条件。19世纪以前人们对细菌学的知识了解极少，缺乏预防战伤感染和传染病的有效办法。这些疾病不但病死率高，而且因疫病流行而影响军事任务的完成。20世纪初，虽然牛痘疫苗、霍乱疫苗、伤寒疫苗已广为使用，也有了奎宁防治疟疾，但在战争中传染病感染的情况依然不少。以后的20多年中，医药学有了极大发展，制成破伤风类毒素，合成了磺胺药、多种抗疟药和杀虫药滴滴涕（DDT），生产了青霉素，研究成功新鲜血液保存技术，倡导对创伤早期清创和延期吻合术，推广了对多发性开放性骨折采取石膏封闭疗法等。第二次世界大战中美军的伤死率降为4.5%，并且几乎消灭了破伤风，控制了虱媒传染病和疟疾，第一次在战争中出现因病死亡人数少于战伤死亡人数的情况。

第二次世界大战后，随着抗生素品种增多，创伤弹道学的知识增加，显微外科的发展，加之直升机等先进后送手段的应用，各种先进的医疗设备也配置在后送直升机和后送汽车中，使伤口感染率、截肢率和伤死率都进一步下降。

中国一贯重视军事医学的建设。建军初期就在红军的卫生学校中设置了战伤外科和部队多发病防治的课程。抗日战争和解放战争时期进一步加强了战伤外科训练。新中国成立后，军事医学有了较快的发展，先后建立了军事医学科学院和几所军医大学，并发展了防原医学、防化医学、高原医学、航空医学、航天医学、海军医学、野战外科学及卫生勤务学等军事医学学科。

2. 法医学 法医学是应用医学及其他自然科学的理论与方法，研究并解决立法、侦查、审判实践中涉及的医学问题的一门科学。法医学为制定法律提供科学依据，为侦查和审判提供客观的实验证据。

法医学的实践和著作最早在中国出现。在《礼记·月令》中记有瞻伤、视折、审断等，可以说是法医学实践的开始。中国最早的法医学著作是南北朝时期徐之才所著的《明冤实录》。真正在法医学历史上产生巨大影响的古代法医学著作是宋慈于1247年写成的《洗冤集录》。他根据历代法医知识和当时的执法经验积累著成此书。《洗冤集录》记有人体解剖、尸体检查、现场检查、某些机械性死因鉴定、尸体腐败征象、影响条件和发展过程以及缢死、溺死的特征，并列举了许多自杀或谋杀的毒物以及有关急救或解毒方法等。该书被翻译为英、德、法、俄、日等19种文字，成为各国审理死伤案件的重要参考书，在世界法医史上产生巨大影响。

近代法医学始于法国外科医生巴累（A. Paré，1510—1590年），他于1575年出版了欧洲第一部法医学著作《报告的编写及尸体防腐法》。意大利医生查克其亚（P. Zacchia）在1621年编著的《法医学问题》（*Quaestiones Medicolegales*）一书中第一次为法医学这个学科命名（medicolegales）。该书主要涉及的问题有年龄、妊娠、分娩中死亡原因、子女与双亲的相似

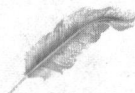

性、精神损害、毒物与中毒、诈病、传染病、创伤、致残及医疗过失等。查克其亚被称作"欧洲法医学之父"。

随着法医学的发展,法医学教育开始兴起。德国莱比锡大学米歇里斯(J. Michaelis)自1650年开始首次在大学开办法医学讲座。1785年布拉格大学医学系首设法医学教授的职位,这是对该学科予以承认的标志。1795年,巴黎卫生学校设立了法医学专业,制定了教学计划,有了法医学教科书,从此法医学在大学教育中有了自己的学科和专业。

在中国,1912年中华民国政府颁布的《刑事诉讼律》第120条和第121条规定准许解剖尸体,在中国的法律上为首次。1913年颁布的《解剖规则》中规定警官及检察官对于那些不通过解剖就无法确定致死原因的尸体,可以指派医士执行解剖。法律允许尸体解剖是中国古代法医学与现代法医学的分水岭,也成为现代法医学发展的重要基础。

1915年北京医学专门学校开设了法医学课程,这是中国大学中最早的法医学教育。1934年中国第一部法医学杂志《法医月刊》创刊。新中国成立后,卫生部在20世纪50年代和90年代两次颁发了《解剖尸体规则》,规范了法医学尸体解剖的对象、目的和原则。20世纪50年代初,南京大学医学院和中国医科大学先后开办了法医学师资进修班,为各高等医学院校开设法医学培养了师资人才。1979年,中国部分医学院招收法医学本科生。1985年,国家决定在医学院校增设法医学必修课。1985年10月中国法医学会成立,并于1986年创刊《中国法医学杂志》。

二、医学的社会体系

现代医学由于其实践性,它的发展和发挥作用与政府、社会、人密不可分,医学也是一种社会建制。医学不仅仅与知识和实践、治疗和护理有关,还与权利紧密相连。无论是在战争年代还是和平时期,医学都涉及医生、病人的权利,以及政府、医学团体、保险公司、制药公司等机构的权利或职能。因此,医学在科学体系之外,还有其社会体系。

(一)医学会的建立

医学会脱胎于欧洲中世纪以来的行业协会,医学会对行业内部人员规范其行为,对外则保护行业的利益。19世纪,欧洲和北美各国建立起各自的医学会、内科及外科医师学会、药剂师学会和护士学会。这种医学行业协会模式在19世纪末20世纪初被移植到世界其他国家和地区,如中国护士组织联合会(中华护理学会的前身)、中华医学会均在20世纪前20年建立,其中医学会又按地区或学科设立分会。1887年英国解剖学会成立,1903年国际解剖学家联合会(International Federation of Associations of Anatomists)成立。1889年第一届国际生理学大会会议有18个国家的124名代表参加,1968年则有来自51个国家的4300名代表参加。20世纪70年代,许多神经科学协会建立并组织年会。医学会或各学科分会创办学术刊物,定期召开学术会议,为医学行业提供学术交流和知识传播的渠道。19世纪到20世纪各国都有很多自己的医学杂志刊行。1913年的调查显示各国的杂志数量为:德国461种、美国630种、英国152种、法国268种、意大利75种、西班牙29种。在中国,19世纪末博医会创办《博医会报》,1915年中华医学会成立后创办《中华医学杂志》等期刊。另外,美国各州医学会还推动医学界在应付医疗事故的诉讼中联合起来,以维护开业医生的利益。20世纪医学会的模式和对医学职业的影响相较19世纪并无太大变化,但其覆盖范围扩展了,到20世纪后期世界上大多数国家和地区都在这样的模式下开展职业活动。

医学会举办的学术会议和创办的学术期刊也改变了医生积累医学知识和临床经验的方式,

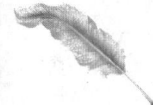

特别是医生报告疑难病例，同行之间相互学习并积累经验，促进了临床医学的进步。医生每天都会面临这样一些医学难题：对于某些疾病或者症状，现代医学并没有直接的、在实验室和临床都得到验证的有效疗法，而医生的职业道德也不允许他们对此置之不理，临床医生只能凭借自己的行医经验对症给出治疗方案。医生本人的经验和技术水平对诊疗的效果极为重要，但医生也需要为此承担风险。医学界借鉴了社会问题的解决方式：集体决策。他们召开专门的会议，针对当下临床医学领域比较有争议的问题或诊疗手段，召集各个具体领域有声望的专家进行商讨，并最终达成临床共识，对临床医生的临床诊疗给出指导性意见。20世纪70年代，美国国立卫生研究院（National Institutes of Health，NIH）开始尝试制定临床共识。在此后30年里，NIH举办了148场专家共识会议，多数会议都发布临床共识。这种做法被国际上众多医学职业团体和卫生行政部门所借鉴，在借鉴NIH做法的同时，也考虑到临床共识的实用性，因而在制定临床共识的时候，除了其科学性，还考虑了临床共识所涉及的法律、伦理问题以及经济上的花费。中国在20世纪80年代开始制定临床共识文件，主要由当时的卫生部医管司来负责制定，国家中医药管理局也对中医、中药以及中西医结合在临床中的应用制定了一些临床共识。在医学职业团体方面，中华医学会、中华中医药学会也组织医学专家和临床医生制定了部分临床共识。其内容参考了美国NIH的临床共识，并根据中国的法律、经济和卫生资源、技术的现实加以调整。这样制定的临床共识文件作为临床指南（亦称诊疗指南），以在临床诊疗中供医生参考。

（二）卫生行政机构和立法

19世纪欧洲和北美各国已建立起系统的卫生行政机构，但受自由主义影响，欧美卫生行政机构在19世纪的主要任务是组织公共卫生事务和卫生检疫。19世纪后期，欧美各国试图通过立法提升医生的准入标准。1858年英国通过《医疗法案》，为具有资格的医生设立了唯一的注册机构，但是法案没有禁止无资格行医者的行医行为。美国由于州权较大，各州对于医疗执照的法规并不一致，到1900年每个州都有了不同类型的医疗注册法。第一次世界大战后，英国成立新的卫生部来发展社会医学，重建医疗卫生服务体系并管理公共卫生事务。苏联建立了自己的卫生行政体系，卫生行政机构对医疗服务的掌控要更严格。中华民国也在内政部下设卫生署，并短暂地设立过卫生部。第二次世界大战后，新独立的国家纷纷建立起自己的卫生行政体系，多数国家也通过立法来规范医疗行为。新中国成立后，我国现代医学行政体系完整地建立并发展起来。

由于各国文化和宗教的影响，针对人体解剖的立法是较为敏感的事。从19世纪中期各国开始了对尸体来源和解剖尸体的立法。1832年英国颁布《解剖法案》，1865年美国内战结束后，大多数州也对解剖进行了立法，欧洲大多数国家在19世纪后期颁布了相关法律。中国在1912年颁布人体解剖的法令，日本则直到1983年才有法案规范人体解剖。

20世纪中后期，随着现代医学的发展，针对特定医学技术实施的立法也在各国陆续出现。1979年，西班牙通过了《西班牙摘取与移植法案》，这是全球最早的国家层面器官移植立法。许多国家在之后也陆续制定了相关法律和法规，中国在2007年由国务院发布《人体器官移植条例》。各国也针对辅助生殖技术的实施进行立法，去解决人类辅助生殖技术的实施、胚胎的法律地位、代孕以及由此产生的婴儿的法律地位等一系列法律问题。2001年卫生部发布《人类辅助生殖技术管理办法》，2003年卫生部又颁布了修订后的《人类辅助生殖技术规范》等行政法规。

在国际合作上，1907年，国际公共卫生办公室在巴黎成立，具有稳定的秘书处和由成员国政府的高级公共卫生官员组成的稳定的委员会。第一次世界大战后成立的国际联盟设立卫生组织，总部设在瑞士的日内瓦。它推动了国际卫生公约的发展，如在1926年将天花和斑疹伤

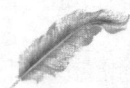

寒的预防纳入国际卫生公约中，1935年航空国际卫生公约生效。第二次世界大战爆发后，国际联盟不复存在，其卫生组织也停止活动。第二次世界大战结束后，经联合国经济及社会理事会决定，1946年7月在纽约举行的国际卫生会议上，64个与会国家代表签署了《世界卫生组织组织法》。1948年4月7日，世界卫生组织宣告成立，总部设在日内瓦。世界卫生组织的宗旨是使全世界人民获得尽可能高水平的健康。世界卫生组织的主要职能包括：促进流行病和地方病的防治，提供和改进公共卫生、疾病医疗和有关事项的教学与训练，推动确定生物制品的国际标准。

（三）医疗保险制度

现代医疗保险制度开始于19世纪后期。随着垄断资本主义的兴起，帝国主义国家对内奉行家长主义。帝国主义国家之间的竞争使得政治家意识到人民健康是使国家强大的基础，德国在1880年开始建立医疗保险。英国在19世纪末学习德国发展社会福利，医疗保险制度覆盖至所有工人阶级，于1911年设置了为工人提供的国家卫生保险。第二次世界大战以后，该保险发展成为了国家医疗服务体系（National Health Service，NHS）。20世纪前期，欧洲多个国家相继建立起医疗保险制度并为此立法。1927年，国际劳工组织通过《工商业工人及家庭佣工疾病保险公约》和《农业工人疾病保险公约》，分别要求在工商业和农业领域实行强制疾病保险制度。1944年，国际劳工组织通过了《医疗建议书》，呼吁各国政府满足公民对医疗服务和设施的需要。这项建议表达了医疗社会保险的新观念，即综合、普遍地保护健康。苏联在20世纪30年代建立起政府主导的医疗保险系统，在同一时期美国则发展起商业医疗保险。1940年前后，美国的医生组织开始组建自己的保险系统以覆盖院外治疗。到1965年，美国又建立起覆盖老年人和贫困人口的医疗照顾和医疗救助这两个政府主导的保险系统。医疗保险制度在第二次世界大战以后的第三世界国家也以不同的形式建立起来。但是每一种医疗保险制度都有缺陷，个人医疗负担过重或者医疗保险资金紧张的问题困扰着很多国家，如何在整体上控制医疗费用上涨并有效地满足人们的医疗需求仍是各个国家目前面临的一个难题。

（四）医院与医生的社会地位

医院在诞生之初，并不像现在一样在社会中那么重要。最初的医院是为无家可归的人提供庇护和治疗的场所，众多患不同疾病的病人挤在一间病房里，医院的院内感染非常普遍。在过去几个世纪里，医院改变了性质，从简陋的茅屋发展成现代、先进的医疗机构，在社会上愈来愈引人注目。一个地区的整体医疗水平如何，与这个地区建制完备的医院的数量以及医院床位的数量有密切关系。

在现代医疗中，实验室检查和其他各种检查手段必不可少，只有医院才能提供这些检查。随着医学技术的发展和医院的建设，医疗空间已经从病人家里转移到医院。这也导致了另外一个问题，那就是医疗费用的上涨。在许多国家，医疗费用呈现出飞涨的状况。不同的国家对医疗费用的上涨采用不同的应对手段。美国商业医疗保险发达，商业医疗保险在人们的生活中必不可少，英国则选择建立国家医疗服务体系（NHS），欧洲的很多国家也通过政府提供医疗保障来维持医疗行业的运行。以英国为例，第二次世界大战使英国的医院组织发生转化，在战争期间大量平民受伤，政府不得不向平民准备医疗站，以便照料这些伤员。英国政府颁布应急方案，规定所有医院都有照料伤病员的任务，这些医院因此而可以得到补偿。这个方案带来了两个结果：医院开始依靠政府拨款，并在国家计划方案内医院与医院之间更好地协调与合作。在NHS建立之初，英国有900余所私人医院，后来它们中的大多数以房屋自有和土地国有的方式被吸收进NHS。

第二次世界大战之后医院逐渐发展成为现在的样子。在全世界大多数国家里，医院都是现代化医疗服务的场所,为病人提供现代化的医学诊治。高技术、干预性的治疗也要求许多不同学科之间进行密切的配合,而医院集聚了不同科室的专科医生,这为治疗许多复杂的疾病提供了方便。医院在当今社会中发挥着重要的作用,当然,它也因医疗费用和过度医疗等行为而招致众多批评。

在现代社会,医生是一个具有较高社会地位的职业,尽管在不同的国家医生的社会地位存在差别。在20世纪,随着外科学的进步,外科医生在医学界受到重视,而不再像之前的几个世纪那样在社会地位上远低于内科医生。随着医学分科的发展,不同学科的医生有各自的专业领域。医疗费用上涨的一个重要原因便是医生开支的上涨,因为医生的收入在大多数国家中处于比较高的水平。在现代社会中,医生这个职业的形象也比较复杂,尽管社会对医生这个行业有复杂的看法和众多批判,但医生在社会中的地位和重要性仍毋庸置疑。

(五)现代医学教育的发展

欧洲的现代医学教育奠基于19世纪。法国、英国和德国的医学院校吸引了来自欧美各国的学生。他们学习最新的医学知识,还掌握各种新颖的医疗设备和技术。在19世纪,美国的医学教育相对混乱。20世纪初,教育学家弗莱克斯纳受洛克菲勒基金会的委托,对美国的医学教育进行考察,并于1910年提交了《弗莱克斯纳报告》。报告分析了美国医学教育存在的弊端,并提出了改进意见。这份报告对美国的医学教育产生深远的影响。到20世纪20年代,美国医学教育的基本模式建立起来。医学院一般隶属于综合大学,并有自己的附属医院或教学医院。医学生要至少花两年时间修医学预科以达到本科大学水平,在医学院的学习包括2年的基础课、2年的临床课和1年的实习期。之后,美国的医学教育逐渐发展为在本科科学学位的基础上加4年医学教育、3年住院医师培训再加3年专科培训的模式,这使美国的医学教育水平得到巨大提高。而在欧洲和苏联,医学教育从本科就开始了,各国学制不尽相同,有4~8年,以培养不同层次的医学人才。20世纪初,随着西医传播到西方以外的世界,各地也建立起水平参差不齐的医学院。随着第二次世界大战后民族独立运动,各国的医学教育体系或发展或崩塌,但总体上现代医学教育覆盖了世界上绝大多数国家和地区。20世纪后期,医学教育的一个突出变化是医学院对医学研究投入更大热情,院校更偏重于科研而轻视教学,学生的培养目标变成医学研究人员而非临床医生。1993年,英国医学总会提出了一个医学教育的指导性文件——《明天的医生》。该文件强调本科医学课程既应当包括适于培养一个普通医生的核心内容,又应当在教育上有益于未来医生个人的发展。对现代医学教育特别是课程设置上的讨论,在很多国家仍是争论不休的话题。

(六)医学伦理学的发展

20世纪医学一个显著的特点是现代医学伦理学的建立。医学伦理学对医疗实践起到指导作用。古希腊的《希波克拉底誓词》是西方医学伦理学最早的论述,18—19世纪西方医学伦理以人道主义为核心,英国学者格里高利(J. Gregory,1724—1773年)在《关于医生的职责和资格的演讲》中强调应将对医生的道德判断建立在道德哲学的基础上,为近代医学伦理学提供了道德哲学的基础。18世纪末,英国医学家波次瓦尔(T. Percival,1740—1804年)出版了《医学法学》,之后向医生、律师和普通公众征求意见,并补充修改,于1803年再版时更名为《医学伦理学》。这是世界上第一部以医学伦理学为主题的著作。德国学者胡弗兰德(Hufeland,1762—1836年)在《医德十二篇》中对行医的目的、处理医患关系和同行关系的方法提出了具体的要求。1847年,美国医学会成立后,以波次瓦尔的著作为基础颁布了《医德教育标准和医德守则》。1863年国际红十字会成立并制定《日内瓦国际红十字会公约》,对战争中医护人员如何救护战地伤员做出明确规定。

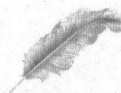

第二次世界大战期间，日本和德国法西斯实施的各种反人类的人体实验以及用毒气大规模屠杀战俘和平民的行为严重践踏了人道主义的伦理原则。1946年在纽伦堡审判的基础上制定和发表了《纽伦堡法典》。该法典为医学人体实验制定了国际基本原则，"一是必须有利于社会，二是应该符合伦理道德和法律"。世界医学会于1947年成立，于1948年制定《日内瓦宣言》，1949年制定《国际医德守则》，明确了医生的行为准则。1964年制定《赫尔辛基宣言》，强调做人体实验时必须获得知情同意。此外，世界医学会还有其他一些宣言从不同方面提出医生所要遵守的伦理准则，这些宣言都强调医生应具备高尚的品格并符合医学伦理。

20世纪中后期，随着医学技术的发展特别是器官移植技术、基因技术、人类辅助生殖技术的发展和在医学领域的应用，医学面临着一系列新的伦理难题的挑战，探讨这些问题的解决办法成为规范和引导科学技术创新、研发和应用的基础。在此背景下医学伦理学发展到生命伦理学阶段。生命伦理学围绕人类生死和健康问题展开的生命神圣性与生命质量的关系、生命价值与社会价值的关系等形成其基本理论问题。在临床、科研和卫生决策中关于新技术的使用与禁止、死亡标准、医疗卫生资源的分配等形成生命伦理学的基本应用问题。生命伦理学对所涉及的各个方面进行权衡，找寻现实问题的解决办法。20世纪末，克隆技术的出现引发了人们对动物克隆技术的争论。2005年联合国通过声明要求成员国采取一切必要手段禁止所有形式的人的克隆。生命伦理学与医学新技术的发展和应用密切相关，规范着新技术的研究和临床应用，同时也随着各种高新技术的出现面临新的难题，因而受到全社会的广泛关注。

第三节　对生命和疾病认识的深化

一、疫苗研究与接种

20世纪之前已经存在针对天花和狂犬病的疫苗。20世纪上半叶，随着新的病原微生物的发现和免疫学的进步，科学家广泛研究疫苗来对抗各类感染性疾病，白喉、肺结核、破伤风、脊髓灰质炎、百日咳、黄热病和其他主要传染病的疫苗相继研发成功。

白喉是一种专门感染儿童的致死性传染病，在喉咙内形成一层坚韧的膜，引发呼吸问题，往往会导致死亡，曾夺走数百万人的生命。1890年德国生理学家贝林发现白喉的致病细菌白喉棒状杆菌会产生白喉毒素，人体免疫系统通过一种能中和毒素的特殊抗体——抗毒素做出反应。19世纪90年代贝林团队从马的身上提取抗毒素治疗白喉，后来贝林发明了白喉TAT组合注射疫苗。它包含适量的毒素用于刺激免疫系统，并有足够的抗毒素用于防止毒素引发疾病。1923年法国兽医加斯东（R. Gaston）发现福尔马林会改变白喉毒素，在没有注射抗毒素的情况下，它消除了白喉毒素的毒性，但仍可触发免疫。加斯东还将福尔马林应用于破伤风，发明了类毒素疫苗。

1904年，法国巴斯德研究所的两位科学家卡尔梅特（L.C.A. Calmatte, 1863—1933年）和介兰（Guerin）用人工减毒疫苗的思维，将从牛身上分离出的结核分枝杆菌菌株在5%甘油、胆汁、马铃薯培养基上进行培养，每隔2~3周移植一次（称为一代）。移植230次以后，这个菌株的毒力已经完全消失。他们得到了完全失去毒性的病原菌，即病原菌已经完全失去了传染力和毒性。经过十几年的实验，他们于1921年成功培养了可用于人接种的预防结核病的疫苗，即卡介苗。

脊髓灰质炎疫苗是人类疫苗研究的一项重要成就。1910年美国纽约洛克菲勒医学研究所所长弗莱克斯纳（S. Flexner, 1863—1946年）研究证明，含有失活脊髓灰质炎病毒的疫苗可能会

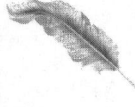

触发人体产生天然抗体，从而产生免疫力。科学家开始研制脊髓灰质炎疫苗的试验。但 20 世纪 30 年代中期美国重要的两项疫苗试验失败，并导致许多儿童死亡或瘫痪。科学家发现脊髓灰质炎病毒不止有一种，这可能是造成之前疫苗试验失败的原因。1949—1951 年，科学家进行了大规模的脊髓灰质炎病毒归类项目，最终，将接受测试的 196 种脊髓灰质炎病毒株归为三种类别。另外，1948 年，恩德斯（J. Enders）在非神经组织中成功培养和繁殖了脊髓灰质炎病毒，使得研究者能够更好地观察被脊髓灰质炎病毒感染的细胞内部发生了什么变化，并且能够安全地培养出足够的脊髓灰质炎病毒，批量生产疫苗因此有了可能。在这些成果的基础上，美国科学家索尔克（J.E. Salk）团队在猴睾丸和肾细胞转瓶培养中增殖了大量病毒并开展了甲醛灭活动力学的研究。索尔克得出结论，如果过滤去除掉聚集的病毒，就可以将脊髓灰质炎病毒以稳定的一级速率灭活。如果持续时间足够长，就可以完全杀死病毒。1954 年，索尔克成功研制出脊髓灰质炎灭活疫苗，并通过注射的方式接种。1957 年，辛辛那提大学的萨宾（A. Sabin）教授团队研究出口服减毒脊髓灰质炎疫苗。自从脊髓灰质炎疫苗研制成功以后，脊髓灰质炎得到了有效的控制，全球的小儿麻痹症发病率逐年下降。

中国的科学家也开始行动。1957 年，顾方舟带领研究团队，在中国开始自主研发脊髓灰质炎疫苗。根据中国当时的国情和经济基础，顾方舟选择了成本较低的减毒活疫苗，在云南荒山上建立起实验基地，于 1960 年夏天生产出第一批疫苗。为了方便疫苗的储存和运输，顾方舟将疫苗制成糖丸，再把冷冻的糖丸放在保温瓶中，送往全国各地。从此，我国的脊髓灰质炎发病率逐年下降。2000 年 10 月，世界卫生组织证实，中国成为无脊髓灰质炎国家。

二、维生素的发现与对病因认识的深化

维生素的发现是 20 世纪医学发展的重大成就。历史上早就有对各种维生素缺乏症的描述和记载。例如，公元 7 世纪我国的《巢氏病源》一书记载了"雀目"症，《备急千金要方》中记述用猪肝治疗夜盲。脚气病是以大米为主要食物的地区的常见病。在孙思邈所著的《备急千金要方》中，已知道用谷白皮（米糠水）治脚气病。18 世纪中叶，苏格兰医生林德（J. Lind, 1716—1794 年）已发现食用柑橘和柠檬能治疗航海船员经常发生的坏血病（维生素 C 缺乏症）。一个世纪以后，1891 年，日本海军高木兼宽将军由于让他的船队从单调地吃大米改为更多样的膳食而避免了脚气病的发生。20 世纪初，由于生理学和生物化学的进步，人们已经知道蛋白质形成细胞组织，碳水化合物和脂肪供给人体所消耗的能量，矿物质形成骨骼，认为这四种物质是维持生命的必需物质。但是，1888 年兰宁（W. J. Lunin, 1854—1937 年）指出，仅仅喂酪蛋白、乳脂、乳糖及乳渣不能使实验中的小白鼠生长，而且小白鼠在几个星期后死亡，然而，当时无人相信这一看法。维生素不仅是维持机体健全所必需的一类低分子有机化合物，而且作为某些系统中的重要组成部分，在机体代谢中起着重要作用。维生素不能在体内合成，必须由食物供给。如果供给不足，人体就会发生坏血病、脚气病、夜盲症及巨红细胞性贫血等维生素缺乏症。

1895 年，艾克曼（C. Eijkman, 1858—1930 年）被荷兰政府委派到荷属东印度的殖民地去调查脚气病的原因。由于当时巴斯德的细菌理论已得到普遍承认，艾克曼设想脚气病也是一种由细菌引起的疾病。他用鸡做实验。由于偶然的原因，饲养人员用精白米喂鸡，结果鸡都得了脚气病。而换用通常的饲料后，鸡的脚气病不治而愈。艾克曼注意到这个情况，亲自做实验。最后证实脚气病是由于吃了去稻壳的精白米引起的。稻壳中有一种可以防止发生脚气病的物质，但是他没有把这种未知物质分离和鉴定出来。

1906 年，英国生物化学家霍普金斯（F. Hopkins, 1861—1947 年）在实验中发现仅用蛋白

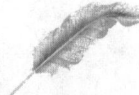

质、碳水化合物和脂肪不能维持生命。1912年他仅用酪蛋白原、蔗糖、淀粉、猪油和盐喂老鼠，不久这些动物即发育停止而死亡。但是如果每天加入少量牛乳喂老鼠，则老鼠发育极好，因此他认为牛奶中存在一种"辅助的食物因子"。艾克曼和霍普金斯的工作确认食物中含有某些对生命必需的微量物质（后来被称为"维生素"）。

从食物中分离出上述微量的物质，是维生素研究的真正开始。1912年，日本的生物化学家铃木岛村和大岳从稻米壳中提取出一种抗脚气病的物质。同年，波兰裔美国化学家冯克（C. Funk，1884—1967年）从一吨稻壳中提炼出了16盎司的结晶粗制品。从酵母中也可以制备出同样的化合物。由于这种化合物被证明是一种胺，冯克就将它命名为生命胺（vitamine）。

1913年，美国化学家麦科勒姆（E. McCollum，1879—1967年）和戴维斯（M. Davis，1887—1967年）在黄油和蛋黄中发现了另一种生命必需的脂溶性微量因子。麦科勒姆把它叫作"脂溶性物A"，而把抗脚气病因子叫作"水溶性物B"。1920年，英国生物化学家德拉蒙德（J. Drummond，1891—1952年）将这两个名词改为维生素A（vitamin A）和维生素B（vitamin B）。

自此，维生素的研究取得巨大进展。1913年麦科勒姆报告用奶油、蛋白质和鱼肝油治愈了眼干燥病。1929年英国生物化学家穆尔（T. Moore，1900—1999年）用含胡萝卜素的食物喂养大鼠，发现肝内贮藏维生素A，由此知道胡萝卜素可以转变为维生素A。1937年美国化学家霍姆斯（H. Holmes）从鱼肝油中得到维生素A的晶体。1938年美国的沃尔德（G. Wald，1906—1997年）证明食物中缺乏维生素A会导致视黄醛供应不足，使视网膜上的视紫红质含量降低，从而造成夜盲。

1930年，人们知道维生素B是一种包含多种成分的复合体，并将其按字母从B_1到B_{14}排列，然而，其中有些后来被证明不属于维生素。另外，还有一些B族维生素是以化学名称来命名的。常见的B族维生素包括维生素B_1、B_2、B_6、B_{12}、泛酸、烟酸、叶酸和生物素等。维生素B_1是艾克曼发现的，缺乏维生素B_1能引起脚气病。1933年，美国化学家威廉斯（R. Williams，1886—1965年）经过20年的艰苦研究，分离出维生素B_1，并阐明了其化学结构。因其含有硫原子，故又称为硫胺。1936年，威廉斯和克莱因（J.K. Cline）合成了硫胺。20世纪初，惠普尔（G. Whipple，1878—1976年）发现促使实验狗制造血红蛋白速度加快的食物是动物肝脏。1926年，波士顿的医生迈诺特（G. Minot，1885—1950年）和墨菲（W. Murphy，1892—1987年）给病人吃动物肝脏，治愈了恶性贫血。1948年，立克斯（E. Rickes）等从肝浓缩液中分离出微量的红色结晶化合物维生素B_{12}。1955年，英国化学家霍奇金（D. Hodgkin，1910—1994年）测定了维生素B_{12}的结构。随后美国的伍德沃德历时11年之久合成了维生素B_{12}。

维生素C又称抗坏血酸。它是第一个被人类研究的维生素。1928年，美国化学家圣乔其（A. Szecnt-Gyorgyi，1893—1986年）从卷心菜中分离出维生素C。1933年，美国匹兹堡大学的金（C. King，1896—1988年）确定了维生素C的结构。维生素C在血液中有抗凝血作用。20世纪70年代，有人报道维生素C能预防和治疗动脉硬化症以及能降低血液中胆固醇含量，并有防治感冒和预防癌症的功效。美国化学家鲍林（L. Pauling，1901—1994年）撰文说明用大量维生素C能防治感冒，于是全世界范围内维生素C的销售量猛增。但也有人提出异议，认为过量服用维生素C会造成贫血，人一旦停用，或仅服用普通剂量，也可能患上维生素C缺乏症。

1913年，美国的麦科勒姆等在鱼肝油中发现了维生素D。1921年麦科勒姆指出，即使食物中缺乏维生素D，但如果经常晒太阳，也不会发生佝偻病。1927年，温道斯（A. Windaus，1876—1959年）推导出麦角甾醇可能是食物中维生素D的前体。次年，温道斯回到哥廷根的实验室，又分离出该维生素的三种形式：两种得自受辐照植物的固醇，他称之为D_1和D_2；一种分离自受辐照的皮肤，他称之为D_3。温道斯还发现维生素D可由甾族化合物的分子被阳光

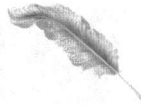

照射破坏一个键后生成，这就为照射法提供了理论根据。

迄今为止被人类发现的常见维生素有 14 种，可分为脂溶性维生素和水溶性维生素两大类。脂溶性维生素有维生素 A、维生素 D、维生素 E、维生素 K；水溶性维生素包括维生素 B_1、维生素 B_2、维生素 B_6、维生素 B_{12}、泛酸、烟酸、生物素、叶酸、胆碱、维生素 C。维生素的发现使人类认识到另外一种与感染性疾病的病因迥异的疾病——营养缺乏性疾病，为消除营养缺乏性疾病奠定了基础，使医学界对疾病发病机制的认识又深化了一步。此外，维生素的发现还促进了营养学的迅速发展，对增强人类体质和增进健康产生了巨大的推动作用。

三、血型的发现与输血

输血的方法早在 18 世纪就已有人研究过，当时是把动物的血输入人体，当然不可能成功。后来有人大胆地在人体之间进行血液输入，有时能获得成功，有时则造成受血者突然死亡。直到 20 世纪初，人类才解决了输血的问题。

1901 年，美籍奥地利人兰德斯坦纳（K. Landsteiner，1868—1943 年）发现了血型，认识到人体存在 3 种不同的血型，即 A 型、O 型和 B 型。1902 年他又发现了 AB 型血型。兰德斯坦纳指出不同血型的人相互输血会造成凝血现象，导致死亡。而 O 型血的人给别人输血，却很少发生凝集现象；AB 型血的人，无论接受 A 型、B 型，还是 O 型人输的血，都不会发生凝血现象；如果 AB 型血的人把血输给 A 型、B 型或 O 型血的人，则都会出现血液凝固现象。由于这一发现，使输血成为一件安全的事情。

最早把兰德斯坦纳的血型理论用于指导临床输血的人是卡雷尔（A. Carrel，1873—1944 年）。1906 年，他曾把输血者的动脉连接在受血者的静脉上，获得了成功。1914 年，其他学者发现在血液凝固时，如果加入柠檬酸钠就可防止血液凝固。由此人们引申出一种新的输血方法——间接输血法，也就是把血抽出注入到容器里，然后加入柠檬酸钠，再把血液输入受血者的体内。柠檬酸钠的抗凝作用解决了血液储藏问题，苏联及美国等国家根据这一原理先后建立了血库。1937 年，列宁格勒输血研究所和美国芝加哥的医院中都有自己的血库。20 世纪 40 年代以后，血库在许多国家普遍建立，通常是向分型的血液内加入柠檬酸钠与葡萄糖的混合物，并在冷藏的条件下保存，以供急用。第二次世界大战中，由于救治伤病员的需要，输血技术被广泛采用。

四、激素的发现与现代内分泌学的发展

内分泌生理学是 20 世纪建立和发展的学科领域，所取得的一系列成果为机体功能调节理论的丰富和发展提供了重要依据。随着现代科学技术的发展和引入，内分泌领域的研究正成为医学科学的前沿领域之一。

（一）激素的发现

内分泌学的建立起源于人体内各种激素的发现与研究。1902 年，英国生理学家贝利斯（W. Bayliss，1860—1924 年）和斯塔林（E. Staling，1866—1927 年）首先从小肠黏膜提取液中发现了一种能够促使胰腺分泌的微量物质，即促胰激素，从此揭开了对这类微量物质研究的序幕，也正是这两位科学家最早采用了"激素"（hormone）一词。

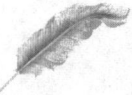

1895年，德国化学家鲍曼（E. Baumann，1846—1896年）发现甲状腺内有一种含碘的有机化合物。1914年，美国的生物化学家肯德尔（E. Kendall，1886—1972年）经过多年的工作，从数吨牛的甲状腺体中分离并提取出0.23克含有65%碘的结晶物质，称之为甲状腺素。不久，甲状腺素的功能也被阐明。1926年，英国生物化学家哈林顿（C. Harington，1897—1972年）进一步分析出它的化学成分是酪氨酸的衍生物。1927年，英国化学家巴杰（G. Barger，1878—1939年）又成功地人工合成了甲状腺素，成为日后临床治疗甲状腺功能降低的有效制剂。

1899年，德国医生梅林（B. Mering，1849—1908年）和俄国出生的同行明可夫斯基（O. Minkowsky，1858—1931年）通过狗的实验，证实胰腺功能的低下与糖尿病密切相关。1909年，法国生理学家梅耶尔（J. Meyer，1878—1934年）将推测的胰腺激素命名为"胰岛素"。1920年，加拿大学者班丁（F. Banting，1891—1941年）在多伦多大学的英籍生理学家麦克劳德（J. Macleod，1876—1935年）的帮助和指导下，与另外两位助手贝斯特（C. Best，1899—1978年）和柯利普（J. Collip，1892—1965年）一起对胰岛素进行了提取、鉴定和制备（图6-6）。此后，又经美国生物化学家艾贝尔（J. Abel，1857—1938年）等人的努力，对胰岛素进行了结晶。20世纪50年代到60年代，人们又对胰岛素进行了氨基酸序列分析和人工合成的研究工作。1945年，英国的生物化学家桑格（F. Sanger，1918—2013年）等人开始研究胰岛素的化学结构。经过10年的努力，1955年完成了胰岛素所含51个氨基酸的序列分析。在胰岛素化学结构确定以后的10年中，各国科学家都开始致力于人工合成的工作。从1958年到1965年，中国科学家经过8年的艰苦工作，终于第一个成功地人工合成了牛胰岛素。

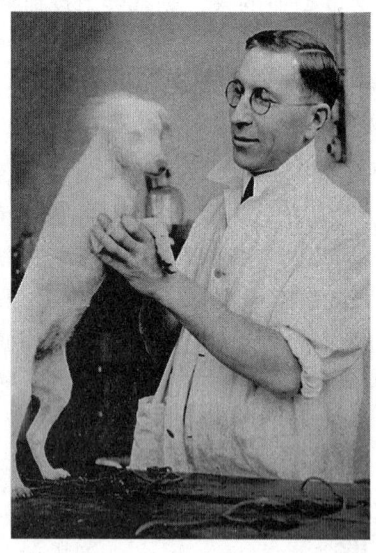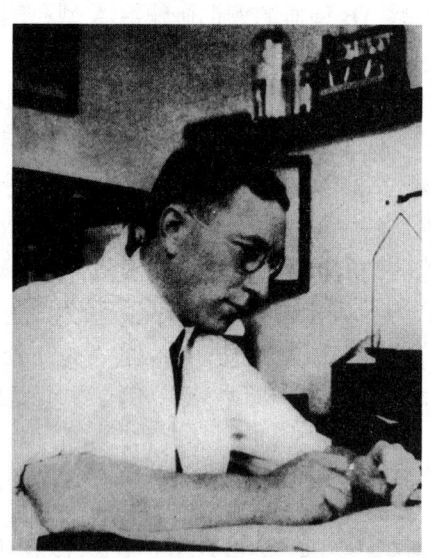

图6-6 班丁与实验小狗

有关性腺的功能已久为人知，但真正对其有效成分进行提取和分析则是20世纪的事。1923年，美国科学家艾伦（E. Allen，1892—1943年）和多伊西（E. Doisy，1893—1986年）在卵泡液中发现了雌激素。此后，人们又在羊水、胎盘和孕妇的尿中也发现有雌激素存在。1930年前后，美国生物化学家科克（F. Koch，1876—1948年）又从睾丸中发现了雄激素。从20世纪20年代到30年代，人们对性激素的提取和结晶工作也取得了很大成绩。1929—1930年，多伊西分离雌激素成功，而德国的生物化学家布泰南特（A. Butenandt，1903—1995年）也几乎在同时提取和纯化了雌激素。这一成就是在极其艰难的情况下取得的。当时的德国政府认为他研究性激素是妖言惑众，下令禁止他的研究活动。但他毫不动摇，没有经费，他就自己筹措，不能公开，就偷着做实验。1931年，他与合作者运用隔离法从15 000升尿中提炼出

15 毫克雄激素。1934 年，他在波兰成功提取了孕酮。孕酮亦称黄体酮。该激素的发现和提取为后来试制口服及注射避孕药奠定了基础。布泰南特于 1939 年获得诺贝尔化学奖。

20 世纪 30 年代到 40 年代是甾体激素研究的鼎盛期。1855 年，英国医生艾迪生（T. Addison，1793—1860 年）发现了一种可以导致人的多种系统功能紊乱的致死性疾病。后来被发现该病与肾上腺皮质功能减退有关，故后来人们称此病为艾迪生病。1927 年，哈特曼（F. Hartman）提取出肾上腺皮质激素。从 20 世纪 30 年代起，美国科学家亨奇（P. Hench，1896—1965 年）和肯德尔（E.C. Kendall，1886—1972 年）以及瑞士籍波兰学者莱希斯坦（T. Reichstein，1897—1996 年）等人先后从上千吨的牛肾上腺组织中提取和纯化了 30 余种肾上腺皮质激素。到 20 世纪 70 年代末 80 年代初，分离出的肾上腺皮质激素已多达 50 余种，其中的可的松及氢化可的松等已被开发为药物。

将脑垂体作为内分泌腺的研究开始于 20 世纪初。在这方面做出开拓性贡献的是阿根廷科学家豪塞（B. Houssary，1887—1971 年）。1911 年，豪塞关于脑垂体激素对动物新陈代谢影响的博士论文被评为当时该领域水平最高的研究和总结。1923 年，豪塞进行了一系列与垂体功能研究相关的实验。他采用手术方法先后摘除了狗和蟾蜍的脑垂体，发现动物均出现了类似切除肾上腺的表现。豪塞通过实验证明了垂体必定分泌某些物质，从而调节和控制其他激素的分泌。从 20 世纪 20 年代开始，人们尝试提取垂体分泌的各种激素，但由于垂体小，所含激素量极少，为提取工作带来很大困难。1943 年，美籍中国生物化学家李卓浩（1913—1987 年）和美国学者埃文斯（H. Evans，1882 年—？）等从上万个垂体中提取出促肾上腺皮质激素（adrenocorticotropic hormone，ACTH），大大促进了该领域的工作。

在激素的发现中，一个重要的进展是 20 世纪后半叶对神经激素的认识。20 世纪前半叶，人们一度认为脑垂体是调控体内各种激素分泌的中枢，但也有人对此有不同的看法，如 1939 年英国内分泌学家哈里斯（G. Harris）在发现垂体门脉系统后，曾提出假说，认为下丘脑可能产生某些化学物质，并经门脉系统输送到垂体，以控制其功能。自 1954 年起，美籍法国生物化学家吉尔曼（R. Guillemin，1924—2024 年）等用组织培养法证实了脑垂体前叶只有与下丘脑的提取物一起培养时，才会产生促肾上腺皮质激素。此后开始了对下丘脑产生的这类对激素分泌起调节作用的物质的分离工作。1957 年，美籍波兰生物化学家沙利（A. Schally，1926 年—）与吉尔曼合作了 5 年，认识到下丘脑的激素含量极小。1962 年他们分道扬镳，开始领导各自的实验室进行激素的分离工作。到 1968 年，吉尔曼的实验室共动用了 530 多万头羊，提取了重达近 50 吨的羊脑组织，最后分离得到 1 毫克促甲状腺素释放因子。自 1969 年起，沙利的实验室集中精力分离促黄体激素释放因子。他们分离了近 30 万头猪的下丘脑，但只得到了 11 毫克极微量的促黄体激素释放因子。不久，他们在两位客座日本化学家的帮助下，通过使用新的分析方法，终于鉴定了激素的化学结构。到 1976 年，经过 20 多年的奋斗，吉尔曼和沙利的两个实验室在前后几十位科学家的参与下，共分离、鉴定了 3 种神经激素，即促甲状腺素释放因子（thyrotropin releasing factor，TRF）、促黄体激素释放激素（luteinizing hormone releasing hormone，LRFH）和生长激素释放抑制激素（growth hormone release inhibiting hormone，GHRH）。

（二）现代内分泌学理论的建立和发展

现代内分泌学理论的建立和发展始于 20 世纪。在内分泌学领域，伴随着对各类激素的发现和鉴定，有关内分泌在人体功能调节方面的理论也在不断地更新和完善。

1. 化学信使理论的提出　1902—1905 年，英国科学家贝利斯和斯塔林自小肠黏膜提取液中发现了"促胰激素"。他们同时深入研究了这种分泌物质的作用方式，证明了在没有神经系统参与的情况下，胰腺通过分泌激素实行对机体的化学调节。他们进一步推论，人体中的某些

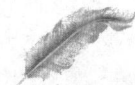

腺体可释放化学因子，此类因子进入血液循环并远距离调节靶器官和组织。这一推论首次明确提出了激素在人体中起化学信使作用的理论，从而使人们认识到激素是调控人体各种生理功能的重要微量化学物质，内分泌系统是除神经系统之外另一个调控人体功能的重要系统，从而激发了人们进一步研究这一系统的热情。

2. 激素作用理论的进一步发展　在贝利斯和斯塔林提出激素的概念时，他们只观察到激素的激活作用。1915年，阿奇博尔德（Archibald）曾预言："将会发现兴奋性和抑制性两种类别的激素"。这就意味着激素对人体各种生理功能的调节存在正、负两种作用方式，这一有关激素调节功能的理论假说很快就被一系列研究发现所证实。当然，抑制作用不是通过所谓抑制激素，而是通过负反馈作用来实现的。20世纪60年代发现的神经激素的调节作用就是十分生动的例证。

3. 神经内分泌理论的确立　传统上，人们一直认为神经系统与内分泌系统是两个并无关系的截然有别的部分。神经细胞通过电冲动传递电信息，激素则是通过血液循环以化学递质的方式传递化学信息。1928年，这一传统概念被中国学者朱鹤年（1906—1993年）打破。他在研究美洲袋鼠时，首次提出室旁核具有内分泌特征。德国学者沙勒（E. Scharrer）也证实神经元可分泌激素，并于1954年出版了《神经分泌》一书，于是产生了神经内分泌（neuroendocrine）的新概念。然而，神经内分泌理论真正的确立是20世纪50—60年代。在人体下丘脑神经激素方面做出重要贡献的两位学者吉尔曼和沙利也荣获1977年度诺贝尔生理学或医学奖。

4. 第二信使理论的阐明　1956年，美国科学家萨瑟兰（E. Sutherland，1915—1974年）在从事与糖代谢有关的酶和激素的研究中发现了环化腺苷酸（cyclic adenosine monophosphate，cAMP）。1958年，他进一步确定了该物质的结构式。同年，华盛顿大学的李普金成功地进行了化学合成，验证了这一结果。1957—1962年，萨瑟兰等人发表了一系列研究报告，对cAMP在激素调节过程中的作用进行了深入探讨，提出了第二信使理论，继而从分子水平上阐明了激素的作用机制。萨瑟兰也因此荣获1971年度诺贝尔生理学或医学奖。

5. 异位内分泌现象的阐释　20世纪初，有人已观察到异位内分泌现象。1928年，布朗（W. Brown）发现患支气管肺癌的女性病人出现汗毛增生及糖尿。1931年，莱顿（O. Leyton）报告患胸腺癌的11岁男童伴有后来称之为库欣综合征的一系列性早熟和糖尿病的症状。

1932年，著名神经外科医生库欣（H. Cushing，1869—1939年）详细描述了库欣综合征。此后，人们不断地发现肿瘤与库欣综合征有密切关系。直到20世纪60年代，由内分泌学家利德尔（G. Liddle）和米多尔（C. Meador）等人进行的大量实验证明：两者的关系是肿瘤并发库欣综合征，而不是库欣综合征好发肿瘤，其原因是肿瘤组织可以分泌促肾上腺皮质激素，从而刺激肾上腺增生并分泌大量糖皮质激素。1963年，利德尔等总结了前人的观察和自己的实验研究，详细阐明了上述关系，并首次提出了异位内分泌的理论概念，从此为内分泌学研究又开辟了一个新的领域。

6. 激素分泌与输送的多方式多途径理论　自20世纪50年代以来，随着内分泌学研究领域的不断扩大，又派生出旁分泌、自分泌、胞内分泌以及循环分泌等新的分支，以往对激素的认识已被新的研究成果不断打破。1962年，皮尔斯（A. Pearse）等研究了神经内分泌中的胺前体摄取与脱羧系统（amine precursor uptake and decarboxylation system，APUD系统），提出了弥漫性内分泌的概念。1981年，日本学者宫坂报告胰腺酶也可透过细胞基质和侧膜进入细胞间隙，进而弥散入血，因此有人称内分泌学进入了弥散内分泌学新时期。1980年，特拉克（N. Track）等人证实胃泌素、胰多肽等胃肠激素除进入血液循环外，也可沿细胞间隙释放到胃肠道，因此提出了内、外分泌并存的概念。现代科学已经证明，内分泌与外分泌之间没有不可逾越的鸿沟。此外，现代内分泌学的进展还证明：传统上一直认为不可能有分泌功能的一些组织和器官具有分泌激素的能力。20世纪70年代末80年代初发现的心钠素是在肿瘤组织和神经组织中发现分泌激素之后又一个突破性发现。经典理论认为心脏只是一个动力泵，但在1979年，加拿大病理学家博尔德（de Bold）通过一系列形态学实验，无可辩驳地证明了心房组织中存在一种利尿、利钠的因子。1983年，博尔德终于从大鼠的心房组织中分离和纯化出心钠素。1984年，美国、日本及加拿大的科学家又从人的心房组织中分离、纯化出心钠素，同年又成功地进行了人工合成。这一切都说明激素分泌的现代理论在不停地更新和发展，一个多途径、多方式的激素分泌和输送的新理论体系逐渐丰富起来。

20世纪90年代为内分泌治疗学上的丰收期，科学家们完成了多项多中心、大样本、随机对照、长疗程的临床试验。于1998年总结发表了历时20年的英国前瞻性糖尿病研究（United Kingdom Prospective Diabetes Study，UKPDS），证实在2型糖尿病患者中强化控制血糖可显著降低糖尿病患者微血管病变的发生率，但对大血管并发症的预防效果不够明显。UKPDS的一个重要启示为应及早对2型糖尿病患者采用联合药物治疗，并采用降糖、降压、降脂等综合治疗。内分泌腺移植是根治内分泌功能减退的发展方向。随着免疫学基础和临床技术的不断进步，腺体移植的效果大大提高，可进行内分泌腺移植的腺体有垂体、甲状腺、甲状旁腺、胰岛及肾上腺等，最受重视的为胰岛移植。随着生物医学领域新技术体系的建立与交叉融合，内分泌学在分子、遗传、动物以及临床人群等方面的研究水平都将得到提高。而随着高敏感、高特异性技术方法的发明与应用，诸多重大疾病的血清标志物被发现，将为疾病的检测和早期预防提供大量重要信息。在20世纪，分泌学取得了很大进展，但其在基础和临床方面仍有许多难题需要解决，21世纪内分泌学的发展任重而道远。

五、精神病学的建立

在人类历史上，对于精神病及有关精神病病人的描述，往往伴随着巫术和宗教，以及非人道不科学的解读。直到20世纪之后，随着实验生理学、实验心理学等的发展，精神病学才成为一门科学。

早在《荷马史诗》和希波克拉底的著作中，都有关于精神病的记载。至于集中精神病病人的"精神病院"，也在很早就有了。例如，14世纪，伦敦就有类似的精神病院，1784年维也纳设有癫狂病院。当时对待精神病病人是十分残酷的，如维也纳的癫狂病院跟动物园一样，医院开放，供人参观，医院收取参观费，人们把精神病病人当作娱乐的对象。当时人们在解释精神病的原因时也是一些迷信的说法，或神或鬼，对待病人就像对待牲畜一样。19世纪初，受人道主义思想的影响，这种局面才有所改变。法国的皮内尔（P. Pinel，1745—1826年）对解放精神病病人做过努力，并曾以自身的生命和自由做赌注，在他的监督之下，解放了所在医院的精神病病人。他还写了一本著作《精神病的医学哲学论》，阐明了他的观点。

1838年，埃斯基罗尔（J.D. Esquirol，1772—1840年）开始对精神病进行更进一步的考察，出版了《根据卫生、医学、法律的观点考察精神病》。这本书是早期关于精神病的重要文献。此后，法国的一些学者在人道主义精神的影响下，继续从事精神病学的研究，另外一些人在大脑解剖、生理及病理等方面研究精神病。法国医生克雷佩林（E. Kraepelin，1856—1926年）曾通过著作和讲演等方式介绍精神病的分类法，并阐述了早发性痴呆的意义，使精神病学建立在科学的基础上。总之，一直到19世纪精神病才引起人们的重视，并成为医学体系内重要的学科门类。20世纪初期又出现了弗洛伊德（S. Freud，1856—1939年）主张的精神分析和潜意识理论。弗洛伊德以其精神解剖学说（无意识、前意识和意识）、本能学说（"生本能"和"死本能"）和精神结构学说（本我、自我和超我）形成了精神分析学派，认为精神作用影响潜在意识，性的本能与这种作用有重要关系。他的学说不仅对精神病学和心身医学，而且对

心理学以至整个西方文化产生了很大影响,并不断遭到批判和修正。后来弗洛伊德的学生荣格（C.G. Jung, 1875—1961年）根据精神分析学说治疗精神病病人。这些都对后来的精神医学发展产生了重要影响。美国精神病学家梅耶（A. Meyer, 1866—1950年）创立的精神生物学派把精神病病人作为一个完整的人来理解和认识,认为精神病是适应习惯遭到破坏所引起的人格不平衡造成的,治疗的目的在于重建健康的适应习惯。巴甫洛夫学派以条件反射为中心的高级神经活动学说对精神病提出生理学解释,成为当时盛行的行为疗法的理论基础之一。

20世纪30年代以前,有效的精神病疗法很少。1918年,奥地利人瓦格纳-贾雷格（J. Wagner-Jauregg, 1857—1940年）曾用接种疟原虫方法治疗麻痹性痴呆。1933年,萨凯尔（M. Sakel, 1900—1957年）报告用胰岛素治疗精神病病人。1935年,有人发明了用卡地阿唑痉挛疗法治疗精神分裂症。1938年,在痉挛疗法的基础上发展出电休克疗法。胰岛素疗法和电休克疗法成为在化学治疗应用之前的两大精神病治疗方法。1935年,葡萄牙医生莫尼兹（A.E. Moniz, 1874—1955年）尝试用脑前额叶切除术治疗精神病。这种方法在当时的西方国家广为流传,莫尼兹还因此获得1949年诺贝尔生理学或医学奖。但这种方法因其后果是使病人丧失情感,因此,1950年苏联禁止实施该手术,其他国家也纷纷效仿。到20世纪70年代,世界上大多数国家都禁止实施这种手术。

20世纪后,精神病学的发展主要表现在精神病学家开始从大脑解剖学、生理学和心理学等不同角度对精神病的病因、发病机制和临床表现等进行大量的研究和探讨,以期阐明精神现象的实质,由此形成了精神病学中的各种学派。对精神病的病因认识包括生物学因素和心理-社会因素,认为精神疾病的发生是两者共同作用的结果。20世纪50年代,法国罗内普朗克实验室研究人员在研究抗组胺类药物时合成了氯丙嗪。该药物首先被外科医生发现可用于减少手术中麻醉剂的使用,后被精神病医生迪莱（J. Delay）和迪内克（P. Deniker）注意。他们使用氯丙嗪治疗躁狂症和精神分裂症的住院病人,得出结论,认为氯丙嗪非常有效,并发表了一系列报告。氯丙嗪的发明使精神病的药物治疗进入新时代,同一时期利血平也被发明并用于治疗精神分裂症。现在已经有越来越多的抗精神病药物可以用于临床治疗。

1963年,瑞典科学家卡尔森（A. Carlsson, 1923—2018年）发现异丙嗪和氟哌啶醇能阻断单胺类神经递质受体。在受体被阻断后,反馈机制可能会反过来刺激神经递质的合成、释放和代谢。他指出单胺类神经递质（包括多巴胺、血清素和去甲肾上腺素）异常会导致精神分裂症。1966年,罗森（J.V. Rossum）提出多巴胺受体的过度激活可能是精神分裂症的病因。科学家发现,多巴胺在帕金森症中也占有重要的地位,并最终找到了抗精神分裂症药物的作用靶点——多巴胺受体。迄今为止发现与精神症状有关的神经递质和受体有近百种,它们之间相互作用,关于精神症状及其生物机制的各种理论模型还有待进一步研究。20世纪后期,现代生物精神病学取得了长足的进步,但因为人类的认知、情绪、意志与个性之间相互影响,又受到外界的社会文化、政治经济、环境等综合影响,因此人类对精神病学的研究还有漫长的路要走。

第四节　中国现代医学的发展

中华人民共和国成立后,中国政府对发展新中国卫生事业做出了一系列重大决定。1949年9月,《中国人民政治协商会议共同纲领》第48条规定:"提倡国民体育,推广卫生事业,并保护婴儿和儿童的健康。"1950年8月,第一届全国卫生工作会议确定了以"面向工农兵,预防为主,团结中西医"作为发展中国卫生事业的指导方针,体现了新中国卫生工作的基本策略。1952年,在第二届全国卫生工作会议上,国务院总理周恩来总结了1951年反对细菌战而组织的爱国卫生运动的经验,提出了"卫生工作与群众运动相结合"的原则。这样,连同以前三条,形成了指导中国卫生事业发展的四项卫生方针。1953年12月,第三届全国卫生会议总结了几年间卫生工作的经验和教训，强调了团结中西医问题，要求落实党的中医政策，消除轻视和歧视中医的现象。

1949—1966 年，国家先后召开了关于防疫、妇幼卫生、工业卫生、医学教育等专业性全国会议，颁布了一系列卫生法规和条例，基本形成了一套符合中国实际的发展卫生事业的方针政策。1966—1976 年"文化大革命"运动阻碍了国家经济和社会发展，也使卫生工作受到严重干扰。党的十一届三中全会后，社会主义现代化建设进入新的历史时期，卫生事业也走上新的发展道路。1979 年制定了新时期卫生工作的具体方针和任务：第一，预防为主的方针；第二，坚持中医、西医、中西医结合三支力量长期并存且都要发展的方针；第三，将卫生工作的重点放在农村，同时做好工矿和城市的医疗卫生工作，解决好八亿农村人口的防病是当前中国医疗卫生工作的重点；第四，加强卫生工作的科学管理、经济管理和行政管理；第五，采取多种形式和途径搞活基层卫生工作。

改革开放后，随着经济发展、科技进步以及人民生活水平的提高，人民群众对改善卫生服务和提高生活质量的要求也随之升高，20 世纪 50 年代形成的卫生工作四大方针已不能完全适应新时期卫生工作发展的形势，卫生工作方针的调整势在必行。1991 年，《国民经济和社会发展十年规划和第八个五年计划纲要》将卫生工作基本方针修改为："贯彻预防为主，依靠科技进步，动员全社会参与，中西医并重，为人民健康服务。"1997 年，《中共中央、国务院关于卫生改革与发展的决定》提出新时期中国的卫生工作方针是："以农村为重点，预防为主，中西医并重，依靠科技和教育，动员全社会参与，为人民健康服务，为社会主义现代化建设服务"。

党的十八大之后，中国特色社会主义进入新时代，党和国家在更高层次上提高人民的健康水平。2016 年 10 月，中共中央、国务院印发了《"健康中国 2030"规划纲要》，提出了推进健康中国建设的规划：以提高人民健康水平为核心，以体制机制改革创新为动力，以普及健康生活、优化健康服务、完善健康保障、建设健康环境、发展健康产业为重点，把健康融入所有政策，加快转变健康领域发展方式，全方位、全周期维护和保障人民健康，大幅提高健康水平，显著改善健康公平。2017 年党的十九大提出健康中国战略，强调人民健康是民族昌盛和国家富强的重要标志。2022 年党的二十大报告强调推进健康中国建设，指出："人民健康是民族昌盛和国家强盛的重要标志。把保障人民健康放在优先发展的战略位置，完善人民健康促进政策。优化人口发展战略，建立生育支持政策体系，降低生育、养育、教育成本。实施积极应对人口老龄化国家战略，发展养老事业和养老产业，优化孤寡老人服务，推动实现全体老年人享有基本养老服务。深化医药卫生体制改革，促进医保、医疗、医药协同发展和治理。促进优质医疗资源扩容和区域均衡布局，坚持预防为主，加强重大慢性病健康管理，提高基层防病治病和健康管理能力。深化以公益性为导向的公立医院改革，规范民营医院发展；发展壮大医疗卫生队伍，把工作重点放在农村和社区。重视心理健康和精神卫生。促进中医药传承创新发展。创新医防协同、医防融合机制，健全公共卫生体系，提高重大疫情早发现能力，加强重大疫情防控救治体系和应急能力建设，有效遏制重大传染性疾病传播。深入开展健康中国行动和爱国卫生运动，倡导文明的健康生活方式。"

一、现代医疗卫生体系的建立与发展

（一）卫生行政体系及疾病防控体系的建立

卫生行政体系的建立和健全是医疗卫生事业发展的重要保证。新中国成立后，全国自上而下组建了各级卫生行政机构。1949 年 11 月 1 日成立中央人民政府卫生部，1954 年 11 月 10 日

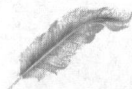

改为中华人民共和国卫生部。卫生部领导全国的卫生工作。全国各省、区、市、县分别成立了相应的卫生行政机构。各级卫生行政管理系统的建立在领导、组织、推动各项卫生工作上起了重要作用。为了有效地发动群众，组织有关部门和地区的力量，开展卫生工作，1952年起，在党中央和国务院的直接领导下，我国首先成立了中央爱国卫生运动委员会。随后中共中央和国务院还相继成立了其他卫生机关，这些部门有国家计划生育委员会、中共中央地方病防治领导小组、中共中央血吸虫病防治领导小组（血吸虫病防治领导小组和地方病防治领导小组从1985年起撤销，有关防治工作由卫生部直接领导）及国家医药管理局等。1986年12月，经国务院批准成立国家中医管理局。2013年，卫生部和国家计划生育委员会合并为国家卫生和计划生育委员会。2018年3月，根据党的十九届三中全会审议通过的《中共中央关于深化党和国家机构改革的决定》，撤销国家卫生和计划生育委员会，设立国家卫生健康委员会。

（二）医疗保健制度

新中国成立不久，在国家机关中实行了公费医疗制度，1952年起逐步扩大到全体国家工作人员、革命残疾军人、高等学校学生及国家机关退休人员。从1949年到1996年，全国卫生机构总数从3670个发展到18.88万个，全国2000多个县（旗）普遍建立了医院，55 000多个乡有了卫生院，89%的村建立了卫生室（站）。为了贯彻预防为主的方针，全面开展预防工作，从1954年起，全国从省、市到地、县先后建立起卫生防疫站和妇幼保健系统，逐渐建成遍布城乡的医疗预防、卫生防疫和妇幼保健的网络系统。

新中国成立初期，在2100多个县里，只有1300个县级卫生院，且设备简陋，技术落后。而县以下的广大农村，除了少数开业医生和百余个卫生所外，无任何医疗机构。为了改变农村缺医少药的状况，1950年起，国家首先着手建立和健全县（旗、自治县）级医疗卫生机构。从1953年起，逐步将县卫生院分立为县医院、县卫生防疫站和县妇幼保健站（所），部分县逐步设立了中医院、卫生进修学校、药品检验所及专科防治所，并将县、区、乡的开业医生组织起来，成立联合诊所，在农村培训卫生员和接生员。到20世纪60年代末至70年代初，形成了以县级卫生机构为中心的县、公社（乡）、大队（村）农村三级医疗保健网。

改革开放以来，中国农村三级医疗保健网经历了整顿、建设、改革、发展、提高的过程。到1996年，全国有县综合医院2067个，平均每所医院床位数173.3张、医生66.7人、护师（士）68.6人；县卫生防疫站1729个，县妇幼保健所（站）1545个。农村卫生院5.13万个，床位73.47万张。2019年，全国有疾病预防控制中心3403个，妇幼保健院（所/站）3071个，还有2869个卫生监督所（中心），遍布城乡的医疗预防、卫生防疫、妇幼保健的网络已建成并发展起来。乡村医生数量在20世纪70年代末达到顶峰。1978年，全国乡村医生和卫生员人数达477.7万人，80年代乡村医生和卫生员人数开始迅速下降，到2000年为131.9万人，2019年为84.2万人，医疗行业的管理越来越规范。农村的居民更倾向选择城市的优质医疗资源，也表明在中国城市化进程中，医疗服务也要向更具公平性的方向发展。

中国农村三级医疗保健网的建立和发展是中国卫生事业的一大创造，它在医疗、防疫、妇幼保健、地方病防治、计划免疫、卫生宣传等各项工作中发挥了巨大作用，为世界卫生组织在广大发展中国家推行初级保健计划提供了有益的经验。2005年国务院开始启动新一轮的医疗改革，在农村地区推行新型农村合作医疗，到2010年，已经基本覆盖全国农村居民。2016年国务院发布《国务院关于整合城乡居民基本医疗保险制度的意见》，指出整合城镇居民基本医疗保险和新型农村合作医疗两项制度，建立统一的城乡居民基本医疗保险制度。

总体上看，新中国成立70多年以来，中国已从根本上改变了城乡卫生状况，提高了人民的健康水平。截至2020年底，居民主要健康指标为：总死亡率从25‰下降到7.1‰，婴儿死亡率从200‰降低到5.6‰，平均寿命从35岁上升到77.9岁，在发展中国家居于前列，也超过

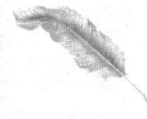

了部分发达国家。

（三）医学教育

旧中国的医学教育事业非常落后，新中国成立时全国高等医药院校仅有38所，中等医药学校也只有124所，且主要集中在大城市。大多数学校设备简陋，专业甚少。新中国成立后，政府接管了所有医药院校，并对原有院校的布局进行了调整。1953—1957年第一个五年计划期间，全面、系统地进行了教学制度、内容、方法、组织等方面的改革，统一各级医学教育的培养目标、教学计划和教学大纲。1957年，全国高等医药院校的专业设置发展到6种，中级卫生学校的专业发展到11种。1962年，全国高等医药院校已发展到50所，中医学院18所，医学专科学校15所，中级卫生学校229所。各级学校结构渐趋完善，学制渐趋统一，教学质量日益提高。"文化大革命"期间，医学的教育结构和学制被打乱，医学教育遭到严重破坏。"文化大革命"结束之后，医学教育得到恢复并有了新的发展。1978年医学院校恢复研究生制度，并向国外派出留学人员。1979年起接受外国留学生。1981年根据学位条例，正式招收并授予高等医药院校的硕士和博士学位。中国逐渐形成了包括两年或三年制专科、五年制本科、七年制本硕连读、八年制本硕博一贯制以及"5+5"或"5+3+3"的本科到博士的医学教育制度。1998年以后许多医学院校并入综合性大学，也有一些综合性大学新建医学院，旨在借助综合性大学多学科互补的优势，促进医学教育和研究水平的提高。据2017年统计，中国有西医医学院校（包括综合性大学医学院）146所，中医药大学37所，其中43所西医院校具有基础医学一级学科博士授权，52所西医院校具有临床医学一级学科博士授权，20所高校具有中医学一级学科博士授权，41所高校具有药学一级学科博士授权，24所高校具有中药学一级学科博士授权，34所高校具有公共卫生与预防医学一级学科博士授权，23所高校具有护理学一级学科博士授权。

党的十九大以来，党中央和国务院总结了中国医学人才培养方面还存在的一些结构性问题，指出医学教育虽然总体招生规模较大，但整体层次偏低，全科医学人才、高层次公共卫生人才明显短缺，高层次复合型医学人才培养亟待加强。2020年9月，国务院办公厅印发了《国务院办公厅关于加快医学教育创新发展的指导意见》，指出要以习近平新时代中国特色社会主义思想为指导，按照党中央、国务院决策部署，落实立德树人的根本任务，把医学教育摆在关系教育和卫生健康事业优先发展的重要地位，全面提高人才培养质量，为推进健康中国建设、保障人民健康提供强有力的人才保障。强调中国的医学教育发展方向为：一是提升医学专业学历教育层次；二是着力加强医学学科建设，加大医学及相关学科建设布局和支持力度；三是加大全科医学人才培养力度；四是加快高水平公共卫生人才培养体系建设；五是加快高层次复合型医学人才培养。

（四）医学研究机构

新中国成立以后，医学科学研究工作发展得也很迅速，新建了从中央到地方的一批医学研究机构。全国性最高学术机构为中国医学科学院（1950年成立中央卫生研究院，1956年改为现名）、中国疾病预防控制中心（中国预防医学科学院）及中国中医科学院（原名为中国中医研究院）等。现有全国性医学类学术团体13个，与医学有关的团体有25个。中华医学会于1915年成立，是中国最大的医学职业团体。至2018年，中华医学会已有89个专科学会，学会出版191种纸质及电子系列医学期刊。此外，全国性的重要医学类学术团体还有中国药学会、中华中医药学会、中国中西医结合学会、中国生理学会、中国解剖学会、中国防痨协会、中国生物医学工程学会、中国免疫学会及中国药理学会等。这些学术团体为发展中国的卫生事业、提高医学科学水平、推动各学科的研究起到了积极作用，并与国际学术团体开展了广泛的

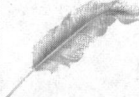

学术交流。

二、疾病防治的主要成就

新中国成立以后，医疗卫生事业蓬勃发展。严重危害人民生命和健康的传染病、寄生虫病和地方病得到了有效的控制，各种疾病的诊疗技术有了显著进步，医学研究取得了巨大成绩，有些领域已步入世界先进行列，中医药与中西医结合事业也得到了极大的发展，成为中国医疗卫生事业的重要组成部分。

（一）疾病防治

在旧中国，传染病及地方病危害十分严重，其中天花、霍乱、鼠疫、血吸虫病、疟疾、性病及结核病尤为猖獗。新中国成立初期，西方一些人士曾断言，疾病问题将是中国政府难以解决的严重困难之一。然而，在中国政府和广大医务人员的共同努力下，贯彻预防为主的方针，采取专业队伍与群众相结合。防治与科研相结合的原则，从而在短期内消灭或者基本消灭了真性霍乱、天花，控制了人间鼠疫、斑疹伤寒、性病及五大寄生虫病，有效地降低了各类儿童传染病、地方病的发病率及病死率。

血吸虫病在中国已流行2000多年，新中国成立初期流行范围达200多万平方公里，波及12省、自治区、直辖市的348个县，病人达1100万以上。1950年毛泽东发出"一定要消灭血吸虫病"的号召，中共中央成立血吸虫病防治领导小组，加强各级党委对血吸虫病防治的领导（图6-7）。以专业血吸虫病防治队伍为骨干，在广大群众积极参加和有关部门的密切配合下，经过长期不懈的努力，取得了巨大成绩，并促进了其他寄生虫病的防治和研究工作。截至1986年，全国累计发现血吸虫病病人1183.2万，其中已治愈1136.8万。截至2020年底，全国血吸虫病流行县（市、区）有450个，达到消除、传播阻断和传播控制的县（市、区）分别为337个、98个、15个。2020年，全国晚期血吸虫病病人人数有29 517人，比上年减少653人。

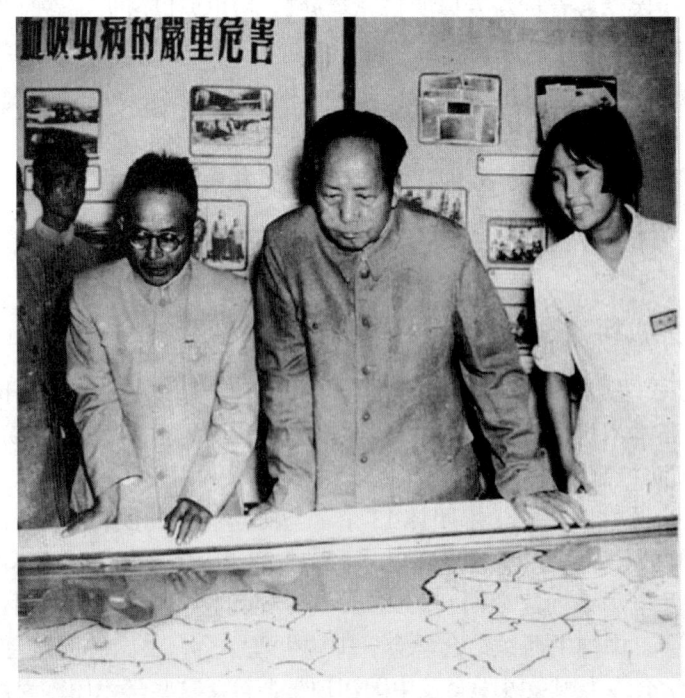

图6-7　毛泽东参观血吸虫病防治展览

疟疾在新中国成立初期每年的发病人数约有3000万，流行县（市、区）有1800多个，占全国当时县（市、区）总数的80%以上。经30余年的防治，发病率已大大下降，重点流行地区（如苏、鲁、豫、鄂及华南诸省）的发病率大多下降至1‰以下。此外，丝虫病、钩虫病、黑热病等的感染率显著下降，有的已基本消灭。

中国有各种地方病（指局限在某些地区发生的疾病）70余种，危害严重且影响较大的有克山病、大骨节病、地方性甲状腺肿、地方性克汀病和地方性氟中毒等。新中国成立后，国家把地方病的防治研究列为卫生工作的重点，1960年成立了北方防治地方病领导小组，流行区均设立了相应机构。经过多年努力，中国的地方性甲状腺肿已基本控制和消灭，基本查明了克山病的流行范围和人群发病特点，发病率已明显降低。大骨节病、地方性氟中毒等的控制也取得了良好效果。

新中国成立后，儿童传染病的防治取得了巨大成就。1960年起，中国先后研制成了脊髓灰质炎减毒活疫苗和麻疹减毒活疫苗。进入20世纪70年代，在全国推广使用，实施计划接种。1981年，中国加入世界卫生组织全球扩大免疫规划，所用制品包括麻疹疫苗、脊髓灰质炎（简称"脊灰"）疫苗、卡介苗、白百破混合制品（由白喉类毒素、百日咳菌苗、破伤风类毒素组成）。2000年7月，中国正式向WHO西太平洋地区消灭脊灰证实委员会提交《中华人民共和国消灭脊髓灰质炎证实报告》。同年10月，WHO西太平洋地区消灭脊灰会议宣布西太平洋地区实现了无脊灰区，这表明了中国消灭脊灰工作取得了巨大成就。2021版《国家免疫规划疫苗儿童免疫程序及说明》中列出了可预防12种传染病的13种疫苗（乙肝疫苗、卡介苗、脊灰灭活疫苗、脊灰减毒活疫苗、百白破疫苗、白破疫苗、麻腮风疫苗、乙脑减毒活疫苗、乙脑灭活疫苗、A群及流脑多糖疫苗、A群及C群流脑多糖疫苗、甲肝减毒活疫苗、甲肝灭活疫苗）。这些疫苗均实现了国产，医药冷链遍布城乡，极大保护了幼儿健康。

病毒性肝炎是中国重点防治的传染病，疫苗接种是控制病毒性肝炎的一种有效措施。1981年中国开始研制乙肝疫苗，1985年获得成功。由于血源性疫苗产量有限、价格较贵且有潜在的安全隐患，如今已被基因工程疫苗所取代。1993年11月，中国性病艾滋病防治协会成立，这是专业从事性病艾滋病防治的国家级社会组织。2006年1月，国务院第122次常务会议通过了《艾滋病防治条例》，自同年3月1日起施行。

新中国成立初期，由于急性传染病、结核病及寄生虫病等的发病率、死亡率较高，相对而言，心血管疾病及恶性肿瘤处于次要地位。新中国成立70余年来，经过大规模的除害灭病工作，以及随着人民生活的改善，急、慢性传染病逐步得到控制，病死率降低，而心血管疾病和恶性肿瘤的患病率及死亡率相对上升，全国人口的死因构成也发生了很大变化。过去以传染病、寄生虫病、新生儿及婴幼儿疾病为主要死因，现逐渐转变为以脑血管疾病、恶性肿瘤、心脏病为主。据1996年卫生部卫生统计信息中心的死因分析，城市居民中前三位死因是脑血管病、恶性肿瘤和心脏病，农村居民中的死因顺位是呼吸系统疾病、脑血管病及恶性肿瘤。2013年《中国卫生统计年鉴》资料显示，构成中国城镇居民的主要致死因素中前四位是恶性肿瘤、心脏病、脑血管病、呼吸系统疾病。

20世纪70年代以后，中国已开始重视疾病谱和死亡率的变化及其对医疗卫生工作的影响，先后开展了对脑血管病、恶性肿瘤、心血管病的调查，基本摸清了中国15种常见恶性肿瘤的发病情况，绘制出《中华人民共和国恶性肿瘤地图集》，反映了中国恶性肿瘤的分布情况，受到国际重视。通过对心、脑血管病的普查，了解了各种心脏病的构成发生明显变化；风湿性心脏病的发病率已明显降低，而冠心病的发病率显著升高。

此外，中国在控制突发性公共卫生事件方面也取得了重大成绩。2002年11月，广东佛山首先出现SARS病例，后来在深圳、河源、中山等地陆续出现相同病例。2003年初，广东的疫情向全国其他地区和周边国家扩散。中国在疫情严重的广东和北京设立定点医院。全社会都

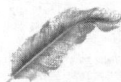

动员起来,减少旅游和外出,确保疫情不会进一步扩散。2003年5月9日,国务院公布施行《突发公共卫生事件应急条例》。中国各级党政机关显示了惊人的动员力量,深入农村、社区,这些防控措施的效果逐渐显现。5月底,北京首次出现新增零病例。6月15日,中国内地实现确诊病例、疑似病例、既往疑似转确诊病例数均为零的"三零"纪录。6月20日,小汤山医院最后18名病人出院。SARS疫情结束,中国政府宣布大幅度增加卫生防疫经费投入,在全国建设各级疾病预防控制中心,特别是增加了对农村地区的经费投入。此外,中国政府还公开扶植中医药行业,肯定中医药在治疗SARS的过程中发挥的作用。SARS疫情的控制使中国在由新出现的病原体引起的突发公共卫生事件的防控中积累了丰富的经验,这种经验在2009—2010年H1N1型流感大流行、2015年由中东呼吸系统综合征病毒引起的中东呼吸系统综合征的防控中都发挥了巨大作用。

自2019年底新型冠状病毒肺炎疫情出现以来,党中央将全国人民的生命健康放在首位,全面组织积极抗疫、核酸筛查、疫苗接种、卫生消杀及日常防护。中国在抗击新型冠状病毒肺炎疫情中形成了"生命至上、举国同心、舍生忘死、尊重科学、命运与共"的抗疫精神,展现了制度优势以及强大的国力和社会动员能力,保障了中国人民的生命健康。

(二)医学技术的发展

随着医学技术的迅速发展,疾病的诊断及治疗水平也有了大幅度的提高。例如,1978年采用抗原参入火箭电泳自显影技术进行肝癌的早期诊断,获得较好效果。20世纪80年代以后,各种高新技术的诊断仪器设备如CT和MRI等被应用于临床,提高了临床诊断的准确性。20世纪80年代中期开展起来的基因诊断技术发展迅速,从遗传病扩大到传染病病原体、恶性肿瘤及其他疾病的诊断,临床上应用聚合酶链反应(polymerase chain reaction, PCR)技术进行基因诊断已成为常规。

1. 外科学的成就 中国临床外科的进展很快,特别是在断肢(指、趾)再植和大面积烧伤治疗方面处于世界领先地位。自1958年上海市瑞金医院抢救总烧伤面积为89%、Ⅲ度烧伤面积为23%的病人后,即突破了以往烧伤面积超过80%即不能抢救存活的旧框框。另外,中国在休克的防治、烧伤感染与免疫、创面处理与皮肤保存、营养与代谢等方面积累了宝贵的临床经验。1963年,上海市第六人民医院的陈中伟教授等成功接活1例完全断离的右前臂,首次报道了断肢再植的成功经验。断肢再植对显微外科的发展起了推动作用,显微外科的发展又推动了临床各科的发展。现在显微外科已广泛地应用于整形外科、骨科、眼科、神经外科、心血管外科、泌尿外科、普外科、胸外科、妇产科和肿瘤外科,开展了许多在肉眼下不能进行的手术。现在中国已成功地进行了断指(趾)及肢体病段切除再植、游离皮瓣移植、游离肌肉移植、游离带血管或带骨移植、游离大网膜移植、骨髓移植及各种修复再造等。1984年,上海市第六人民医院骨科创造性地成功施行了桥式交叉游离腓骨和游离背阔肌组合一期修复左胫骨骨缺损和皮肤缺损。这种不同组织相结合的治疗新技术为中国创伤外科大块复合组织缺损的治疗开辟了新途径,是中国显微外科从单个组织移植发展到组合移植的新阶段。2001年,上海市第六人民医院的柴益民教授首次提出穿支蒂皮神经营养血管皮瓣的新概念,并得到广泛应用,其中腓动脉穿支蒂皮瓣被世界重建显微外科大会评为近年世界上15个新皮瓣之一。

20世纪70年代末,中国已开始器官移植工作,虽然晚于其他国家,但发展十分迅速。目前,国际上所有类型的器官移植中国都能施行。至1994年,中国已开展肾移植1.3万例,肝移植70余例,移植存活率亦不断上升。1992年,哈尔滨医科大学附属第二医院成功施行心脏移植,病人术后生存了18年半。20世纪90年代以后,腹腔镜手术在中国相继开展起来,目前中国的腹腔镜手术已广泛应用于普外科、泌尿外科及心胸外科、消化内科、妇产科等领域。4K超高清腹腔镜及3D腹腔镜等技术的应用改善了医生手术视野的辨识度和操作感,受益的病人越来

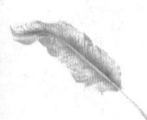

越多。

2. 其他临床学科的成就　随着基础理论的深入和医学诊疗检测技术的进步，中国在妇产科学领域也进一步拓宽和深化。除原来的产科和妇科外，又增添了计划生育、优生学、围生医学、防癌普查以及两病（子宫脱垂和尿瘘）防治等。妇科病的普查使宫颈癌的患病率明显下降，两病基本得以控制。20世纪70年代，建立了围生医学，这是产科最大的进展，也是提高人口素质和做好优生的一项极为重要的措施。1977年建立了产前或遗传咨询门诊，有效地减少了畸形儿的出生，在妇科肿瘤和功能性疾病方面也取得不少成绩。1984年，上海第二医学院（今上海交通大学医学院）首次利用人工授精技术治疗不育取得成功。此后，国内有17个省（自治区、直辖市）开展了此项技术，11个省（自治区、直辖市）建立了精子库。1984年，北京医科大学（今北京大学医学部）开展了体外授精技术的研究。1988年，中国第一例试管婴儿在北京医科大学第三临床医院诞生。2006年，中国首例"三冻"（冻卵、冻精、冻胚胎）试管婴儿在北京大学第三医院诞生。2016年，中国首例胚胎植入前基因诊断"无癌"试管婴儿在中国福利会国际和平妇幼保健院诞生。这些成绩显示了中国的生殖技术已步入世界先进行列。

在白血病治疗上，上海交通大学医学院附属瑞金医院的王振义教授于1986年在国际上首先倡导应用全反式维甲酸诱导分化治疗急性早幼粒细胞白血病，获得很高的缓解率。他成功地实现将恶性细胞改造为良性细胞的白血病临床治疗新策略，奠定了诱导分化理论的临床基础。他提出了治疗急性早幼粒细胞白血病的诱导分化疗法，证明采用全反式维甲酸可以将恶性早幼粒白血病细胞诱导分化为良性细胞，引起了国内外医学界的高度关注，并得到了国际同行的广泛证实。2009年，美国制定的临床指南将全反式维甲酸治疗急性早幼粒细胞白血病定为规范性治疗方案。王振义还发现联合应用维甲酸和氧化砷治疗急性早幼粒细胞白血病，可使5年生存率上升至95%，从而使急性早幼粒细胞白血病成为第一个可治愈的成人白血病，国际血液学界特将此方案誉为"上海方案"。王振义被誉为"癌症诱导分化之父"，2020年获得未来科学大奖生命科学奖。

三、医学研究的主要成就

新中国成立后，医学研究除了学习和掌握世界上已有的医学技术，使之能为中国人民的生命健康服务外，也有一些世界性突破，为全人类的健康做出了重要贡献。1957年，汤飞凡发现了沙眼衣原体（当时称作沙眼病毒）。这是新中国第一项世界首创的医学成果。中国科学家也参与人类基因组测序工作，承担并完成了人类基因1%的测序，为人类生命科学研究做出重大贡献。总体而言，新中国成立后，在医学研究方面的成就包括以下几个方面的内容。

（一）多种药物制剂的研制

新中国成立以来，医学研究的重点是解决危害人民健康最严重的各种疾病的药物和技术问题。医学家从古老的中医药中汲取精华，应用现代科学技术研究相关药物的功效和作用机制，并取得可喜成绩。1971年，中国中医科学院药物研究所屠呦呦研究员受葛洪的《肘后备急方》的启发，发明了青蒿素，为治疗疟疾做出了突出贡献，这是新中国对人类的一项重大医学贡献。她于2015年获得诺贝尔生理学或医学奖。受民间中医用砒霜、轻粉、蟾酥等中药治疗淋巴结核的验方的启发，张亭栋、陈竺等医生应用砷剂治疗白血病的研究成果取得重大进展，为应用三氧化二砷治疗白血病提供了有力的理论和临床基础。另外，中国在各类疫苗的研制方面也有新的突破。1957年，汤飞凡等分离出中国第一株麻疹病毒。20世纪50年代末，医学家开始研究麻疹的人工自动免疫，并于1964年筛选出高度减毒的麻疹病毒，可作为麻疹活疫苗。

1960年中国研制成功脊髓灰质炎疫苗。这些成果为中国控制传染病奠定了基础。

（二）基础医学的研究

20世纪70年代以后，中国的基础医学研究进入蓬勃发展时期，在诸多领域开展了卓有成效的工作。

神经科学是20世纪70年代后期发展起来的一门跨学科高度综合性学科。1979年在上海成立大脑研究所，广泛应用各种精密仪器对中枢神经介质和内分泌素进行研究。张香桐、韩济生等科学家在针麻原理神经机制的研究方面取得了重大突破。实验证明，针刺镇痛是通过激发脑内与调节痛觉有关的神经结构起作用的，同时发现针刺时还可引起脑内神经递质释放的改变。1984年，中国科学院上海生理研究所视觉生理研究组成功地鉴定了视网膜中接受绿色和蓝色信号的神经细胞，现定名为G/B型水平细胞。这是中国视觉生理研究领域里的一项新进展，它对科学家进一步了解色觉的机制起到重要的作用。2018年，北京和上海分别成立脑科学与类脑研究中心，以期实现脑科学与类脑科学研究领域的前沿性突破。另外，中国神经科学家在非人灵长类动物模型制备、神经递质检测、脑结构与功能联接图谱技术和病毒示踪技术开发、神经与精神疾病、睡眠和觉醒、视觉感知和神经退行性疾病等研究方面取得一些重要突破，受到国际同行的瞩目。

在分子生物学方面中国虽然起步较晚，但1965年在世界上首先人工合成了结晶胰岛素，并且在其晶体结构的研究方面走在世界前列。1982年又在该领域取得重大进展，在世界上首次人工合成转移核糖核酸。它标志着中国在人工合成大分子方面居于世界先进行列。经证实，合成的转移核糖核酸结构与天然的完全一致，生物活性高。这项成果为揭示生命本质提供了一个有力手段。

中国在基因工程干扰素的研制和临床应用方面也取得了较大进展。经实验证明，合成的干扰素和自然干扰素一样，具有抗病毒活性和抗肿瘤细胞活性。随着分子生物学的发展，它的影响已渗透入各学科，从而促进学科的研究到了分子水平并相继建立起新的学科分支，例如，分子生理学、分子病理学、分子免疫学、分子遗传学、分子药理学等的研究在中国陆续展开，并取得了一定的成就。如国家"863"计划已设立了人类重大疾病相关基因的分离、克隆、结构与功能的研究，为疾病防治提供新的途径。中国医学科学院和中国预防医学科学院病毒学研究所的侯云德主持研制成功基因工程干扰素及其他细胞素的系列产品，这是中国第一批投放市场的高技术产品，其中重组α1b型干扰素是国际上独创的一类新药产品，也是中国第一个基因工程多肽药物。"973"计划的四项重大科研计划中有两项涉及分子生物学领域，即蛋白质研究、发育与生殖研究，在重要蛋白质结构解析、人类蛋白质组研究、干细胞增殖、动物克隆等方面实现重大突破，极大提升了基础研究的创新能力和服务于国家需求的能力。

在生物医学工程方面，中国人工器官的研究始于20世纪50年代，如人工血管、人工心肺机及人工肾等。中国对人工心脏的研究始于1966年。在20世纪60年代，中国就研制了硅橡胶球形瓣膜，植入人体时间最长者已达17年之久。1976年和1977年又分别研制成牛心瓣膜和猪主动脉瓣的生物瓣膜，应用于临床上取得了较好的效果，病人的症状得到了明显改善，瓣膜损毁率、感染率及在不同抗凝条件下的血栓栓塞率都很低。中国于20世纪50年代就开始了人工心肺机的研究，之后又进行第三代人工心肺机（即搏动血流与膜式氧合器）的研究，取得了较大成就，并在临床医疗中发挥了重要作用。2022年，中国也试制成功体外膜氧合（extracorporeal membrane oxygenation，ECMO）样机，并顺利完成动物实验，使中国在这一领域紧跟世界领先水平。中国人工血管的研究始于20世纪50年代，以用尼龙和卡普龙制成的人工血管为多。1957年，中国用蚕丝研究成独特的真丝人造血管并应用于临床，取得较好

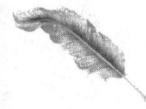

的效果。

中国人工血液的研究始于 1974 年,1980 年首次将氟碳代血液试用于临床获得成功,当时居世界前列并取得良好效果。2016 年,中国军事医学科学院野战输血研究所裴雪涛团队利用干细胞技术制造的人工血液是中国在这个领域的最新成果。

中国人工肾的研究成果最初多为平板型人工肾,20 世纪 80 年代以后中国的人工肾开始向小型化迈进。目前中国人工肾的研究仍处于研究和探索阶段,尚不能作为肾衰竭的常规治疗手段,但对便携式人工肾的研究和专利已有一定的积累。

在免疫学方面,新中国成立以来中国贯彻预防为主的方针,提高了生物制品的质量和数量,很快基本上消灭了许多传染病。20 世纪 80 年代的主要成就有:甲胎蛋白的研究在理论和实践上(用于早期发现肝癌)都取得了很大成绩,已进行了免疫球蛋白的分离、提纯、鉴定和定量测定。参照世界卫生组织的免疫球蛋白标准,标定了为测定 IgG、IgA、IgM 和 IgE 四种免疫球蛋白的参考标准;制备了转移因子,将免疫核糖核酸试用于临床,合成干扰素诱导剂泰洛龙;制备各种免疫增强剂,如死卡介苗、活卡介苗、左旋咪唑和植物凝聚素等试用于临床;还开发了放射免疫、荧光抗体或用酶抗体测定组织中的抗原及自身抗体。随着免疫学不断渗透到各医学领域,现代免疫学已发展为包括许多新兴学科如免疫化学、免疫生物学、免疫遗传学、免疫病理学、临床免疫学、肿瘤免疫学与移植免疫学等多个分支学科的独立领域。中国预防医学科学院病毒研究所将我国特有的痘苗病毒天坛株作为材料,采用重组 DNA 技术构建了不同类型的痘苗病毒基因表达载体,并将其用于基因工程疫苗研究,成功地表达了甲肝、乙肝及 EB 病毒等 30 多种病毒抗原和免疫活性蛋白,为应用重组痘苗病毒开发生物技术奠定了基础。我国在流行性乙型脑炎减毒活疫苗的研制、IgA 肾病免疫发病机制与诊断及治疗的研究等方面也取得了一定的成就。

小　　结

20 世纪以来,科技革命对现代医学的发展产生了巨大的推动作用,现代医学在各个分科领域取得巨大的成就,医学的社会建制也逐步发展,并推动了现代医学体系的形成。20 世纪以来一系列的医学新发现加深了人们对生命现象及疾病认识的深化,许多疾病被征服,或者得到控制。新中国成立后,现代医学体系在中国也建立起来,对保障中国人民的生命健康做出了重要的贡献。

Conclusion

Scientific revolution made great contribution to the development of modern medicine in the twentieth century, and every branch of modern medicine has got many achievements in theoretical and in practical during this time. On the other hands, the social construction of medicine developed in this century all over the world. New medical discoveries deepened medical world understanding of life and diseases, with the result that many diseases can be cured or controlled now. After her establishment, People's Republic of China built her own modern medical system, which made great contribution to the health of Chinese people.

思 考 题

1. 总结现代科技革命对现代医学的影响。
2. 如何看待现代医学与社会权力之间的关系?
3. 总结 19 世纪后期以来病因学理论的发展。
4. 总结新中国成立以来取得的主要医学成就,并思考中国现代医学与世界领先水平的差距表现有哪些?

(史如松　董园园　丁宝刚)

第7章

当代医学技术的重大成就

随着三次科学革命和技术革命的发生,自然科学的发展越来越多地影响着医学的发展,自然科学的重大成就也给医学带来了深刻的变化。本章将聚焦于20世纪以来现代医学所取得的成就,展现自然科学与医学交织共进的画卷。

第一节 疾病诊疗方面的主要技术进步

20世纪以来,医学发展越来越依赖于自然科学技术的进步,出现了自然科学技术与医学技术融合发展的趋势。医学发生了前所未有的变化,在疾病的诊断和治疗方面都取得了非常重大的成就。

一、物理诊疗技术

(一)X线的发现及应用

1895年,德国物理学家伦琴(W. Röntgen,1845—1923年)发现了X线(图7-1),并指出这种射线的穿透能力强于其他光线。当时伦琴在他的实验室里进行阴极射线的研究,偶然发现了这种射线。由于不清楚射线的本质,故命名为X线。后来人们为了纪念发现者,也将其称为伦琴射线。自X线被发现以来,其医学应用价值迅速凸显。短短4个月内,这项技术便被应用于临床实践中,用于观测人眼难以洞察的身体内部结构。其应用主要集中在骨骼系统的检查和肺部疾病的诊断中,极大地提升了诊断的准确性和效率,为医学领域带来了革命性的变革。1898年,美国医学家坎农发现用铋或钡配合X线检查可以清楚地观察到动物的食管。此后,X线普遍被用到全身各器官的检查中,成为临床上疾病诊断非常有效的手段,直到今天仍在影像学诊断中发挥着重要作用。

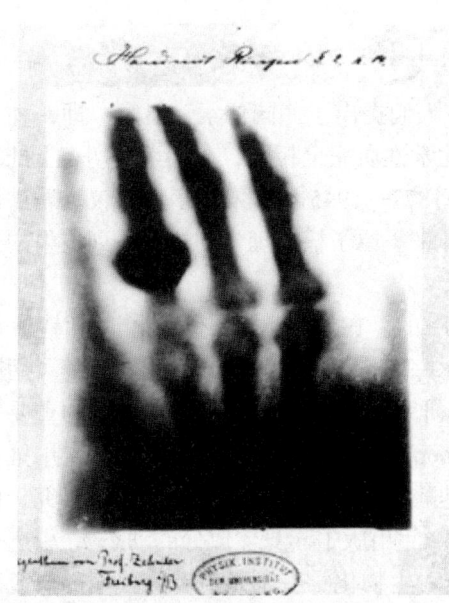

图7-1 伦琴为他的夫人用"柯达"胶片拍摄了第一张人的指骨X线照片

(二) CT 的发明及应用

计算机断层成像（computed tomography，CT）的实现需要解决三个问题：X 线、计算机和断层扫描理论问题。早在 1917 年，数学家拉顿（J. Radon，1887—1956 年）就用数学方法证明了对任何物体都可以从其投影的无限集合来重建图像。第二次世界大战期间，电子计算机也被发明出来。1969 年起，南非数学家科马克（A. Cormark，1924—1998 年）和英国工程师豪斯菲尔德（N. Hounsfield，1919—2004 年）解决了断层扫描成像的理论问题和工程设计。1971 年，世界上第一台 CT 机问世。它由 X 线断层扫描系统、电子计算机与电子显示装置组成，并被用于对一位疑有脑肿瘤的女性病人进行检查。结果荧光屏上不仅显示出了脑肿瘤的位置，还清楚地显示出肿瘤的形态与大小。这一成果使在场的科学家为之震惊。次年，英国放射学会发表了这一成果。之后，CT 技术不断改进并最终被推广使用。1979 年，科马克与豪斯菲尔德荣获诺贝尔生理学或医学奖。

(三) 磁共振成像的发明及应用

磁共振成像（magnetic resonance imaging，MRI）是继 CT 之后又一项重大发明。1926 年，乌伦贝克（G. Uhlenbeck，1901—1988 年）发现并提出原子核有自旋并产生磁矩。1946 年，美国斯坦福大学物理学家布洛赫（F. Bloch，1905—1983 年）和哈佛大学物理学家柏塞尔（E. Purcell，1912—1997 年）通过实验分别发现了核磁共振现象。1973 年，纽约州立大学的劳特布尔（P. Lauterbur，1929—2007 年）提出了利用磁场和射频相结合的方法获得磁共振图像的技术开发设想，并用此法获得了最初的二维磁共振图像。1974 年，英国诺丁汉大学的曼斯菲尔德（P. Mansfield，1933—2017 年）先后提出了脉冲梯度法选择成像技术和选择激发序列成像法。此后，二维傅立叶变换成像法的发现使 MRI 技术真正地走上了应用开发之路。MRI 于 1982 年开始被应用于临床，此后各国学者逐渐积累经验，从而丰富了医学影像诊断手段。劳特布尔和曼斯菲尔德也因在这一技术发展中做出的重大贡献而荣获 2003 年度诺贝尔生理学或医学奖。

(四) 放射性同位素的发现及应用

1895 年发现 X 线后，放射性现象被进一步发现。人们提出了"同位素"概念，即一种化学元素可以有几种不同的原子量和放射性，但它们的化学性质完全相同，在元素周期表上处于同一位置。1919 年，英国物理学家阿斯顿（F. Aston，1877—1945 年）发明了质谱仪。质谱仪可利用电场和磁场的作用把不同原子量的同位素分离开来。原子核物理学的这一系列成果的获得为核技术和医学的结合创造了条件。

在早期，科学家是把同位素作为示踪剂来使用的。1919 年，匈牙利化学家赫韦希（G. Hevesy，1885—1966 年）用镭的同位素作为铅的示踪剂，研究植物的铅代谢，开辟了用同位素作示踪剂的研究方法。后来这种方法被用于人体研究，成为人体物质代谢研究的重要手段。1933 年，美籍德国生物化学家舍恩海默（R. Schoenheimer，1894—1941 年）首先用氘来标记脂肪酸，研究脂肪酸的代谢，又用 ^{15}N 来标记氨基酸中的氮，进行蛋白质代谢的研究。他在 1939 年至 1941 年间发表了一系列实验报告，在 1942 年出版了《身体成分的动态》，引进了"代谢池"和"有机物在体内流动"的概念。这些工作对生物化学特别是对新陈代谢的研究影响十分巨大，并开辟了广泛应用示踪剂的道路。

伴随着放射性同位素在医学上应用范围的不断扩大，如何提供大量廉价的人工放射性同位素提上了日程。1931 年，美国物理学家劳伦斯（E. Lawrence，1901—1958 年）设计并建造了第一台回旋加速器。回旋加速器的制成为医学提供了大量人工放射性同位素，为同位素进一步

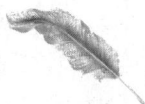

在疾病治疗等方面的应用创造了条件，如 ^{131}I、^{24}Na、^{32}P 及 ^{128}I 等先后被用于疾病治疗。1946 年，在曼哈顿计划下建立的原子反应堆被公之于世，从此可以开始提供大量廉价的 ^{131}I。^{131}I 随后被称为"万能核素"。1951 年，第一台同位素扫描仪问世。1956 年，同位素 γ 照相机问世。这些发明为放射性同位素在医学上的应用开拓了领域。到了 20 世纪 50 年代末和 60 年代初，^{99m}Tc 开始代替 ^{131}I 成为"万能核素"。20 世纪 70 年代后，由于 γ 照相机和 ^{99m}Tc 的普及，以及电子计算机的匹配使用，它们成为外伤治疗和定量诊断方面不可缺少的手段。

（五）激光技术的发明及其在医疗上的应用

激光器的诞生史大致可以分为四个阶段。第一个阶段是理论基础的奠定阶段，主要是爱因斯坦在探讨辐射理论时提出的受激辐射的新概念。当初爱因斯坦提出受激辐射只是为了从理论上彻底解决黑体辐射问题而提出的一个假设。然而，几十年后，它却成为打开激光宝库的一把钥匙。第二个阶段是微波波谱学的发展，为激光器的发明从理论、技术和人才等各方面创造了条件，因而激光领域的开拓者几乎全是微波波谱学专家。第三个阶段是微波激射器的问世。1954 年，美国物理学家汤斯（C. Townes，1915—2015 年）等人制成了第一台利用受激辐射原理工作的新型微波振荡器——氨分子微波激射器。微波激射器的研制成功在激光发展史上占有重要地位，因为它利用受激辐射现象这把钥匙打开了相干放大波长为厘米或更短电磁波的大门，为激光器的问世全面准备了条件。第四个阶段是激光器诞生阶段。从 20 世纪 50 年代开始，世界上许多实验室卷入了一场激烈的竞赛。1960 年，美国物理学家梅曼（T. Maiman，1927—2007 年）研制出世界上第一台红宝石激光器。激光器诞生后，很快被应用于包括医学在内的诸多领域中。1961 年，有人在眼科手术中开始应用激光器作手术刀。此后，激光在外科手术中的应用范围不断扩大，如植皮术、清创术、胸外科手术、矫形外科手术和肿瘤切除术等。1961 年，有人还利用激光拍摄成功了第一张实用的离轴全息图。利用这种装置，可以处理电子显微镜拍摄的丝状噬菌体的双螺旋结构照片，可使图像分辨率从 0.5 纳米提高到 0.25 纳米。此外，利用激光还可以进行同位素分离、细胞筛选及分子切割等。

（六）超声技术的医疗应用

19 世纪，有关声音振荡频率和声调对声源运动速度关系的研究取得了重大发现。1842 年，奥地利物理学家多普勒（C. Doppler，1803—1853 年）首次描述了光波多普勒效应。后来有人发现多普勒效应同样适用于声波。1907 年，人们获得了频率为 340 000 赫兹的超声振荡。此后，超声技术首先被用于军事上，作为一种探测物体特别是水下物体的有效手段。超声技术的这些早期研究和应用为后来其在医学上的应用打下了基础。

超声技术主要应用于以下两个方面。

1. 治疗　1928 年，人们首次用超声治疗耳聋；1939 年，首次用超声治疗神经痛；1953 年，用超声照射法治疗梅尼埃病。20 世纪 50 年代后，有关超声治疗的范围日益扩大。20 世纪 70 年代后学者们在应用剂量上进行了各种实验研究，并在大剂量即损伤性剂量的治疗方面取得了突破性进展。超声加热治癌可达深层的特定部位，被认为是一种最佳的治癌方法。此外，经过聚焦，超声还可以作为一种无感染、无血手术刀进行手术。20 世纪 80 年代后，超声作为一种体外碎石器在治疗肾结石和胆结石等结石症方面疗效显著。

2. 诊断　超声诊断仪器的发展和应用开始于 20 世纪 50 年代，主要包括超声示波诊断法（A 型）、超声显像诊断法（B 型）、超声光点扫描诊断法（M 型）和超声频移诊断法（超声多普勒）。20 世纪 80 年代初彩色多普勒开始兴起。20 世纪 90 年代后，随着彩色多普勒超声心动图技术以及各种超声诊断仪的进一步数字化，其功能更加强大，特别是第五代数字化诊断仪的推出，为各类疾病的诊断提供了更加丰富的诊断指标和强大的技术支持。

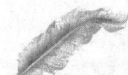

（七）电子显微技术的发明与应用

到了19世纪末，光学显微镜技术几乎达到了尽善尽美的地步。无论是放大倍数还是分辨率，它几乎已经到了极限。但是，人类想要看到更加细致的微观世界的尝试从来没有停止过。20世纪以后，由于电子光学理论的发展，使电子显微镜的诞生成为可能。1926年，德国物理学家布什（H. Busch，1884—1973年）发明了磁力电子透镜，成为电子光学领域的先驱，为电子显微镜的发明奠定了理论基础。1928年，德国柏林大学的克诺尔（M. Knoll，1897—1969年）领导了一个研究小组改进阴极射线示波器。这个研究小组由几个博士生组成，包括鲁斯卡（E. Ruska，1906—1988年）和博里斯（B. Borries，1905—1956年）。这组研究人员考虑了透镜设计和示波器的排列，试图通过这种方式来找到更好的示波器设计方案，同时研制出可以用于产生低放大倍数（接近1∶1）的电子光学元件。1931年，这个研究组成功地产生了在阳极光圈上放置的网格的电子放大图像。该设备使用了两个磁透镜来达到更高的放大倍数，因此被称为第一台电子显微镜。同年，西门子公司的研究室主任莱因卢登堡（E. Lubcke）申请电子显微镜的静电透镜的专利。然而，当时这台电子显微镜的放大图像只有20倍，远远赶不上光学显微镜的功能。但是，电子光学理论实际应用的成功，使科学家相信它有巨大的潜力。为了获得更大的放大能力，科学家开始研究制造短焦距电磁透镜。1933年，鲁斯卡成功地制造出了更好的电子显微镜（图7-2）。但是这台电子显微镜的放大图像也只有20倍。1934年，鲁斯卡和比利时学者马尔顿（L. Marton，1901—1979年）分别制成了新型的复式电磁式电子显微镜，使放大倍数增加到了1万倍。同年，马尔顿在布鲁塞尔第一次用自制的电子显微镜观察了毛苔的叶子。遗憾的是，被观察的叶子最后几乎全部被电子束烧焦，因此效果很不理想。尽管如此，电子显微镜总算诞生了，并且放大倍数已经远远超过了光学显微镜。1936年，马尔顿将自己的电子显微镜经过多次改进之后，对细菌进行了首次观察，并成功地拍摄下了观察到的细菌照片（图7-3）。尽管马尔顿使用的电子显微镜的分辨率刚刚勉强达到光学水平，但这是世界上最早利用电子显微镜观察和拍摄成功的细菌照片，也是电子显微镜在生物医学方面应用

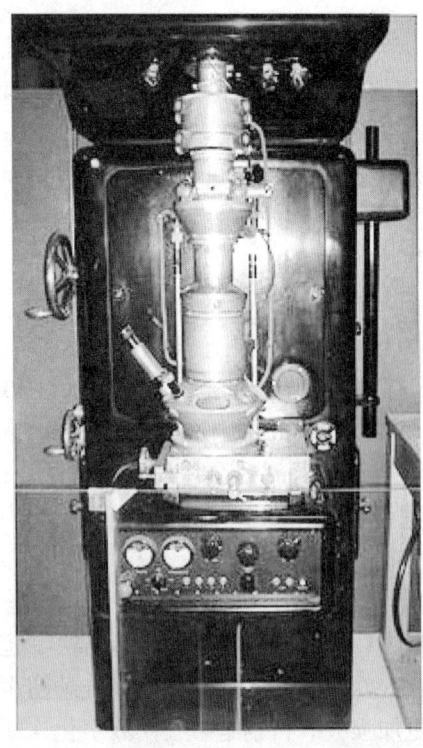

图7-2　1933年鲁斯卡制造的电子显微镜

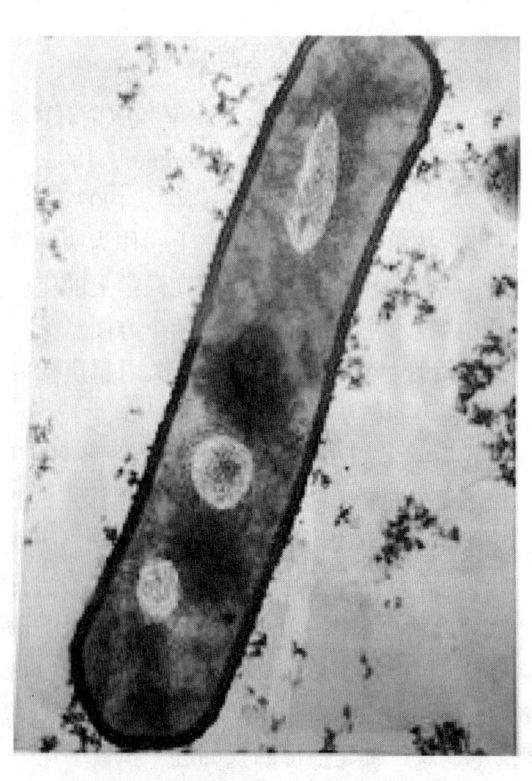

图7-3　采用透射电镜拍摄的细菌照片

的开始。1937年，西门子公司资助了鲁斯卡的研究。此后，第一台商业开发的电子显微镜问世，从此开始了电子显微镜生物观察的历程。1937年，电子显微镜的性能已全面超过了光学显微镜。科学家也对细菌和胶体成功进行了观察和拍摄。1938年，他们首次利用分辨率超过光学显微镜10倍、放大倍数达到2万倍的电子显微镜观察到了病毒。从以上过程我们可以看到，早期的电子显微镜在生物医学上的应用主要是在微生物学方面，这是因为观察细菌和病毒在标本制备技术上困难较少的缘故。

电子显微镜真正在医学研究上成为有力的工具还是在发明超薄切片技术之后。1948年科学家发明了现代切片机。1950年，又发明了玻璃刀制作法。在切片机不断改进的同时，人们对包埋切片标本的材料也进行了更新性研究。1950年，一种新的包埋材料——甲基丙烯酸酯成功地代替了传统包埋材料石蜡与火棉胶。接着，人们开始制备适合在电子显微镜下观察的超薄切片材料。经过不断的努力，终于在1954年由瑞典学者制成了10纳米以下的超薄切片标本。随着电子显微镜和超薄切片技术的不断完善，其医学应用领域也在不断扩大。

此后，电子显微镜的分辨率不断提高，甚至有彩色电子显微镜和冷冻电子显微镜等的发明。冷冻电子显微镜又称低温电子显微镜技术，是在低温下通过使用透射电子显微镜去观察实验样品的显微技术，可捕捉原子分辨率尺度下的生物大分子状态和追踪连续动态变化，在生物医学领域中可用于溶液中生物分子高分辨率结构的测定。冷冻电子显微镜的发展是一场生命科学领域里的革命，是与基因测序技术和质谱技术相提并论的第三大技术。

1986年，鲁斯卡被授予诺贝尔物理学奖。2017年，冷冻电镜技术的发明者杜伯谢（J. Dubochet，1942年— ）、弗兰克（J. Frank，1940年— ）和亨德森（R. Henderson，1945年— ）被授予诺贝尔化学奖。

（八）内窥镜技术的发明与应用

1806年，德国人博兹尼（P. Bozzini，1773—1809年）设计了一种以蜡烛为光源的器械——明光器，用于观察动物的膀胱与直肠内部结构。第一次将该器械应用于人体的是法国医生德索尔莫（J. Desormeaux，1815—1894年）。他将仪器用于检查尿路和膀胱，并将其命名为"内窥镜"。他将煤油灯作为光源，并用透镜将光线聚集以增加亮度。由于这种器械有灼伤人体的风险，所以只能应用于泌尿系统的探查，在胃部应用的效果较差。1868年，德国人库斯莫尔（A. Kussmaul）受吞剑者的启发，第一次将硬质管的胃镜伸到了实验者的胃部，但这些内窥镜仅能借助外在的微弱自然光线对人体内部进行观察。直到1879年，柏林泌尿外科医生尼兹（M. Nitze，1848—1906年）制成了第一个含光学系统的内窥镜，用的是一种能发光的铂丝线圈。该内窥镜仅被用于泌尿系统。1880年，爱迪生发明了电灯，人们用白炽灯替换了铂丝线圈，将灯泡置于膀胱镜的最前端。这种照明方法成为那一时期内窥镜所采用的标准方式。随着光学系统的引入，硬管式内窥镜虽然得以不断完善与发展，但由于内脏器官多存在解剖上的生理弯曲，用硬管式内窥镜难以充分检查，后来半可屈式内窥镜应运而生。1932年，由辛德勒（R. Schindler，1888—1968年）研发成功胃镜。该胃镜直径为12毫米，长为77厘米，光学系统由48个透镜组成，其特点是前端具有可屈性，即在胃内有一定范围的弯曲，使术者能清晰地观察胃黏膜图像。该胃镜前端有一光滑的金属球，插入较为方便，灯泡光亮度较强，有空气通道用以注气，近端为硬管部，有接目镜调焦。该胃镜开辟了胃部检查术的新纪元。20世纪50年代以前，内窥镜照明采用的是内光源，照明效果较差，图像色彩扭曲。1957年，南非的希尔朔维茨（B. Hirschowitz，1925—2013年）和他的研究组制成了世界上第一个用于检查胃、十二指肠的光导纤维内窥镜并在美国胃镜学会上展示。1960年10月，美国膀胱镜制造公司制造了第一个商业纤维内窥镜，紧接着日本奥林巴斯制造商在光导纤维胃镜基础上，加装了活检装置及照相机，有效地显示了胃照相术。1977年，日本学者开创了在前端装有超声探

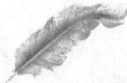

头的内窥镜，经食管探测心脏。

1983年，美国伟伦（Welch Allyn）公司研制并应用微型图像传感器代替了内窥镜的光导纤维导像技术，宣告了电子内窥镜的诞生。它比普通光导纤维内窥镜的图像清晰，色泽逼真，分辨率更高，而且可供多人同时观看，给百余年来内窥镜的诊断和治疗开创了历史新篇章，在临床、教学和科研中发挥出巨大的优势。

（九）体外膜氧合技术的发明与应用

体外膜氧合（extracorporeal membrane oxygenation，ECMO），也称"叶克膜"，是持续体外生命支持（extracorporeal life support，ECLS）技术之一，用于暂时代替病人的心肺功能，减轻病人的心肺负担，救治呼吸衰竭及心搏骤停等情况，为患者争取更多的救治时间。其工作原理是通过泵（作用类似人工心脏）将血液从体内引至体外，经膜式氧合器（其作用类似人工肺，简称膜肺）进行气体交换之后再将血液回输到人体内，完全或部分代替心和（或）肺功能，并使心肺得以充分休息。美国医生吉本（J.H. Gibbon, 1903—1973年）发明了心肺转流术（cardiopulmonary bypass, CPB）。这一技术可在短时间内代替病人的心肺功能。1953年，吉本运用该技术实现体外循环运转45分钟，支持了其成功地为一名病人实施房间隔缺损修复术。这一技术是一个开放的系统，人体的血液和外界空气相接触，由于其直接将氧气打入血液中，因而会对血液成分造成损伤，且存在较大的凝血和感染风险。荷兰医生考尔夫（W. Kolff, 1911—2009年）改进了这一技术。他将肾透析的半透膜技术应用于血液氧合过程，研制出了膜氧合器。随着技术的发展，膜体外加氧器在血液和氧气之间引入一个气体渗透的界面，这大大减轻了直接接触体外氧合器的血液创伤，由此产生了ECMO技术。1971年，希尔（J.D. Hill）医生首次用ECMO救治1例24岁的因多发性创伤导致呼吸衰竭进行性加重的男性病人。经过75小时的ECMO救治，病人最终脱离危险，抢救成功，这标志ECMO开始用于临床治疗。1972年，美国密歇根大学外科医生巴列特（R.H. Bartlett）首次成功使用ECMO技术为一例心脏手术后小儿提供了心肺支持。1980年巴列特建立了世界上第一个ECMO中心，被誉为"ECMO之父"。1989年，美国正式成立体外生命支持组织（Extracorporeal Life Support Organization，ELSO）。在ECMO发展的50多年里，ECMO技术得到了明显的提高，早期采用的滚轴血泵已被离心泵取代，氧合器也由现在的高质量中空纤维氧合器替代了早期的鼓泡型氧合器和膜氧合器，ECMO已成为临床上对传统治疗无效的心肺衰竭病人最后的一种挽救方法。在全球新冠肺炎疫情期间，医务人员使用ECMO成功地挽救了大量危重症病人的生命。

（十）介入技术的发明与应用

1929年，德国医生福斯曼（W. Forssmann, 1904—1979年）在一名护士的配合下首先在自己身上尝试了导管插入试验，并拍下了第一张人类心脏导管的X线照片。过了10年，美国人库南德（A. Cournand, 1895—1988年）和理查兹（D. Richards, 1895—1973年）针对福斯曼的尝试进行了一系列实验研究。他们的工作为介入治疗的应用开辟了道路（图7-4）。1964年，美国放射学家多特（C. Dotter, 1920—1985年）首次成功应用经皮穿刺插管和同轴导管扩张治疗了一名83岁妇女的下肢动脉粥样硬化狭窄，狭窄的血管变得通畅，并恢复正常血运。1969年，多特又完成了不锈钢圈置入犬动脉的实验。这一实验的成功标志着血管内支架研究向前迈出了重要的第一步。此后又经许多学者进行了改进。

1974年，毕业于德国海德堡大学医学院的格林齐希（A.R. Gruentzig, 1939—1985年）医生在瑞士苏黎世大学医院研制出一种圆柱形可膨胀的双球囊导管。他应用这种导管扩张外周动脉狭窄，并取得了满意的效果。1977年，他又将此法用于治疗冠状动脉狭窄并获得了极大的成功。后来经逐步改进，经皮冠状动脉成形术目前已被广泛应用于临床。20世纪后期，随

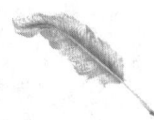

着 X 线、数字减影血管造影、CT、超声、MRI 及内窥镜等引导设备的发展，相关新器材和新技术的出现丰富了介入的内涵。"介入"已不再是局限于单一放射设备引导的操作，而是由多种影像设备引导的诊疗技术的集合。20 世纪末，国内外部分学者提出了"介入医学"（interventional medicine，IVM）的说法并逐渐被医学界所接受。

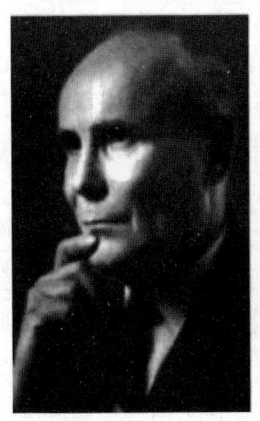
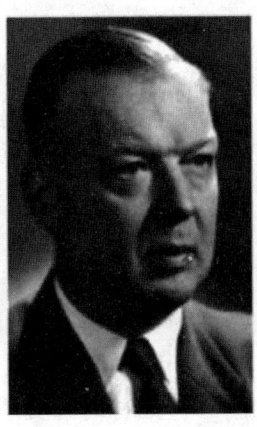
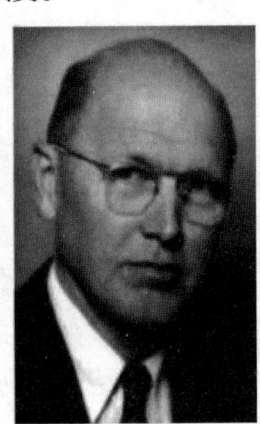

图 7-4　库南德、福斯曼和理查兹因为心导管术的工作而获得 1956 年的诺贝尔生理学或医学奖

二、化学合成药物与化学疗法

随着近代化学的发展和化学手段的应用，在近代尤其是 19 世纪以后，西方医学的药物研究和应用从传统草药等的使用，开始进入应用化学手段进行提取和人工合成。20 世纪以后，大量化学合成药物的出现使化学疗法成为临床治疗的重要手段。

（一）天然植物有效成分的提取和简单合成

1. 从鸦片酊到吗啡　吗啡（morphine，MOP）是鸦片类毒品的重要组成部分，在鸦片中的含量为 4%~21%，其衍生物盐酸吗啡是临床上常用的麻醉剂，有极强的镇痛作用，多用于创伤、手术和烧伤等引起的剧痛，也用于心肌梗死引起的心绞痛，还可作为镇痛、镇咳和止泻剂。吗啡的二乙酸酯又称为海洛因，作为毒品管理。

含有吗啡的万能药要追溯到拜占庭时期的炼金术，但是获得它的方法在奥斯曼人征服君士坦丁堡（今天的伊斯坦布尔）时失传。1522 年，瑞士医生帕拉塞尔苏斯再次提到它，并建议慎重使用。18 世纪晚期，随着东印度公司在印度开展的鸦片贸易，另一种鸦片药——"鸦片酊"开始广泛在医生和病人中使用。1804 年，德国药剂师赛图尔（F. Sertürner，1783—1841 年）首次从罂粟花中分离出其有效活性成分，并因为其能够使人睡去而用希腊梦神墨菲斯（Morpheus）的名字将其命名为吗啡。1817 年，赛图尔报告了他在 3 个男孩、3 条狗、1 只老鼠和自己身上进行的实验。1817 年，吗啡首次作为镇痛药与治疗鸦片和酒精成瘾的药物被赛图尔和公司推入市场。1827 年，吗啡由德国的默克公司（Merck Company）投入批量化生产。随着吗啡的广泛应用，人们发现它具有比鸦片和酒精还强的成瘾性。后来发现在美国内战期间约 40 万患有"士兵病"（soldier's disease）的人实际上是对吗啡成瘾。

海洛因的人工合成要比吗啡早，于 1874 年合成成功，1898 年投入市场。海洛因可透过血脑屏障而具有比吗啡更强的成瘾性，因此，在第一次世界大战期间虽有使用，但受到了严格的限制。1925 年，罗宾森（R. Robinson，1886—1975 年）发现了吗啡的化学结构。这为吗啡的广泛应用打开了大门。之后，至少三种吗啡的合成方法被发现。其中 1952 年由美国化学家盖茨（M.D. Gates Jr.，1915—2003年）发现的合成方法还被申请了专利。之后，又有很多化学合成方法问世，大大促进了吗啡的生产和应用。然而，大量吗啡的获得还是采用传统方法从罂粟花及其茎叶中提取。最广泛使用的方法为1925年匈牙利药理学家卡贝（J. Kabay）所发明。

2. 从金鸡纳树皮到奎宁　奎宁（quinine）俗称金鸡纳霜，为茜草科植物金鸡纳树（图7-5）及其同属植物的树皮中的主要生物碱，化学称为金鸡纳碱。奎宁原被南美印第安人用作肌肉松弛剂以缓解低体温时的颤抖，主要产于秘鲁、玻利维亚和厄瓜多尔。他们将金鸡纳树皮与糖水混合在一起（即奎宁水）以掩盖金鸡纳树皮的苦味。

最早将奎宁带到欧洲的是耶稣会。西班牙人在16世纪70年代前后就知道了金鸡纳树皮的药用价值。1631年，在罗马疟疾流行时，就采用了金鸡纳树皮用于治疗疟疾引起的颤抖。17世纪，欧洲人已经学会在疟疾治疗中使用这种方法，但那时用的都是天然金鸡纳树皮而不是提取物。

到1940年其他药物出现之前，奎宁一直被作为抗疟药物，这有赖于金鸡纳树皮有效成分的提取和化学合成的成功。1737年，金鸡纳树皮的有效成分被法国学者拉孔达明（C.M.de La Condamine，1701—1774年）发现。1820年，法国学者佩尔蒂埃（P.J. Pelletier，1788—1842年）和卡旺图（J.B. Caventou，1795—1877年）从

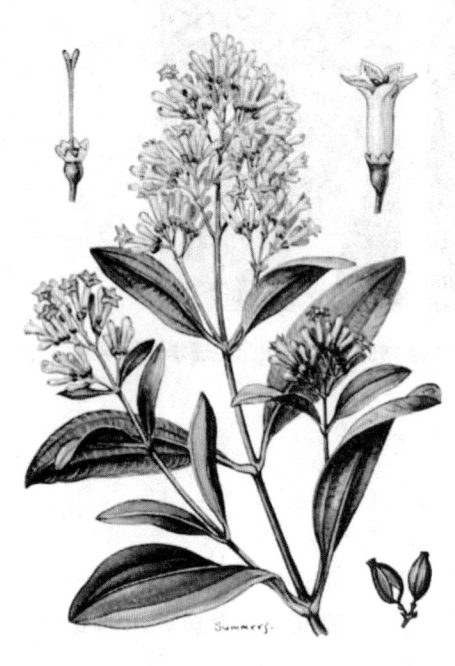

图7-5　金鸡纳树

金鸡纳树皮中提取出了其有效成分奎宁。1850年以前，人们广泛使用将金鸡纳树皮磨成粉加入葡萄酒中饮用的方法来治疗疟疾引发的颤抖。1856年，英国化学家珀金（W.H. Perkin，1838—1907年）在奎宁人工合成研究中意外发现了从金鸡纳树皮中提取奎宁的方法。由此，在欧洲对南美洲的殖民发展过程中金鸡纳树皮成为重要的争夺对象和经济来源。这种状况一直持续到第二次世界大战。当时德国和日本控制了美国获得金鸡纳树皮的渠道，非洲战场上疟疾引发的大量军队伤亡迫使美国政府加强对抗疟药物的研究。1944年，美国化学家伍德沃德（R.B. Woodward，1917—1979年）和多林（W.E. Doering，1917—2011年）完成了奎宁的化学合成。伍德沃德和多林开启了药物人工化学合成的时代。1965年，他们因为药物人工合成方面的重要贡献获得了诺贝尔化学奖。奎宁的提取和人工合成的历史，是人类在药物利用历史上从经验积累走向依靠实验室技术获得成功的典型案例之一。20世纪后，奎宁被另一种更有效的化学合成药物氯喹所取代。

3. 从柳苷到阿司匹林　阿司匹林（aspirin）又名乙酰水杨酸（acetylsalicylic acid），诞生于1899年，是20世纪临床上广泛应用的解热镇痛药和抗炎药物，被广泛用于治疗感冒、发热、头痛、牙痛、关节痛和风湿病，还因其具有抑制血小板聚集的作用而被用于预防和治疗缺血性心脏病、心绞痛、心肺梗死和脑血栓形成，对血管形成术及旁路移植术也有效。

从柳树或其他富含水杨酸植物中提取药物可见于苏美尔人的泥板文书和古埃及的《埃伯斯纸草文》。公元前400年前后，希波克拉底曾用这种茶缓解发热。这种方法也出现在古典和中世纪时期的西方医学药典中。18世纪中期，人们认识到了柳树皮提取物对发热、疼痛和感染的特殊作用。1763年，斯东（E. Stone，1702—1768年）向英国皇家科学院写信，描述他发现

柳树皮可以取代金鸡纳树皮治疗"热毒"（包含疟疾在内的发热性疾病）。金鸡纳树皮在欧洲当时紧俏昂贵，斯东的发现让柳树再次走入医生的视野。19世纪后，药剂师开具各种含有柳树皮提取物即水杨酸成分的药方。18世纪，欧洲化学已经发展到初步尝试提取化学药品的程度，奎宁于1820年被提取成功。于是，1828年，德国药学家巴克纳（J. Buchner）首次从柳树皮中提取出少量带有苦味的黄色晶体"水杨苷"（salix purpura），并将其命名为"柳苷"。1829年，法国药剂师勒鲁（H. Leroux）改进了提取技术，可以从1.5千克柳皮中提取30克水杨苷。1838年，意大利化学家皮瑞阿（R. Piria, 1814—1865年）将水杨苷进一步分解，获得了水杨酸（salicylic acid）。大约同期，德国化学家罗韦格（K.J. Lowig, 1803—1890年）在绣线菊（Meadowsweet，甜草花）中提取到了水杨酸。

水杨酸的大规模生产有赖于人工合成的成功。1853年，法国化学家热拉尔（C.F. Gerhardt, 1806—1856年）首次用水杨酸和醋酐合成了乙酰水杨酸，但并没有引起广泛注意。1860年，科尔勃（H. Kolbe, 1818—1884年）成功地用无机物合成了水杨酸。1869年，克劳特（J. Kraut）合成了更为纯净、稳定的乙酰水杨酸。1897年，德国拜尔公司化学家霍夫曼（F. Hoffmann, 1868—1946年）发现了一种刺激性较小的水杨酸替代物——乙酰水杨酸，其药效比水杨酸更好。然而，它并没有迅速被投入生产和使用。直到2年后，1899年，拜尔公司另一名药剂师德莱塞（H. Dreser, 1860—1924年）重新展示其药效并将其命名为"阿司匹林"后，才开始由拜尔公司生产并向全世界推广。

奎宁、吗啡和阿司匹林只是现代医学发展过程中较早实现提取和人工合成的几种化学药物，类似的还有从毛花洋地黄中分离出洋地黄毒苷、地高辛和甲地高辛，从颠茄、莨菪和曼陀罗等茄科植物中分离出莨菪碱等。它们的提取和人工合成成功有赖于18世纪以来无机化学和有机化学的发展。19世纪到20世纪初叶，药物发展的特征是使用天然物质或者简单合成，常以不加结构修饰的形式直接用于临床治疗，一方面保留了从植物中提取有效成分的传统，另一方面又通过人工合成实现了药物生产的工业化。青霉素和磺胺等的发明开启了西方医学化学疗法的新时代。

（二）化学药物的人工合成及化学疗法

1. 抗生素的发现 英国细菌学家弗莱明（A. Fleming, 1881—1955年）于1928年最先发现了青霉菌对于葡萄球菌等细菌的抑制作用，却不能有效地得到纯品青霉素（图7-6）。他将青霉素菌株一代代培养，并于1939年将菌株提供给英国病理学家弗洛雷（H. Florey, 1898—1968年）和德国生物化学家钱恩（E.B. Chain, 1906—1979年）进行进一步的研究。1941年，他们获得了最初的青霉素制品，并在之后进行的临床试验中证实了青霉素对多种细菌的杀菌作用。1942年，美国公司开始大批量生产青霉素。随后，1943年，美籍俄国细菌学家瓦克斯曼（S. Waksman, 1888—1973年）发现并研制出了对结核病有疗效的链霉素。

2. 磺胺类药物的发明 化学合成类药物的发明开始于德国医药化学家埃利希。1909年，在经过长期对治疗梅毒药物的实验研究之后，埃利希合成了对梅毒有特效的药物——"606"。其化学合成技术基础来自于化学染料。1912年，埃利希又合成了与"606"有同样疗效的"914"。埃利希的药物合成在20世纪的医药化学史上具有开拓性的意义。

继埃利希之后，1935年，德国医药化学家杜马克（G. Domogk, 1895—1964年）首次合成了对葡萄球菌和链球菌感染有特效的磺胺。磺胺实际上是磺胺类药的母体。仅在1938—1943年，以磺胺为母体的磺胺类药物即达1000余种。它是可以抑制细菌生长的药物，成为与抗生素具有同等地位的另一类新药。由于抗生素和磺胺药这两类新药的兴起和发展，一些严重威胁人类的疾病相继被征服，人类的平均寿命也大大延长。因此，抗生素和磺胺药兴起的20世纪初期，可谓医药化学史上变革最为深刻的年代。

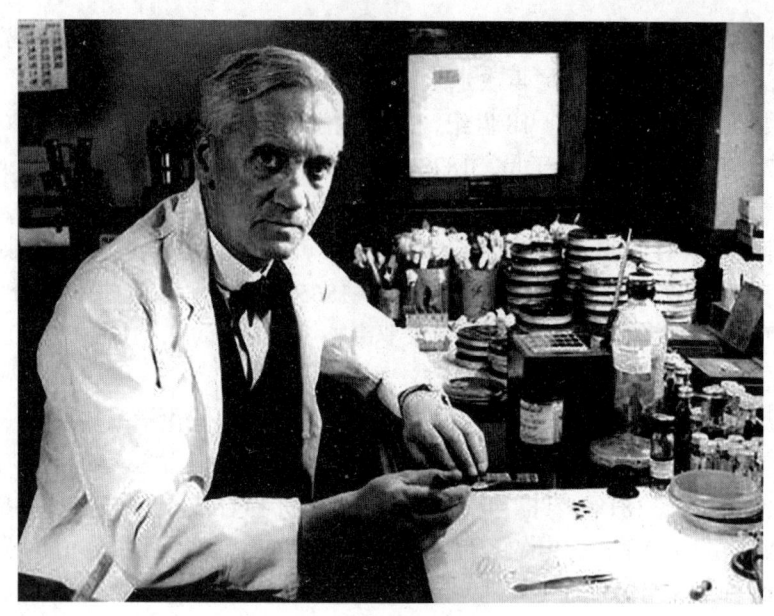

图 7-6 弗莱明发现青霉素

青霉素、链霉素、磺胺类药物的强大抗菌作用和大量的生产使用开启了化学合成药物的新时代。此后，化学合成药物并不局限在抗感染类药物，临床所使用的治疗其他疾病的药物也都走上了化学合成的道路。20 世纪 50 年代以后，随着越来越高效的技术和药物合成手段的出现，化学药物成为临床上应用得最广泛的药物，如激素类药物、酶抑制剂、心血管药物及抗肿瘤药物等。成千上万的化学药品成为救命药，医学进入了主要依靠化学药物的新时代。化学药物从植物天然化学成分的提取发展到人工合成，充分体现了化学理论和化学技术发展对药学乃至医学的深远影响，从而为药学理论的建立与发展奠定了基础。

（三）药物的传统设计与分子药物设计

从天然植物有效药物成分的提取到人工合成的成功，标志着西方医学在药物学方面从经验医学转向实验医学。17 世纪以来，以药学家对这些天然植物药物药理学和毒理学的研究拉开了现代药理学研究的序幕。在此过程中，实现了从药物作用机制的探讨到理论体系的形成，到 19 世纪时已经形成了药理学实验研究的高峰。20 世纪以后，随着生理学、生物化学、免疫学、内分泌学、营养学以及微生物学等领域的飞速发展，化学药物的种类不断丰富，形成了针对临床治疗应用的药物体系，如激素类药、精神类药、心血管类药、维生素类药、抗菌类药、抗癌类药及免疫抑制剂等。大量化学药物的生产和使用，一方面促使药物理论不断发展和药学学科体系日趋成熟，另一方面也促进了与药物开发相关的新技术和新概念的出现。有些技术甚至成为现代药物研发领域的经典技术。

1. 液相多肽合成法　1899 年，德国化学家费歇尔（E.H. Fischer，1852—1919 年）用 18 个氨基酸人工合成多肽，首开多肽化学合成之先河，开辟了一条人工合成化学物质的新途径。1902 年，他因物质合成方面的重要贡献获得了 1902 年诺贝尔化学奖。他的这一方法被称为液相多肽合成法。此后，这一合成法在药物合成领域被广泛应用。一些对医学产生重大影响的药物的合成，如 1954 年催产素的合成和 1965 年中国科学家成功合成的牛胰岛素等，都采用了这种方法。

2. 固相多肽合成法　固相多肽合成法开始于美国生物化学家梅里菲尔德（R.B. Merrifield，1921—2006 年）。1948 年，梅里菲尔德在加州大学获得博士学位。此后，他在洛克菲勒大学生物化学实验室工作，从事多肽合成、分离和鉴定研究。1962 年，他宣布固相多肽合成法获得成功。经过多年的努力,1969年他应用此法合成了含有124个氨基酸残基的核糖核酸酶A,标志着人工合成酶(蛋白质)的开始。他也因此成为1984年诺贝尔化学奖获得者。之后,由固相多肽合成发展起来的组合化学又在创制新药的策略上引起重大变革。传统有机合成方法是在一个反应容器中进行反应,并产生一种目的物,组合化学则是用并行方法,或在一个容器中同时制备不同的化合物,从而大大缩短了药物制备周期。

3. 放射免疫分析法 利用同位素标记的与未标记的抗原同抗体发生竞争性抑制反应的放射性同位素体外微量分析方法,又称竞争性饱和分析法。20世纪50—60年代,合成药物日益增多,药物的安全性越来越引起人们的重视,以药物在体内代谢为主要研究内容的药物动力学(简称药动学)在医学上的重要性受到重视,放射免疫分析法的发明解决了这一问题。它的发明者是美国科学家伯森(S.A. Berson,1918—1972年)和雅洛(R.S. Yalow,1921—2011年)。1959年,他们在研究血浆中胰岛素浓度时发明了这种方法。这种方法灵敏度极高,因此在测定体内物质含量方面被广泛应用。这也是一次药动学分析技术的飞跃。放射免疫分析法被广泛应用于测定人体中的内源性和外源性物质。

4. 气相色谱法 气相色谱法是一种在有机化学中对易于挥发而不发生分解的化合物进行分离与分析的色谱技术,可用于从混合物中制备纯品。20世纪60年代末,气相色谱法开始用于测定药物在血液中的浓度。这是药动学在技术上的又一次突破。该法可以把多种理化性质接近的药物及其代谢产物分离出来。

5. 药物的分子设计 人类基因组研究及现代信息技术的进步使药物的分子设计成为目前和未来药物研发的新方向。分子水平的药物开发被称为"基因战"的第二战役。人类基因组计划的实施和测序完成、功能基因组和蛋白质组学的研究以及与疾病相关的重要基因的解析为研究新药提供了日益增多的靶标和生物学信息。生物信息学则应用信息科学、计算机科学、生物计算数学和比较生物学等学科的观念和方法对生命及其组成分子如核酸和蛋白质等进行研究,以计算机和电子设备为工具,以互联网为平台,对生物信息进行提取、存储、加工和分析,用信息理论与技术及生物数学的方法理解和阐述生物大分子的意义。

在这种背景下,药物的分子设计可直接根据已经掌握的基因、病毒和异常细胞的分子结构等有针对性地设计。先有靶标,后有设计,从而从分子水平设计出无论是空间形状还是化学性质都与靶标相吻合的药物。与传统药物设计相比,这种药物具有非常精准的靶向性和极高的效能。其效能有可能是传统药物的几倍甚至几十倍。加上设计周期短等优势,药物的分子设计将是未来药物研发的主要方向之一。目前世界范围治疗药物的靶标大约有500个,其中靶标为细胞膜受体者占45%,靶酶者占28%,细胞因子和激素者占11%,离子通道者占5%,核酸者占2%,核受体者占2%,其他靶标者占7%。人体的全部基因有3万~4万个,保守估计约有5000个药物靶标。如果能够充分挖掘和利用这些靶标,可研制出10倍于现在的药物。

与生物信息学相应发展的另一个重要内容是化学信息学。化学信息学从各种信息源中提取有用数据,将数据转换成信息,再由信息转化为有效的知识,以加速药物先导化合物的发现和优化。化学信息学、分子模拟和计算机辅助药物分子设计是药物分子设计中非常重要的支撑。晚近发展的化学基因组学是人类基因组测序完成后为确定基因和蛋白质生物功能发展起来的学科。利用天然或合成的小分子化合物与未知生物功能的蛋白质相互作用,以确定细胞内蛋白质的功能。化学基因组学可实现对基因和蛋白质功能的双向解析,并产生可作用于靶标的探针或先导物。

三、生物技术

生物技术是指利用生物体来生产有用物质服务于人类需求的技术。通过现代生物技术手段，可以改造或重新创造设计细胞的遗传物质或培育新品种，通过利用现有的生物体系，以生物化学过程通过工业规模来制造工业产品。20世纪50年代以来，随着DNA分子双螺旋模型的确立和分子生物学的建立，一系列与生物遗传性相关的技术随之出现。1956年，奥乔亚（S. Ochoa，1905—1993年）和科恩伯格（A. Kornberg，1918—2007年）分别发现了能催化合成DNA和RNA的工具酶，并采用人工方法成功合成了DNA和RNA，使人类首次掌握了遗传物质基础的制造技术。20世纪60年代，瑞士学者阿尔伯（W. Arber，1929年—）等发现了脱氧核糖核酸限制性内切酶。20世纪70年代，数百种限制性内切酶被发现，最终导致重组DNA技术的创立和遗传工程的迅速发展。1983年，美国学者穆里斯（K. Mullis，1945年—）等人发明了聚合酶链式反应技术（polymerase chain reaction，PCR）。该技术由于能在很短的时间内精确复制上百万的同一DNA片段，因而极大地扩展了遗传物质鉴定和操作的可能性。在不到10年的时间里，该技术成为世界各国分子生物学实验室里的常规技术，并在医学及其他领域获得广泛的应用。1996年，克隆技术取得了突破性进展，英国威尔穆特（I. Wilmut，1944年—）博士领导的12名科学家小组首次成功地用体细胞无性繁殖了绵羊"多莉"（图7-7）。克隆技术的出现使人们更大程度地改变生命过程成为可能。

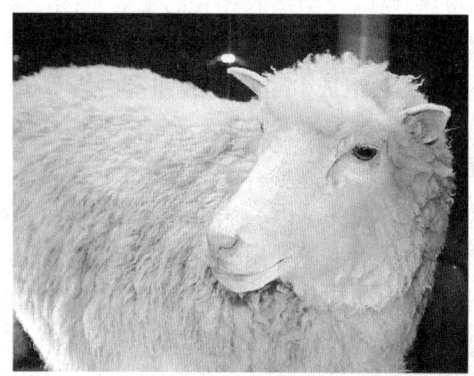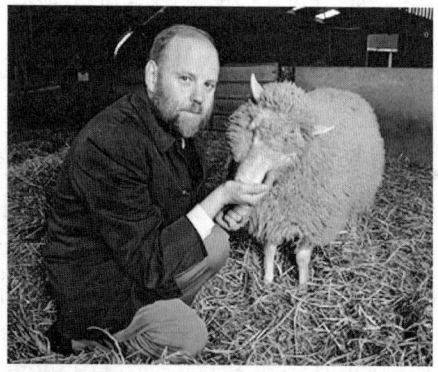

图 7-7　威尔穆特和克隆羊"多莉"

20世纪90年代后，随着人类基因组计划的实施和信息技术的发展，生物技术实现了由传统到现代的发展。现代生物技术实现了由基因工程、分子生物学、生物化学、遗传学、细胞生物学、胚胎学、免疫学、有机化学、无机化学、物理化学、物理学、信息学及计算机科学等多学科技术融合发展的工程学。20世纪末，基因诊断和基因治疗成为一种新的方向。

（一）基因技术

基因治疗（gene therapy）是利用基因转移技术将正常的外源基因导入靶细胞内，以纠正或补偿基因缺陷，达到治疗疾病的一种技术。20世纪80年代后，不断有人进行基因治疗的尝试，如1980年美国学者克莱因（M. Cline）等给两名患有地中海贫血的病人进行了首次基因治疗，但以失败告终。1990年，美国国立卫生研究院（National Institutes of Health，NIH）下属的DNA重组委员会批准了第一例人体基因治疗（腺苷脱氨酶缺乏症）并获得了成功。20世纪90年代初的一系列进展似乎为基因治疗展示了一幅美好的前景。然而，基因治疗还远没有达到人们理想中那种通过基因补缺和置换等手段根治遗传病的境界。事实上，基因治疗无论从技术上还是社会伦理上都还存在许多问题。

首先，基因治疗的危险性是显而易见的。目前用于人体试验的载体分为病毒类和非病毒类。由于病毒类载体可通过口服、喷雾或静脉滴注等简易方法被导入体内，因而应用较多。然而，要想病毒载体实现持续表达，需反复应用，其结果是很容易导致机体产生严重的免疫反应。此外，目前学术界对人类基因组复杂的组织结构和功能行为尚缺乏了解，对大多数遗传病的机制也所知甚微，尤其是对导入的外源性基因在体内执行功能时，受机体内外环境变化的影响一无所知。凡此种种，说明基因治疗的基础性研究还很不够。但是，由于潜在经济利益的驱使，以及片面强调临床应用价值，世界各国批准的基因治疗方案在逐年增加。据美国《人类基因治疗》(*Human Gene Therapy*) 杂志统计，1993 年全世界共有 26 项研究在进行，受试者超过 2000 人。1995 年共有 106 项研究，到了 1997 年则达到 212 项研究。

其次，基因治疗还伴有诸多伦理道德和社会问题。例如，生殖细胞的基因治疗理论上既可治疗遗传病，也可使后代不再患病，是比体细胞治疗更有效、更彻底的方法。但接受转基因的受体在垂直传播给下一代时可能产生不可预知的远期副作用，如使后代变成容易患癌者，或其他疾病的易感染者，甚至产生非人类的某些特性或性状。这种情况的出现在伦理学上是得不到辩护的，人们对此也无法接受。又如，理论上将额外的生长激素基因插入生殖细胞可使身材矮小的人的后代身材变得高大，但是这样做的结果在伦理上会产生一些难以预料的问题，如将上一代人的价值观强加于下一代是否合理，被增强性状的人群是否会对未被增强的人群进行歧视等。

利用基因工程开发新药是现代生物技术在医学领域的另一类应用。通过这些技术，可实现对 DNA 切割、插入、连接和重组，从而获得生物医药制品包括菌苗、疫苗、毒素、类毒素、血清、血液制品、免疫制剂、细胞因子、抗原、单克隆抗体及基因工程产品（DNA 重组产品和体外诊断试剂）等。1974 年，美国生物化学家科恩（S. Cohen，1922 年—）等成功地将外来基因插入活的有机体，揭开了转基因技术应用的序幕。1977 年，美国科学家首先应用遗传工程从大肠埃希菌中生产激素并获得了成功。1979 年，美国南旧金山基因技术公司用细菌生产出人的生长激素，其所用的方法就是将人的相关基因导入细菌体内。1982 年，美国推出的新型胰岛素也是将人类基因插入动物体内获得的。此后，转基因猪、转基因鼠以及转基因羊等陆续诞生。1992 年，荷兰培育出世界上第一头转基因牛。该牛被植入了人促红细胞生成素基因，其产生的蛋白质能刺激红细胞的生成，是治疗贫血的良药。然而，新技术和新产品在给人类医疗保健带来好处的同时，也产生了一系列问题甚至造成危害。人们最担心的是巨大的商业利益会导致轻率地利用生物技术，将人类基因不断地用于生产商品，以及物种之间的基因不断地被人为转换，最终会导致生态系统不可逆转的破坏。在使用生物工程技术生产药品时，在过去的数年中也发现了原来没有预料到的危险。例如，20 世纪 80 年代末，欧洲学者在对服用生长激素的人群进行的调研时发现，该药可诱发白血病。这使人们不得不考虑大量地生产和使用基因工程类药物的安全性问题。

对于人类已研制开发并进入临床应用阶段的生物药品，根据其用途不同可分为三大类：基因工程药物、生物疫苗和生物诊断试剂。这些产品在诊断、预防、控制乃至消灭传染病和保护人类健康中发挥着越来越重要的作用。生物技术的发展以及其在医药领域的应用为我们展示了一幅美好的前景，认为可能在未来有助于解决许多当代没有解决的医学难题。然而，科学技术也是一把"双刃剑"，在其为人类创造福利的同时，如果应用不当，也会带来问题和麻烦，这是需要格外重视的一个问题。

2. 干细胞技术 科学家认为，干细胞研究有着不可估量的医学价值。干细胞研究正在向现代生命科学和医学的各个领域交叉渗透，从一种实验室概念逐渐转变成能够看得见的现实。从理论上来说，可以用干细胞来治疗各种人类疾病。科学家发现，干细胞可用于培育不同的人体细胞、组织或器官。这有望成为移植器官的新来源，解决供体不足的难题。组织器官移植有望成为人类攻克某些重大疾病（如心脑血管疾病、癌症和老年性疾病等）的根本措施。干细胞及其衍生组织器官的临床广泛应用将导致新的医疗技术革命。

今天，医学领域中许多难题的解决都寄希望于再生医学。1992年，凯瑟（L. Kaiser）提出了再生医学的概念。他预测再生医学将改变许多慢性疾病的发展进程，甚至可以再生衰老或失去功能的器官。再生医学的兴起激发了人们对各种干细胞、组织工程支架和细胞生长因子的研究热潮，选用合适的干细胞作为种子细胞的来源已经成为研究的焦点。由于胚胎干细胞可以被诱导分化为机体几乎所有的细胞类型，所以其在最初成为研究热点。虽然胚胎干细胞具有广泛的应用前景，但它存在两个难以解决的限制：一是关于其来源的伦理和法律问题；二是异体细胞移植带来的免疫排斥问题。除了胚胎组织外，在成体组织中也可以分离出一种多能干细胞。由于不存在上述两个限制，其研究和应用越来越引起科学家的兴趣。目前，除了人们早已发现并应用的骨髓造血干细胞外，在短短几年的时间内先后发现了骨髓间充质干细胞、神经干细胞、皮肤干细胞、脂肪干细胞、胰岛干细胞、肝干细胞和肌肉干细胞等。深入研究其增殖和分化潜能必将促进组织工程的发展与进步。而且，科学家已经在动物实验中发现了一个新的基因，在它的控制下一些体细胞可以逆转为胚胎状态的细胞。这意味着从理论上可以不破坏胚胎而获得胚胎干细胞。在不久的将来，由生物学家、生物工程师和临床医生进行的多学科合作将有助于干细胞的研究及应用。

在干细胞的临床应用中，利用3D打印机完成身体器官的打印将有可能改变人类医疗的历史。3D生物打印需要"生物墨水"，而最有可能成为"墨水"的便是干细胞。研究者从人体组织中提取干细胞，使它们分化成不同类型的细胞。一旦"墨水"被打印出来并放到合适的地方，具有保护作用的生物凝胶将保持组织所需的结构。形成器官雏形后，还需要进一步的培养。在各类细胞生长因子的刺激下，最终发展成软骨或其他类型的活性组织，实现符合人体移植的要求。通过3D打印技术制造器官不但可解除移植器官资源紧缺的难题，也将对药物开发产生深远的影响。传统的药物研究大多需要各种级别的动物实验和人体试验。通过3D打印的器官模型来检测药物效果，不但有利于缩短临床药物的研发周期，还可能避免潜在的人体试验造成的损害。当科学家能够更清晰地阐释人体内脏器官的工作机制，并组建起生物组织模拟系统时，生物打印时代就会真的到来。

肿瘤的治疗一直是医学研究的热点。近些年来，越来越多的证据表明干细胞和肿瘤细胞有很多共同的特点。它们之间有着十分密切的关系。在肿瘤组织中也存在一小部分具有干细胞性质的细胞群体——肿瘤干细胞（cancer stem cell）。目前临床治疗的主要目标是消除可见的肿瘤组织，但也难以将肿瘤细胞完全杀灭，而且副作用大。自从肿瘤干细胞的概念被提出来以后，研究方向得以调整。如果肿瘤干细胞可以预先被识别和分离，那么将发现更多新的、有效的诊断标志以及这些细胞表达的治疗性靶点。设法通过改变微环境，诱导或"操纵"肿瘤细胞向正常细胞分化，可能成为肿瘤治疗的希望所在。如果能认清肿瘤细胞的逆转机制，也许不久的将来人们就会因为肿瘤干细胞而对肿瘤的发生、发展及治疗有一个全新的认识。

尽管干细胞研究在未来的医学中拥有美好的前景，但目前仍然存在如何安全地诱导分化和应用等问题，从理论到实践还有很长的研究道路要走。

3. 纳米生物医学　　1990年7月，在美国巴尔的摩召开了第一届国际纳米科技会议。这次会议的召开标志着纳米科技（nano science and technology）的正式诞生。纳米材料是指在三维空间中至少有一维处于纳米尺度范围（1~100纳米）或由它们作为基本单元构成的材料。当微粒小于100 nm时，物质的很多性能发生质变，从而呈现不同于宏观物质的奇异现象，比如低熔点、高反应活性、高强度、高韧性和强吸波性等。纳米技术与生物医学相结合将促进临床医疗诊断技术及治疗水平的大幅度改革。"纳米"不仅意味着空间尺度，而且提供了一种对生物医学工程的全新认识方法和实践方法，并已在医学领域中显示出广阔的应用前景。

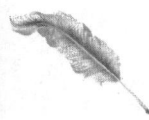

（1）在诊断方面的应用：基于纳米材料的生物传感器具有高灵敏度和高选择性等多种重要的特性，为现代的检测手段提供了新的机遇。将纳米传感器插入单个活细胞内可以获取活细胞内多种生化反应的动态信息和电化学信息，并反映整体的功能状态，以便深化对机体生理及病理过程的理解。将它植入并定位于体内不同的部位或使其随血液在体内运行，可将各种生物信息反馈于体外记录装置而达到不同的诊断和检测目的。核酸、酶、抗体、受体和细胞等多种生物分子都可用于开发生物传感器，用于诸如癌症、代谢紊乱和遗传紊乱等疾病诊断和新药开发中。随着纳米技术和生物技术的不断发展，未来可以利用纳米生物传感器进行个性化用药，也可用于常规体检或危险物引起的健康问题检查。

纳米技术也为生物医学成像研究提供了一个新的平台。扫描探针显微镜的针尖能随样品的高低起伏进行上下运动，沿样品表面逐点扫描。用光学方法测量针尖的运动，就可以得到分子的图像。目前已经将其用于人体多种正常组织和细胞的超微形态学观察，而且可以在纳米水平上揭示肿瘤细胞的形态特点。采用功能纳米微球作为高性能体内显影剂，造影后对比效果明显增强，有利于疾病的早期诊断和鉴别诊断。

用纳米微粒可进行细胞分离，了解生物大分子的精细结构及其与功能的关系，获取生命信息，特别是细胞内的各种信息。纳米细胞分离技术在医疗临床诊断上有广阔的应用前景，比如可以在早期发现血液中的肿瘤细胞，可以将骨髓中的肿瘤细胞分离出来等。纳米探测术可以准确地获取单个分子，具有极高超的灵敏性。科学家希望通过它检测人体的唾液、血液、大便和呼出的气体，及时发现各种病原体或致病游离分子。

（2）在治疗方面的应用：纳米生物医学技术的初期应用主要集中在机体外，但随着技术的发展，其在机体内也逐步显现出极大的应用价值。

纳米药物载体和基因载体是目前纳米生物技术的重要研究领域。纳米药物载体和纳米颗粒基因转移技术是以纳米颗粒作为药物和基因转移载体，将药物、DNA 或 RNA 等基因治疗分子包裹在纳米颗粒之中或吸附在其表面，并在颗粒表面偶联特异性的靶向分子，如特异性配体或单克隆抗体等，通过靶向分子与细胞表面特异性受体结合，在细胞摄取作用下进入细胞内，实现安全、有效的靶向性药物和基因治疗。纳米药物载体主要被用于抗肿瘤等药物的靶向或局部给药制剂，而纳米基因载体将推进基因治疗的临床应用进展。

因为纳米材料与细胞具有较好的生物兼容性和大小兼容性，纳米材料结构表面可以促进细胞黏附、延伸和轴突生长，因此与传统材料相比，用纳米材料修复后不会在体内留下植入物，可以作为良好的人工组织材料。纳米生物材料可被用于制造各类组织的支架（如血管、气管、输尿管、韧带与肌腱）、组织工程用支架材料、内固定件及骨组织缺损修复材料。采用支架宏观塑形和生物大分子组装方式结合，获得具有诱导分化和再生功能的活性组装体将成为组织工程和再生医学材料的重要发展方向。具有更好的生物相容性和高抗血栓形成作用的纳米生物材料可用来制备人工肾、人工骨、人工血管、人工心脏瓣膜和人工关节等人工器官，为器官移植的发展带来新的希望。

纳米尺度上的生物器件的发展对医疗设备的现代化具有重要意义，它将会开创一个医疗器械的新时代。纳米机器人是由几百个原子和分子组成的颗粒，其尺寸只有几十纳米，表面活性很大，可进入血管。科学家设想将这些机器人放在血液、尿液和细胞介质中工作，例如，可以专门清除血管壁上的沉积物，疏通脑血管中的血栓，或按医生编制好的程序实施健康检查、疏通血管、清除心血管壁上的有害物质、吞噬细菌、杀死肿瘤细胞及监视体内病变等。

总之，纳米生物技术在可预见的将来应用会非常广泛，其发展不仅会带动基础医学的研究，还会给临床医学带来很多契机。但是纳米技术在生物医学中的应用研究尚处于初期阶段，若要广泛应用于临床，还有很多问题有待解决。除了技术的可靠性外，针对其安全性的研究也将是一个重要问题，比如是否会对动植物及环境造成危害，进而危及人类健康。这将是未来一个长久的研究命题。

四、转化医学

转化医学（translational medicine）是将基础医学研究与临床治疗连接起来的一种新的思维方式。转化医学的提出是因为美国 NIH 迫于社会的压力。20 世纪末，NIH 每年的研究经费高达 200 多亿美元，但美国人在追问：发明了那么多的新技术，积累了那么多的新知识，发表了那么多高水平的论文，为什么人们的健康状况并没有得到显著改善？由此，NIH 提出了转化医学的概念，旨在使基础知识向临床治疗转化，以促进健康水平的提升。

转化医学的主要目的是要打破基础医学与药物研发、临床及公共卫生之间的固有屏障，在其间建立起直接关联。从实验室到临床，将基础研究获得的知识成果快速转化为临床和公共卫生方面的防治新方法，为开发新药及研究新的治疗方法开辟新途径。因此，集中在分子水平的基础医学研究是最有效的能够为疾病的诊断、治疗和预防提供新思路的技术手段。

转化医学研究为临床治疗提供新思路体现在很多方面，如从分子水平上解释疾病治疗过程中出现的问题，以及提供新的用药和临床治疗思路等。例如，氯喹是传统抗疟疾药物，然而，由于疟原虫具有耐氯喹能力而使其失去了主导地位。但是，转化医学研究发现，可以用新方法来攻克疟原虫耐药。澳大利亚国立大学的马丁（R. Martin）博士和德国海德堡大学的科学家发现，导致疟原虫耐药的蛋白质有一个致命的弱点，即排出氯喹的能力是有限的。研究发现，该蛋白质将氯喹移出虫体的能力主要通过两种途径，但这个过程是刚性的，一旦发生错误，蛋白质就会失去作用。可在抗疟策略中利用疟原虫的这一弱点，即多次用氯喹治疗，比如每日早晚两次标准剂量服用，而不是每天一次大剂量服用，由此疟疾可能被治愈。这样，曾经被人们誉为神奇药物而在发达国家已经不再使用的氯喹可以继续使用。这对于挽救那些被疟疾危害的非洲、亚洲和南美洲国家人民的生命具有十分重要的意义。转化医学研究为老药新用和临床治疗中出现的新问题提供了新思路。

转化医学被用于临床疾病监测中新型生物标志物的开发和新药研制。根据美国食品和药品监督管理局（Food and Drug Administration，FDA）统计，在通过传统方式开发的临床前作用良好的新药中，只有 30% 的药物能通过三期临床试验，更多的药物由于存在毒性和体内分布等原因而遭到淘汰。转化医学研究可以更好地比较动物实验与人体临床研究之间的差异，加快新药的研发速度。

五、精准医学

2011 年，美国国家研究委员会在《迈向精准医学：构建生物医学研究知识网络和新的疾病分类体系》报告中首次提出了精准医学（precision medicine）的概念，旨在根据病人特定疾病易感性不同、所患疾病的生物学基础和预后不同调整医学治疗措施。精准医学概念的提出是在分子生物学发展和人类基因组计划实施的基础上实现的。它是应用现代分子生物学技术、分子影像技术以及生物信息技术等，结合病人的生活环境和临床数据来实现对疾病的精准分类和诊断，并从而制定出具有个性化疾病预防和治疗方案的医疗实践。2015 年，美国总统奥巴马在国情咨文中提出了"精准医学计划"（Precision Medicine Initiative），并宣布政府将投入 2.15 亿美元用于启动此项研究计划，旨在通过个体化基因组学研究成果，为癌症及其他疾病病人制定个体医疗方案，从而在有效治疗疾病的同时省下目前花在无效药物上的数百亿美元。在精准

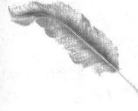

医学方面，中国推进的速度并不比美国慢多少。2015年3月，科技部召开了首次精准医学战略专家会议，并成立了由19人组成的专家委员会，计划在2030年前投入600亿元（中央财政支付200亿元，企业和地方财政配套400亿元）。2015年3月27日，国家卫生和计划生育委员会公布了首批肿瘤基因测序临床应用试点单位。2016年，中国科学院宣布启动中国人群精准医学研究计划，国家发展和改革委员会办公厅批复在全国建设27个基因检测技术应用示范中心。2016年3月，精准医学被正式写入"十三五"规划，国家科技部发布了"精准医学研究"重点专项项目申报指南（《科技部关于发布国家重点研发计划精准医学研究等重点专项2016年度项目申报指南的通知》，简称"国家指南"），拉开了精准医疗重大专项科研行动的序幕。2016年度的科研专项涵盖八大目标，包括构建百万人以上的自然人群国家大型健康队列和重大疾病专病队列，建立生物医学大数据共享平台及大规模研发生物标志物、靶标、制剂的实验和分析技术体系，建设中国人群典型疾病精准医学临床方案的示范、应用和推广体系，推动一批精准治疗药物和分子检测技术产品进入国家医保目录等。

第二节　疾病预防和干预的进展

自20世纪至今，疾病的预防和干预措施日趋丰富。在个体预防之外，各国有了社会性的群体预防。通过国家制定公共卫生政策、改善环境卫生和食品饮水卫生、研究制备疫苗以及推行免疫接种等措施，传染性疾病、寄生虫病及地方病、慢性病等疾病的预防和控制取得了很大成就。

一、20世纪早期疾病预防干预的发展

20世纪，多种抗生素及新疫苗被发现和应用。随着许多国家经济水平的提高以及人民营养状况的改善，全球不少地区的人均期望寿命显著延长。20世纪60年代左右，传染病在世界上许多地区得到了有效控制，癌症、心脏病、糖尿病及心脑血管意外等慢性非传染性疾病成为许多国家的主要致死疾病。这种疾病谱的变化最早出现在工业化程度较高的发达国家，后来在全球不同地区均有体现。20世纪四五十年代，现代流行病学在研究慢性非传染性疾病的过程中引入了危险因素的概念。环境污染、城市化、社会竞争压力的增加、体力劳动负荷减轻、运动减少、富含高能量的饮食增多及吸烟、饮酒等生活习惯均被划归为慢性疾病的相关危险因素，这也影响了疾病预防干预的理念。

英国的杜尔（R. Doll，1912—2005年）及希尔（A. Hill，1897—1991年）开展的吸烟和肺癌关系研究是最早开展的生活方式与疾病关系的研究之一。1948—1952年，杜尔和希尔对英国30多家医院的近5000名病人（其中包括1465名肺癌病人和两组作为对照的其他病人）进行了访问。研究者考察了病人的职业史、家庭取暖方式、呼吸系统疾病史及吸烟史等，发现吸烟和肺癌之间存在相关性。自1951年开始，他们进一步对4万名英国医生进行了40多年的追踪观察，每5年通过通信收集研究对象吸烟习惯的资料，并在后期查阅研究对象的死亡证明，以验证吸烟导致肺癌的假说。该研究不仅证实了吸烟是肺癌的主要危险因素，也开启了慢性病病因研究的新天地。

类似地，20世纪50年代的弗雷明汉心脏研究（Framingham Heart Study）也是慢性病研究中的里程碑式工作。彼时心血管疾病已成为美国人的主要死亡原因之一，但医学界对于心血管疾病的病因、预防和治疗还知之甚少。在美国公共卫生服务署（Public Health Service，PHS）的推动下，通过对马萨诸塞州波士顿市郊的弗雷明汉社区同一批人群的长期随访观察，研究心血管病及其影响因素。我们如今所知的在心血管疾病和心脑血管意外的危险因素中相当大一部

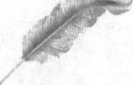

分来自于弗雷明汉心脏研究,其中最著名的一个发现就是有关血液胆固醇水平和心脏病之间的联系。1961 年,研究者指出血液胆固醇水平升高与心脏疾病之间存在着显著的关联性。他们注意到,男性的胆固醇水平如果超过 244 毫克 / 分升,则其冠心病的发病率比胆固醇水平低于 210 毫克 / 分升的人高 3 倍。类似地,高血压也被证明是一个不可忽视的心脏病危险因素。

随着同类研究成果的不断发表,医学界意识到早期发现和干预危险因素可以防止慢性病的发生,人们可以通过改变生活方式来减少危险因素。从 20 世纪 70 年代开始到 21 世纪初,现代公共卫生进入了科学预防和控制非传染病的时期,环境(自然环境和社会环境)、个人生活方式和习惯对健康的影响的重要性日渐受到重视,预防医学也触及了人们生活的各个方面。

本书第 6 章已对现代预防医学进行了初步介绍,三级预防(tertiary prevention)强调对病人进行及时治疗,防止疾病恶化,预防并发症和伤残,促进康复,帮助病人恢复心理和生理健康、劳动和生活的能力,与临床治疗密切相关。本节后文将主要介绍当代医学中一级预防和二级预防的医学技术进展。

二、一级预防相关的技术进展

一级预防(primary prevention)又称病因学预防,主要是针对无病期采取各种措施消除和控制健康危害因素,增进人群健康,防止健康人群发病。一级预防的常见措施包括疫苗接种、改善环境、消除污染、改善职业环境和劳动卫生标准等。

(一)疫苗接种技术的进步

20 世纪以前,牛痘的成功接种以及人体免疫机制的逐步揭示为 20 世纪以后疫苗的发展和普及奠定了基础。19 世纪末,美国细菌学家沙门(D. Salman,1850—1914 年)和史密斯(T. Smith,1859—1934 年)经过实验证明,灭活的疫苗不仅与活疫苗一样有效,而且便于标准化批量生产,既能降低生产成本,又能较长期保存。沙门等人的工作为 20 世纪各种人工减毒疫苗的普及接种创造了条件。

20 世纪上半叶,牛痘疫苗接种在世界各地不断推广,天花的发病率显著下降。但当时使用的疫苗均为液态疫苗,稳定性较差,效果并不十分理想,接种失败时有发生。直到 20 世纪 50 年代初,科利尔(L. Collier,1921—2011 年)研制出了用冷冻干燥法生产的固态疫苗,使大规模有效的预防接种成为可能。从 20 世纪 50 年代末到 60 年代中期,经过数年的努力,许多国家先后通过预防接种消灭了天花,或使其感染率下降到很低的水平。1966 年,世界卫生组织(WHO)提出了一个彻底消灭天花的 240 万美元预算的计划。该计划得到了许多国家的支持。经过世界各国十几年的合作和努力,1979 年 12 月 9 日,WHO 155 个会员国的代表正式确认,在与疾病斗争的历史上人类第一次彻底消灭了天花这一长期威胁人类健康的传染病。

人类立志要彻底消灭的第二种传染病是脊髓灰质炎。1988 年,WHO 宣布了这一计划,并得到了各国政府的支持。这一计划的提出和实施也应归功于疫苗的成功研制。早在 1909 年,美籍奥地利学者兰德斯坦纳通过实验分离出了脊髓灰质炎病毒。自那时起,寻找有效预防该疾病方法的研究就一直没有停止过。1952 年,美国病毒学家索尔克(J. Salk,1914—1995 年)终于研制出安全有效的注射疫苗,两年后开始在人体进行预防接种。由于接种的对象是儿童,因而这种注射疫苗使用起来不是很方便。为了解决这一问题,美国微生物学家萨宾(A. Sabin,1906—1993 年)等经过数年研究,又发明了口服疫苗。20 世纪 60 年代,这种疫苗开始普遍使用,从此对肆虐全球的脊髓灰质炎有了安全、有效且易行的预防手段。

1988 年,世界卫生大会发起了由世界卫生组织、美国疾病预防控制中心、联合国儿童基

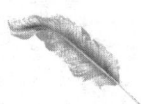

金会、国际扶轮社及盖茨基金会共同领导的全球消灭脊髓灰质炎行动（Global Polio Eradication Initiative，GPEI），自此全球开展了大批量的脊髓灰质炎疫苗接种计划。30余年来，全球范围的脊髓灰质炎免疫接种工作已经使得脊髓灰质炎病例减少了99.9%。到2022年为止，世界上仅有两个国家（阿富汗和巴基斯坦）仍有野生脊髓灰质炎病毒流行。但是，受到新冠病毒大流行和其他因素的影响，全球脊髓灰质炎免疫接种的多个活动被推迟，疫苗接种率下降，使不少地区再次出现了脊髓灰质炎的暴发，比如2022年在美国及莫桑比克均有病例出现。2022年10月，WHO计划要在2023年阻断脊髓灰质炎的传播，在2026年实现消灭脊髓灰质炎。

20世纪对疫苗的研制经历了几个阶段，最初是活疫苗的制备，此后又培养出减毒疫苗。20世纪80年代以前主要是通过血浆提取法制备疫苗。80年代末90年代初，人类开始利用现代分子生物学技术生产疫苗，使疫苗更安全、更有效、更便宜，从而为传染病预防提供了技术上的保证。

到了21世纪，疫苗的作用范围不再仅限于对传染病的预防。近年来在医学界和大众传媒中颇受关注的能够对宫颈癌起到一定预防作用的人乳头瘤病毒（human papilloma virus，HPV）疫苗便是典型例子。宫颈癌是影响全球女性健康的主要疾病之一。1972年，德国病毒学家豪森（H. Hausen，1936—2023年）提出了关于HPV可能导致宫颈癌的假说，但这一假说与当时流行的另一种归因于单纯疱疹病毒（herpes simplex virus，HSV）的学说相比并无明显优势。1977年，豪森成为弗赖堡病毒研究所的主任。他和合作者们在尖锐湿疣标本中分离出HPV的亚型HPV 6和HPV 11，其后几年又在宫颈癌病人的活检组织中分离克隆出了HPV 16和HPV 18（图7-8）。根据感染后对正常细胞转化能力的高低，HPV被分为低危型和高危型，后者包括HPV 16、18、31、33、35、39、45、51、52、56及58等。其中HPV 16和HPV 18在人群中尤为常见。20世纪90年代初，一系列临床和流行病学研究证实了豪森的观点。豪森因为其对HPV的研究获得了2008年诺贝尔生理学或医学奖。

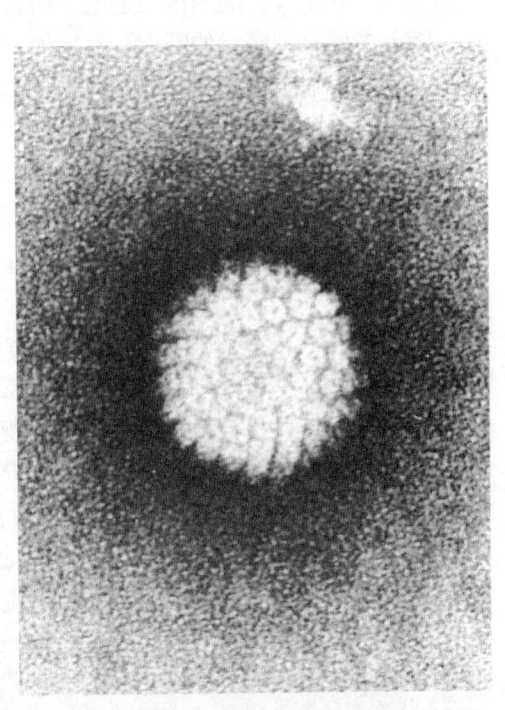

图 7-8　HPV 透射电镜照片

HPV疫苗的生产依托于病毒样颗粒（virus-like particle，VLP）技术。VLP是模拟自然界真实病毒组成和构象但缺乏病毒基因组的多蛋白质结构。与单个蛋白质或多肽相比，其构象表位更接近于天然病毒，可明显地增强抗体反应性或免疫应答，20世纪后期研制出的乙型肝炎（hepatitis B Virus，HBV）疫苗即是VLP疫苗。HPV疫苗早期的研究工作是由澳大利亚的昆士兰大学（University of Queensland）、美国的罗切斯特大学（University of Rochester）及乔治城大学（Georgetown University）共同完成的，基础技术的专利权为这三家机构和美国国家癌症研究所（National Cancer Institute，NCI）共享。最早在全球上市的两种HPV疫苗分别是默克公司的Gardasil和葛兰素史克公司的Cervarix。目前，许多欧美国家已经广泛推广使用HPV疫苗。截至2022年5月，我国已有5款HPV疫苗产品（3款进口HPV疫苗和2款国产HPV疫苗）获批注册，全国多地开展了HPV疫苗的接种工作。

（二）其他一级预防相关的技术进展

在现代社会，一个人的衣食住行各个方面都与健康有关。随着越来越多的不良生活习惯被确定为疾病的危险因素，一些针对生活习惯的技术改革亦在人群中起到了一级预防的作用。

20 世纪 80 年代以来，许多研究将富含饱和脂肪酸和胆固醇的高脂类食物定义为不利于健康的食品，高碳水化合物饮食也受到越来越多的批判。各个国家的食品生产和相关行业对此作出了反应，譬如肉类的生产商在对肉类进行加工时就对其进行处理，将所附带的其他组织剔除，再经过连续热交换器加热到一定温度，将瘦肉部分从肥油上分割出来，剩余的部分可在低温下冷冻成薄片状。这种方法加工成的减脂牛肉含脂肪不超过 10%，蛋白质却少有流失。然而，脂肪对食物的口感、风味、组织状态和稳定性都有较大的影响，所以在单纯去除脂肪的同时，脂肪替代品的研究亦是食品工业关注的热点。按照构成成分的不同，脂肪替代品可分为：蛋白质基质脂肪替代品，如乳清蛋白、大豆蛋白和胶原蛋白等；碳水化合物基质脂肪替代品，如淀粉、面粉以及食品胶等；脂质基质的脂肪替代品，如具有乳化作用的大豆卵磷脂等。到了 20 世纪 90 年代，美国市场上的低脂新产品就已有 800 多种，高居各类健康食品之首。近年来，随着人们合理膳食的需求日益增加，低脂和无脂食品种类更加丰富。类似地，随着盐和糖与高血压、心血管疾病等慢性病的关系越来越明确，低盐低糖的食品生产技术也得到了发展。以 20 世纪全球流行的碳酸饮料可口可乐为例，随着人们普遍认识到传统的碳酸饮料因糖和热量过多而导致肥胖、特别是代谢综合征后，可口可乐公司开始研发低糖品种。1982 年，可口可乐公司推出了无糖健怡可乐，顺应了部分消费者对低热量饮食的需求。2004 年又上市了低热量但在口味上与普通可口可乐相近的可口可乐 C2，继而是它的改良版零度可口可乐。

此外，针对某些职业病的防护亦是一级预防的重点，除了对传统的在粉尘、高温、高空和接触危险化学品等环境中作业的人员进行防护以外，还出现了很多针对新的职业健康威胁，如静电、微波、噪声及电离辐射等的防护技术。以噪声防护为例，20 世纪 60 年代主要利用声学原理，以吸声材料和耳垫组成的耳罩隔绝噪声，但其在隔音的同时也影响了交流。20 世纪 70 年代，通信隔声耳罩成为更好的噪声防护技术。20 世纪 80 年代，瑞典科学家研发出可以对不同环境噪声频率进行有选择抑制的新式噪声通话耳罩，美国则通过将耳塞和耳罩结合，开发出用于强噪声环境下的 H-133 改进型地面通信头盔，利用电缆和接收机完善通信功能。20 世纪 80 年代后期，依托于两列波干涉相消的原理，在指定区域人为地产生一个次级信号去控制初级信号以达到降噪目的的有源噪声控制技术被用于噪声防护。1989 年，美国制造了第一款模拟式有源耳罩，用于航天航空的噪声防护。近年来，噪声防护耳罩更加强调自适应有源噪声控制技术，通过对数字信号和模拟电路等技术的进步，使得防护做到不仅针对某一特定环境，而且能适用于各种环境。

三、二级预防相关的技术进展

二级预防（secondary prevention）又称临床前期预防，即在疾病临床前期采取早期发现、早期诊断及早期治疗的"三早"预防措施，以预防疾病的发展和恶化，防止疾病复发或转化为慢性病，主要针对病因不明或者病因经过长期作用而发生的慢性病，如肿瘤和心血管疾病等，疾病普查、高危人群筛检及特定人群定期健康检查等是二级预防的有效措施。

（一）疾病筛检技术的进展

对于缺乏临床症状的疾病进行辨识一直都存在于医学的传统中。像麻风和梅毒这样古老的疾病，在医学史上总是有关于携带这些疾病的隐性病人"混杂"在健康人中的记载。直到 19 世纪末 20 世纪初，随着各国军事建设的发展、经济状况的改善以及社会福利的提升，对疾病的筛检获得了新的意义。军队需要筛选出强壮健康的人参军，保险公司和雇主需要筛选出患病

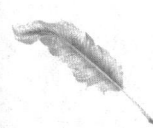

和健康的顾客和雇员。第二次世界大战后，随着各国医疗制度的进一步完善和医疗保险的推行，疾病的筛检进一步得到了推广。1951年，美国慢性病委员会提出了筛检（screening）的定义：指通过快速的检验、检查或其他措施，将可能患有疾病但表面健康的人同可能无病的人区分开来。筛检试验不是诊断试验，仅是一种初步检查，对筛检试验阳性者或者可疑阳性者还需要进行进一步的确诊，以便对确诊病人采取必要的治疗措施。

需要强调的是，虽然相当一部分筛检技术与疾病早发现、早诊断及早治疗相关，属于疾病二级预防，但是筛检也可用于在人群中发现某些疾病的高危个体，达到病因学预防即一级预防的目的，譬如筛检高胆固醇血症以预防冠心病，筛检高血压以预防脑卒中，或者筛检携带某种疾病的易感基因等工作。这些均属于一级预防的范畴。

巴氏涂片（Pap smear）是20世纪重要的筛检技术进步之一。这是一种从宫颈部取少量的细胞样本，对宫颈脱落细胞进行涂片染色，在显微镜下观察是否有异常，从而进行宫颈癌筛查的技术。20世纪初，美国的希腊裔生理学家帕帕尼古劳（G. Papanicolaou，1883—1962年）在对性染色体进行研究时发现这种涂片技术可以作为豚鼠发情周期的指示器。在接下来的10年中，他发现涂片可以用于人类宫颈癌的癌细胞检查（图7-9）。1928年，帕帕尼古劳首次发表了自己的研究成果，但未得到学界的关注。1943年，他和妇产科病理生理学家特劳特（H. Traut，1894—1963年）医生共同完成了《阴道细胞涂片检查诊断宫颈癌》（*Diagnosis of Uterine Cancer by the Vaginal Smear*）一书，得到了学界的广泛关注。以他的名字命名的巴氏涂片细胞学检查成为宫颈癌的筛检方法，并得到了美国癌症协会（American Cancer Society，ACS）等组织的大力推广。根据脱落的细胞在显微镜下的不同形态，可将之分为五级——从巴氏I级的正常细胞到巴氏V级的可见典型多量癌细胞，医生可根据筛查结果给出不同的建议。

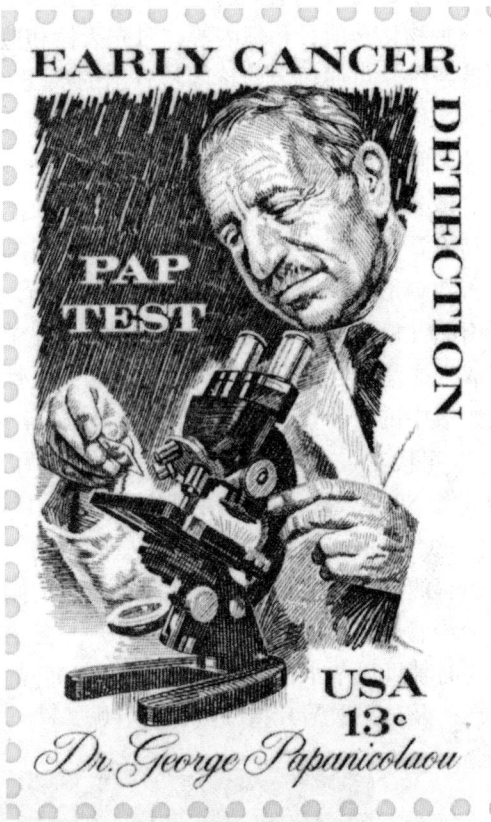

图7-9　纪念帕帕尼古劳和巴氏涂片的邮票

传统的取得脱落细胞的方法是在宫颈外口鳞-柱状上皮交界处进行宫颈刮片。取出刮板后在玻片上向一个方向涂片，经固定液固定后在显微镜下观察。通过这种方法获取的细胞数目较少，制片也较为粗劣。1996年，美国FDA批准了改善后的制片技术——薄层液基细胞学（liquid-based cytology）技术。它使用特制的小刷子刷取宫颈细胞，取出标本后立即将其洗入有细胞保存液的小瓶。将液体经过高精密的过滤膜之后，使标本与杂质分离，备检的上皮细胞能单层均匀地分布在玻片上。这种技术能够改善传统巴氏涂片的假阳性，将识别宫颈高级别病变的灵敏度和特异度提高至85%~90%。新的细胞学筛查技术的出现以及20世纪90年代宫颈/阴道细胞学Bethesda系统（the Bethesda system，TBS）的建立，使得妇科生殖道细胞学诊断报告和临床处理密切结合，细胞学筛查对降低宫颈癌的发病率及死亡率做出了重大贡献。

中国最早的细胞学检查起源于20世纪30年代初，帕帕尼古劳的学生杨大望（1912—1985年）自美国留学归来后将巴氏涂片技术引进了北京协和医学院妇产科，建立了细胞学检查室。1957年，北京地区率先在中国开展了已婚妇女宫颈癌细胞学大规模普查。1958年以后，在全国开展了宫颈癌的普查并且持续至今。

疾病筛检是现代医学中十分普及的理念，20世纪的疾病筛检技术可谓数不胜数。电子血压计及便携式血糖仪的出现和发展使得血压和血糖测量得以走进平常百姓的生活。人们甚至无须走进医院，就能发现自己的血压异常。肝肾功能检测、血脂检测、X线胸片、腹部超声、妇科超声及乳腺钼靶X线摄影检查等项目逐渐成为体检的常规项目，许多疾病能在人们未表现出临床症状时就被探知。

（二）产前诊断技术的进展

产前诊断又称为宫内诊断或出生前诊断，是在胎儿出生前应用各种先进的检测手段，如影像学、生物化学、细胞遗传学及分子生物学等技术来了解胎儿在宫内的发育情况，检测胎儿细胞的生物化学项目和基因等，对先天性和遗传性疾病做出诊断，为胎儿宫内治疗和选择性流产创造条件，可通过产前诊断检查出的疾病有染色体病如21-三体综合征和18-三体综合征，性连锁遗传病如血友病，先天性代谢缺陷病如苯丙酮尿症和肝豆状核变性，非染色体性先天畸形如神经管畸形等。

许多疾病的早期诊断不是仅靠一项技术就能完成的，例如，神经管畸形是多种发生在患儿颅脑或脊柱的畸形合称，常因胚胎发育时神经管闭合过程受到影响而导致胎儿脑或脊髓发育异常所致畸形。甲胎蛋白（alpha-fetoprotein，AFP）是神经管畸形的重要筛检工具。这是一种主要由胎儿肝细胞及卵黄囊合成的糖蛋白，在胎儿血液循环中具有较高的浓度，出生后则下降，在成人血清中含量极低。当胎儿患有开放性神经管畸形时，因其脑组织或脊髓外露，羊水和母亲血液中的甲胎蛋白会明显升高。1956年，两位瑞典的研究者首先分离出了甲胎蛋白。20世纪70年代左右，多个研究团队发现羊水和母亲血清中的甲胎蛋白升高与神经管畸形有关。至20世纪80年代，母亲血清甲胎蛋白检测已经成为美国的常规疾病筛检手段。

超声技术的广泛应用为神经管畸形的筛查和诊断提供了更多的方法。在检出甲胎蛋白升高后，有的临床医生会推荐进行复查，有的则推荐进行超声检查。目前超声检查是公认的诊断胎儿神经管畸形的首选方法（图7-10）。在孕早期进行血清学的筛检，加上孕中期的超声检查，必要时辅助以羊水检查、羊膜腔穿刺和脐静脉检查等方法，能够尽早地发现并诊断胎儿神经管畸形，及早采取治疗措施或终止妊娠。

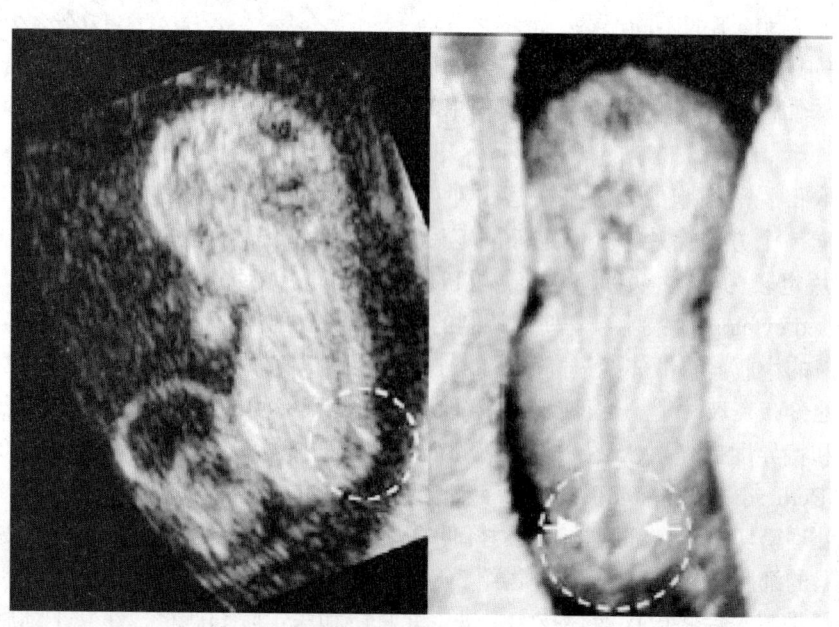

图7-10　神经管畸形胎儿在超声下的表现

非侵入性产前检测（non-invasive prenatal testing, NIPT）是 21 世纪产前诊断领域的革命性突破。它不需要穿刺羊膜或胎盘，利用孕妇血液中的胎儿游离 DNA（cell-free DNA,cfDNA），实现了安全、高效的胎儿染色体异常检测，对 21-三体综合征、18-三体综合征等常见染色体异常的检出率高达 99% 以上。

（三）基因治疗技术的进展

顾名思义，基因治疗是指通过操作遗传物质来干预疾病的发生、发展和进程，包括替代或纠正人自身基因结构或功能上的错乱，杀灭病变的细胞或增强机体清除病变细胞的能力等，从而达到治病的目的。随着 DNA 双螺旋结构的发现和人类对疾病认识的深入，人类的许多疾病被定位在基因水平。现代分子生物学技术的发展为研究和治疗这些疾病提供了进一步的可能。

早在 1972 年，美国生物学家弗里德曼（T. Friedmann，1953 年— ）等人就在《科学》（Science）杂志上发表了一篇名为《基因治疗能否用于人类遗传病？》（Gene Therapy for Human Genetic Disease?）的文章，提出将来基因治疗可能治疗一些遗传性疾病。第一次有明确记载的基因治疗人体试验是由加利福尼亚大学洛杉矶分校的克莱因（M. Cline，1934 年— ）领导执行的。在前期动物实验成功后，克莱因在未经相关审查的基础上将 rDNA 导入两个患有遗传性血液疾病病人的骨髓细胞内，但治疗未能成功。他因此受到了广泛的指责，被迫辞去了系主任的职务，其名下的许多研究基金也被撤回。20 世纪 80 年代末，两项由美国 NIH 批准的基因治疗临床试验都取得了良好的结果。罗森伯格（S. Rosenberg）等人利用逆转录病毒基因转导修饰后的肿瘤浸润淋巴细胞对黑色素瘤进行了免疫治疗。安德森（W. Anderson）等人治疗了一位患有腺苷脱氨酶缺乏症的 4 岁女孩。这种疾病是由腺苷脱氨酶的突变所致的遗传性严重联合免疫缺陷病。研究者从女孩身上抽取了 T 细胞，在体外用逆转录病毒将能够正确编码腺苷脱氨酶的 ADA 基因导入 T 细胞基因组中，再将 T 细胞重新输入女孩体内。尽管治疗未能完全重建产生腺苷脱氨酶的能力，但女孩的病情得到了改善。

20 世纪 90 年代中后期，伴随着人类基因组研究的推进，基因治疗的相关研究呈现了爆发趋势。2000 年，法国巴黎内克尔医院（Necker Hospital）的费希尔（A. Fisher）及合作者利用基因进行治疗，使数名患有免疫缺陷的婴儿恢复了正常的免疫功能。但 3 年后，其中两位小病人就出现了白血病的症状，这使得医学界再次针对基因治疗的安全性进行了反思和质疑。但考虑到基因治疗的前景，还是有许多临床试验在经过审核后继续开展。截至 2004 年 6 月底，全世界范围内基因治疗的临床试验方案已有近 1000 项。2012 年，荷兰 UniQure 公司的 Glybera 获得了欧盟审批，用于治疗脂蛋白脂肪酶缺乏症。这一事件在基因治疗历史上意义重大。2014 年，美国圣地亚哥医药公司 Celladon 研制的针对心力衰竭的基因治疗药物 MYDICAR 成为首个 FDA 认定的基因疗法药物。基因治疗技术与基因编辑技术深度结合，尤其是基于 CRISPR-Cas9 技术的突破，带来了更高效、更精准的基因编辑方法。法国科学家夏尔庞捷（E. Charpentier，1968 年— ）和美国科学家杜德纳（J. Doudna，1964 年— ）在 2012 年首次将这一系统改造成一种通用的基因编辑工具，并因此在 2020 年获得诺贝尔化学奖。CRISPR-Cas9 技术重新定义了生命科学的基因操作工具，并在医学、农业、环境和基础研究领域产生了深远的影响。

基因治疗无疑是现代医学和药学领域的一次伟大创新，同时也关涉了诸多法律和伦理问题。在科学探索和制药业的巨大商业利润等多种驱动下，基因治疗面对着无限的机遇，同时也要应对无数的挑战。

第三节　卫生服务体系的创新

第二次世界大战期间，美国科学家于1943年6月开始试制第一台电子计算机，于1945年12月研制成功。从此，电子计算机开始走入人类的生活。医学领域内，计算机被用于医疗、科研、教学、医学情报检索及医院行政业务管理等各方面。直至21世纪初，随着互联网技术、移动通信和人工智能的发展，远程医疗、手术机器人、医疗大数据、智能医疗产品和移动终端等逐渐改变着传统医疗服务模式。

一、远程医疗

远程医疗（Telemedicine）是指应用远程通信技术、全息影像技术、新电子技术和计算机多媒体技术，发挥大型医学中心的医疗技术和设备优势，对医疗卫生条件较差及特殊环境下的人提供远距离医学信息和服务，包括远程诊断、远程护理、远程教育及远程医疗信息服务等活动。

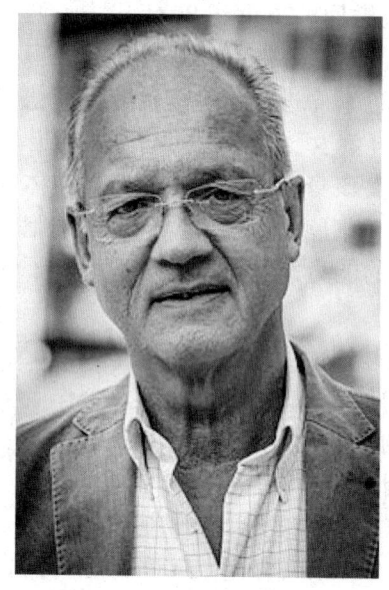

图 7-11　马雷斯克医师

20世纪50年代末，美国学者威特森（C. Wittson）首先将双向可视系统用于医疗。1967年，美国麻省总医院成立了远程医疗诊所，为波士顿机场的工作人员和旅客提供急救和一般健康服务。超过1000人通过双向可视系统接受了来自麻省总医院医生的远程医疗服务。此后，美国相继不断有人利用通讯和电子技术进行医学活动，并出现了新词汇"Telemedicine"和"Telehealth"，现在国内统一将其译为"远程医疗"。美国未来学家托夫勒（A. Toffler，1928—2016年）预言："在未来的医疗活动中，医生将面对计算机，根据屏幕显示的从远方传来的病人的各种信息对其进行诊断和治疗。"这种情景在21世纪初实现。2001年9月7日，法国医生马雷斯克（J. Marescaux，1948年—）带领一个医疗小组在纽约完成了世界上首例远程手术（图7-11）。68岁的女病人躺在法国斯特拉斯堡一家医院的病床上。马雷斯克医生在美国纽约通过电视屏幕操纵着法国手术室中的机器人的机械手。他首先把一根装有微型光纤摄像头的腹部显微管导入病人的腹部，然后用解剖刀和镊子摘除了可疑的胆囊组织。整个手术仅耗时54分钟。病人在术后48小时恢复排液，而且没有任何并发症。这一手术是医学史上第一次跨洋的远距离手术。因为林德伯格（C.A. Lindbergh，1902—1974年）在1927年首次完成人类的跨洋飞行，鉴于这次手术里程碑式的意义，因此它被称作"林德伯格手术"（Lindbergh operation）。

远程医疗可分为信息存储与传输、远程管理和实时互动三种类型。信息存储与传输主要是实现病案和诊疗信息的远距离传输；远程管理主要是针对慢性病如心脏病、糖尿病和哮喘等的远程监护和远程给药，可有效地节省医疗费用；实时互动可在临床各科开展，实现远距离诊疗，在影像学、病理学和皮肤病学等多个领域开展远程医疗。在急诊医学中，远程医疗可发挥更加特别的作用，通过远程诊疗使病人尽早得到救治。法国、西班牙、智利和巴西等国都已经开展了远程医疗。在亚洲地区，印度和巴基斯坦等于1975年建立了远程医疗中心，为病人提供特别的医疗服务。

随着 5G 技术的出现，其高带宽、低延时、数据传输快和可靠性强的特点为解决远程手术的通信瓶颈问题提供了硬件支持。

二、手术机器人

能够帮助马雷斯克医师实现远程手术的重要环节是手术机器人。它是由美国摩星公司（Computer Motion）生产的宙斯（ZEUS）手术机器人，也是在美国国家航空航天局（National Aeronautics and Space Administration，NASA）支持下于 1995 年研制成功的一款机器人。1996 年对其进行了动物实验，1998 年用于第一例人心脏冠状动脉旁路移植术，2001 年被美国 FDA 批准正式使用。该公司在 2003 年被并入另外一家著名的机器人公司——直觉医疗（Intuitive Surgical）。后者在 2000 年生产出了另一种机器人——达·芬奇外科手术系统（Da Vinci Surgical System），也称为达·芬奇手术机器人（图 7-12）。这种机器人是由美国 FDA 发起，由美国 Intuitive Surgical 公司、IBM、麻省理工学院和 Heartport 公司联手制造。其设计理念是通过微创方法实施复杂的外科手术。整个系统由三部分组成：外科医师控制台、床旁机械臂系统和成像系统。该系统最早被应用于泌尿外科，以后被用于瓣膜修复和妇科手术。目前，它已被美国 FDA 批准广泛用于成人和儿童的普通外科、胸外科、泌尿外科、妇产科、头颈外科以及心脏手术，在世界各国都得到了推广。

进行手术时主刀医师坐在控制台中，位于手术室无菌区之外，用双手操作两个主控制器，用脚通过脚踏板来控制器械和一个三维高清内镜。床旁机械臂系统是外科手术机器人的操作部件，其主要功能是为器械臂和摄像臂提供支撑。助手医师在无菌区内的床旁机械臂系统边工作，负责更换器械和内镜，协助主刀医师完成手术。成像系统内装有外科手术机器人的核心处理器以及图像处理设备。这些设备在手术过程中位于无菌区外，可由巡回护士操作，并可放置各类辅助手术设备。外科手术机器人的内镜为高分辨率三维镜头，对手术视野具有 10 倍以上的放大倍数，可形成病人体腔内三维立体高清影像。在机器人手术中，主刀医师比在普通腹腔镜手术中更能把握操作距离，辨认解剖结构，提升手术的精确度。

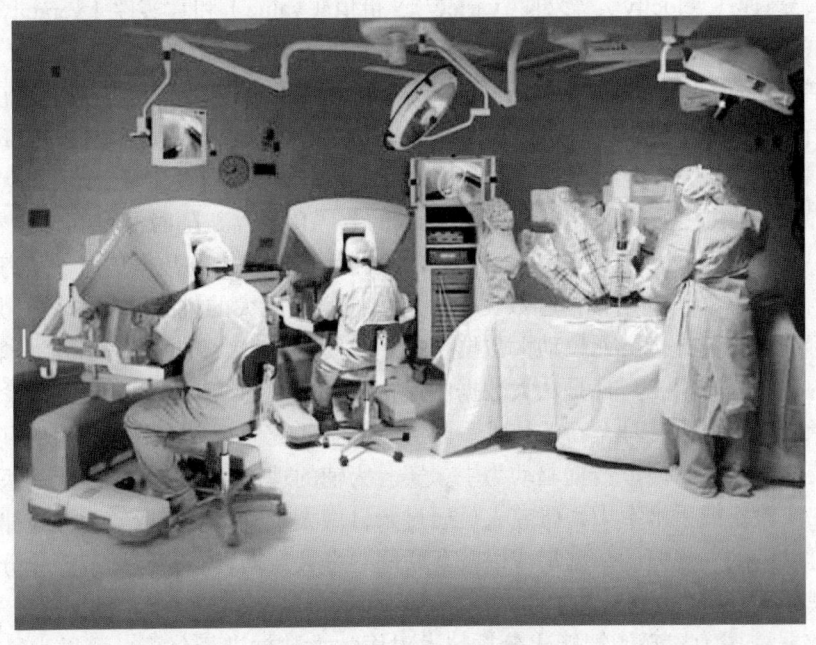

图 7-12　达·芬奇手术机器人

达·芬奇手术机器人最早被应用于泌尿外科，可进行肾切除、肾上腺切除、输尿管切开、膀胱肿瘤切除及前列腺肿瘤切除等。目前在北欧国家超过一半以上的前列腺癌根治手术是由手术机器人完成的。在美国，这一比例更是高达90%，已成为前列腺癌根治手术的"金标准"。在心胸外科，这种微创手术方法不用开胸，仅需在肋间做几个小切口，就能完成手术操作。病人的痛苦小，术后恢复快，最早于1999年完成了首例冠状动脉旁路移植术，2003年起用于各种心脏外科直视手术。它在不破坏胸廓完整性的前提下能精准地完成手术操作，而且适应证广，几乎涵盖了所有的心胸外科手术，如心脏外科的全腔内心脏冠状动脉旁路移植术、二尖瓣成形术、二尖瓣置换术、房间隔缺损修补术、三尖瓣成形术及心脏肿瘤切除术，以及胸外科的肺叶切除术、食管癌切除术和胸腺切除术等。其中，全腔内心脏冠状动脉旁路移植术和二尖瓣成形术是手术机器人在心胸外科开展的代表性手术。在妇科手术方面，手术机器人被用于从卵巢囊肿开窗引流到全子宫切除和盆腔淋巴结清扫的各种妇科手术中。达·芬奇手术机器人于2005年被美国FDA批准用于妇科微创手术，此后该技术迅速普及。临床应用结果表明，采用手术机器人进行手术具有更高的精确性及更好的操控性，能在骨盆中完成精细的操作，有利于功能的重建和盆腔淋巴结清扫。

手术机器人的应用解决了远程医疗的技术问题，在一定程度上得到了推广。截至2016年9月，全世界共有3803家单位使用了达·芬奇手术机器人。然而，其中有2501个在美国，644个在欧洲，476个在亚洲，182个在其他地区。从这一数据可以看出，发达国家的手术机器人占有率远远高于不发达国家。高昂的费用是目前限制其推广使用的重要原因。2001年进行"林德伯格手术"的ZEUS手术机器人的价格为97.5万美元，而达·芬奇手术机器人约为200万美元。

三、医疗大数据

大数据（big data，mega data）或称巨量资料，指需要新处理模式才能具有更强的决策力、洞察力和流程优化能力的海量、高增长率和多样化的信息资产。大数据具有"5V"特点：大量（volume）、高速（velocity）、多样（variety）、价值（value）和真实性（veracity）。1980年，美国未来学家托夫勒（A. Toffler，1928—2016年）在《第三次浪潮》（*The Third Wave*）一书中，将大数据热情地赞颂为"第三次浪潮的华彩乐章"。2009年起，大数据成为互联网信息技术行业的流行词汇。美国互联网数据中心指出，互联网上的数据将每年增长50%，每两年便翻一番。目前世界上90%以上的数据是最近几年才产生的。除了人们在互联网上发布的信息以外，全世界的工业设备、汽车和电表上有无数的数码传感器，随时测量和传递着有关位置、运动、震动、温度、湿度乃至空气中化学物质的变化，产生海量的数据信息。从海量数据中提取出有用的信息，这对于网络架构和数据处理能力而言是巨大的挑战。2012年3月22日，美国奥巴马政府宣布投资2亿美元拉动大数据相关产业发展，将大数据战略上升为国家战略。

大数据的核心是分析，目标是从大数据中挖掘出有意义的结果。大数据的理念和技术为医学研究和临床实践提供了一种全新的技术手段。就医学研究而言，大数据时代的到来标志着医学研究从传统的实验科学向以数据驱动为主、实验为辅的理论科学转变。传统的医学研究将研究人员局限在实验室或手术室中，研究人员通过亲自做大量实验以获取知识和规律。采用大数据技术后，可以借助大规模的数据集成以及互联网共享大数据资源，应用智能化分析技术对医学大数据开展深度分析。

采用以数据挖掘为核心的智能化分析技术对医学大数据进行分析，可以为科研和临床服务。医疗大数据对于医疗服务的主要作用就是为病人建立个性化的、更精准的、更有预见性的医疗档案，以有效地服务于诊断和治疗。

20世纪末诞生的循证医学（evidence-based medicine）又称实证医学（我国的港台地区也译为"证据医学"），其核心思想是应在现有的最好的临床研究依据基础上做出医疗决策（即对病人的处理、治疗指南和医疗政策的制定等），同时也重视结合个人的临床经验。循证医学从诞生之日起，就在医学界引起很大的反响，并引领临床医生指导临床实践。循证医学的基本理念在于基于证据，而这些临床证据主要是指来自大样本的随机对照试验（randomized controlled trial, RCT）、系统性评价（systematic review）或荟萃分析（meta-analysis）。根据获得证据的方法不同，可将证据按可靠程度分为五级。

一级：按照特定病种的特定疗法收集所有质量可靠的随机对照试验后所做的系统评价或meta分析。

二级：单个的样本量足够的随机对照试验结果。

三级：设有对照组但未用随机方法分组的研究。

四级：无对照的系列病例观察，其可靠性比上述三种低。

五级：专家意见。

基于大样本群体的数据可为临床提供一般性的指导原则，却无法针对个体给出可靠的数据，如对溶栓药——组织纤溶酶原激活物和链激酶药物试验大样本对照分析发现，组织纤溶酶原激活物的疗效优于链激酶15%，死亡率由链激酶组的7.3%降低至组织纤溶酶原激活物组的6.3%。这意味着每100位病人中就有1位病人使用组织纤溶酶原激活物疗效更佳，然而，这一证据无法找到100位病人中的那1位病人到底是谁。因此，循证医学绝不是唯一可以使用的可靠数据。随着基因组学、移动通信、物联网、云技术和移动终端的发展，以及智能医疗仪器的出现，个体化医疗和精准医疗将成为未来医疗发展的方向。

四、生物医学信息技术

生物信息学是在生命科学、计算机科学和数学的基础上逐步发展形成的一门新兴交叉学科，是为理解各种数据的生物学意义，运用数学与计算机科学手段进行生物信息的收集、加工、存储、传播、分析与解析的科学。生物信息学的产生最早可以上溯到1956年在美国田纳西州的盖特林堡召开的首次生物学中的信息理论讨论会。会议初步产生了生物信息学的概念。1987年，美籍学者林华安（Hwa A. Lim）为这一领域正式提出了"生物信息学"（bioinformatics）这个称谓。美国在最初提出人类基因组计划时就成立了一个由42位专家组成的生物信息研究小组。人类基因组计划的实施，生物学的快速发展，以及数学、物理、计算机科学、信息科学的深入应用，使生物信息学逐渐发展成为一门独立的学科并成为生物科学发展的前沿领域。

人类基因组计划完成后，随着研究的深入进行，生物信息学发展到了后基因组时代（post-genome era），即蛋白质组信息学。1994年，澳大利亚麦考瑞大学的威肯（Wilkins）和威廉姆斯（Williams）首先提出了蛋白质组的概念。如果把前一阶段的人类基因组研究称为结构基因组，那么下一个阶段则属于功能基因组研究。开展功能基因组研究之后，大量来自DNA芯片和蛋白质组技术的信息将有可能使我们了解生命网络是如何发挥作用的。

单纯的基因组学研究难以准确地反映基因的最终产物——蛋白质的质与量，因而不能提供认识各种生命活动直接的分子基础。然而，蛋白质组学的相关技术也存在一定的局限性，例如，不能在遗传水平上研究机体的生命活动规律。所以，需要将这两种组学技术联合使用，以从基因和蛋白质水平上更好地阐明机体在各种生理或病理条件下的反应机制。2004年，哈佛

大学的杰夫（T. Jaffe）等学者提出了"蛋白质基因组学"（proteogenomics）一词。蛋白质基因组学与传统蛋白质组学的主要不同在于结合了原始的 DNA 和 RNA 序列更为完整的信息，利用蛋白质组学数据来进行基因组注释。2011 年，国际人类蛋白质研究组织（Human Proteome Organization，HUPO）启动了人类蛋白质组计划（Human Proteome Project，HPP）。这是继国际人类基因组计划之后又一项大规模的国际性科技工程。该项目以蛋白质组学数据为基础，整合基因组学及转录组学数据进行注释，以加深人们对蛋白质（基因）功能的理解，为实现蛋白质水平的临床诊断和治疗打下基础。这将是蛋白质基因组学一个重要的尝试和应用。

随着测序技术的不断发展以及人类基因组图谱的成功绘制，疾病的研究模式也发生了重大转变，遗传因素和基因多态性已被认为是造成药物毒性和疗效差异的重要原因。"基因医学"应运而生，基因预测、基因预防、基因诊断及基因治疗将使整个医学改观。随着测序技术的发展，绘制个人全基因组图谱的费用越来越低廉，个体化医疗时代也将随之来临。拥有个人基因组图谱后，医生可根据病人不同的遗传背景为其制定个体化的给药方案，从而在保证药效显著的同时将不良反应降到最低。个人基因组图谱的意义不仅在于疾病治疗，更重要的是通过基因组图谱中变异信息的解读，实现在发病前对疾病风险的预测，从而尽早地采取有效的预防措施。

随着信息技术的飞速发展，医院信息系统（Hospital Information System，HIS）在医院的应用越来越广泛。HIS 数据库存储了大量完整的包括病人诊断治疗和检验数据等在内的电子医疗档案信息，其数据采集及检索功能可实现数据集合重组，完成信息的重现。为了进一步促进与人类健康和疾病相关的基因变异的研究，美国人类基因组研究所建立了电子医疗档案和基因组学（Electronic Medical Records and Genomics，eMERGE）联合会，目的是探索在大规模基因组学研究中如何将 DNA 信息库与电子病历系统联系起来。生物信息学的发展将加速实现从基础医学研究到临床医疗实践的知识转化，并最终改善医疗保健系统中的预防、早期诊断以及有针对性的疾病治疗等。

信息技术的发展也将使医疗服务模式产生重大变革。医疗机构可以不受地域的限制，通过信息网络上的虚拟医院、远程医疗、远程会诊、远程教育和移动医疗等方式将各种服务扩展到世界各地，组成全球医疗卫生服务网络。在预防医学方面，信息技术使全球预防监测系统的建立成为可能。各国的医院和实验室都可以通过互联网交换和分析信息，对出现在不同地点或时间的暴发或散发病例进行远距离实时监测与分析。全球预防监测系统在发现新病原、确定暴发流行及其范围、寻找传染源和传播途径、确定不同事件之间的相互关系、对疾病进行预防控制，甚至在预警预报生物恐怖等方面都将具有重要价值。移动医疗不仅节省了时间和医疗资源，而且能够更高效、更准确地处理病人。目前全球的移动医疗应用覆盖了基础护理、公共卫生研究、急救护理、慢性疾病管理、自助医疗服务，以及医疗卫生系统整体效率提升等多个领域。未来移动医疗将利用新一代信息通信技术方案促进医疗行业模式的创新和转变，促进建立健全的移动医疗网络和服务体系，提升医疗水平和服务能力。

总之，信息技术在生物医学中的广泛应用可以实现全人类的资源信息共享，这将加速我们深入认识疾病发生、发展规律的进程，从而为疾病预防、临床诊断及治疗提供全新而有效的途径。

五、智能医疗与移动终端

智能医疗是一套融合物联网及云计算等技术，以病人数据为中心的医疗服务模式。智能医疗采用新型传感器、物联网和通信等技术，并结合现代医学理念，构建出以电子健康档案为中心的区域医疗信息平台，通过整合平台向病人提供以病人为中心的在线医疗服务。

智能医疗由三部分组成，分别为智能医院系统、区域卫生系统和家庭健康系统。

（1）智能医院系统：由数字医院和提升应用两部分组成。医生工作站的核心工作是采集、存储、传输、处理和利用病人的健康信息和医疗信息。医生工作站包括门诊和住院诊疗的接诊、检查、诊断、治疗、处方、医疗医嘱、病程记录、会诊、转科、手术、出院及病案生成等全部医疗过程的工作平台。

（2）区域卫生系统：由区域卫生平台和公共卫生系统两部分组成。

（3）家庭健康系统：家庭健康系统是健康保障系统，包括针对行动不便无法送往医院进行救治病人的视讯医疗，对慢性病以及老幼病人远程的照护，对智障、残疾及传染病等特殊人群的健康监测，以及自动提示用药时间、服用禁忌及剩余药量等智能服药系统。

智能医疗是未来医学发展的趋势，它可以通过无线网络，使用手持个人数字助理（personal digital assistant，PDA）便捷地联通各种诊疗仪器，使医务人员随时掌握每个病人的病案信息和最新诊疗报告，随时随地快速制定诊疗方案。手持 PDA 除了拥有传统掌上电脑基本的信息处理功能外，还可根据用户需求增加其他很多功能，如条码扫描、指纹采集、红外数据通信、蓝牙通信及手写识别和打印等。

智能医疗通过物联网技术应用和借助数字化、可视化技术手段，使有限的医疗资源让更多的人共享。从目前医疗信息化的发展来看，随着医疗卫生社区化、保健化的发展趋势日益明显，通过射频仪器等相关终端设备在家庭中进行体征信息的实时跟踪与监控，通过有效的物联网，可以实现医院对病人或者亚健康病人的实时诊断与健康提醒，从而有效地减少疾病的发生和控制疾病的发展。此外，物联网技术在药品管理和用药环节的应用过程也将发挥巨大作用，如加拿大的医院采用无线射频识别技术补充耗材，德国制药厂商使用超高频标签追踪药品的使用情况等。

随着移动通信和智能技术的发展，以及越来越多的手机用户使用移动医疗，越来越多的智能医疗产品如智能血压计、智能血糖仪、智能体脂仪、智能体温计、智能手环及脉搏血氧测量仪等可穿戴式医疗设备成为健康管家。这些智能移动终端借助自身传感器和互联网实现健康数据的有效测量以及在医院与个体之间的传输，从而实现基于信息技术的便携式、可移动和个体化的医疗保健服务。智能移动终端通过个体随身携带的传感器和移动终端 APP，实现健康数据的采集和传输，如搭载于苹果移动终端的 AirStrip 应用可将生命体征信息直接显示出来，还能够让医生远程查看病人的病情和病历（图 7-13）。

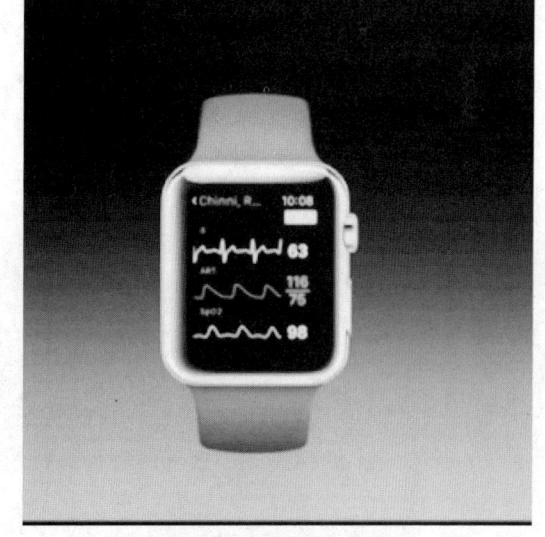

图 7-13　Apple Watch 通过 AirStrip 用于监测生命指征

小　结

本章从疾病诊疗的主要技术成就、疾病预防和干预、卫生服务体系的创新和发展三个方面叙述了 20 世纪以来医学所取得的重大技术成就。在疾病诊疗所取得的主要技术成就中包括疾病的物理诊疗和化学疗法，以及生物技术、转化医学和精准医学；在疾病预防和干预所取得的进展中，回顾了 20 世纪早期预防医学的发展，重点阐述了 20 世纪中后期一、二级防控技术的发展,包括疫苗技术、产前诊断技术和基因技术等;在卫生服务体系的创新和发展部分,从远程医疗、手术机器人、电子病历、医疗大数据、智能医疗和移动终端等方面,对当代医学和未来医学发展的方向进行了阐述。

SUMMARY

This chapter focuses on the achievements of modern medicine since the 20th century through three aspects: technical improvements in diagnosis and treatment, prevention and control of diseases, innovations and developments of modern health service. In part 1, the main achievements which included physical diagnosis and therapy, chemical therapy, biotechniques, translational medicine and precision medicine were outlined. Part 2 began with the overall review of the preventive medicine in the early 20th century, thereafter the new ideas and techniques of primary prevention and secondary prevention in the late 20th century were briefly introduced, including vaccine, disease screening, Pap smear, prenatal diagnosis and gene therapy. In part 3, innovations and developments of modern health service, such as telemedicine, robot surgical system, electronic medical system or electronic health system, the application of big data in medicine and biomedical information technology were discussed, future trend of modern medicine was also elaborated.

思 考 题

1. 20世纪医学在疾病诊疗上取得了哪些重要技术进展?
2. 20世纪医学在疾病防控方面取得了哪些技术进步?
3. 大数据时代将怎样改变现代医疗?

(张艳荣 谷晓阳 陈 琦 纪 焱)

第8章

当代医学的发展趋势

第一节 当代医学发展的特点和趋势

21世纪是生命科学主导的世纪。当代医学作为生命科学的核心部分,如何面对新世纪的挑战,并在新世纪的征程中稳步前行?随着科学技术的迅速发展和医学模式的转变,现代医学在科技领域多学科知识与技术的推动下,已呈现出众多新的特点与趋势。把握医学发展的脉络,瞄准医学发展的前沿,对于研究并制定正确的医学发展战略与规划,进而推动医学的迅速发展,具有重要意义。

一、医学研究的深入分析与整体综合

在新技术和新知识的不断推动下,当代生物医学正朝着深入分析和整体综合相结合的方向稳步发展。这一趋势不仅体现了科学思想和方法的深刻转变,也是基因组学、神经科学等前沿领域研究的客观需求,是当代医学发展的一个重要方向。

自20世纪中叶以来,分子生物学以及以基因工程为核心的生物技术迅猛发展,其科学思想、科学方法以及相关的知识与技术广泛渗透到医学领域,使医学研究得以从细胞层面深入到亚细胞、分子水平乃至量子水平。这种深入微观层次的研究不仅阐明了各种生命现象和疾病的病因及发病机制,还为新的疾病检测技术和临床防治策略提供了理论依据。当代医学向微观深入分析研究发展的表现主要体现在以下几个方面。

1. 医学研究深入到分子水平 随着细胞生物学、遗传学、免疫学、分子生物学和神经生物学的发展,多种细胞因子、受体、细胞内信息传递和细胞间通信被发现,生物大分子的结构和功能,特别是基因研究取得了重大突破,现代生物医学已深入到分子水平,对细胞活动、基因、发育和脑功能进行了深入探索,从而使解剖学、组织学、生理学、病理学、病理生理学、生物化学和药理学等基础学科向分子水平迅速发展。随着基础医学学科向分子水平的深入,临床医学和预防医学也正在进入分子水平。如在对艾滋病治疗的研究中,医学家已经研制出能抑制病毒中两种酶的有效抑制剂。这些药物能很快地从根本上降低病人的病毒水平,使死亡率迅速降低。有关艾滋病的分子水平上的研究成果也提供了应对其他疾病很好的策略与方法。从理论上讲,只要我们在分子水平上认识了疾病的基本过程,就可以鉴别出导致疾病的基因和它们的蛋白质产物,然后将目标集中在这些蛋白质分子上,就可以用新的药物、新的疫苗或其他方法来治疗或控制疾病。

2. 后基因组时代来临,医学基因组学成为医学发展的前沿 以认识人类自身为目标的人

类基因组计划是科学史上一项伟大的科学工程。该计划于 1990 年正式启动,继 2000 年 6 月 26 日人类基因组序列工作草图绘制完成后,参与人类基因组计划的六国(美、日、法、德、英、中)科学家于 2001 年 2 月 12 日正式公布了人类基因组图谱及初步分析结果。这是生命科学史上的一次伟大飞跃,标志着后基因组时代的来临。在后基因组时代,结构(序列)基因组学研究将向以揭示基因组的功能及调控机制为目标的功能基因组学转移,其中心任务是揭示基因组所包含的全部基因的功能。人类基因组计划的直接动因是要解决包括肿瘤在内的人类疾病的分子遗传学问题,它与人类健康密切相关。因此在后基因组时代,医学基因组学将成为医学研究的前沿。疾病基因的定位、克隆和鉴定是医学基因组学研究与竞争的核心内容。多基因病、从生物大分子相互作用和网络调控的结构模式来研究和分析疾病基因的作用、基因组信息与环境的相互作用等,是医学基因组学研究的重点。

3. 纳米生物学的兴起　　纳米生物学是纳米技术与分子生物学相结合的产物,纳米生物学的研究内容主要有两个方面。第一,利用纳米科技解决生物学问题,如在纳米尺度上认识生物大分子的结构和功能。纳米技术的重要工具是扫描隧道显微镜和原子力显微镜。第一张 DNA 分子的扫描隧道显微图像已于 1989 年问世,它对阐明基因调控和表达的机制将起重要作用。第二,创造具有特定功能的生物大分子,如利用 DNA 和某些特殊蛋白质的特殊性质,模仿和制造类似生物大分子的分子器件。目前研究的热点有分子马达、硅-神经细胞体系和 DNA 相关的纳米体系与器件等。

4. 细胞凋亡成为基础研究的热点　　细胞凋亡亦称程序性细胞死亡,是指细胞像秋天的树叶凋谢一样,在一定的生理或病理条件下,遵循自身的程序,自己结束生命的过程。这是一种复杂的、受严格控制的细胞毁灭的主动过程。20 世纪 80 年代以来,调控细胞死亡的新的基因不断被发现,目前已了解到有十几个基因参与了细胞凋亡。有的基因促进细胞凋亡,有的基因抑制细胞凋亡。细胞凋亡对维持组织自身的稳定有重要意义,它与造血、免疫、肿瘤和衰老的发生密切相关。目前,细胞凋亡概念已发展到分子生物学水平,成为基础研究的热点之一。

5. 深入分析研究的前沿领域　　21 世纪被认为是生命科学的世纪。为了迎接生命科学世纪的挑战,我们必须高度重视医学深入研究的前沿领域和重点发展方向,把握好当代医学发展的脉络。根据中国科学院学科发展战略研究报告,以分析研究为主的医学前沿领域主要有:①重大疾病(肿瘤和心脑血管病等)的发生、发展及其干预措施的分子与细胞机制,包括重要功能基因与重大疾病相关基因结构、功能与表达调控的研究;重大疾病相关的蛋白质组学和蛋白质结构与功能研究;干细胞的建系及分化研究。②免疫系统的细胞和分子基础,包括新型免疫调节分子的发现及功能研究;新的功能性免疫分子及其受体(包括分化抗原、黏附分子、细胞因子和拮抗因子等)的研究;自身免疫病的发病机制及防治基础研究等。③自然与社会因素对健康的影响及其致病机制,包括重要的感染性疾病病原体致病机制相关的基因组学与蛋白质组学研究;新病原体致病机制研究与干预措施研究;外源性化学物的致病机制及监测、防治与诊治技术的研究等。④药物在分子、细胞与整体调节水平的作用机制,包括药物基因组与蛋白质组学研究;多糖、类脂和核酸等生物大分子与药物的相互作用研究;新的内源性活性物质的药理学研究等。这四个领域基本上是以分析研究为主的分子、细胞水平上的前沿领域,体现了深入分析的发展趋势。

6. 医学研究出现了整体综合的趋势　　当代复杂理论和非线性科学的发展正在促进生物医学思想和方法论的转变。人们逐渐认识到,要了解人体这个复杂系统,不仅需要深入分析研究,而且需要整体综合,在方法论上坚持还原论与整体论的结合、宏观生命运动与微观分子活动的统一。

神经、内分泌和免疫系统相互关系的研究是当代医学整体综合研究趋势的重要表现。20 世纪 90 年代以来,神经科学得到了蓬勃发展。在分析研究方面,神经免疫学和神经内分泌学

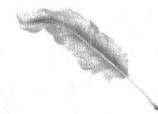

研究使神经-内分泌-免疫系统研究深入到了分子水平。许多肽类激素的基因可以在神经细胞和免疫细胞中表达；免疫细胞可以合成激素（如促肾上腺皮质激素）和神经递质（如内啡肽）；免疫细胞有神经递质和激素受体；神经细胞也有免疫因子受体（如白细胞介素和干扰素）。免疫、神经及内分泌通过各自释放的介质和细胞受体进行信息交流和功能调节，维持内环境的稳定。

神经-内分泌-免疫系统理论的建立既深化了对稳态机制的认识，也为利用微分子的活动研究机体整体功能提供了模式。神经系统，特别是人脑，是自然界最复杂的系统，它在调控机体活动中占有特殊的重要地位。神经系统结构和功能的阐明对人类社会将产生不可估量的影响。神经科学发展的主要趋势是充分运用各种先进技术手段，在细胞与分子水平探索神经系统正常活动与异常表现的机制，重建立体结构，为阐明神经细胞活动的本质打下基础。在当代生物医学中，从分子、细胞和整体水平对脑和神经系统进行多层次综合研究的神经生物学正在成为新世纪的一个科学高峰。

综合研究的前沿领域主要有神经、免疫及内分泌调节系统在健康状态维持与疾病发生、发展中的作用，以及在分子、细胞和整体水平对脑功能和疾病的综合研究等，包括神经损伤与功能紊乱的病理机制及干预措施的研究；重要的免疫细胞发育分化及其在免疫耐受与免疫应答调节中的作用的研究；神经-内分泌-免疫系统失调与疾病的关系；视觉、痛觉、神经信息传递、加工、整合及调控的研究；神经退行性疾病病因学与诊断、治疗技术研究等。现在，人们已认识到，从健康状态发展到疾病过程往往是多因素、多阶段、多层次的综合事件。作为学科发展前沿的研究领域，应从分子、细胞、整体调节和机体与环境相互作用的水平上展开，以实现深入分析与整体综合的结合，微观与宏观的统一。

二、学科的分化与综合

20世纪50年代以来，现代科学飞速发展。伴随着科学研究的纵深化，现代医学学科也发生了不断的分化。科学知识的整体化又使学科之间互相交叉渗透，从而发生新的综合。学科的分化与新的综合已成为现代医学发展的又一明显趋势。学科的分化是指原有的一门相对独立而统一的学科发展成两门或两门以上新的分支学科。学科的综合一般指两门或两门以上的分支学科由于其相互之间的联系交叉渗透而形成新的学科。

1. 原有学科的分化 医学学科的分化和分科发展曾经是近代医学取得巨大进步的表现。古代医学由于采用整体观察的方法，没有细节上的说明，医学知识与哲学知识基本上是以统一的形式存在。近代医学借助于近代科学技术，采用分析解剖的研究方法，进行分门别类的研究，形成了新的研究对象、新的概念范畴和方法，逐渐分化出解剖学、组织学、比较生理学、实验生理学、病理解剖学和细胞病理学等学科。这种分类研究和分科发展，使近代医学认识不断深化。现代医学在近代医学分科发展的基础上，随着分析研究的进一步深入，专业化程度越来越高，学科分化更为精细。据估计，目前医学领域比较公认的新兴学科和边缘学科已多达200多个。这种情况明显地反映了学科分化发展的趋势。

学科分化有两个特点。一是纵向分化，即随着原有学科对象研究层次的深入，形成新的层次上的分支学科。例如，病理学分化为细胞病理学、超微病理学和分子病理学等。二是横向分化，即随着原有学科领域各个部分、各个方面研究的发展，逐渐单独形成了新的分支学科。例如，微生物学分化出了细菌学、真菌学、病毒学和免疫学等，内科学分化出了消化内科、呼吸内科、心血管内科、神经内科和血液内科等，呼吸内科又进一步分化出睡眠呼吸疾病、间质性肺病和哮喘病等亚专科。这些都是医学深入分析研究纵深发展的必然结果，是人类对健康和疾

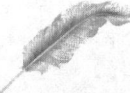

病认识不断深化的表现。

2. 新的学科之间的交叉渗透与综合　在学科不断分化的同时，又出现了新的学科之间的相互交叉、渗透与综合。这是现代医学发展的又一个特点。这个特点在生物医学前沿更为明显。例如，在遗传学中分化出了基因组学，在基因组学中又分化出了功能基因组学，而功能基因组学与药物遗传学、分子药理学和医学基因组学互相交叉、渗透与综合，形成了药物基因组学新领域。药物基因组学备受医学界和医药工业界的关注，成为前沿学科和热点领域。

学科综合的主要方式有3种：一是分支学科之间的相互交叉渗透而综合。医学发展的进程表明，随着科学认识的深化和科学知识的积累，会产生新的研究对象和任务。围绕新的研究对象的新任务和新问题的解决，学科的边缘在理论与方法上互相交叉渗透，便会形成新的研究领域，从而产生新的综合性学科。例如，为了研究免疫现象的遗传基础，促进了免疫学和遗传学的交叉与综合，形成了免疫遗传学；用遗传学方法研究环境因素对遗传物质的损害及其机制，便产生了遗传毒理学。二是自然科学学科与医学学科彼此交叉渗透而综合。这是最普遍的一种方式，如数学、物理学、微电子学、原子物理学、化学、细胞生物学和分子生物学等几乎渗透到了医学的各个领域，形成了一大批交叉学科、边缘学科或新兴学科。例如，物理学与医学的结合产生了医学物理学、医学电子学、医学影像学、核医学和超声医学等。这些学科的形成及其大批成果的出现有力地推动了现代医学的发展。三是人文社会科学与医学进行交叉渗透而综合，如医学伦理学、医学人类学、医学社会学和叙事医学等。这表明医学的人文社会属性已受到了人们的重视，有利于促进医学模式和健康模式的转变。

在现代医学的发展中，医学学科的分化与综合不是孤立地进行的，而是彼此联系、紧密结合的，是在综合的基础上分化，在分化的条件下产生新的综合。学科的分化与综合是统一的发展趋势。

三、高新科学技术在医学领域更广泛的应用

医学的发展与科学技术的进步密切相关。在医学发展史上，每当在医学上应用新科学技术时，都曾对医学认识和学科的发展产生过重大的作用，对医学科学思想与方法产生过重大影响。现代高新技术在医学领域的广泛应用大大改变了医学的面貌，使人类的健康水平和生活质量有了很大的提高。

由于人类基因组计划的顺利实施和生物信息学的发展，药物遗传学显示出独特的魅力，个体化医学的概念也在此背景下逐步发展起来。个体化医学可以分为疾病风险预测和个体化治疗，疾病风险预测是指根据每个人的疾病基因组信息预测疾病的发生风险，而个体化治疗则是指根据每个人的疾病基因组信息对已发生的疾病进行治疗。传统的治疗是对于患相同疾病的不同病人采用同样的治疗原则和用药。而在个体化医学中，由于可以预测不同病人的药物效应，即使是治疗同一种疾病，也可能根据病人的遗传背景来选择合理的药物和最合理的剂量。不过，在临床上要实现个体化医疗还面临不少挑战。利用人类基因组来发展药物是一条漫长的道路，许多基因和基因产物蛋白质在疾病的发生和发展过程中的作用尚不为人们所知。有科学家认为，也许仅有10%的人类基因可以作为设计药物时考虑的靶物，但怎样寻找这些靶基因并非易事。蛋白质组学的研究目标是确定所有的机体内蛋白质及蛋白质间的相互关系，可望对个体化医学的发展做出重大贡献。

人工智能（artificial intelligence，AI）在医疗卫生领域的应用备受瞩目。1956年，麦卡锡（J. McCarthy，1927—2011年）在达特茅斯会议上提出了"人工智能"的概念。随着AI技术的不断发展，越来越多的AI产品在医疗领域得到了应用，不仅提高了医疗服务的效率，也为

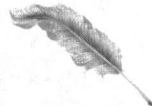

病人带来了更好的医疗体验。智能影像诊断系统是 AI 在医疗领域应用的重要方面。通过深度学习技术，智能影像诊断系统能够快速、准确地分析医学影像，可以帮助医生提高诊断的准确性和效率。通过智能语音识别技术，医生可以快速、准确地录入病历信息，提高工作效率。通过实时监测用户的健康数据，智能健康管理平台能够及时发现用户的健康问题，并提供相应的解决方案和建议。通过深度学习和大数据分析技术，智能药物研发平台可以帮助研究人员快速筛选出具有潜在药物活性的分子，缩短药物研发周期。AI 在医疗领域的产品种类繁多，涵盖了诊断、治疗、健康管理、药物研发、康复训练和手术等多个方面。随着技术的不断发展，AI 将会在医疗领域发挥更加重要的作用，为人们带来更好的医疗服务和健康保障。

四、全球化与全球健康治理

全球化突破了疆域、时间和认知的界限，卫生的全球化也不例外。具体而言，从健康和健康的决定因素的角度来看，健康的决定因素已经跨越国界，表现为环境污染的控制以及传染病的传播很难被控制在国境线内，不健康的生活方式所决定的慢性病在世界范围内的发病率普遍升高。不同国家和地区面临相同或相似的卫生问题。随着城市化的推进，城市和农村、发达国家和发展中国家在疾病谱和卫生负担方面的差距日益缩小，均面临着相似的卫生问题。另外，卫生问题的解决不再是凭借一国之力就可以完成的，如艾滋病的研究需要各国间的合作，SARS 等传染病和食源性疾病的控制更是需要各国间的斡旋和合作。

（一）从协商会议和公约到区域合作

在国际组织的发展史上，以欧洲协调为标志的会议制度在推进国际组织发展的过程中尤为重要。在相当长的时间内，卫生外交主要是隔离检疫制度的建立与实施，最早可以追溯到 14 世纪为阻止黑死病传播而采取的隔离检疫制度。19 世纪以后，随着国际间货物、劳务和人员的流动加速，传统的国家隔离检疫制度已难以起到控制传染病流行的作用。于是，欧洲一些国家的政府不得不通过国际合作来解决传染病问题。1851 年，欧洲首次召开了国际卫生大会，讨论应对黑死病、黄热病以及霍乱的国际合作与协商。这种以国际卫生大会、签署公约以及后来成立地区性国际卫生组织来完成国际卫生治理的活动持续了近 100 年（表 8-1、表 8-2）。在这一阶段的卫生合作和协商活动中，一个显著特点是以国家作为行动者的单位，但卫生问题基本上处于外交政策制定者的边缘和无足轻重的位置，因为卫生问题很少涉及国际关系的核心利益，特别是没有关涉维护国家安全、经济实力的任务。

表 8-1　有关传染病控制的部分卫生公约（1892—1951 年）

年份	公约
1892	《国际卫生公约》
1893	《国际卫生公约》
1894	《国际卫生公约》
1897	《国际卫生公约》
1903	《国际卫生公约》，取代 1892、1893、1894 和 1897 年签署的《国际卫生公约》
1905	《美洲卫生公约》
1912	《国际卫生公约》，取代 1903 年签署的《国际卫生公约》

续表

年份	公约
1924	《泛美卫生公约》
1926	《关于商船船员性病治疗设施的协定》
1926	《国际卫生公约》，修订1912年《国际卫生公约》
1927	《泛美卫生公约的补充议案》
1928	《泛美航空卫生公约》
1930	《关于抗白喉血清的公约》
1930	《关于控制登革热的协定》
1930	《国际航空卫生公约》
1934	《关于共同预防登革热的国际公约》
1938	《国际卫生公约》，修订1926年《国际卫生公约》
1944	《国际卫生公约》，修订1938年《国际卫生公约》
1944	《国际航空卫生公约》，修订1930年的《国际航空卫生公约》
1946	《关于延长1944年国际卫生公约的议案》
1951	《国际卫生条例》

19世纪末，在埃及的亚历山大里亚、土耳其的康斯坦丁堡、摩洛哥的丹吉尔和波斯的德黑兰建立了四个政府间卫生委员会，以负责处理地区性国际卫生问题，其中1831年成立于亚历山大里亚的埃及隔离检疫委员会后来成为WHO东地中海地区办公室。1902年，在美国华盛顿成立的国际卫生署被认为是第一个常设国际卫生机构，先后更名为泛美卫生署和泛美卫生局，其成员国包括美国、智利、古巴、墨西哥和哥斯达黎加。当时美国极力扩大海外贸易，拉丁美洲拥有丰富的原材料，同时又是制成品潜在的巨大市场。由于繁复的隔离检疫、检查和危险品标准阻碍了商品的流动，对商业贸易的发展带来了诸多限制。于是，美洲国家联盟呼吁成立卫生署来起草统一的卫生法案和规定。泛美卫生局（PASB）成立之初主要是定期召集成员国代表召开国际卫生会议沟通交流。1924年颁布了第一部统一的卫生编码，并于1936年开始在美洲国家推行。WHO成立后，泛美卫生局与之达成协议，成为WHO的美洲地区办事处，并由WHO提供进一步发展卫生事务的资金，但依然保留了泛美卫生组织的名称和较高的自主性，对WHO的政策和规划具有巨大的影响力。

表8-2 国际卫生会议（1851—1913年）

年份	会议及地点
1851	第一次卫生大会，巴黎
1859	第二次卫生大会，巴黎
1866	第三次卫生大会，伊斯坦布尔
1874	第四次卫生大会，维也纳
1881	第五次卫生大会，华盛顿
1885	第六次卫生大会，罗马
1887	北海酒精贸易，地点不详

续表

年份	会议及地点
1892	第七次卫生大会，威尼斯
1893	第八次卫生大会，德累斯顿
1894	第九次卫生大会，巴黎
1897	第十次卫生大会，威尼斯
1899	非洲酒精贸易，布鲁塞尔
1903	第十一次卫生大会，巴黎
1906	非洲酒精贸易，布鲁塞尔
1909	禁毒大会，上海
1911	第十二次卫生大会，巴黎
1911	禁毒大会，海牙
1913	禁毒大会，海牙

（二）从国际卫生外交到全球健康外交

20世纪以后，随着国际政治和经济的互动增强，以传染病控制为核心的国际卫生问题也日渐突出。为了监测疫情、协调防疫和合作控制，西方国家开始组建规模更大的国际卫生机构。1907年，在法国巴黎建立了国际公共卫生组织。这是第一个突破某一个区域或地区限制的常设国际卫生组织。该组织设有一个常设秘书处和一个由来自各成员国的高级公共卫生官员组成的委员会（图8-1）。最初有12个签约国，分别是比利时、英国、埃及、法国、巴西、意大利、荷兰、葡萄牙、俄国、西班牙、瑞士和美国，后来逐渐发展为近60个成员国，其中包括英属印度和其他非主权国家。其常设委员会自1908年第一次召开碰面会后，每隔两年召开一次大会，但在第一次世界大战期间暂停了5年。国际卫生局负责筹备了1911—1912年的国际卫生大会，并在1926年负责修订了1912年的国际卫生公约。WHO成立以后，其主要职能逐渐被WHO所取代。

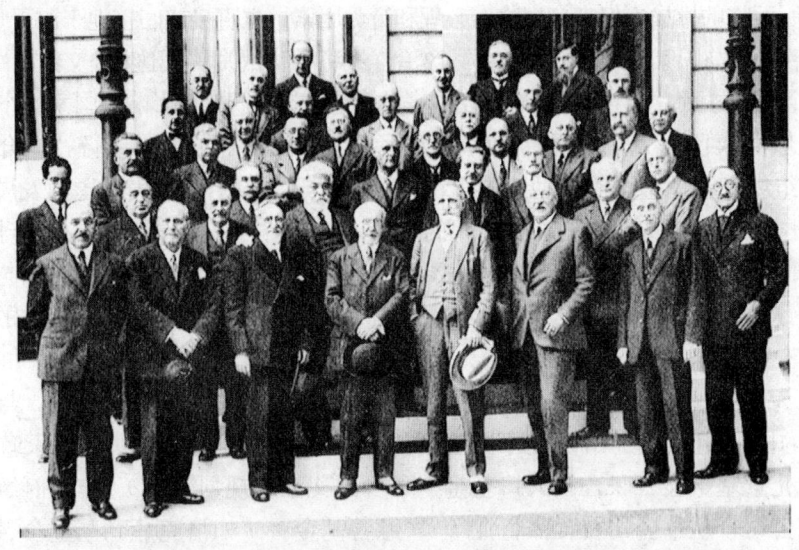

图 8-1　巴黎国际公共卫生组织委员会（1933年）

第一次世界大战后,全球性国际组织的建立进一步推动了国际组织的发展。国际联盟卫生组织是在第一次世界大战后国际联盟建立的常设卫生机构。其经费由国际联盟提供,主要职能包括流行病学调查、技术研究(包括国际标准化)和技术支持(各成员国可派遣专业人员进行技术培训,或由国际联盟卫生组织直接派遣专家对成员国的卫生问题提供咨询和访问)。中国近代公共卫生体系的建立曾获得过国际联盟卫生组织的积极帮助。第二次世界大战爆发之后,由于国际政治版图的重构,国际联盟卫生组织已经形同虚设。

第二次世界大战期间,在英国首相丘吉尔和美国总统罗斯福的倡议下,1943年成立了联合国善后救济总署(United Nations Relief and Rehabilitation Administration,UNRRA)。其成立的目的是在战后为重建受害严重且无力复兴的同盟国参战国家提供物资支持,包括食物、衣物和医药等。1945年6月,联合国善后救济总署共派遣了450个医疗队到遭受战争破坏的国家,包括380名医生和435名护士,并应用一些新的工具进行流行病的预防和控制,特别是在控制斑疹伤寒和霍乱方面取得了显著的成效。

随着第二次世界大战的结束,各国外交官举行会议筹建联合国。起初,英、美等国并无意于创建一个统一的国际卫生组织。在中国和巴西代表的推动下,经过一系列的筹备会议,1945年,在美国旧金山召开的联合国会议上一致同意建立一个统一的国际卫生组织,并处理了它与国际联盟卫生组织、泛美卫生组织、国际公共卫生局等国际卫生组织的关系。1946年7月,在纽约召开的国际卫生大会批准了《世界卫生组织组织法》。1948年4月7日,《世界卫生组织组织法》生效。同年,WHO在日内瓦宣布正式成立。世界卫生大会(World Health Assembly,WHA)是WHO的最高决策机构,一般于每年5月在日内瓦举行会议,由会员国派代表团参加,主要职能是决定本组织的政策。世界卫生大会任命总干事,监督本组织的财政政策,以及审查和批准规划预算方案,审议执行委员会的报告,对可能需要进一步行动、研究、调查或报告的事项做出指示。WHO的职能可以概括为三个方面:①标准化,包括国际公约和协议、规定以及不具有法律约束力的标准和建议。②指导和协调,包括人人享有健康、贫穷与健康以及基本医疗活动和针对某些疾病的防治项目。③研究和技术合作,包括疾病的消除等。

冷战结束后,伴随全球化的浪潮,很多新的公共卫生威胁凸显出来。这些新出现的全球卫生问题并不是仅仅依靠科学技术或者卫生防疫就能解决的,很大程度上更取决于政治、经济和文化的影响因素,因此,单纯依靠卫生部门的努力已经远远不够。卫生政策制定者势必要打破传统的行为模式,并且与政治和外交发生关联。

人类健康所面临的挑战不仅来自生物、心理和行为因素,也直接或间接地来源于政治、经济和社会因素,而后者又与国家的外交政策和国际政治、经济活动相关联。卫生外交问题由此成为全球健康治理的一个重要方面,卫生治理问题开始越来越多地直接或间接地影响着国家的外交政策。

如今,全球健康已成为一个规模庞大的事业。它不仅获得了世界银行、联合国儿童基金会、世界卫生组织和全球基金等大型跨国组织的资助,还赢得了包括美国国际发展署、英国国际发展部和中国的援外机构在内的双边组织的支持。同时,公私合作伙伴,如全球疫苗免疫联盟(Global Alliance for Vaccines and Immunizations)和私立慈善基金会,如比尔与梅琳达·盖茨基金会,也致力于资助全球健康事业。与此同时,世界卫生组织与其他行为体的合作也在不断纵深和拓宽。

从以国家为中心的国际卫生治理已经逐渐走向更为多元的全球健康治理。与此同时,以WHO为代表的国际组织也开始重视不同层面的合作和联盟机制,比如与国家政府、政府间组织(联合国儿童基金会、联合国人口基金、联合国艾滋病规划署等)、非政府组织、私营部门(包括制药公司、烟草公司及食品行业等)、慈善基金会(如洛克菲勒基金会、比尔及梅琳达·盖茨基金会)等开展合作。这类公私伙伴合作已经不同于过去欧洲中心主义的国家间卫生合作,卫生政策的制定需要协调多方面的势力,以达到协同努力的效果。

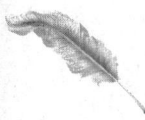

第二节 当代医学的目的与挑战

一、疾病谱的变化

疾病谱就是疾病类型的分布，即不同种类的疾病发生的频率。相应地，死因谱是指各种死亡原因占总死亡原因的百分比由高到低的排列顺序。由于国家、民族、生活习惯、社会经济条件以及个人行为的差异和变动，疾病在不同时期不同人群中的发病率和死亡率会发生较大变化。这种变化称为疾病谱变化。例如，重度营养不良、传染病和寄生虫病往往伴随饥饿和贫穷。随着人民的生活水平特别是医疗技术的提高，这些疾病的发病率明显下降，而恶性肿瘤、脑血管病和心脏病等可能与环境、社会状况恶化相关的慢性非传染性疾病的发病率有所增加。通过对疾病谱的研究与分析，表明疾病谱随着卫生保健和社会环境等状况的变迁不断发生变化，还会出现新的病种以及对原有疾病产生新的认识。

（一）疾病构成的改变

20世纪50年代以来，疾病谱和死亡谱发生了很大的改变。在现代工业化社会中，传染病、寄生虫病和营养缺乏病已经得到了一定的控制，取而代之的是心血管病、脑血管病和恶性肿瘤。据美国德弗（Dever）统计，对美国前四位死亡原因的平均致病因素进行分析，显示社会因素和生活方式约占51%，生物因素约占21%，环境因素占18%，保健服务约占10%。

在20世纪，由于抗生素及生物免疫制剂等的发明和应用，杀虫灭菌等措施的不断加强，一些严重危害人类健康和生命的急、慢性传染病的发病率和死亡率明显下降。同时，随着社会经济的发展，人口老龄化进程的加快，以及不良生活方式的影响，各类慢性非传染性疾病的发病率和死亡率明显上升。影响人类健康的主要疾病和死亡原因已由过去的以急、慢性传染病为主，逐步转变为以慢性非传染性疾病为主。全球的疾病和死因结构发生了根本的改变。世界各国出现了以心脑血管病和恶性肿瘤占据疾病谱和死亡谱的主要位置的趋势。

有关学者对2010年全球疾病负担、伤害及危险因素研究中我国的数据进行分析后发现，城市化、收入增加和老龄化导致中国非传染性疾病快速增加，卒中、缺血性心脏病和慢性阻塞性肺疾病是2010年国人死亡的主要原因。高血压、心脑血管疾病、肿瘤、糖尿病和慢性阻塞性肺疾病等已成为威胁人们健康的主要杀手。心血管病和慢性阻塞性肺疾病导致的死亡已分别列居我国城市和农村居民死因的第一位，恶性肿瘤居第二位。在过去的20年内，中国疾病谱发生了快速转变，儿童早死率下降了80%，传染性疾病、妊娠期疾病、新生儿疾病和营养相关疾病在各年龄段均明显减少。目前我国的疾病负担主要是心血管疾病、肺癌、慢性阻塞性肺疾病、交通意外伤、精神障碍和骨骼肌肉疾病等导致慢性残疾的疾病。我国现有高血压病人1亿多人，糖尿病和慢性阻塞性肺疾病各有2000多万人，每年新发肿瘤160万人，脑卒中150万人，冠状动脉粥样硬化性心脏病75万人。

（二）慢性非传染性疾病已成为威胁人们健康的重要公共卫生问题

随着经济社会的发展和人口老龄化进程的加快，以及越来越多的人采取不良的生活方式，高血压、心脑血管疾病、肿瘤、糖尿病、慢性阻塞性肺疾病等慢性非传染性疾病已造成重大的疾病负担。慢性非传染性疾病受到社会和心理等多种因素的影响，大多数为心身疾病。慢性非传染性疾病有着不同于传染病的特点，从而导致疾病谱的改变。

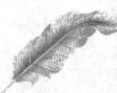

首先,急、慢性传染病的发病率和死亡率相对下降,慢性非传染性疾病的发病率直线升高。20世纪以来,人类在传染病防治工作上取得了辉煌的成就,危害严重的传染病的发病率和死亡率明显下降。与此同时,随着生活水平的不断提高,人们的生活方式和行为习惯的改变,社会竞争的日趋激烈等因素,使高血压、心脑血管疾病、肿瘤和慢性阻塞性肺疾病等慢性非传染性疾病的发病率大大增加。我国在降低传染性疾病导致的死亡率和残疾负担上有突出的成绩。过去20年内,我国5岁以下儿童因腹泻和下呼吸道感染死亡人数减少了90%,肠道线虫感染、脑膜炎、破伤风、麻疹和腹泻等疾病的发病率也显著下降,但传染性疾病控制方面的挑战依然存在,艾滋病的负担不断增加,流行性感冒间断暴发。

其次,慢性非传染性疾病较急、慢性传染病的控制难度大。急、慢性传染病在病因及防治等环节相对单纯,并且对其的研究已经比较完善,即使是急性传染性疾病,通过群防群治和隔离观察等方法,疾病也可以得到有效的控制。然而,慢性非传染性疾病由于发病原因及防治过程较为复杂,很难得到快速控制,因此,目前的医学方法仍不能使其从根本上得到治疗,只能针对某些症状进行缓解和控制,在预防方面也受到各种难以控制的因素的影响,如不良的生活方式、性格因素、抑郁和环境污染等,特别是病人个人的心理因素对疾病产生了至关重要的作用。慢性非传染性疾病的发生、发展、转归和防治与病人的情绪、心理状态和社会环境因素密切相关。大量事实证明,心理、社会因素对健康和疾病起着极其重要的作用,而且这些因素的作用会因不同的疾病、不同的病人或同一疾病的不同阶段而各不相同。社会的现代化和社会化程度越高,人们对社会的依赖性也越强,从而受社会的影响也就越大。日渐密切的人与社会、人与人的关系必然影响到个体的心理状况,甚至是生理健康。

个人行为方式和生活习惯导致的疾病负担逐步加重,最常见的不良生活习惯包括水果摄入量低、高盐和低谷物饮食、吸烟、饮酒和缺乏运动。此外,老龄化导致我国慢性病致残率升高,老年人精神障碍、肌肉骨骼疾病、神经系统疾病以及视力和听力丧失导致的负担日益严重。疾病负担分析将为我国公共卫生政策的制定提供有用的框架。纠正不良饮食习惯、减少烟草暴露以及控制高血压、胆固醇和空腹血糖水平是我国公共政策需要优先考虑的事情,当然还包括控制大气污染和室内空气污染。

《中国慢性病防治工作规划(2012—2015年)》指出,我国现有确诊的慢性病病人2.6亿人,慢性病导致的死亡已经占到我国总死亡人口的85%,其所导致的疾病负担已占总疾病负担的70%。若不对其进行及时、有效的控制,慢性病将带来严重的社会和经济问题。由于这类疾病通常是终身性的,病痛、伤残和昂贵的医疗费用不仅严重影响病人的生活质量,而且带来不堪重负的社会和经济负担。慢性非传染性疾病的高额治疗费用直接促使我国卫生总费用的迅速攀升,其上升速度已经超过了国民经济和居民收入的增长。慢性病已成为造成我国医疗费用过度上涨和威胁人民健康的主要问题。

疾病谱与死因谱的改变,说明仅仅从生物学方面来解释健康与疾病,从而防治疾病显然是不够的,必须把人作为包括自然环境和社会环境在内的生态系统的组成部分,深刻地认识生物-心理-社会医学模式的重要性,从生物、心理和社会三个层次综合考察人类的健康和疾病,用新的医学观念来指导卫生保健工作,并采取综合措施来防治疾病,从而增进人类的健康。

二、传染病重新出现

(一)已控制的传染病死灰复燃

现代医学和医疗卫生事业的发展使一些传染病正在逐渐减少或得到控制。1978年,肆虐全球几千年的天花被消灭，麻疹、白喉、百日咳和脊髓灰质炎等传染病的发病率明显下降。面对控制传染病的巨大成就，出现了一种十分乐观的估计，即以预防为重点的第一次卫生革命已基本完成。20世纪60年代后期，人们普遍认为传染病已经基本被消灭，剩下的传染病也可通过免疫和抗生素得到控制，今后人类与疾病的斗争应转向以心脑血管疾病、恶性肿瘤以及退行性病变为重点的第二次卫生革命。受这一观点的影响，各国政府及其卫生部门曾一度将疾病防治工作的重心转向了慢性非传染性疾病，而减少了对传染病的关注，削弱了传染病防治队伍的基础设施和能力建设。

20世纪末，人们惊讶地发现，传染病再度成为人类健康的主要危害，人类与传染病的斗争远未结束。传染性疾病仍然存在发病率高、危险性大的特点，不仅威胁我国和其他发展中国家，也威胁一些发达国家，只不过不同的国家之间传染病疾病谱有所不同。在WHO发表的危害人群健康最严重的48种疾病中，传染病和寄生虫病占40种，发病人数占病人总数的85%。1996年世界人口死因分析表明，全年世界上有1700万人死于传染病和寄生虫疾病，占总死亡人数的32.7%，其中儿童病人的数量也较多。

根据第九届世界公共卫生联盟国际大会报告，近年来重新出现了7种传染性疾病。重新出现的传染病指早已为人们所知，发病率已降低到极低水平，但现在重新流行的疾病。这些传染病是霍乱、登革热、白喉、流行性脑膜炎、裂谷热、黄热病和结核。这些古老传染病的复苏给人类的健康带来了极大的危害。1991—1994年，霍乱在南美流行，病人数量在100万以上。1994年肺鼠疫又在印度出现。1993年WHO发出警告，结核在世界上处于紧急状态，1995年全球死于结核的人数达300万。据2002年我国报告传染病发病及死亡情况，我国肺结核的发病率为44/10万，病死率为0.17%。这些病人多为青壮年，是社会的主要劳动力。1980年以来，在我国早已消灭的淋病和梅毒等性病死灰复燃且蔓延很快。采取计划免疫控制后传染病病人的数量虽明显下降，但出现脊髓灰质炎野毒株传入病例、高年龄麻疹病例以及白喉、破伤风等的免疫状况都说明，对传染性疾病的预防和控制还任重道远。

（二）新发传染病的挑战

20世纪60年代以来，新的传染病不断出现。新发现的传染病和病原体有30多种，其中一部分出现世界范围的流行，如艾滋病、O139型霍乱和致病性大肠埃希菌引起的出血性肠炎等。20世纪60年代出现了库鲁病，70年代出现了军团病，80年代出现了艾滋病。在20世纪90年代出现了许多传染性疾病的严重暴发。例如，1992年西非出现沙拉热；1995年西非出现脑膜炎和黄热病的流行；1994年印度发生鼠疫流行；1995年扎伊尔发生埃博拉出血热暴发流行；1992—1994年俄罗斯出现白喉流行；1995年拉丁美洲霍乱和黄热病肆虐；1996年2月英国的"疯牛病"让英国人人心惶惶等。这些疾病给人类的健康带来了极大的危害。2003年SARS在短短几个月内蔓延至我国25个省（自治区、直辖市），在世界上有27多个国家和地区发现疫情，再次向全世界敲响了要高度重视传染病的警钟。SARS的暴发使公共卫生工作者再次清醒地认识到，人类同传染病的斗争远没有结束，传染病依然是危害人类健康的严重疾病，任何忽视传染病控制的观点都是十分有害的。图8-2为人类免疫缺陷病毒发现者之一——法国巴斯德研究所微生物学家蒙塔尼。

从20世纪70年代开始，疯牛病和艾滋病的出现及扩散，使科学家警觉到了不断加速的全球化必然带来疾病的全球化。造成传染病重新出现或新传染病出现的原因主要与以下因素有关：世界人口增长速度加快和不停地迁徙；出现了大宗国际食品贸易，并存在大量食品分发和对不洁食品进行加工和操作的情况；人类对自然界原有的媒介生物与病原体宿主接触增加；环境和气候的改变对虫媒和动物宿主的组成和数量造成了直接影响。同时，全球化趋势、自然生态系统的破坏及滥用抗生素等使得这种局面的出现成为必然，也使传染病的预防和控制工作越

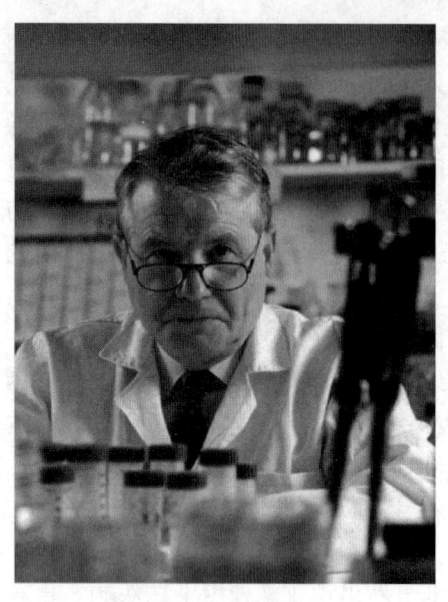

图 8-2　蒙塔尼

发复杂。

（三）生物恐怖

生物恐怖是指使用生物制剂诱导人类、动物及植物患病甚至导致其死亡。生物制剂包括微生物，以及微生物和动、植物所产生的毒素。公认的可用于生物恐怖主义袭击的主要制剂有六种：炭疽杆菌、鼠疫耶尔森菌、天花病毒、出血热病毒和土拉热弗朗西丝菌（为土拉菌病的传染源）及肉毒杆菌毒素。

20世纪90年代，随着前苏联生物武器研制项目内幕的曝光，以及发现至少有10个国家具有生产生物武器的能力，使人们开始关注生物武器的威胁。美国"9·11"事件后炭疽事件的发生使越来越多的人意识到，生物恐怖的威胁离我们并不遥远。而更大的问题在于，我们根本没有应对这种局面的准备。所以，我们必须从现在开始，立即着手制定应对措施，并且提高应急能力，总结一套应急程序和措施，培养一支具备理论和实战能力的专业队伍，其中包括临床、流行病学、管理和实验室的专业人员。

三、生命伦理学的兴起及其难题

生命伦理学是20世纪六七十年代兴起的一门学科。生命主要指人类的生命，但也涉及与之有关的动植物生命。医学科学技术发展引发的问题不再只局限于医学领域，也不仅仅关乎具体的医生与病人。生命维持技术、生命与死亡标准判断、堕胎与生殖干预技术、胚胎干细胞与基因技术等许多问题逐步拓展到整个社会中，成为人们广泛关注的热点问题。对于此类问题的回应，需要对医学进行人文化的反思与批判。由于生命科学既包括生物学和医疗卫生保健，也包括人类学和社会学，是研究生命过程和人类对疾病的防治及维护健康的科学，因此，生命伦理学是一门多种学科交叉的边缘学科。

（一）生命伦理学兴起的背景

生命伦理学是应用规范伦理学的一个分支，生物医学伦理学的扩展，是在将伦理学应用于解决生命科学技术引起的难题和挑战中兴起的。生命伦理学的兴起和发展反映了人类对新的生命科学技术的应用进行社会化控制的要求。20世纪50年代后，脑死亡、安乐死问题、试管婴儿的血缘认定问题、堕胎的人道问题及器官移植的合法性问题等相继产生。这些问题涉及生命伦理学的诸多方面，并对传统的伦理观念提出了挑战。辅助生殖中的人工授精、胚胎移植等都产生了形形色色的伦理道德难题。特别是20世纪70年代后，随着DNA重组或基因工程技术、单克隆抗体技术和PCR技术等生物技术的发展和应用，生命科学得到了突飞猛进的发展。随着生命科学特别是生物操作技术的发展，传统伦理学在操作层面上发生了危机。1978年世界上第一个试管婴儿布朗（L.J. Brown）的诞生，1996年克隆羊"多莉"的出现等，引起了伦理学界和社会各界的普遍关注。人类基因组学研究、辅助生殖、"克隆"技术和胚胎干细胞研究等已日益成为人们关注的道德问题。遗传基因的研究及其在辅助生殖技术的运用上不仅涉及个人和家庭基因的隐私和权利，还关涉民族的生存和安全问题，都需要做出道德的思考和伦理上的判断。这些都是生命伦理学兴起的根本原因。

> 【小资料】
>
> ### "上帝委员会"
>
> 1962年11月9日出版的《生命》（Life）杂志刊载了一篇文章《他们决定谁生谁死》。文章讲述了西雅图的一个委员会的故事。该委员会的责任是遴选加入持续性血液透析项目的病人。这个委员会也被戏称为"上帝委员会"（God Committee）。依靠思科利纳（B. Scribner）博士在1961年发明的动静脉分流与插管装置，使持续性血液透析成为可能。很快，持续性血液透析的供给就满足不了病人的需求了。解决的方法是邀请一个小组，成员大多不是医生，由他们来查看所有备选人的档案，并决定谁能接受这一维持生命的技术。这样，委员会就面临着一个不令人羡慕的任务，即依据非医学标准来选择合适的人选。选择的标准是人格、经济、社会接受程度、以往或预期的贡献、家庭的依赖和支撑。尽管委员会是匿名的，但这一消息还是被《纽约时报》（The New York Times）披露了出来。这一事件在当时引起了广泛的关注与讨论。无疑，当涉及卫生资源分配的问题时，已经不能简单地由医生来决定，更多的应该交由社会进行价值选择与判断。

在生命伦理学研究方面，1969年在美国纽约建立了一个社会、伦理学和生命科学研究所，现称为哈斯廷斯中心（Hastings Center）。1971年美国华盛顿乔治城大学建立了肯尼迪伦理学研究所，1975年该所创办了《医学与哲学》（Medicine and Philosophy）杂志，1978年组织编写出版了四卷本《生命伦理学百科全书》，促进了生命伦理学学科的发展。此后，在北美、西欧和亚洲一些国家的大学里也建立了生命伦理学研究中心，召开了诸多学术会议，发表了大量学术论文和出版了不少学术著作。

生命科学技术对传统道德观念和伦理学的挑战也引起了国际社会的普遍关注。1990年英国制定了人类授精与胚胎研究的法律及机构，1992年成立了国际生命伦理学学会，1995年成立了亚洲生命伦理学学会。世界上其他一些国家和地区也相继成立了生命伦理学学会，使生命伦理学研究得到了迅速发展。1996年3月21日，国际人类基因组组织批准了《关于遗传研究正当行为的声明》，1997年11月该组织的伦理委员会通过了《关于DNA取样：控制和获得的声明》，1999年3月该伦理委员会批准了《关于克隆的声明》，逐步形成了一些有关生命伦理学研究的规范、措施和对策。

2024年，第75届世界医学会全体大会通过了最新修订的《赫尔辛基宣言》（简称《宣言》），这是该《宣言》自1964年首次颁布以来的第10次修订。2024年版《宣言》着力将医学研究的责任由医生扩展到其他研究者，所有参与医学研究的个人、团队和组织都应维护这些原则，更加强调研究的公平性，并关注当前跨学科研究的复杂性。

（二）生命伦理学的研究内容

当代生命伦理学作为一门新兴边缘学科，造成其迅速兴起的直接原因就是为了对生命科学技术发展所带来的伦理难题做出反应。生命伦理学所要做的事情是试图把生物科学的本质和有关生物世界的实际知识，与为了使世界变得更加美好而制定的政策和法规联系起来。

生命伦理学最显著地体现在医学与生命科技的发展中。"生命伦理学"一词也很自然地与医学和生物学结下了不解之缘。从狭义的角度来说，生命伦理学是因当代科学及科技发达而兴起的学科，它特别强调研讨生命科学带来的种种伦理问题。但从广义的角度来说，它是一门边缘学科，与法律、公共政策、哲学、宗教、文学、生物、医学、药物、经济和环保等相关，具有广阔的文化视野。它正视生命科学带来的种种伦理挑战，亦评估科学与人类种种价值的关系以及科学对人类价值的改变。它使人们强烈地注意到人类生活与道德伦理之间的互动作用。它涉及的对象下至医护人员，上至制定有关法律条文的政治家。它的信息不仅对一般大众有切实的作用，而且对以思考人的本性、社会的运作为己任的哲学家、社会学家和宗教家亦同样有启发作用。

传统意义上的医学伦理学是义务论的（deontological），而生命伦理学则是价值论的（axiological），即基于更自觉的价值理论。生命伦理学的兴起就是由于原来作为绝对要求的道德本身出现了问题。这样就要求系统地批判、审查传统和现今的道德观念，树立正确的、符合现代生物科学技术发展的价值理念。目前，生命伦理学主要存在理论生命伦理学、临床伦理学、政策和法制生命伦理学以及文化生命伦理学等探究领域。

面对生命伦理学中的难题，在研究对策的问题上，人们可以从科学技术、伦理道德和立法等方面想办法。对于在高新科学技术研究和应用中可能出现的负面影响，如在科学技术规范上采取有效的措施，往往是能够达到趋利避害的目的的。伦理道德上的对策包括科学家要讲科学研究道德，公众要提高或转变相应的科学伦理道德观念。这是保证科学技术研究和应用有利于造福人类的前提。采取制定相关的政策法规，规范科学家和公众的科学伦理道德行为，是保证科学研究健康发展和正确应用的强制性手段。这些都应该是生命伦理学研究和讨论的内容。

（三）人类基因组学研究的伦理学问题

人们从开始设计人类基因组计划时就发现其与许多价值问题相关，并意识到将对伦理、法律和社会将产生重大影响，因而在人类基因组计划中安排了一个"伦理、法律和社会影响"（Ethical，Legal，and Social Implications，ELSI）的计划，把总经费的3%~5%用于研究该计划带来的伦理、法律和社会问题及其对策。ELSI的目标是预测和考虑人类基因组计划对个人和社会的含义以及考察人类基因组计划绘图和排序对人类社会的影响。1990—1996年，ELSI研究计划拿出3259万美元资助美国和加拿大的机构从事这方面的研究，主要集中在四个领域：遗传信息的使用和解释中如何保护隐私和达到客观公正的问题；新的基因技术整合到临床时如何处理知情同意的问题；对参与基因研究的受试者如何做到知情同意、保护个人隐私的问题；对公众和卫生从业人员的教育问题。

1995年，联合国教科文组织（United Nations Educational Scientific and Culture Organization，UNESCO）也成立了国际生物伦理委员会。由该委员会起草、UNESCO发表的《关于人类基因组与人类权利的国际宣言》成为人类基因组计划的世界宣言。该宣言的宗旨是保护人类基因组，其基本原则有四条，即人类的尊严与平等、科学家的研究自由、人类和谐和国际合作。该宣言充分反映了人类基因组计划可能对科学、经济、伦理、法律和社会产生的影响。人类基因组学研究涉及的伦理和法律问题突出地表现在以下三个方面：在基因研究和基因知识应用中必须坚持知情同意或知情选择原则；基因组研究成果的应用要防止遗传歧视；保护个人和家庭的遗传信息的隐私权。

（四）干细胞基因研究与治疗中的伦理学问题

干细胞生物学和干细胞工程的迅速发展显示了其巨大的应用潜力。但我们的时代是一个道德支配的时代，一个全新的科学领域的开拓总免不了会受到伦理道德等社会因素的影响。1998年，当美国科学家在《科学》杂志上发表了他们成功地利用人类胚胎组织分离培养出具有很强分化潜力的胚胎干细胞的研究成果时,再一次引起了世界范围的伦理道德和法律的激烈争议。胚胎干细胞对治疗疾病有着广泛的应用前景,但必须在伦理道德上得到社会的认可。目前,人类胚胎干细胞的来源大约有四种途径:一是人工流产后的人类胎儿组织;二是不孕不育症夫妇通过体外受精治疗产生的不再需要的人类胚胎;三是用捐赠者的配子通过体外受精创造的人类胚胎;四是通过体细胞核转移技术以无性生殖方法产生的人类胚胎。其中第四种来源被认为是不合伦理的,因而遭到了强烈的反对。反对者认为,人的胚胎也是一种生命形式,从人的胚胎中收集胚胎干细胞是不道德的。支持者认为,胚胎干细胞并不是受精卵,因为没有胚外组织,不能发育成胚胎,这在用小鼠所做的实验研究中已经得到了证实。

干细胞基因治疗是一种新的治疗方式,为多种人类疾病的治疗带来了希望。它比通常所说的"基因治疗"具有更多的优点。一是干细胞具有自我扩增和分化功能,因此导入的"外源基因"可以有效地得以扩散;二是干细胞可以在体外进行操作,对基因的改造和修饰可以在体外完成并经筛选后再导入体内,避免了基因插入导致的细胞失常。三是干细胞是人体细胞。作为载体其毒性最小;而且作为生命的最小单元,它是导入组织的最佳形式。但干细胞基因治疗也带来了一些伦理上的问题,一是对改变人体基因的组成存在异议,二是担心生殖细胞遗传性状的改变会导致基因载体通过生殖传给后代。随着干细胞基因治疗技术的进一步发展,相信这些问题会得到很好的解决。

此外,人们还提出了其他一些有关干细胞研究的伦理问题,如将人胚胎干细胞嵌入家畜胚胎中制造嵌合体来获得移植用的人体器官是否道德等。有关干细胞研究的伦理道德争论还在继续中。

(五)人类胚胎的克隆性研究中的伦理学问题

2001年11月,美国先进细胞技术公司宣布他们首次用克隆技术培育出人体胚胎细胞。这一件事立即引起全球反对克隆人的呼声和立法要求。根据是否用于医疗的目的和有利、尊重等伦理原则,人类胚胎的克隆性研究已被初步划分为两种类型:一类是"生殖性克隆",即遭到全球反对的克隆人的研究;另一类是"治疗性克隆",即从克隆胚胎中提取干细胞,然后使之培养成适合治疗疾病需要的各种人体器官。有关专家指出,不要把干细胞研究同克隆人搅在一起,干细胞研究与克隆人无关,并指出"治疗性克隆"这个词不好,它容易同"生殖性克隆"相混淆,应该称为核移植干细胞治疗技术。

从伦理学上讲,生殖性克隆(克隆人)明显违背了自主原则,在技术上又不可能解决安全问题,因而得不到伦理上的辩护。人具有一系列不同于其他物种的生物形态、生理、心理和社会方面的特征,具有在特定环境下形成的特定人格。而克隆技术只能克隆基因,无法克隆环境,特定的人格是克隆不出来的。所以禁止克隆人已成为世界范围内的普遍共识。联合国教科文组织于1997年就通过了关于禁止进行克隆人类实验的世界宣言。

治疗性克隆是为了克隆出组织器官以有效地治疗疾病。如果坚持知情同意原则,在伦理上可以得到辩护。2001年,英国第一个将克隆研究合法化,允许科学家培养克隆胚胎以进行干细胞研究,并将这一研究定性为"治疗性克隆"。科学家可以利用生育诊所剩余的胚胎用于干细胞和其他研究,也可以通过试管授精培养研究用胚胎。现在,新的法律允许研究人员通过克隆技术制造干细胞,但研究中使用过的所有胚胎必须在14天后销毁。

第三节 医学模式的转变与医学目的的审视

医学模式(medical model)是一个重要的理论概念,是指人们在观察和处理人类的健康和疾病问题时的思想和行为方式,是一定时期医学对疾病和健康总的特点和本质的概括。它反映了一定时期医学研究的领域、方法和目标。在医学发展史上,医学研究虽然都是围绕人体疾病和健康进行的,但在医学发展的不同时期,其研究范围、重点和方法是不一样的。对疾病发生发展规律的认识和保持健康的能力也是随着经济、社会和医学科技的发展而变化的。这些变化的不同情况使医学在其发展的不同时期具有不同的特点。对这些特点的集中概括就形成了不同的医学模式。

一、历史上的几种医学模式

(一)神灵主义医学模式

人类对生命现象的观察、对健康和疾病本质的思考自古代起就已经开始了。但由于当时生产力水平低下,科学技术水平落后,人们对于疾病、死亡和梦等生理现象无法做出科学的解释,只能诉诸超自然的理解,即思维和感觉是独立于身体之中的灵魂的活动,梦是灵魂活动的反映,死亡是灵魂离开肉体,而疾病即是鬼魔幽灵、逝者游魂的侵入。因此,健康是神灵的恩赐,而疾病则是天谴神罚、鬼神作怪,由此形成了早期的健康观和疾病观,产生了神灵主义医学模式。在这种模式的影响下,人们对健康的保护和对疾病的治疗主要是依靠对神灵的祈求和对邪魔的驱除,即采取"巫"的方式。这一时期人们开始使用自然界中有治疗作用的植物和矿物,医学上也出现了药物的萌芽,但其主导思想仍然是神灵主义的驱除瘟神疫鬼,我们在现今非洲的巫医中仍然可见其影子。严格来讲,神灵主义医学不能算作科学,它的基础是原始宗教,所表达的是早期人类对自然力的恐惧和屈服。

(二)自然哲学医学模式

宗教是对人类对自然力的屈服并将其神秘化,而自然哲学医学则是人类对自然力的征服并将其明朗化。公元前6世纪前后,古希腊的智者进行了关于"本原"或"始基"(arche)问题的探讨,并由此开始了一个自然哲学的时代。在这个时代,自然科学并未从哲学中分离出来,或者说自然科学是作为形而上学的一部分而存在的。那时的哲学思想与当时的医学对人的本体和疾病本源的认识是一致的,于是哲学思想与医疗实践相联系,产生了自然哲学医学模式。

西方医学的鼻祖——希波克拉底提出了四体液学说,即人的健康、疾病和性格是四种体液——黏液、血液、黑胆汁和黄胆汁混合比例变化的结果。与此同时,在古代中国也建立了阴阳五行病理学说及外因(风、寒、暑、湿、燥、火)、内因(喜、怒、忧、思、悲、恐、惊)等病因学说,认为疾病是阴阳平衡失调所致。自然哲学医学模式结束了长期巫医不分的状态,驱逐了神灵主义医学中的鬼神成分,以哲学思想为基础,以理性为特征,将远古以来积累的医药经验升华到了理论高度,将零散的医药知识条理化,从而建立了比较完整的古代医学的理论体系,使医学走上了科学化的道路。但无论是以四体液学说为基础的希波克拉底医学学说,还是以阴阳五行病理学说为基础的中医学,都是一个初级的综合体系,未能摆脱笼统性和模糊性的特点,在方法上也主要以思辨、猜测和推理为主,以感官和直接观察为手段,属于经验医学的产物。

(三)机械论医学模式

欧洲的文艺复兴运动为西方国家带来了工业革命,推动了科学技术的进步,从而产生了当时最成熟的学科——力学。这时,自然科学和近代医学开始获得了自己独特的方法而从自然哲学中分化出来。在这样的条件下,机械论医学模式开始形成。

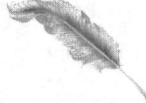

英国实验科学的始祖——培根是机械唯物主义自然观的倡导者。在他的影响下，实验科学开始兴起，他主张用实验方法观察事物，用物理和化学方法研究医学，研究人体的结构和功能，强调正确地记录病史，系统地记录临床病程，小心地观察药物是如何缓解疼痛的，还鼓励进行病理学和解剖学的检查。他认为医生的主要任务是对病人进行卫生保健，治疗疾病，使其延年益寿。受其影响，法国的百科全书派学者笛卡尔将培根的思想发挥得淋漓尽致，撰有代表性著作《动物是机器》，认为"生物只不过是精密的机器零件"。与他同时代的法国学者拉美特里更是在该书的基础上撰写了《人是机器》一书，认为人体是一部自己发动自己的机器，而疾病是机器的某个部分出了故障或失灵，治疗则是对之修补完善。他认为人与动物的不同仅在于人"多了几个弹簧和齿轮"，并把思维活动也看作一种机械运动。

机械论医学模式促进了解剖学、生理学及临床医学的发展，奠定了近代实验医学的基础，但因为其固有的机械论立场，在思维方法上必然陷入还原论，将一切知识都还原为某种对所有现象都适用的原则，如器官病理学认为每种疾病都有与它相应的一定器官损害，细胞病理学认为每种疾病都有与它相应的细胞损害等。虽然这种医学观有其进步的一面，即认为每一种疾病都是由于某种细菌或是病毒起作用，从而在一定意义上推动了病原学的进步，但它忽视了人体的社会性和生物现象的复杂性，因此，机械论医学模式是一定历史时代的产物，可以看成是近代生物医学模式的初级阶段。

二、生物医学模式

生物医学模式（biomedical model）是立足于生物医学发展基础上的一种医学模式。生物医学模式的基本理论观点有两个。其一是心身二元论，认为躯体和精神存在着彼此的分工，疾病的产生必然或最终可以在躯体上找到病理变化；其二是还原论，认为每一种疾病完全可以用偏离正常的可测量的生物学变量来说明，可以在器官、细胞或生物大分子上找到形态结构和生物化学代谢的特定变化，完全可以确定出生物、物理或化学的特定原因，也都能找到特异性的治疗手段或方法。

生物医学模式对健康和疾病的认识是建立在疾病与病因的单因单果的模式上的，即健康是宿主、环境和病因三者之间的动态平衡，当环境变化、致病因子的致病能力增强、人群抵抗力下降和易感者增多时，使这种平衡破坏，疾病由此产生。生物医学模式从生物学的角度分析和研究疾病与健康现象，只考虑病因中的生物学因素、环境中的自然环境以及宿主的生理和病理过程，适用于揭示急、慢性传染病的流行规律。在生物医学模式的指导下，人类在疾病控制活动中通过杀菌灭虫、预防接种和使用抗菌药物等措施，有效地控制了急、慢性传染病和寄生虫病的危害，取得了人类第一次卫生革命的胜利。

（一）生物医学模式的形成和发展

生物医学模式的发展是与还原论的重大影响和生物医学的巨大进展相联系的。生物医学在其产生和发展过程中受到了心身二元论和还原论的重大影响。在这种思想的影响下，当时盛行用机械论和力学观点解释人体的生理活动过程。这种思想的科学认识背景是分析性的力学原理在解释自然现象时的巨大成功。还原论被引入医学后，使医学一开始就用分析的方法集中于躯体的生物学过程，成为生物医学发展的必要思维方式。经过400多年的发展，从16世纪开始的近代实验医学成为一个庞大的医学体系。它是牢固地建立在生物科学基础之上的。在对疾病的认识上，经历了将疾病定位于器官、组织、细胞最后到分子的阶段。对病因的认识和确定治疗手段同样都是依据上述的思维方式。

生物医学自19世纪以来取得了一系列巨大进展，从细胞病理学与细菌学的建立到维生素和激素的相继发现，从遗传性疾病的发现到化学药物和抗生素的应用，都证明了生物科学对于医学的决定性意义。与生物医学的巨大进展相联系的是生物医学模式。这种模式的产生和发展既是历史的必然，也是历史的进步。由于它以实验为基础，因而形成了一整套诊断和治疗疾病的行之有效的方法；又由于它以分析为主，因而对人体形态、结构和病理的细节了解比较深入；也由于它以生物和理化的改变为根据，进而对生物和理化致病因素的研究比较深刻。生物医学模式在当前和未来的医学发展中仍然起着重要的作用。

（二）生物医学模式的历史作用及其局限性

生物医学模式经过400多年的发展，建立了一个包括50多门学科和数百个分支学科的庞大的生物医学体系。同时这种研究把物理、化学和工程技术引入医学，也促进了现代医学技术的迅速发展。生物医学模式在防病治病和保持人类健康中取得了巨大的成功。历史上，由细菌、病毒等微小生物引起的鼠疫、霍乱、天花和结核等传染病曾无情地吞噬了上千万人的生命。20世纪上半叶，由于发明了预防接种、杀菌灭虫和抗菌药物三个主要技术手段，生物医学战胜了严重危害人类健康的多种急、慢性传染病。

生物医学模式虽然在人类疾病的控制和医学发展上有过重大的历史作用，但随着经济社会的发展和科学技术的进步，已明显地暴露了其局限性。人类对疾病的认识已由单因单果发展为多因多果，人们越来越认识到疾病的发生和对健康的维护不仅仅是生物学因素的影响，社会因素和心理因素对疾病的发生、发展和转归具有重要作用，传统的生物医学模式已难以适应医学的发展和人类健康观念的转变。

医学是一门关于人的学科。然而，人不仅具有生物属性，还具有社会属性。有一个重要的问题是：作为一个病人，他不单是一种生物学状态，而且是一种社会状态。决定谁是病人、谁不是病人不仅要考虑到这个人的生物学变量，而且要考虑到他的心理社会变量。因为人总是生活在一定的社会环境中，各种社会因素、心理因素对机体的健康和疾病具有不可忽视的影响。众多研究结果表明，社会因素能使自然因素的作用增加或减少，社会因素还可使人产生不同的心理状态，影响机体的内稳态，例如，原发性高血压、心血管疾病、脑血管疾病、胃溃疡、癌症、支气管哮喘、不孕症和公害病等疾病的发病原因及治疗结果都与社会、心理因素有密切的关系。在居丧等负性生活事件后，高血压的发病率升高了几倍到十几倍，这远远不是用胆固醇过高或血钠过高等生物医学因素所能解释的。生物医学模式离开了人的完整性，把人同社会属性和心理因素分离开来，单从生物属性上考察人类的健康与疾病，因此，生物医学模式的局限在于：一是在疾病认识上的片面性，这种模型认为疾病完全可以用偏离正常的可测量的生物学（躯体）变量来说明。在它的框架内没有给疾病的社会、心理和行为方面留下余地；二是在疾病治疗上的片面性，生物医学模式由于忽视了疾病的心理社会因素，因而在治疗上只重视手术和药物治疗，导致了医学上长期重治轻防；三是在认识方法上的片面性，因而难以解释现代医学中所出现的各种新问题。

三、生物-心理-社会医学模式

生物-心理-社会医学模式是一种既从生物学方面，又从心理和社会方面看待人类健康和疾病的医学模式。这一模式的核心观念是WHO提出的积极健康观，即健康不仅仅是没有疾病和虚弱，而且是身体、心理和社会适应的完好状态。

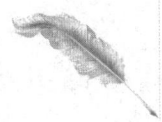

（一）生物 - 心理 - 社会医学模式的产生及其特征

人类社会的进步改变了疾病谱，也带来了人们健康需求的变化。20 世纪 70 年代，美国罗切斯特大学的恩格尔（G.L. Engel，1913—1999 年）针对这种变化及生物医学模式的局限性，提出了生物 - 心理 - 社会医学模式（biopsychosocial medical model）。

生物 - 心理 - 社会医学模式认为，疾病是人的心理、生理和环境系统中所有相关因素互相作用的结果。1948 年，WHO 宣布：健康是一种身体上、精神上和社会活动上的完满状态，而不只是没有疾病和虚弱现象。生物 - 心理 - 社会医学模式最基本的特征是把人体的健康和疾病不仅看作是某种生物学变量的结果，而且也看作是生理、心理和社会之间的正常关系或这种关系遭到破坏的结果。在这种医学模式看来，人体内部的各器官、组织和细胞等层次是统一的，人的生理和心理活动是统一的，人的生理、心理和社会之间的关系也是统一的。这种统一关系一旦被破坏，就可能出现疾病。生物 - 心理 - 社会医学模式对生物医学模式并不是简单地加以否定，而是超越了生物医学模式，将生物医学作为一个重要部分与心理和社会因素结合，因而能够更加全面地理解人类的健康和疾病。

生物 - 心理 - 社会医学模式的基本理论观点可以概括为以下五个方面：一是人不但是自然的人，也是社会的人，因而必须重视社会因素对健康和疾病的作用；二是健康不能仅从生物学上下定义，也要强调心理健康和社会功能健康，个人对自己的健康负有责任；三是医学既包含自然科学，也包含社会科学；四是医生既要懂得生物医学，也应懂得心理学和社会学；五是卫生服务不仅仅是治疗疾病，还包括心理健康服务、疾病预防和社会环境的改善。

（二）生物 - 心理 - 社会医学模式产生的历史必然性

生物 - 心理 - 社会医学模式为什么必然会产生？主要有以下三个方面的原因。

第一，它是医学自身发展的必然结果。生物医学在几百年的发展中，通过分析研究获得了大量成果，同时也暴露出了生命过程中许多内在联系和共同本质，为把人作为一个完整的、受心理因素和社会因素影响的人，从更广泛的联系上来研究健康和疾病问题提供了前提。20 世纪 30 年代，继巴甫洛夫高级神经活动学说建立以后，塞里学派揭示了内分泌系统对机体调节的整体联系。坎农的稳态概念也揭示出机体内某一功能系统在各种调节和控制机制作用下所保持的功能和结构上的动态平衡。这是生命系统的根本特征之一。20 世纪 50 年代以后，分子生物学和分子病理学揭示了宏观现象的微观原因，使人们认识到高层次与低层次之间的联系。免疫学的发展也揭示出机体在识别"自己"与"非己"的过程中存在着一套完整复杂、相互联系的免疫系统。现在控制论和系统论的理论方法为自然科学、社会科学与医学的整体化发展架起了桥梁，产生了心身医学、医学心理学、行为医学、社会医学和医学社会学等一系列边缘学科，使生物医学与心理学和社会学形成了有机的结合。现代医学在自身发展过程中出现的这种从更广泛的联系上来研究健康与疾病的趋势突破了传统的生物医学模式，把医学认识推向了一个更广阔的包括生物学、心理学和社会学在内的领域。这必然会引起医学模式的转变。

第二，生物 - 心理 - 社会医学模式的产生，是由疾病谱和死因谱的变化引起的。如前所述，20 世纪 50 年代以来，疾病谱和死因谱发生了根本性的变化。生物医学对绝大多数传染病的有效控制，决定性地降低了传染病的发病率和死亡率，因而，这些疾病不再是人类健康的主要威胁。但是，在现代工业化社会中，心脏病、恶性肿瘤和脑血管病等非传染性疾病上升到了人类疾病谱和死因谱的前三位。许多研究表明，这些疾病除了与理化因素和生物因素有关外，心理紧张、环境污染及行为习惯等心理、社会因素也起着相当重要的作用。工业化带来的社会结构、工作环境和生活方式的变化是造成人们精神紧张的根源。精神紧张引起的心理变化可以通过神经 - 内分泌机制直接或间接引起一系列生理、病理变化。为了战胜这类疾病，必然要加

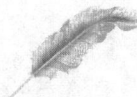

强心理、社会方面的研究和防治,这样就导致了生物-心理-社会医学模式的出现。

第三,生物-心理-社会医学模式的产生,从根本上说,是生物医学模式的内在缺陷造成的。生物医学模式一开始就把重点放在躯体的生物学过程上,只从生物属性上考察人类的健康与疾病,在它的框架内没有给疾病的社会、心理和行为方面留下余地。生物医学模式与还原论和分析法结合在一起,用物理和化学语言解释生物学现象,忽视了人的整体性。随着医学的发展,生物医学模式的局限性越来越明显,在实践中遇到的困难也越来越多,这就必然导致超越生物医学模式的生物-心理-社会医学模式的产生。

(三)生物医学模式向生物-心理-社会医学模式转变的意义

生物-心理-社会医学模式是在生物医学模式的基础上进一步发展完善起来的。这种模式的转变不只是理论或概念上的转换,在对医学科学的发展、医药卫生事业的完善及医学教育改革等方面都具有实际意义。

第一,医学模式的转变要求把健康与疾病放在一个广阔的背景下,从更高的认识水平上进行考察,这必将引起医学研究思维方式上的变革。传统生物医学模式的思维方式是以还原论为基础的,其目标是探求生命过程的理化的变化根据。人的社会属性使人的生命过程同时受到社会因素的影响。它不可能仅作为一个生物过程而孤立地存在,提出生物-心理-社会医学模式将促使人们在认识健康与疾病中占主导地位的还原论的思维方式向综合的思维方式转变。

第二,思维方式的变化往往使科学进入新的领域,出现一个飞跃性的发展。生物-心理-社会医学模式的产生也是现代医学进入一个新时期的先声。它突出展现了社会因素是怎样通过生理和心理过程引起疾病,以及在治疗过程中生物特性和社会因素的相互关系。这将使现代医学不仅引入自然科学的新成果,同时也将引入社会科学的成果;反过来,现代医学又将促进社会医学、行为医学和康复医学等新的分支学科的发展。人们在对健康与疾病的认识上、防治疾病保障健康的手段上将获得更大的进展。

第三,医学模式的转变有助于医药卫生事业的完善。生物-心理-社会医学模式将促进我们研究社会主义基本经济规律和科学发展规律在医药卫生事业中的作用;研究社会、心理和自然因素对人类健康和疾病的综合作用;研究如何制定和强化卫生立法;研究卫生经济问题,提出合理的卫生投资及卫生事业各项投资的正确比例并评价投资效益;研究有效的社会预防措施、调整性及心理性康复措施;研究药物的生产和使用等。这种系统的研究将使医药卫生事业更加完善。

第四,医学模式的转变对医学教育改革产生了深远的影响。生物-心理-社会医学模式逐步取代生物医学模式,成为医学发展的方向,必将给医学科学带来全方位的影响,对医学教育改革提出许多新课题。以课程设置为例,随着对社会因素致病和防治问题的深入研究,要求在高等医学教育中,并且逐步在中、初等医学教育中,增加有关心理学、社会学和人文科学课程,使新一代医药卫生专门人才的知识结构更加切合生物-心理-社会医学模式的要求,同时,还要利用多种形式改造原有的医药卫生工作者的知识结构。

第四节 医学的未来

现代医学发展迅速,承载着人们极高的期望,然而,它远未达到尽善尽美的程度。在医学史上,人类从未如今天一般获得如此多的治疗方法,但也从来没有如此多的人担忧自己的健康,并因此对医学提出如此强烈的批评。狄更斯(C.J.H. Dickens,1812—1870年)在《双城记》中所做的评价不仅适用于19世纪的英国,也同样可以用来描述21世纪初的医学:"这是一个最好的时代，也是一个最坏的时代。"如此矛盾的评价缘于人类对于医学永无止境的需求。正是为了试图满足这样的需求，每个时代的前沿科技都会被积极地应用于医学领域。因此，尽管预言医学的未来并非易事，但了解热门科学领域的进展和现状有助于我们对医学的发展方向进行合理的预测。

一、人类健康的整体图景

自马尔萨斯（T.R. Malthus，1766—1834年）于18世纪末提出人口理论以来，该理论便在不断发展完善的过程中深远地影响着诸多学科。医学既在微观层面关注病人个体的健康情况，也在宏观层面关注疾病对于全人类健康情况的影响，因此，当我们立足医学领域看向未来时，关注人口变化趋势自然是不可或缺的视角。

20世纪50年代以来，由于导致人口增长放缓的因素（如战争和饥荒）减少，世界人口的增长速率明显加快——每年超过1.8%，至1963年世界人口增长速率达到了历史峰值2.2%。此后，随着社会经济的发展和生育观念的改变，人口增长率逐渐下降，但人口的增长依然在持续。据估计，到2050年世界总人口将达到95亿，到2100年将达到108亿。

近半个世纪以来，人口结构的变化导致医疗保健领域面临新的挑战。世界人口的平均年龄持续增长，全球进入老龄化社会的趋势不可避免。人口年龄结构的变化改变了疾病谱，人口老龄化将大大增加因非传染性疾病死亡的总人数。虽然在许多不发达国家传染病仍然是主要的关切对象，但是随着人类物质生活质量的提高和科学技术的进步，危害人类的主要疾病已经从传染病转向肿瘤、代谢性疾病和神经退行性疾病等重大慢性疾病，生殖健康与出生缺陷的防治以及营养相关的健康问题与食品安全问题也日益成为全球性议题。与此同时，人类对延长寿命的渴望推动了再生医学与遗传学研究的发展。

同时，在21世纪20年代初，传染病对于人类健康的危害也再次引起了医学界的重视，因此在新历史时期中，尽管疾病谱已经发生了重大变化，但消除传染病危害的努力依然是医学的重要任务。未来的传染病防控趋势将更加注重全球合作和信息共享。随着全球化的发展，疾病的传播已经迅速超越了国界和地域的限制。因此，各国需要加强卫生合作，共享疫情信息和科学研究成果，以便更好地应对疫情。

此外，未来传染病防控也将更加注重预防和早期控制。随着科学技术的发展，我们可以更早地发现和诊断疾病，更快地开发疫苗和治疗药物，以避免疾病的扩散和危害。

当前医学研究的重点领域是以预防和控制重大慢性疾病为核心，将抗击疾病的重心前移，推动医学模式由疾病治疗转变为以预防、预测和干预为主，由单一的生物医学模式向生物-心理-社会医学模式转变。

二、健康科技发展的趋势

（一）医学创新体系

目前，人类对于慢性病还缺乏有效的应对手段。同时，人类也面临新发、突发传染病的巨大威胁。此外，环境污染、食品安全、出生缺陷及网络成瘾等一系列复杂的健康问题日益突出，因此，迫切需要建立医学创新体系，以应对上述新的挑战。

在加强基础研究，如分子生物学、细胞生物学、基因组学、蛋白质组学和生物信息学等生命科学前沿领域研究的同时，应注重转化型研究，即将基础研究和临床应用研究有机地结合。分子生物学、结构生物学与系统生物学研究等均致力于从分子层面来认识与理解人类健康的基本原理。基因组学、蛋白质组学和疾病组学等致力于开启人类期望已久的"个体化医疗时代"。生物医学数据库和健康研究网络可以通过建立覆盖全球的电子病历和人群信息化健康管理系统，获取和整合与健康和疾病有关的信息，并开展仿真正常和病理情况下的虚拟研究、疾病流行学和遗传关联性研究。生物新材料、新试剂和新技术等也为疾病的防治提供支持。

近年来，伴随着人工智能的飞速发展，此类技术也将在医学领域获得广阔的应用前景。例如，人工智能可以用于分析医学影像学如 CT 和 MRI 的检查结果。通过机器学习和深度学习算法，人工智能可以自动识别疾病迹象和异常，从而帮助医生更快地做出诊断和治疗决策。此外，人工智能还可以用于医学数据分析和挖掘，以发现疾病的风险因素和治疗效果。

网络技术同样在医学领域的应用越来越广泛。例如，远程诊疗便是其中的一个重要方向。随着网络技术的发展，医生可以通过视频会议等方式与病人进行远程沟通和诊断。这种方式可以帮助病人解决因时间和距离等因素带来的就医困难，同时也可以缓解医疗资源不足的问题。除了远程诊疗，网络技术还可以用于医学教育、医疗数据管理和医疗资源的分配等方面。未来，随着网络技术的不断发展和应用，它将在医学领域发挥更加重要的作用。

（二）营养、食品安全与健康

保持健康的膳食和生活方式是预防慢性非传染性疾病，如心血管疾病、2 型糖尿病和某些恶性肿瘤最有效、最重要和最经济的策略。如何通过每日科学、合理的膳食和健康生活方式使不同经济发展水平的城乡居民都能最大限度地维护健康，是营养科学研究的努力方向和最终目标。此外，人类食物正面临微生物污染、农兽药残留、环境污染、包装材料和保鲜剂安全性等引发的安全问题。转基因食物、保健食品以及食品添加剂所导致的潜在致敏性、抗营养因子、毒素和食源性致病因子等尚缺乏全面安全性的评价。这一切都给食品安全带来了前所未有的挑战。因此，增强对有毒有害物质的早期发现和控制，建立和健全食品安全数据库，建立有害物质的摄入量风险评估和监测体系，已成为保障食品安全需要解决的重大问题。

（三）慢性病防治与健康管理

在当代社会，慢性病已成为严重影响人口健康的主要问题，其造成的经济损失也十分惊人。慢性病多为终身性疾病，很难根治。其并发症危害大，疾病后期的致残率及致死率高。在慢性病防治方面，主要趋势是将关口前移，坚持预防为主，促进健康和防治疾病相结合。加强健康管理，促使人们改变不良的生活和行为方式，这是慢性病防治的关键。

心理健康是整体健康必不可少的一方面。健康管理也包括对心理健康和精神健康的管理。由于社会节奏加快、社会竞争加剧、工作学习压力增加和精神活动方式的改变，对个体认知、情感、意志、个性的形成和发展带来了巨大压力，亦可能导致情绪应激、心境障碍及神经精神疾病发病率增加。人类行为的信息化和网络化等现代社会与生活方式的改变，也引发了网络成瘾等新的认知和行为障碍。因此，防治心理、精神疾病，寻找其发病的生物学基础，实行早期诊断和早期治疗，将成为未来医学研究的一个重要领域。某些特定历史时期和环境可能导致心理健康问题大规模出现，这也同样是值得心理学和心理咨询领域值得关注的重要方面。

（四）创新药物的研发

创新药物的研究与开发集中体现了生命科学和生物技术领域前沿的新成就与新突破，体现了多学科交叉的高新技术创新与集成，是科技和经济国际竞争的战略制高点之一，也是提高人类健康水平的重要支撑。新药物研发技术主要体现在三个方面：一是随着生命科学和现代生物技术的迅速发展，疾病发生、发展的机制被不断揭示和阐明，不仅促进了药物作用新靶点的发现和确证，也改变着新药研发的思路和模式；二是理论生物学、计算机和信息科学等一些新兴学科越来越多地渗入到新药的发现和前期研究过程，化学、物理等学科与药物研究的交叉、渗透与结合日益紧密，使新药研究的面貌发生了巨大的变化；三是以临床试验为手段，对药物治疗效果、安全性等方面进行检验受到更多的重视，新药上市前的相关工作理应在坚持科学性原则的基础上得到进一步的强化和监管。

目前中国在创新药物研发方面，除了继续重视和努力发展化学合成新药外，还致力于充分发掘和发挥中医药的特色和优势，并应用生命科学和其他现代学科的新方法和新技术，研究重要的生命活动机制和治病机制，以符合现代医学的检验标准，对传统医学去芜存菁，在文化层面充分继承和发展传统医学的精华，使传统医学与现代医学实现良性协同发展。

以疫苗为主的生物治疗正在全球迅速发展，包括T细胞激活与调节、树突状细胞疫苗、溶瘤病毒治疗和T细胞过继转移等。疫苗不仅是预防和治疗传染性疾病的主要武器，而且人们已经开始重视开发可用于治疗代谢性疾病、自身免疫性疾病和癌症等非传染性疾病的治疗性疫苗。免疫治疗已成为多种难治性疾病的希望。目前，用于治疗黑色素瘤、非小细胞肺癌、急性髓细胞白血病和乳腺癌等肿瘤的治疗性疫苗和治疗性抗体正在研发中。

三、我国卫生事业的发展方向

2016年发布的《"健康中国2030"规划纲要》（以下简称《纲要》）为我国今后一段时期的卫生健康事业指明了方向。《纲要》提出，坚持以人民为中心的发展思想，牢固树立和贯彻落实新发展理念，坚持正确的卫生与健康工作方针，以提高人民健康水平为核心，以体制机制改革创新为动力，以普及健康生活、优化健康服务、完善健康保障、建设健康环境、发展健康产业为重点，把健康融入所有政策，加快转变健康领域发展方式，全方位、全周期维护和保障人民的健康，大幅提高健康水平，显著改善健康公平，为实现"两个一百年"奋斗目标和中华民族伟大复兴的中国梦提供坚实的健康基础。建设"健康中国"的战略主题是"共建共享、全民健康"，共建共享是建设健康中国的基本路径，全民健康是建设"健康中国"的根本目的。核心是以人民健康为中心，坚持以基层为重点，以改革创新为动力，预防为主，中西医并重，把健康融入所有政策，人民共建共享的卫生与健康工作方针，针对生活行为方式、生产生活环境以及医疗卫生服务等健康影响因素，坚持政府主导与调动社会、个人的积极性相结合，推动人人参与、人人尽力、人人享有，落实预防为主，推行健康生活方式，减少疾病发生，强化早诊断、早治疗、早康复，实现全民健康。

"健康中国2030"的战略目标是：到2020年，建立覆盖城乡居民的中国特色基本医疗卫生制度，健康素养水平持续提高，健康服务体系完善高效，人人享有基本医疗卫生服务和基本体育健身服务，基本形成内涵丰富、结构合理的健康产业体系，主要健康指标居于中高收入国家前列。到2030年，促进全民健康的制度体系更加完善，健康领域发展更加协调，健康生活方式得到普及，健康服务质量和健康保障水平不断提高，健康产业繁荣发展，基本实现健康公平，主要健康指标进入高收入国家行列。到2050年，建成与社会主义现代化国家相适应的健康国家。

我国正处于工业化、城市化快速发展时期，人口老龄化进程加快，面临的健康问题日趋复杂。一方面，重大传染病流行形势依然严峻，慢性非传染性疾病和精神疾病对人民群众的健康威胁日益加大，新发传染病以及传统烈性传染病的潜在威胁不容忽视。另一方面，生态环境、生产生活方式变化以及食品药品安全、职业伤害、饮用水安全和环境问题等对人民群众健康的影响更加突出。不断发生的自然灾害、事故灾害及社会安全事件也对医疗卫生保障提出了更高的要求。未来我们要解决医疗卫生服务供给与需求之间的矛盾，构建和谐的医患关系。

在未来，我国仍需要加强公共卫生服务体系建设，完善疾病防控体系建设，开展重点疾病监测，加强传染病网络直报系统建设和管理，完善疾病监测系统和信息管理制度；继续开展重大传染病、寄生虫病和地方病的防治，全面实施慢性病综合防控策略，加强慢性病高危人群发现和预防性干预工作；完善突发公共卫生事件应急和重大疾病防控机制；通过多种措施增强医院公共卫生服务能力，提高公共卫生机构的医疗技术水平；建立分工明确、信息互通、资源共享及协调互动的公共卫生服务体系，促进城乡居民享有均等化的基本公共卫生服务。

要采取切实有效的措施优化配置医疗资源，提高基本医疗服务的可及性，健全农村三级卫生服务网络和社区卫生服务机构建设，建立起基层卫生机构与大医院、专业公共卫生服务机构上下联动、分工明确、协作密切的医疗卫生服务体系。病人可以合理就医，就近获得高质量的医疗服务。使地区间卫生资源配置和人群间健康状况差异不断缩小，实现全民病有所医，人均预期寿命提高。

为了避免因病致贫的现象，要加快健全全民医保体系，建立重大特大疾病保障和救助机制，稳步提高保障水平。加快建立和完善覆盖城乡居民的多层次医疗保障体系。缩小城乡与地区间保障的水平差距，发挥基本医保、大病保险、医疗救助、多种形式补充保险和公益慈善的协同互补作用，统筹协调基本医保、大病保险和商业健康保险政策，有效提高保障水平，完善城乡医疗救助制度，加强各类保障制度间的衔接。统一规划，推进基本医疗保险标准化和信息系统建设，实现全国医保信息共享，为流动人口享受卫生服务提供保障，也方便群众按照需要异地就医。

食品、药品包括疫苗的安全问题需要特别重视，要改革和完善安全监管体制机制，进一步规范药品器械供应保障体系，确保基本药物安全有效、公平可及、合理使用。加强药学与制药研究，以满足国内需要，并逐步走向国际市场。中医药学是我们的祖国医学，是中国最大的优势。中草药的现代化、标准化和国际化是发展中国医药学的重要途径。党的二十届三中全会通过的《中共中央关于进一步全面深化改革　推进中国式现代化的决定》提出"完善中医药传承创新发展机制"。

我国在临床医学及常见疾病的防治研究上虽然取得了一定成绩，但在主要医药科技领域与世界先进水平还有相当大的差距，在基础医学方面差距更大，在诊疗和科学实验手段上也相当落后。所以要探索建立以国家需求与任务为导向、联合开放与资源集成的新型国家医学科技创新体系。大力开展重大慢性病防治和重大公共卫生问题防控的技术创新、转化医学研究与技术推广应用，促进健康和生物医药产业的发展。建立健全面向基层的适宜卫生技术推广机制，完善卫生技术评估和伦理审查制度，积极开展医学科普工作。加强实验室生物安全能力建设，以大力开展应用研究和开发研究并有效地发展适宜技术，促进科技成果的转化和开发，努力促进新技术产业及其基地的形成。我国是一个生物信息资源十分丰富的国家，这为我们的生物产业奠定了发展的基础。我们应当结合自己的资源条件，建设自有的数据库，在平等的基础上与国外共享生物信息资源，不断加强基础性研究。

我们要加强医药卫生信息平台建设，推动医疗卫生信息资源共享，逐步实现医疗服务、公共卫生、医疗保障、药品供应保障和综合管理等应用系统信息互联互通。推进基层医疗卫生信息化建设，建设三级医院与县级医院远程医疗系统，加强公立医院信息化建设，规范医疗服务行为，提高资源使用效率。发展面向农村及边远地区的远程诊疗系统，提高基层尤其是边远地区的医疗卫生服务水平和公平性。提高城乡居民规范化电子健康档案的建档率，向群众提供连续的预防、保健、医疗和康复等系列服务，方便居民参与个人健康管理。

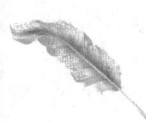

要实现卫生事业的上述目标,最基本的条件是需要有足够的医学人才,所以要建立和健全多层次、结构合理的医学教育体系,全面提高卫生工作者的素质,培养出适合社会需求、德才兼备的医务人员。要加快实施人才强卫战略,大力推进医药卫生人才制度完善和机制创新。如加强以全科医师为重点的基层医疗卫生队伍建设,建立以临床培养基地和基层实践基地为主体、以规范与提升临床诊疗能力和公共卫生服务能力为重点的培训网络;加强高层次医药卫生人才队伍建设,分类制定医药卫生杰出骨干人才推进计划;建立卫生管理人员职业化制度,全面提升卫生管理专业化和职业化水平;创新医药卫生人才培养、使用评价、流动配置和激励保障机制,大力改善医药卫生人才发展的政策环境。

医学是一门以人为中心的学科,医学与医学教育领域的进步不仅涉及科学技术进步,同时也需要医学人文的同步发展。过去的医学实践之中,对于医学人文的重视不足引发了一些问题,例如,医患纠纷频发这一社会问题被部分归结为医患沟通教育不足。因此,未来的医学教育迫切地需要增加医学人文内容,包括医学史、医学伦理、医患沟通、叙事医学等领域将得到更多的重视,并增加其在医学教育中的权重。这样的改变亦是医学模式转变所带来的必然结果。

2024年,中国共产党二十届三中全会进一步明确了"实施健康优先发展战略",强调将人民健康放在优先发展的战略位置。强调要健全公共卫生体系,促进社会共治、医防协同、医防融合;强化监测预警、风险评估、流行病学调查、检验检测、应急处置、医疗救治等能力;促进医疗、医保、医药协同发展和治理;促进优质医疗资源扩容下沉和区域均衡布局,加快建设分级诊疗体系,推进紧密型医联体建设,强化基层医疗卫生服务;深化以公益性为导向的公立医院改革,建立以医疗服务为主导的收费机制,完善薪酬制度,建立编制动态调整机制;引导和规范民营医院发展;创新医疗卫生监管手段;健全支持创新药和医疗器械发展机制,完善中医药传承创新发展机制。此外,还将以应对老龄化、少子化为重点完善人口发展战略,健全覆盖全人群、全生命周期的人口服务体系,促进人口高质量发展。这些战略的实施,不仅将有助于提升人民群众的获得感、幸福感和安全感,还将为中国式现代化筑牢健康根基,推动健康中国建设不断取得新的成效。

未来是全球社会、经济与科学技术飞速发展的时代,生命科学与医疗保健是人类社会普遍关注的问题,我国的卫生事业面临着极大的机遇与挑战。如何担负起"健康所系,性命相托"的责任,发展我国的医疗卫生事业,在世界医学科学技术领域做出自己的贡献,将是青年一代学子的神圣使命。

小 结

本章首先从医学研究、学科发展、高新技术应用和全球化等方面介绍了当代医学发展的特点和趋势。当代医学也面临着一些新的挑战,比如人类的疾病谱产生了变化,慢性非传染性疾病已成为威胁人们健康的重要公共卫生问题;一些已控制的传染病死灰复燃,人类面临着新传染病的挑战。生命科学技术的发展对传统道德观念和伦理学都产生了前所未有的挑战,生命伦理学由此兴起。本章还介绍了医学模式的转变规律及意义,并从人类健康的整体图景和健康科技的发展趋势出发,描绘了医学的未来。最后,本章分析并指出了我国卫生事业的发展方向。

SUMMARY

This chapter will begin with the characterization of current modern medical development trend with the influence of the medical research, discipline, high technology and globalization. Current medical science is also faced with new challenges, for instance, the changing disease spectrum. Chronic non-communicable disease has threatened human health and become a major public health problem. Some communicable diseases under control have re-emerged, which brings challenge to mankind. Biomedical technology has also posed unprecedented challenge to traditional moral values and ethics. This chapter also introduced the transformation of medical models as well as their implication and predicted the future of medicine through general trajectory of medicine, and development trend of health technology. The direction of China's health enterprise was also analyzed.

思 考 题

1. 当代医学的发展特点和趋势有哪些？
2. 当代医学面临着哪些挑战？
3. 医学模式是如何发展的？各自有什么特点？

（张大庆　陈　琦　苏静静　孙轶飞）

附　录

附录一　中外医学比较年表

年代	世界医学史	中国医学史
远古—公元前3000年	巴比伦已有医生（公元前3500年） 埃及人制作干尸（公元前3400年）	约50万年前，"北京猿人"钻木取火，熨法与灸法萌芽 龙山文化，酿酒（公元前4000年）
—公元前2000年	埃及医神伊姆霍泰普（公元前2700年） 巴比伦用肝脏占卜（公元前2400年）	伏羲制九针、神农尝百草（公元前5000—前1700年）
—公元前1000年	《康氏医学纸草文》（公元前1850年） 《史密斯外科纸草文》（公元前1800年） 《埃伯斯纸草文》（公元前1500年） 印度吠陀医学（公元前1550年）	"伊尹制汤液"传说（公元前1700年） 用甲骨文记载医药知识（公元前1330年）
—公元前500年	巴比伦王国的图书描述癫痫（公元前650年） 印度《寿命吠陀》（公元前605年）	儒、道、阴阳、杂家产生时代 《山海经》载有多种药物 《周礼》有食、疾、疡、兽医的描述 医和提出"六气致病说"（公元前541年）
—公元纪元	雅典瘟疫开始（至公元前427年） 希波克拉底（公元前460年—前370年） 罗马法颁布法案，禁止在城市葬人（公元前450年） 亚里士多德诞生（公元前384年） 罗马始建下水道（公元前331年） 亚历山大博物馆和图书馆建立	扁鹊（公元前407—前310年） 《五十二病方》成书 《黄帝内经》成书 淳于意始用"诊籍" 张骞出使西域（公元前138—前115年） 佛教传入
—500年	盖仑（约129—216年） 安东尼瘟疫（164—180年） 拜占庭医学继续发扬希腊医学	蔡伦改进造纸术（89—105年） 华佗（145—208年） 张仲景著《伤寒杂病论》（219年） 王叔和著《脉经》（公元3世纪） 皇甫谧著《黄帝针灸甲乙经》 葛洪著《肘后备急方》（347年） 雷敩著《雷公炮炙论》 陶弘景著《本草经集注》

续表

年代	世界医学史	中国医学史
—1000年	炼金术盛行，药物学进步（600—700年） 欧洲始建医院（约9世纪） 阿维森纳（980—1037年）	巢元方著《诸病源候论》（610年） 唐代太医署设医校（624年） 孙思邈著《备急千金要方》（652年）和《千金翼方》（682年） 苏敬等编成《新修本草》（659年） 王焘著《外台秘要》（752年） 鉴真去日本讲授医学（753年） 《开宝重定本草》（974年） 王怀隐编《太平圣惠方》（992年）
—1500年	第一次十字军东征（1096年） 帕多瓦大学创建（1222年） 马可·波罗东游中国（1275—1295年） 欧洲流行鼠疫（1346—1352年） 布鲁塞尔记录了最早的接产妇规则（1424年） 东罗马帝国灭亡（1453年） 哥伦布发现美洲（1492年） 文艺复兴（14—16世纪） 达·芬奇（1452—1519年） 帕拉塞尔苏斯（1493—1541年）	王惟一著《铜人腧穴针灸图经》（1026年），次年造针灸腧穴铜人 活字印刷（1041—1048年） 设校正医书局（1057年） 唐慎微著《经史证类备急本草》（1082年） 钱乙著《小儿药证直诀》（1119年） 《圣济总录》（1118年） 《太平惠民和剂局方》（1151年） 刘完素（1110—1200年） 张从正（1156—1228年） 李杲（1180—1251年） 朱震亨（1281—1358年） 陈自明著《妇人大全良方》（1237年） 宋慈著《洗冤集录》（1247年）
—1600年	哥白尼著《天体运行论》（1543年） 维萨里著《人体的构造》（1543年） 巴累改良创伤处置法（1545年） 柯伦波描述肺循环（1559年）	李濂著《医史》（1513年） 人痘接种术广为流传（16世纪） 李时珍著《本草纲目》（1578年） 利玛窦来中国（1582年）
—1700年	培根（1561—1626年）提倡实验科学 哈维发现血液循环（1628年） 英国资产阶级革命（1640—1688年） 马尔比基发现毛细血管（1661年） 列文虎克制成显微镜（1671年） 拉马齐尼著职业病图书《论手工业者的疾病》（1700年）	吴勉学著《古今医统正脉全书》（1601年） 王肯堂著《证治准绳》（1602年） 陈实功著《外科正宗》（1617年） 张介宾著《景岳全书》（1624年） 吴有性著《瘟疫论》（1642年） 邓玉函著《人身说概》（1643年）
—1800年	莫干尼著《论疾病的部位与原因》（1761年） 奥恩布鲁格发明叩诊法（1761年） 拉瓦锡提出氧化学说（1777年） 瓦特改良蒸汽机（1784年） 贞纳发明牛痘疫苗（1796年）	《古今图书集成》（1726年） 《医宗金鉴》（1742年） 赵学敏编著《本草纲目拾遗》（1765年） 《四库全书》（1773—1792年） 吴鞠通著《温病条辨》（1798年）

续表

年代	世界医学史	中国医学史
—1900年	雷奈克发明听诊器（1816年） 穆勒著《生理学原理》（1831年） 施万发现动物细胞（1839年） 塞麦尔维斯发现产褥热病因（1847年） 巴斯德证明发酵是微生物所致（1857年） 微尔啸《细胞病理学》出版（1858年） 巴斯德发明"巴氏消毒法"（1859年） 国际红十字会成立（1863年） 李斯特应用石炭酸消毒法（1868年） 科赫发现结核分枝杆菌（1882年） 伦琴发现X线（1895年） 发现α、β射线（1899年） 巴甫洛夫研究条件反射（1900年） 弗洛伊德著《梦的解析》（1900年）	牛痘接种法传入中国（1805年） 郭雷枢来华（1827年） 王清任著《医林改错》（1830年） 伯驾到广州开"博济医局"（1834年） 中西汇通派代表人物： 　唐容川（1846—1897年） 　恽铁樵（1878—1935年） 　张锡纯（1860—1933年） 《博医会报》出版（1887年）
—2000年	诺贝尔基金会首次颁发诺贝尔奖（1901年） 埃利希发明"606"（1909年） 摩尔根提出染色体-基因理论（1913年） 弗莱明发现青霉素（1928年） 第一台电子显微镜问世（1931年） 发现人工放射性（1934年） 杜马克发明磺胺制剂（1935年） 世界卫生组织成立（1948年） 发明B型超声（20世纪50年代） 瓦克斯曼发现并制成链霉素（1943年） 克里克和沃森提出DNA双螺旋结构模型（1953年） 克里克提出遗传学中心法则（1957年） 斯塔尔应用人造球形心脏瓣膜成功（1960年） 发明M型超声激光器问世（20世纪60年代） 霍利等人破解遗传密码及其在蛋白质合成中的作用（1962年） 用电镜观察原子成功（1964年） 发明CT机（20世纪70年代） 布卢姆伯格发现乙肝病毒（1976年） 南非首例人体心脏移植（1976年） 首位"试管婴儿"在英国出生（1978年） 阿拉木图会议召开，推行初级卫生保健，并提出2000年人人享有卫生保健的目标（1978年） 第33届世界卫生组织宣布全球范围内消灭了天花（1980年）	天津设北洋军医学堂（1902年） 北京协和医学堂开办（1906年） 北京医学专门学校成立（1912年） 国民政府通过"废止中医案"提案（1929年） 中华人民共和国成立（1949年） 中央人民政府卫生部成立（1949年），后于1954年改名为中华人民共和国卫生部 第一届全国卫生工作会议提出"三大卫生方针"（1950年） 第二届全国卫生工作会议提出"四大卫生方针"（1952年） 中国中医研究院成立（1955年） 首批四所中医学院建立（1956年） 沙眼衣原体分离成功（1957年） 断肢再植成功（1963年） 合成牛胰岛素（1965年） 成功将中药麻醉用于临床手术（1974年） 中国恢复在世界卫生组织的合法席位（1979年） 肝移植成功（1979年） 中华全国中医学会在北京成立（1979年） 人工合成核糖核酸成功（1982年） 中国首位"试管婴儿"诞生（1988年） 确定新的卫生工作方针（1997年） 药政管理局从卫生部脱离，与国家医药管理局合并，成立国家药品监督管理局（1998年）

续表

年代	世界医学史	中国医学史
—2024年	美国CDC首次发现艾滋病（1981年） 发明第一台电子摄像内窥镜 英国科学家首次用绵羊体细胞克隆羊成功（1996年） 肝细胞治疗问世（1998年） 人类基因组计划完成（2003年） SARS流行（2003年） 澳大利亚科学家研发出人类宫颈癌疫苗（2010年） 美国奥巴马医改法案获得通过（2010年） 日本利用干细胞制出人类肝（2012年） 3D打印技术首次被应用于器官移植（2014年） 埃博拉病毒在西非流行（2014年） 美国奥巴马政府推出精准医学计划（2015年） 人工胰腺诞生（2016年） 经蚊虫传播的寨卡病毒被发现（2016年） 全球首个CAR-T细胞疗法正式获批上市（2017年） 全球首款RNAi药物在美国获批上市，标志着靶向致病基因药物时代的到来（2018年） 第72届世界卫生大会审议通过《国际疾病分类第11次修订本》，首次纳入传统医学（2019年） 世界卫生组织宣布新型冠状病毒感染肺炎进入全球大流行状态（2020年） 全球首个疟疾疫苗获批（2021年） 首个完整人类基因组序列公布（2022年） 世界卫生组织宣布新型冠状病毒肺炎不再构成国际关注的突发公共卫生事件（2023年）	中国疾病预防控制中心成立（2003年） 中国出台医疗改革新方案，被称为"新医改"（2009年） 中医药被列入联合国教科文组织非物质文化遗产名录（2010年） 卫生部与国家人口计生委合并为国家卫生和计划生育委员会（2013年） 屠呦呦因发现青蒿素获诺贝尔生理学或医学奖（2015年） 全国卫生与健康大会召开，提出要把人民健康放在优先发展的战略地位（2016年） 《健康中国2030》规划纲要》颁布（2016年） 《中华人民共和国中医药法》正式实施（2017年） 国务院同意自2018年起，将每年的8月19日设立为"中国医师节"（2017年） 世界上首个克隆猴在中国科学院神经科学研究所（上海）、脑科学与智能技术卓越创新中心的非人灵长类平台诞生（苏州）（2017年） 国务院办公厅印发《关于改革完善仿制药供应保障及使用政策的意见》（2018年） 组建国家卫生健康委员会（2018年） 十三届全国人大常委会第十五次会议通过《中华人民共和国基本医疗卫生与健康促进法》（2019年） 习近平在第七十三届世界卫生大会视频会议开幕式致辞——"团结合作战胜疫情，共同构建人类卫生健康共同体"（2020年） 中共中央、国务院印发《关于深化医疗保障制度改革的意见》，着力解决医疗保障发展不平衡不充分的问题（2020年） 国务院公布《医疗保障基金使用监督管理条例》，医保基金监管步入法治化轨道（2021年） 国务院办公厅印发《关于推动药品集中带量采购工作常态化制度化开展的意见》（2021年） 全国实现31个省（自治区、直辖市）和新疆生产建设兵团所有统筹地区普通门诊费用跨省直接结算全覆盖（2021年） 十三届全国人大常委会第三十次会议通过《中华人民共和国医师法》（2021年） 中国共产党二十届三中全会发布的《中共中央关于进一步全面深化改革　推进中国式现代化的决定》提出深化医药卫生体制改革，健全人口发展支持和服务体系（2024年）

附录二　诺贝尔生理学或医学奖年表

年份	获奖者	国籍	获奖原因
1901	贝林（E. A. von Behring, 1854—1917）	德	对血清疗法的研究，特别是对白喉治疗的贡献
1902	罗斯（R. Ross, 1857—1932）	英	关于疟疾的研究，揭示疟疾如何感染人体
1903	芬森（N.R. Finsen, 1860—1904）	丹麦	用紫外线照射治疗狼疮等疾病
1904	巴甫洛夫（I. P. Pavlov, 1849—1936）	俄	消化生理学上的贡献
1905	科赫（R. Koch, 1843—1910）	德	发现结核病病原体和结核菌素
1906	高尔基（C. Golgi, 1843—1926） 卡哈尔（S.R. Cajal, 1852—1934）	意 西	关于神经系统结构的研究
1907	拉佛朗（C.L.A. Laveran, 1845—1922）	法	对原生动物致病机制的研究
1908	埃利希（P. Ehrlich, 1854—1915） 梅契尼科夫（E. Metchnikoff, 1845—1916）	德 俄	免疫研究上的贡献
1909	科歇尔（E.T. Kocher, 1841—1917）	瑞士	关于甲状腺的生理学、病理学及外科手术研究
1910	科塞尔（A. Kossel, 1853—1927）	德	核酸的性能和结构等细胞化学的研究
1911	盖尔斯特朗（A. Gullstrand, 1862—1930）	瑞典	眼的屈光学研究
1912	卡雷尔（A. Carrel, 1873—1944）	美	关于血管缝合、血管与器官移植的研究
1913	里歇（C.R. Richet, 1850—1935）	法	关于过敏反应的研究
1914	巴拉尼（R. Barany, 1876—1936）	奥地利	前庭器官的生理学和病理学研究
1915—1918 年未颁奖			
1919	鲍台（J. Bordet, 1870—1961）	比	补体结合反应与溶血现象的发现
1920	克罗格（A. Krogh, 1874—1949）	丹麦	发现毛细血管运动的调节机制
1921 年未颁奖			
1922	希尔（A.V. Hill, 1886—1977） 迈耶霍夫（O. Meyerhof, 1884—1951）	英 德	关于肌肉产热的研究 发现肌肉中耗氧量和乳酸代谢之间的关系
1923	班廷（F.G. Banting, 1891—1941） 麦克劳德（J. Macleod, 1876—1935）	加 加	发现胰岛素
1924	爱因托汶（W. Einthoven, 1860—1927）	荷	发明心电图装置
1925 未颁奖			
1926	菲比格（J.A.G. Fibiger, 1867—1928）	丹麦	关于癌症的研究
1927	贾雷格（J.W. Jauregg, 1857—1940）	奥地利	发现用接种疟原虫的发热疗法治疗麻痹性痴呆的方法
1928	尼科尔（C.J. H. Nicolle, 1866—1936）	法	关于斑疹伤寒的研究
1929	爱克曼（C. Eijkman, 1858—1930） 霍普金斯（F. G. Hopkins, 1861—1947）	荷 英	发现抗神经炎的维生素 发现促进生长的维生素
1930	兰德斯坦纳（K. Landsteiner, 1868—1943）	美	发现人的血型

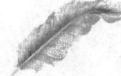

续表

年份	获奖者	国籍	获奖原因
1931	瓦尔堡（O.H. Warburg, 1883—1970）	德	发现呼吸酶的性质和作用方式
1932	谢灵顿（C.S. Sherrington, 1857—1952）	英	关于神经元功能的研究
	阿德里安（E.D. Adrian, 1889—1977）	英	
1933	摩尔根（T.H. Morgan, 1866.—1945）	美	发现染色体在遗传中的作用
1934	惠普尔（G.H. Whipple, 1878—1976）	美	发现贫血的肝脏疗法
	迈诺特（G.R. Minot, 1885—1950）	美	
	墨菲（W.P. Murphy, 1892—1987）	美	
1935	斯佩曼（H. Spemann, 1869—1941）	德	发现胚胎发育中的诱导作用
1936	代尔（H.H. Dale, 1875—1968）	英	神经冲动的化学传递相关研究
	洛伊（O. Loewi, 1873—1961）	奥地利	
1937	圣乔其（A. Szent-Gyorgyi, 1893—1986）	匈牙利	生物氧化相关研究，特别是维生素C和延胡索酸的作用
1938	海门斯（C.J.F. Heymans, 1892—1968）	比	发现颈动脉窦和主动脉弓在呼吸调节中的作用
1939	杜马克（G. Domagk, 1895—1964）	德	发现磺胺药百浪多息的抗菌作用
1940—1942年未颁奖			
1943	达姆（C.P.H. Dam, 1895—1976）	丹麦	发现维生素K的化学性质
	多伊西（E.A. Doisy, 1893—1986）	美	
1944	厄兰格（J. Erlanger, 1874—1965）	美	发现单神经纤维功能的高度分化功能
	伽塞尔（H.S. Gasser, 1888—1963）	美	
1945	弗莱明（A. Fleming, 1881—1955）	英	发现青霉素及其对各种传染病的疗效
	钱恩（E.B. Chain, 1906—1979）	英	
	弗洛里（H.W. Florey, 1898—1968）	英	
1946	缪勒（H.J. Muller, 1890—1967）	美	发现X线照射引起基因突变
1947	科里（C.F. Cori, 1896—1984）	美	发现糖原酵解作用
	科里夫人（G.T.R. Cori, 1896—1957）	美	
	奥赛（B.A. Honssay, 1887—1971）	阿根廷	发现垂体激素对糖代谢的作用
1948	米勒（P.H. Müller, 1899—1965）	瑞士	发现DDT的杀虫作用
1949	赫斯（W.R. Hess, 1881—1973）	瑞士	发现间脑的功能，特别是对内脏活动的调节
	莫尼兹（A.E. Moniz, 1874—1955）	葡	发现脑白质切除术对特定精神病的治疗效果
1950	亨奇（P.S. Hench, 1896—1965）	美	发现肾上腺皮质激素的结构和生物作用
	肯德尔（E.C. Kendall, 1886—1972）	美	
	赖西施泰因（T. Reichstein, 1897—1996）	瑞士	
1951	蒂勒（M. Theiler, 1899—1972）	南非	关于黄热病及其治疗方法上的发现
1952	瓦克斯曼（S.A. Waksman, 1888—1973）	美	发现链霉素，这是第一个有效对抗结核病的抗生素
1953	克雷布斯（H.A. Krebs, 1900—1981）	英	发现三羧酸循环

续表

年份	获奖者	国籍	获奖原因
	李普曼（F.A. Lipmann, 1899—1986）	美	发现辅酶A及其在中间代谢中的重要性
1954	恩德斯（J.F. Enders, 1897—1985）	美	
	韦勒（T.H. Weller, 1915—2008）	美	发现脊髓灰质炎病毒的组织培养
	罗宾斯（F.C. Robbins, 1916—2003）	美	
1955	西奥雷尔（A.H. Theorell, 1903—1982）	瑞典	发现氧化酶的本质和作用方式
1956	库南德（A.F. Cournand, 1895—1988）	美	
	福斯曼（W.T.O. Forssmann, 1904—1979）	德	发现心导管术及循环系统的病理变化
	理查兹（D.W. Richards, 1895—1973）	美	
1957	博韦（D. Bovet, 1907—1992）	意	在抗组胺药物和肌肉松弛剂研究上的贡献
1958	比德尔（G.W. Beadle, 1903—1989）	美	发现基因能调节生物体内的化学反应
	塔特姆（E.L. Tatum, 1909—1975）	美	
	莱德伯格（J.Lederberg, 1925—2008）	美	发现细菌遗传物质的基因重组和组织
1959	科恩伯格（A. Kornbeg, 1918—2007）	美	发现DNA和RNA的生物合成机制
	奥乔亚（S. Ochoa, 1905—1993）	美	
1960	伯内特（F.M. Burnet, 1899—1985）	澳大利亚	获得性免疫耐受性的研究
	梅达沃（P.B. Medawar, 1915—1987）	英	
1961	贝克西（G. von Bekesy, 1899—1972）	美	关于内耳耳蜗听觉生理的研究
1962	克里克（F.H. Crick, 1916—2004）	英	发现核酸分子结构及其在遗传信息传递中的作用
	沃森（J.D. Watson, 1928— ）	美	
	威尔金斯（M.H.F. Wilkins, 1916—2004）	英	
1963	艾克尔斯（J.C. Eccles, 1903—1997）	澳大利亚	发现神经元兴奋与抑制的离子机制
	霍奇金（A.L. Hodgkin, 1914—1998）	英	
	赫胥黎（A.F. Huxley, 1917—2012）	英	
1964	吕南（F. Lynen, 1911—1979）	德	发现胆固醇和脂肪酸的代谢机制和调控作用
	布洛赫（K.E. Bloch, 1912—2000）	美	
1965	雅各布（F. Jacob 1920—2013）	法	发现酶与病毒合成的遗传控制
	莫诺（J.L. Monod, 1910—1976）	法	
	尔沃夫（A.M. Lwoff, 1902—1994）	法	
1966	劳斯（F.P. Rous, 1879—1970）	美	发现致癌病毒
	哈金斯（C.B. Huggins 1901—1997）	美	发现前列腺癌的激素疗法
1967	格兰尼特（R. Granit, 1900—1991）	瑞典	发现视觉的生理学和生物化学过程
	哈特林（H.K. Hartline, 1903—1983）	美	
	沃尔德（G. Wald, 1906—1997）	美	
1968	霍利（R.W. Holley, 1922—1993）	美	破解遗传密码及其在蛋白质合成中的作用
	霍拉纳（H.G. Khorana, 1922—2011）	美	
	尼伦伯格（M.W. Nirenberg, 1927—2010）	美	

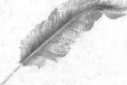

续表

年份	获奖者	国籍	获奖原因
1969	德尔布吕克（M. Delbruck，1906—1981）	美	发现病毒的增殖机制和遗传基因结构
	赫尔希（A. Hershey，1908—1997）	美	
	卢里亚（S.E. Luria，1912—1991）	美	
1970	卡兹（B. Katz，1911—2003）	英	发现神经末梢化学递质及递质的储藏、释放和失活机制
	欧拉（U.S. von Euler，1905—1983）	瑞典	
	阿克塞尔罗德（J. Axelrod，1912—2004）	美	
1971	萨瑟兰（E.W. Sutherland，1915—1974）	美	发现激素的作用机制
1972	埃德尔曼（G. M. Edelman，1929—2014）	美	发现抗体的化学结构
	波特（R. R. Porter，1917—1985）	英	
1973	弗里希（K. von Frisch，1886—1982）	奥地利	发现个体与社会性行为模式的组织和引发
	罗伦兹（K. Lorenz，1903—1989）	奥地利	
	丁伯根（N. Tinbergen，1907—1988）	英	
1974	克劳德（A. Claude，1898—1983）	比	细胞的结构和功能组织方面的发现
	代维（C.R. de Duve，1917—2013）	比	
	帕拉德（G.E. Palade，1912—2008）	美	
1975	杜尔贝科（R. Dulbecc，1914—2012）	美	发现病毒在肿瘤生长中的作用
	特明（H.M. Temin，1934—1994）	美	
	巴尔蒂摩（D. Baltimore，1938—）	美	
1976	布卢姆伯格（B. S. Blumberg，1925—2011）	美	发现传染病产生和传播的新机制
	伽杜塞克（D.C. Gajdusek，1923—2008）	美	
1977	吉尔曼（R. Guillemin，1924—2024）	美	发现下丘脑促垂体激素
	沙利（A.V. Schally，1926—）	美	
	耶洛（R.S. Yalow，1921—2011）	美	开发肽类激素的放射免疫分析法
1978	阿尔伯（W. Arber，1929—）	瑞士	限制性核酸内切酶的发现及其在分子遗传学中的应用
	内萨恩斯（D. Nathans，1928—1999）	美	
	史密斯（H.O. Smith，1931—）	美	
1979	科马克（A.M. Cormak，1924—1998）	美	发明计算机断层成像（CT）
	豪斯菲尔德（G. N. Hounsfield，1919—2004）	英	
1980	贝纳塞拉夫（B. Benacerraf，1920—2011）	美	发现调节免疫反应的细胞表面受体的遗传结构
	多塞（J. Dausset，1916—2009）	法	
	斯内尔（G.D. Snell，1903—1996）	美	
1981	斯佩里（R.W. Sperry，1913—1994）	美	发现大脑半球的功能性分工
	休贝尔（D.H. Hubel，1926—2013）	美	发现视觉系统的信息过程
	威塞尔（T.N. Wiesel，1924—）	瑞典	
1982	贝格斯特隆（S.K. Bergström，1916—2004）	瑞典	发现前列腺素及相关生物活性物质
	萨米埃尔松（B.I. Samuelsson，1934—）	瑞典	
	万恩（J.R. Vane，1927—2004）	英	
1983	麦克林托克（B. McClintock，1902—1992）	美	发现可移动的遗传基因

续表

年份	获奖者	国籍	获奖原因
1984	杰尼（N.K. Jerne, 1911—1994）	丹麦	关于免疫系统发育和控制的特异性理论，以及单克隆抗体的产生原理
	科勒（G.J.F. Köhler, 1946—1995）	德	
	米尔斯坦（C. Milstein, 1927—2002）	英	
1985	布朗（M.S. Brown, 1941— ）	美	发现胆固醇的代谢规律
	戈尔茨坦（J.L. Goldstein, 1942— ）	美	
1986	科恩（S. Cohen, 1922—2020）	美	发现生长因子
	蒙塔尔奇尼（R.L. Montalcini, 1909—2012）	意	
1987	利根川进（S. Tonegawa, 1939— ）	日	发现产生抗体多样性的遗传原理
1988	布莱克（J.W. Black, 1924—2010）	英	发现药物治疗的重要原理
	伊莱昂（G.B. Elion, 1918—1999）	美	
	希钦斯（G.H. Hitchings, 1905—1998）	美	
1989	毕晓普（J.M. Bishop, 1936— ）	美	发现逆转录病毒致癌基因的细胞来源
	瓦尔姆斯（H.E. Varmus, 1939— ）	美	
1990	默里（J.E. Murray, 1919—2012）	美	关于器官移植和细胞移植的研究
	托马斯（E.D. Thomas, 1920—2012）	美	
1991	内尔（E. Neher, 1944— ）	德	发现细胞单离子通道的功能
	塞克曼（B. Sakmann, 1942— ）	德	
1992	费希尔（E.H. Fischer, 1920—2021）	美	发现蛋白激活酶在可逆的蛋白质磷酸化过程中的作用机制
	克雷布斯（E.G. Krebs, 1918—2009）	美	
1993	罗伯茨（R.J. Roberts, 1943— ）	英	发现断裂基因
	夏普（P.A. Sharp, 1944— ）	美	
1994	吉尔曼（A.G. Gilman, 1941—2015）	美	发现G蛋白及其在细胞中的信号转导作用
	罗德贝尔（M. Rodbell, 1925—1998）	美	
1995	刘易斯（E.B. Lewis, 1918—2004）	美	发现早期胚胎发育中的遗传调控机制
	福尔哈德（C.N. Volhard, 1942— ）	德	
	威斯乔斯（E.F. Wieschaus, 1947— ）	美	
1996	多尔蒂（P.C. Doherty, 1940— ）	澳大利亚	发现细胞介导的免疫防御特性
	辛克纳吉（R.M. Zinkernagel, 1944— ）	瑞士	
1997	普鲁西纳（S.B. Priusiner, 1942— ）	美	发现朊病毒
1998	弗奇格特（R.F. Furchgott, 1916—2009）	美	发现一氧化氮是心血管系统中的重要使者
	伊格纳罗（L.J. Ignarro, 1941— ）	美	
	穆拉德（F. Murad, 1936—2023）	美	
1999	布洛贝尔（G. Blobel, 1936—2018）	美	发现蛋白质具有内在信号，可以控制其在细胞内的传递和定位
2000	卡尔松（A. Carlsson, 1923—2018）	瑞典	发现神经系统的信号传导
	格林加德（P. Greengard, 1925—2019）	美	
	坎德尔（E.R. Kandel, 1929— ）	美	

续表

年份	获奖者	国籍	获奖原因
2001	哈特韦尔（L.H. Hartwell, 1939—）	美	发现细胞周期的关键调节因子
	亨特（T. Hunt, 1943—）	英	
	纳斯（P.M. Nurse, 1949—）	英	
2002	布雷内（S. Brenner, 1927—2019）	英	发现器官发育和细胞程序性死亡的遗传调控机制
	霍维茨（H.R. Horvitz, 1947—）	美	
	苏尔斯顿（J.E. Sulston, 1942—2018）	英	
2003	劳特布尔（P.C. Lauterbur, 1929—2007）	美	在磁共振成像方面的发现
	曼斯菲尔德（P. Mansfield, 1933—2017）	英	
2004	阿克塞尔（R. Axel, 1946—）	美	发现嗅觉受体和嗅觉系统的组织方式
	巴克（L.B. Buck, 1947—）	美	
2005	马歇尔（B.J. Marshall, 1951—）	澳大利亚	发现幽门螺杆菌及其在胃炎和胃溃疡中的作用
	沃伦（J.R. Warren, 1937—）	澳大利亚	
2006	法尔（A.Z. Fire, 1959—）	美	发现RNA干扰机制——双链RNA引发的沉默现象
	梅洛（C.C. Mello, 1960—）	美	
2007	卡佩基（M.R. Capecchi, 1937—）	美	发现利用胚胎干细胞引入特异性基因修饰的原理
	埃文斯（M.J. Evans, 1941—）	英	
	史密斯（O. Smithies, 1925—）	美	
2008	豪森（H. Hausen, 1936—2023）	德	发现能引发宫颈癌的人乳头状瘤病毒（HPV）
	西诺西（F.B. Sinoussi, 1947—）	法	发现人类免疫缺陷病毒（HIV）
	蒙塔尼（L. Montagnier, 1932—2022）	法	
2009	布莱克本（E.H. Blackburn, 1948—）	美	发现端粒和端粒酶保护染色体的机制
	格雷德（C.W. Greider, 1961—）	美	
	绍斯塔克（J.W. Szostak, 1952—）	美	
2010	爱德华兹（R.G. Edwards, 1925—2013）	英	发明体外受精技术
2011	巴特勒（B.A. Beutler, 1957—）	美	发现先天免疫激活机制
	霍夫曼（J.A. Hoffmann, 1941—）	法	
	斯坦曼（R.M. Steinman, 1943—2011）	加	发现树突状细胞及其在获得性免疫中的作用
2012	格登（J.B. Gurdon, 1933—）	英	发现成熟细胞可被重新编程为多能干细胞
	山中伸弥（S. Yamanaka, 1962—）	日	
2013	罗斯曼（J.E. Rothman, 1950—）	美	发现细胞囊泡运输调控机制
	谢克曼（R.W. Schekman, 1948—）	美	
	苏德霍夫（T.C. Südhof, 1955—）	美	
2014	奥基夫（J. O'Keefe, 1939—）	英	发现构成大脑定位系统的细胞
	莫索尔夫人（M.B. Moser, 1963—）	挪威	
	莫索尔（E.I. Moser, 1962—）	挪威	
2015	坎贝尔（W.C. Campbell, 1930—）	美	发现治疗线虫感染的新疗法
	大村智（S. Ōmura, 1935—）	日	

续表

年份	获奖者	国籍	获奖原因
	屠呦呦（1930—）	中	发现治疗疟疾的新疗法
2016	大隅良典（Y. Ohsumi, 1945—）	日	发现细胞自噬机制
2017	霍尔（J.C. Hall, 1945—）	美	发现控制昼夜节律的分子机制
	罗斯巴什（M. Rosbash, 1944—）	美	
	迈克尔·杨（M. W. Young, 1949—）	美	
2018	艾利森（J.P. Alison, 1948—）	美	发现抑制免疫系统负调节的癌症疗法
	本庶佑（T. Honjo, 1942—）	日	
2019	凯林（W.G. Kaelin, 1957—）	美	发现细胞感知和适应氧气供应的机制
	拉特克利夫（P.J. Ratcliffe, 1954—）	英	
	塞门扎（G.L. Semenza, 1956—）	美	
2020	阿尔特（H. J. Alter, 1935—）	美	发现丙型肝炎病毒
	霍顿（M. Houghton, 1949—）	英	
	赖斯（C.M. Rice, 1952—）	美	
2021	朱利叶斯（D. Julius, 1955—）	美	发现温度和触觉受体
	帕塔普蒂安（A. Patapoutian, 1967—）	美	
2022	帕博（S. Pääbo, 1955—）	瑞典	对已灭绝古人类基因组和人类进化方面的发现
2023	卡里科（K. Kariko, 1955—）	美	在核苷碱基修饰方面的发现，使开发针对COVID-19的mRNA疫苗成为可能
	魏斯曼（D. Weissman, 1959—）	美	
2024	安布罗斯（V. Ambros, 1953— ）	美	发现小分子核糖核酸及其在基因转录后修饰的作用
	鲁夫昆（G. Ruvkun, 1953— ）	美	

参考文献

［1］萨加德．病因何在——科学家如何解释疾病．刘学礼，译．上海：上海科技教育出版社，2007.

［2］蔡景峰．中国医学通史：现代卷．北京：人民卫生出版社，2000.

［3］罗森伯格．当代医学的困境．张大庆，译．北京：北京大学医学出版社，2016.

［4］程之范．中外医学史．2版．北京：北京医科大学出版社，2000.

［5］陈邦贤．中国医学史．北京：商务印书馆，1998.

［6］杜菲．从体液论到医学科学．张大庆，译．青岛：青岛出版社，2000.

［7］邓铁涛，程之范．中国医学通史：近代卷．北京：人民卫生出版社，2000.

［8］龚幼龙．社会医学．上海：复旦大学出版社，2005.

［9］卡斯蒂廖尼．医学史．程之范，甄橙，译．南京：译林出版社，2013.

［10］玛格纳．生命科学史．李难，崔极谦，王水平，译．上海：上海人民出版社，2012.

［11］波特．剑桥医学史．张大庆等，译．南京：译林出版社，2022.

［12］李经纬，林昭庚．中国医学通史：古代卷．北京：人民卫生出版社，2000.

［13］李志平，张福利，刘武顺等．中西医学史．北京：人民卫生出版社，1999.

［14］李经纬，程之范．中国医学百科全书：医学史．上海：上海科学技术出版社，1987.

［15］马伯英．中国医学文化史．上海：上海人民出版社，2020.

［16］皮克斯通．认识方式：一种新的科学、技术和医学史．陈朝勇，译．上海：上海世纪出版集团，2017.

［17］姒元翼．医史学．武汉：湖北科学技术出版社，1988.

［18］伯纳姆．什么是医学史．颜宜葳，译．北京：北京大学出版社，2024.

［19］张大庆．医学史十五讲．2版．北京：北京大学出版社，2020.

［20］张大庆．中国近代疾病社会史（1912—1937）．济南：山东教育出版社，2006.

［21］CANRAD L I. The Western Medical Tradition. Cambridge：Cambridge University Press，1995.

［22］YANG G，Wang Y，Zeng Y，et al. Rapid health transition in China，1990—2010：findings from the global burden of disease study 2010. Lancet，2013，381（8）：1987—2015.

［23］GARRISON F H. An introduction to history of medicine. 4th ed. Philadelphia：W. B. Saunders Company，1929.

［24］PORTER R. The Cambridge illustrated history of medicine. Cambridge：Cambridge University Press，2001.

［25］HELLMAN H. Great feuds in medicine. New York：John Wiley & Sons，2001.

［26］MAGNER L N. A history of medicine. New York：CRC Press，2017.

[27] ROTHMAN D J. Medicine and western civilization. New Jersey: Rutgers University Press, 1995.

[28] POST S G. Encyclopedia of bioethic. New York: Macmillan Reference, 2004.

[29] DUFFIN J. History of medicine: a scandalously short introduction. 3rd ed. Toronto: University of Toronto Press, 2021.

[30] WATTS S. Disease and medicine in world history. Oxford: Routledge, 2003.

索 引

A

《阿育吠陀》15
阿斯顿（F. Aston）214
阿特曼（R. Altmann）116
阿维森纳（Avicenna）53
《埃伯斯纸草文》11
埃利希（P. Ehrlich）124
埃文斯（H. Evans）199
艾贝尔（J. Abel）198
艾迪生（T. Addison）199
艾弗里（O. Avery）173
艾克曼（C. Eijkman）195
艾伦（E. Allen）198
艾斯巴赫（G. Esbach）110
《艾滋病防治条例》207
安德鲁斯（E. Andrews）111
《敖氏伤寒金镜录》70
奥恩布鲁格（L. Auenbrugger）97

B

巴累（A. Pare）92, 189
巴斯德（L. Pasteur）118
《白喉全生集》153
《白喉条辨》153
《白喉治法忌表抉微》153
《柏林纸草文》11
拜耶林克（M. Berjerinck）184
班丁（F. Banting）198
鲍德洛克（J. Baudelocque）96
鲍林（L. Pauling）171
鲍曼（E. Baumann）198
鲍维里（T. Boveri）173
北里柴三郎 123
贝尔（S. Bell）114
贝利斯（W. Bayliss）197
贝林（E. Behring）123, 183
贝采里乌斯（J. Berzelius）116

《备急千金要方》44
《本草纲目》143
《本草纲目拾遗》144
《本草品汇精要》142
比德尔（G. Beadle）173
比尔（A. Bier）111
比尔哈茨（T. Bilharz）121
比沙（M. Bichat）108
扁鹊 21
《扁鹊心书》68
波斯特（P. Post）93
伯尔纳（C. Bernard）113
伯格曼（E. Bergmann）112
伯驾（P. Parker）137
伯森（S.A. Berson）223
伯特兰（B. Bertrand）116
勃契 - 赫斯费尔德（F. Birch-Hisschfeld）124
《博医会报》190
布尔哈夫（H. Boerhaave）91，95
布朗（J. Brown）91
布伦德尔（J. Blundell）112
布洛卡（P. Broca）175
布什（H. Busch）216
布泰南特（A. Butenandt）198

C

曹廷栋 155
查德维克（E. Chadwick）126
查可夫（E. Charguff）177
查林（A. Charrin）123
《察病指南》69
《巢氏病源》195
巢元方 40
陈邦贤 3
陈复正 152
陈文中 69
陈修园 149

陈自明 68
淳于意 21
崔嘉彦 69

D

戴尔（H. Dale）174
戴维（H. Davy）110
丹尼斯（J. Denis）112
道格拉斯（S. Douglas）125
德尔布吕克（M. Delbruck）176
德莱塞（H. Dreser）221
邓玉函（P. Terrenz）137
迪奥斯科里德斯（P. Dioscorides）29
蒂勒（M. Theiler）184
丁福保 139，165，167
《丁氏医学丛书》139
窦材 68
窦默 72
《阇罗迦集》15
《对伦敦死亡率表的自然和政治的考察》99
多恩（A. Donne）121
多普勒（C. Doppler）215
多伊西（E. Doisy）198

F

法布里修（H. Fabricius）83
法罗比奥（G. Falloppio）83
《法医月刊》190
费伯林格（P. Furbringer）112
费歇尔（E.H. Fischer）171, 222
芬克（L. Finke）127
芬利（C. Finlay）184
《弗莱克斯纳报告》193
弗莱明（A. Fleming）221
弗里斯（H. deVries）172
弗吕格（C. Flugge）112
弗以特（C. Voit）127
伏拉卡斯托罗（G. Fracastro）94
福克罗伊（A. Fourcroy）130
《福幼编》152
《妇人大全良方》69
富士川游 3
傅维藩 153
傅仁宇 153

G

盖林（J. Guerin）129
甘伯宗 2
高秉钧 151
高濂 155

戈尔基（C. Golgi）122
格里菲斯（F. Griffith）173
格梅林（L. Gmelin）109
葛洪 42，43，47，50
《公共卫生法》126
龚廷贤 149
龚云林 154
《古今医史》2
顾锡生 153
郭雷枢（T. Colledge）137
国际鼠疫大会 141
《国际医德守则》194
《国药新声》166

H

哈勒（A. von Haller）86
哈特曼（F. Hartman）199
哈维（W. Harvey）84
海克尔（E. Haeckel）107
海耶姆（G. Hayem) 110
《荷马史诗》23
赫尔姆霍兹（H. Helmholtz）106, 113
《赫尔斯特纸草文》11
《赫尔辛基宣言》194
黑布拉（F. Hebra）113
黑尔斯（S. Hales）87
黑死病 60
亨勒（J. Henle）128
亨奇（P. Hench）199
《喉白阐微》153
《喉科指掌》153
胡克（R. Hooke）88
华佗 20
《华洋脏象约纂》164
滑寿 69
怀特（E.G. White）160
皇甫谧 43
《黄帝八十一难经》19
《黄帝内经》10, 19,39, 73, 142
《黄帝针灸甲乙经》43
黄庭镜 153
《回回药方》72
霍尔德（J. Howard）100
霍尔斯特德（W. Halsted）112
霍夫迈斯特（F. Hofmeister）171
《霍乱论》148
霍夫曼（E. Hoffmann）184
霍普金斯（F. Hopkins）196

J

基利安（G. Killian）109
加尔（F. Gall）175
加罗德（A. Garrod）182
加西亚（M. Garcia）113
嘉里逊（F. Garrison）3
鉴真 48
介林（C. Guerin）128
《金匮要略》62，156
《经史证类备急本草》72
《经穴发明》153
《景岳全书》148
《景岳新方砭》149

K

卡尔梅特（L. Calmette）126
卡哈尔（S. Cajal）174
卡斯蒂格略尼（A. Castiglioni）3
卡斯帕（J. Casper）113
卡旺图（J.B. Caventou）220
凯瑟（L. Kaiser）226
坎农（W. Cannon）174
《康氏医学纸草文》11
柯利普（J. Collip）198
柯伦斯（C. Correns）172
科恩（S. Cohen）225
科维萨特（J. Corvisart）109
科赫（R. Koch）119
科赫法则 120
科利尔（L. Collier）230
科塞尔（A. Kossel）116
克里格（J.H. Kellogg）160
克里克尔（A. Kolliker）107
孔达明（C.M. de La Condamine）220
《口齿类要》153
库奇梅斯特（F. Kuchenmeister）116
库欣（H. Cushing）200

L

拉弗兰（A. Laveran）122
拉马克（J. Lamarck）106
拉马齐尼（B. Ramazzini）99
拉什（B. Rush）95
莱瑞特（A. Levret）96
赖特（A. Wright）125
兰德斯坦纳（K. Landsteiner）112, 230
兰多伊斯（L. Landois）112
朗格（C. Long）110
朗格汉斯（T. Langhans）124

《老老恒言》155
雷迪（F. Redi）121
雷马克（R. Remak）107
雷奈克（R. Laennec）108
雷泽斯（A.B. Leizers）53
《类经图翼》153
《类证普济本事方》73
冷谦 154
《厘正按摩要术》154
李比希（J. Liebig）115
李杲 64
李时珍 143
李斯特（J. Lister）112
李用粹 150
李中梓 148, 150
里弗斯（T. Rivers）184
里科尔（P. Ricord）113
《理伤续断方》40，43
《历代名医蒙求》2
利德尔（G. Liddle）200
利迪（J. Leidy）121
利玛窦（P. Ricci）137
列文（P. Levene）172
列文虎克（A. Leeuwenhoek）88
林德伯格（CA. Lindbergh）236
林奈（C. Linne）91
蔺道人 40, 47
刘完素 64
刘文泰 142
刘易斯（T. Lewis）121
楼英 153
鲁斯卡（E. Ruska）216
路德维希（C. Ludwing）110
《伦敦医学纸草文》11
伦琴（W. Röntgen）110, 213
《论疾病的部位与原因》90
《论静脉瓣》83
《论治疗》53
罗宾森（R. Robinson）220
罗曼诺夫斯基（D. Romanovsky）122
洛厄（R. Lower）112
洛伊（O. Loewi）174
洛伊布舍尔（R. Leubuscher）127
骆如龙 154

M

麻沸散 20
《麻疹全书》69
马丁（R. Martin）228
马尔萨斯（T. Malthus）127

马格奴斯（H. Magnus）109
马雷斯克（J. Marescaux）236
迈尔（J. Mayer）105
迈勒（A. Meynne）130
麦科勒姆（E. McCollum）196
麦斯麦（F. Mesmer）98
麦斯麦术 98
《脉经》39
脉诀 69
曼逊（P. Manson）121
梅里菲尔德（R.B. Merrifield）222
梅林（B. Mering）198
梅契尼科夫（E. Metchnikoff）124
梅耶尔（J. Meyer）198
孟德尔（G.J. Mendel）172
米多尔（C. Meador）200
米库利兹·拉德凯（J. Mikulicz-Radecki）112
米歇尔（F. Miescher）116
《明医杂著》149
《妙闻集》15
《名医传》2
缪仲淳 149
莫顿（W. Morton）110
莫干尼（G.B. Morgagni）83, 90
莫诺（J. Monod）179
《目经大成》153
穆雷（J. Murray）186
穆里斯（K. Mullis）224

N

纳托尔（G. Nutall）123
尼伦伯格（M. Nrenberg）178
倪维德 152
《鸟的消化作用》86
《牛痘之原因及结果之研究》102
纽贝尔（G. Neuber）112
纽伯格（M. Neuburger）3
《女科撮要》151
《女科证治准绳》151

O

欧莱（P. Ore）111
欧文（R. Owen）121

P

帕纳（P. Panum）124
潘菲尔德（W. Penfield）176
佩尔蒂埃（P.J. Pelletier）220
配第（W. Petty）99
皮尔斯（A. Pearse）200

皮尔逊（A. Pearson）137
皮内尔（P. Pinel）97
皮腾科费尔（M. Pettenkofer）127
珀西瓦尔（T. Percival）133
《普济方》145
普拉瓦兹（C. Pravaz）113
普利斯特利（J. Priestley）79

Q

《奇经八脉考》153
《千金翼方》44
钱恩（E.B. Chain）221
钱乙 69
秦景明 149
丘歇马克（E. Tschermark）172
《全国医学监督体制》100

R

热拉尔（C.F. Gerhardt）221
人痘接种术 101
《人体的构造》82
《人体妊娠子宫的解剖学》83
《仁斋直指方论》68

S

萨宾（A. Sabin）230
萨瑟兰（E. Sutherland）200
桑格（F. Sanger）171
桑克托瑞斯（S. Sanctorius）84
森宁（A. Senning）186
沙利（A. Schally）199
沙门（D. Salmon）230
《痧喉正义》153
《伤寒杂病论》20,39,147
《伤寒总病论》73
申斗垣 151
《神农本草经》19
沈括 73
《审视瑶函》153
《生理学纲要》86
圣·安托尼之火 60
《圣济总录》71
施发 69
施莱登（M.J. Schleiden）106
施莱希（K. Schleich）111
施万（T. Schwann）106
《湿热条辨》147
《十产论》69
《实验医学研究导论》113
史密斯（T. Smith）123

《史密斯外科纸草文》11
《寿命吠陀》14
《寿世保元》149
《寿世青编》155
《说疫》54
斯巴兰萨尼（L. Spallanzani）86
斯蒂尔（A.T. Still）160
斯内伦（H. Snellen）109
斯塔林（E.H. Starling）181, 197
斯特纳（F. Sertürner）113
斯图提万德（A. Sturtevant）173
宋慈 70
苏德霍夫（K. Südhof）3, 87
苏敬 46
孙思邈 40,44，69,195,

T

《塔木德》22
《太平圣惠方》68, 70
泰利隆（O. Terrillon）112
唐宗海 164
陶弘景 45
特罗默尔（K. Trommer）109
特明（H. Temin）179
《铜人腧穴针灸图经》72
《图经本草》71
托波佛尔（G. Toepfer）110
托夫勒（A. Toffler）236

W

瓦克斯曼（S. Waksman）221
《外科启玄》151
《外科证治全生集》151
《外台秘要》42，44,48
《万密斋医书十种》152
万全 151
汪昂 145
汪机 150, 153
王焘 45
王宏翰 2
王吉民 2
王肯堂 151,152
王纶 142
王清任 155
王士雄 148
王惟一 72
王维德 151
王显 47
王学权 155
威尔金斯（M. Wilkins）177

威尔穆特（I. Wilmut）224
威尔斯（H. Wells）110
威特森（C. Wittson）236
微尔啸（R.Virchow）111
维尔康医史博物馆 4
维勒（F. Wohler）116
维罗特（K. Vierordt）110
维萨里（A. Vesalius）82
《卫生学指南》127
《温病条辨》147
《温热经纬》148
《温热论》147
《温疫论》147
翁德利希（K. Wunderlich）109
沃尔夫（C. Wolff）107
沃伦（J. Warren）110
沃森（J. Watson）177
吴崑 145
吴谦 142
吴汝纶 139
吴瑭 147
《吴医汇讲》156
吴有性 147
伍德沃德（R.B. Woodward）220
伍连德 2, 141

X

西登哈姆（T. Sydenham）91, 94
《西国纪法》137
西蒙（C. Simon）126
希波克拉底（Hippocrates）21
《希波克拉底文集》3, 24
《洗冤集录》68
夏鼎 152
《仙授理伤续断秘方》43
《先醒斋医学广笔记》149
《献与阿尔曼苏的医书》53
《小儿病源方论》69
《小儿痘疹方论》69, 73
《小儿推拿方脉活婴秘旨全书》154
《小儿药证直诀》69
《小儿医方妙选》69
肖丁（F. Schaudinn）184
谢灵顿（C.Sherrington）174
辛格（C. Singer）3
辛普森（J. Simpson）111
《新修本草》46
休奇逊（J. Hutchinson）109
《修龄要旨》154
徐大椿 149

徐灵胎 2
徐之才 47
许叔微 63
薛己 148
《薛氏医案》148
薛雪 147
《血证论》164

Y

雅可布（F. Jacob）179
雅洛（R.S. Yalow）223
亚米齐（G.Amici）106
《阎氏小儿方论》69
阎孝忠 69
《眼科大全》153
《眼科龙木论》152
杨士瀛 68
杨子建 69
《疡科心得集》151
姚僧垣 47
《药物学集成》54
耶格（E. Jaeger）109
叶桂 147
伊万诺夫斯基（D. Ivanovsky）184
《医典》53
《医方汇编》54
《医方集解》145
《医方考》145
《医贯》149
《医贯砭》149
《医林改错》155
《医史专号》4
《医学宝鉴》53
《医学纲目》153
《医学集成》54
《医学全书》54
《医学入门》154
《医学史纲》2
《医学文献编年史》4
《医学原理》95
《医学源流论》2
《医学正传》149
《医宗必读》148
《医宗金鉴》142, 146
《疫痧草》154
《银海精微》152
《银海指南》153
尤乘 153, 155
《尤氏喉科秘书》153
《尤怡》150

《幼科铁镜》152
《幼科推拿秘书》154
《幼科证治准绳》152
《幼幼集成》152
余岩 164
余云岫 139
虞抟 149
宇妥宁玛·元丹贡布 48
《原机启微》152

Z

张从正 64
张涣 69
张介宾 148
张璐 146
《张氏医通》146
张锡纯 165
张元素 65
张振鋆 154
张仲景 20
赵献可 149
赵学敏 144
《针经》20
针灸腧穴铜人 72
《针灸问对》154
《诊脉法》20
《箴言》95
《证治汇补》150
《症因脉治》149
《植物名实图考》144
《植物杂交实验》172
智慧馆 52
中国博医会 138
中国循证医学中心 187
《中国医史》2
《中国医学史》2
中华医史学会 4
《中华医史杂志》5
中华医学传教会 137
《中华医学杂志》4
《重楼玉钥》153
周守忠 2
《肘后备急方》42
朱橚 144
朱沛文 164
朱震亨 64
《诸病源候论》40
庄一夔 152
《遵生八笺》154